U0382658

基层医务人员妇幼营养培训手册

赖建强　汪之顼　主编

科学出版社

北京

内 容 简 介

本书由中国营养学会妇幼营养分会组织权威专家编写,全书分为五篇,包括基础理论篇、高级理论篇、技能篇、临床实践篇和妇幼营养门诊。本书系统地介绍了妇幼营养知识,旨在加强妇幼营养门诊建设、提升人员能力,更好地实施合理膳食和妇幼健康促进行动,保障妇女儿童健康权益,促进妇女儿童全面发展,维护生殖健康,从而从源头和基础上提高国民健康水平。

本书突出理论与实践结合,基础知识和学科发展结合,病例与解决方案结合,预防与治疗结合,可供妇幼保健人员参考。

图书在版编目(CIP)数据

基层医务人员妇幼营养培训手册/赖建强,汪之顼主编.—北京:科学出版社,2023.1
ISBN 978-7-03-073873-8

Ⅰ.①基… Ⅱ.①赖… ②汪… Ⅲ.①妇幼保健–营养卫生–岗位培训–手册 Ⅳ.①R153.1-62

中国版本图书馆CIP数据核字(2022)第221310号

责任编辑:沈红芬 刘天然 / 责任校对:张小霞
责任印制:肖 兴 / 封面设计:黄华斌

科学出版社 出版
北京东黄城根北街16号
邮政编码:100717
http://www.sciencep.com

北京中科印刷有限公司 印刷
科学出版社发行 各地新华书店经销
*

2023年1月第 一 版 开本:787×1092 1/16
2023年1月第一次印刷 印张:22
字数:480 000
定价:128.00元
(如有印装质量问题,我社负责调换)

《基层医务人员妇幼营养培训手册》编委会

主　　编　　赖建强　中国疾病预防控制中心营养与健康所
　　　　　　汪之顼　南京医科大学公共卫生学院
编　　委　（按姓氏汉语拼音排序）
　　　　　　戴永梅　南京市妇幼保健院
　　　　　　金　超　清华大学附属北京清华长庚医院
　　　　　　梁广才　中国科学院微生物研究所
　　　　　　刘燕萍　北京协和医院
　　　　　　刘燕文　华东理工大学
　　　　　　滕　越　北京市海淀区妇幼保健院
　　　　　　王黎明　中国科学院微生物研究所
　　　　　　徐琳琳　北京华信医院
　　　　　　许雅君　北京大学公共卫生学院
　　　　　　杨年红　华中科技大学同济医学院
　　　　　　杨勤兵　清华大学附属北京清华长庚医院
　　　　　　余焕玲　首都医科大学公共卫生学院
　　　　　　张　琚　四川省妇幼保健院
　　　　　　张　敏　南京市妇幼保健院
编写秘书　　姜　珊　中国疾病预防控制中心营养与健康所
　　　　　　白　凌　北京红丁香公益事业发展中心
　　　　　　李　川　中国科学院微生物研究所

序 言

人口质量始终是人类社会共同面对的基础性、全局性和战略性问题。在人口质量三要素中，身体素质是自然条件和基础。从女性怀孕到婴儿2周岁的生命早期1000天，是奠定生长发育基础的关键时期，具有决定性意义，被世界卫生组织定义为生长发育的"机遇窗口期"。对生命质量早期介入，是实施"健康中国"发展战略的基础性工程，关乎民族命运、国家前途，需要全社会形成共识，共同推进。

2018年，中国儿童少年基金会联合利洁时美赞臣发起了"关爱至初·生命早期1000天营养改善公益计划"，在25个帮扶县推进"扶志、扶智、营养、赋能"四大行动，通过改善孕妇和婴幼儿营养供给，降低低出生体重的新生儿数量和儿童发育迟缓率，打破营养不良的代际循环。

其中，"扶志"行动实施持续3年的生命早期营养知识专业培训，以提高5000名基层妇幼医务人员的专业水平，帮助100家县市中心医院提升专业管理能力，协助地方政府建立相关标准和管理体系。

实施这项庞大的系统工程需要使命意识，也需要科学精神支撑的智慧投入。几年来，我们组织营养学理论专家和临床专家，对西部欠发达地区妇幼营养状况做了深入抽样调查，取得了大批翔实可靠的前沿数据，依据建模分析结论，制订了行动计划。编撰一部具有理论和临床指导意义的系统培训用书，是这项计划的重要内容。

在中国营养学会等单位的全力推动和组织下，《基层医务人员妇幼营养培训手册》即将付梓，该书对提高妇幼医务人员的专业水平和推进"关爱至初"项目都具有重要意义。

感谢编撰人员的辛勤付出，感谢利洁时美赞臣的支持。期待"关爱至初"项目不断取得丰硕成果，为实施"健康中国"战略做出新贡献。

中国儿童少年基金会

2022年6月

前　言

　　营养是人类维持生命、生长发育和健康的重要物质基础，其中妇幼人群的营养与健康在提高国民素质和促进经济社会发展中发挥着重要作用。近年来，我国人民生活水平不断提高，营养供给能力显著增强，国民营养健康状况明显改善。但不容忽视的是我国仍面临居民多种形式营养不良、营养相关疾病多发、营养健康生活方式尚未普及等问题，且这些问题已成为影响国民健康的重要因素。在生命全周期健康中，妇幼健康是全民健康的基础，在新时期，妇幼健康面临新的挑战。例如，出生缺陷不仅严重影响儿童的生命健康和生活质量，而且影响人口健康素质；随着生育政策不断调整完善，生育需求逐步释放，高危孕产妇比例有所增加，保障母婴安全的压力增大。儿童早期发展亟须加强，妇女儿童健康状况在城乡之间、区域之间还存在差异，妇幼健康服务供给能力有待提高。妇幼营养作为健康服务的基本构成和重要内容，在围产保健中没有充分发挥应有的作用。一方面，"重治疗轻预防"的观念仍然存在；另一方面，妇幼营养知识在广大妇幼保健和临床医护人员中远未得到普及和掌握。随着"健康中国"战略的推进，国民对健康的需求日益增长，妇幼保健医务人员对营养专业培训的需求增加。

　　近十年来，中国营养学会妇幼营养分会致力于推进妇幼营养门诊建设和专业知识的继续教育。在这个过程中我们发现现有的妇幼营养培训体系还不健全，培训内容还不够系统，培训教师的素质也需要提高，并且缺乏基层医务人员妇幼营养培训用书。为此，我们组织有丰富营养教学、临床营养经验的专家编写了《基层医务人员妇幼营养培训手册》。针对培训和临床实践中存在的问题，本书突出理论与实践结合，基础知识和学科发展结合，病例与解决方案结合，预防与治疗结合。本书系统地介绍了妇幼营养知识，旨在加强妇幼营养门诊建设，提升妇幼营养工作人员能力，从而更好地实施合理膳食和妇幼健康促进行动，保护妇女儿童健康权益，促进妇女儿童全面发展，维护生殖健康，这有助于从源头上提高国民健康水平。

　　不可否认，在本书编写过程中我们付出的努力还远远不能满足广大医务人员的需要，由于能力和时间有限，书中的观点、内容及案例收集还不够完善，甚至存在疏漏，恳请广大读者提出宝贵意见和建议，以便再版时完善。

编　者

2022年5月

目　录

第一篇　基础理论篇

第二篇　高级理论篇

第三篇 技 能 篇

第四篇 临床实践篇

第五篇　妇幼营养门诊

第一篇

基础理论篇

第一章 营养学基础

机体需要不断从外界摄取食物，经过消化、吸收、代谢和利用食物中的营养物质来维持生命活动。食物中的营养成分称为营养素，是维持生命的物质基础。人体需要的营养素约有50种，归纳起来可分为五大类，即蛋白质、脂类、碳水化合物、矿物质和维生素。其中，蛋白质、脂类和碳水化合物可提供能量，机体需求量大，统称为宏量营养素；矿物质和维生素不直接提供能量，且在体内的含量相对较低，统称为微量营养素。各种食物所提供的能量和营养素能否满足机体的生理需要，如何通过合理的食物搭配构成平衡膳食以全面满足人体的需要，这些问题对维持机体的正常生理功能和生长发育，促进健康及预防疾病至关重要。

第一节 宏量营养素和能量

一、蛋白质

蛋白质是机体细胞、组织、器官的重要组成成分，同时也是各种功能因子的重要组成成分。没有蛋白质就没有生命，人体内的蛋白质始终处于不断分解和不断合成的动态平衡，成人体内每天约有3%的蛋白质被更新，因此机体需要不断摄取蛋白质。

（一）蛋白质的组成

蛋白质主要由碳、氢、氧、氮4种元素组成，有些蛋白质还含有硫、磷、铁等元素。蛋白质的基本构成单位为氨基酸，构成人体蛋白质的基本氨基酸有20种，这些氨基酸以不同数目、排列顺序及空间结构结合，构成种类繁多、功能各异的蛋白质，发挥不同的生理功能。蛋白质被水解后的次级结构称为肽，含10个及以上氨基酸残基的是多肽，含10个以下氨基酸残基的是寡肽，其中只有3个和2个氨基酸残基的分别称为三肽和二肽。

1. 必需氨基酸（essential amino acid，EAA） 指人体内不能合成或合成速度不能满足需要，必须从食物中直接获取的氨基酸。构成人体蛋白质的20种氨基酸中，有8种为成人必需氨基酸，包括赖氨酸、蛋氨酸、亮氨酸、异亮氨酸、苏氨酸、缬氨酸、色氨酸和苯丙氨酸。而对婴儿来说，组氨酸也是必需氨基酸。

2. 非必需氨基酸（nonessential amino acid） 指人体内能够自身合成，不一定需要食物蛋白质供给的氨基酸，如丙氨酸、精氨酸、谷氨酸、谷氨酰胺、甘氨酸、脯氨酸、丝氨酸、天冬氨酸。

3. 条件必需氨基酸（conditionally essential amino acid） 某些氨基酸在正常情况下能够在体内合成，为非必需氨基酸；但在某些特定条件下，由于合成能力有限或需要量增加，不能满足机体需要，必须从食物中获取，变成必需氨基酸，因此称为条件必需氨基酸。例如，半胱氨酸和酪氨酸在体内可分别由蛋氨酸和苯丙氨酸转变而成，当膳食中的蛋氨酸和苯丙氨酸供给不足，或由于某些原因机体不能转化（如苯丙酮尿症患者）时，半胱氨酸和酪氨酸就必须从食物中获取。

（二）氨基酸模式和限制氨基酸

1. 氨基酸模式（amino acid pattern） 食物中必需氨基酸的种类和数量直接决定蛋白质的营养价值，蛋白质中各种必需氨基酸的构成比例称为氨基酸模式。计算氨基酸模式时常将色氨酸含量定为1.0，然后分别计算其他必需氨基酸与色氨酸的相应比值，人体和几种常见食物中的蛋白质氨基酸模式详见表1-1-1。

表1-1-1　人体和几种常见食物中的蛋白质氨基酸模式

氨基酸	人体	全鸡蛋	牛奶	牛肉	大豆	面粉	大米
异亮氨酸	5.0	3.2	3.4	4.4	4.3	3.8	4.0
亮氨酸	9.8	5.1	6.8	6.8	5.7	6.4	6.3
赖氨酸	7.5	4.1	5.6	7.2	4.9	1.8	2.3
蛋氨酸+半胱氨酸	3.7	3.4	2.4	3.2	1.2	2.8	2.3
苯丙氨酸+酪氨酸	6.3	5.5	7.3	6.2	3.2	7.2	3.8
苏氨酸	3.8	2.8	3.1	3.6	2.8	2.5	2.9
缬氨酸	6.5	3.9	4.6	4.6	3.2	3.8	4.8
色氨酸	1.0	1.0	1.0	1.0	1.0	1.0	1.0

人体氨基酸模式摘自：WHO. 2007. Protein and amino acid requirements in human nutrition：report of a joint WHO/FAO/UNU expert consultation. World Health Organ Tech Rep Ser，935：150。各种食物中氨基酸模式数据摘自：杨月欣 . 2005. 中国食物成分表2004. 北京：北京大学医学出版社。

2. 限制氨基酸（limiting amino acid） 有些食物蛋白质中虽然含有种类齐全的必需氨基酸，但是氨基酸模式与人体蛋白质氨基酸模式差异较大，其中一种或几种必需氨基酸含量相对较低，导致其他必需氨基酸在体内不能被充分利用，这些含量相对较低的必需氨基酸称为限制氨基酸，其中含量最低的称为第一限制氨基酸，余者依此类推。

（三）蛋白质的分类

食物蛋白质氨基酸模式与人体蛋白质越接近，必需氨基酸被机体利用的程度就越高，蛋白质的营养价值也相对较高。根据蛋白质所含氨基酸的种类和数量，将食物蛋白质分为三类。

1. 完全蛋白质 这类蛋白质所含必需氨基酸种类齐全，氨基酸模式与人体蛋白质接近，为优质蛋白质，或称完全蛋白质。其不仅可维持成人的健康，也可促进儿童生长发育。奶、蛋、鱼、肉等动物蛋白及大豆蛋白都属于完全蛋白质。

2. 半完全蛋白质 这类蛋白质所含必需氨基酸虽然种类齐全，但比例不适宜，其中某些氨基酸的数量不能满足人体的需要。它们可以维持生命，但不能促进生长发育。例如，小麦中的麦胶蛋白含赖氨酸很少，为半完全蛋白质。

3. 不完全蛋白质 这类蛋白质不能提供人体所需的全部必需氨基酸，单纯靠它们既不利于促进生长发育，也不利于维持生命，如玉米胶蛋白、动物结缔组织中的胶原蛋白等。

（四）蛋白质的功能

1. 人体组织的构成成分 蛋白质是人体细胞、组织和器官的重要组成部分。例如，骨骼和牙齿含有大量胶原蛋白，指（趾）甲中含有角蛋白；细胞从细胞膜到细胞内的各种结构中均含有蛋白质。

2. 构成体内各种重要的生理活性物质，调节生理功能 构成催化体内物质代谢的酶，如消化酶、过氧化物酶、胆碱乙酰化酶；构成调节生理过程的激素，并维持内环境的稳定，如生长激素、胰岛素、甲状腺素；构成发挥免疫调节作用的抗体；构成具有物质运输和交换功能的载体蛋白和通道蛋白；维持体液渗透压和酸碱度；参与血液凝固、视觉形成、人体运动等。

3. 供给能量 当碳水化合物、脂肪提供的能量不能满足机体需要时，蛋白质可被直接氧化分解而释放能量，1g 食物蛋白质在体内产生约 4kcal（16.7kJ）的能量。

4. 肽类的特殊生理功能 近年来研究发现，直接从肠道吸收进入血液的活性肽具有多种重要的功能。它们不仅作为氨基酸的供体，而且是一类生理功能调节物。

（五）蛋白质的消化、吸收和代谢

膳食中蛋白质的消化从胃开始，胃酸和胃蛋白酶使蛋白质变性、水解成小分子多肽和游离氨基酸。小肠是蛋白质消化吸收的主要场所，由胰腺分泌的胰蛋白酶和糜蛋白酶将蛋白质分解为寡肽和少量氨基酸，在被小肠黏膜细胞吸收后，这些寡肽和氨基酸进入肝门静脉，继而被运送到肝脏和其他组织器官利用。少数蛋白质大分子和多肽可直接被吸收。

食物中的蛋白质经消化而被吸收的氨基酸（外源性氨基酸）与体内组织蛋白降解产生的氨基酸（内源性氨基酸）混合在一起，分布于体内不同部位并参与代谢，称为氨基酸池。进入细胞的氨基酸主要被用来重新合成人体蛋白质，使机体蛋白质不断更新和修复。未被利用的氨基酸则经代谢转变成尿素、氨、尿酸和肌酐等，由尿和其他途径排出体外，尿氮占总排出氮的 80% 以上。

摄入氮的量和排出氮的量之间的平衡状态称为氮平衡（nitrogen balance）。当摄入氮和排出氮相等时称为零氮平衡（zero nitrogen balance），健康成人应该维持零氮平衡并富余 5% 的氮。生长发育期的儿童、孕妇、恢复期患者等应保证适当的正氮平衡（positive nitrogen balance），以满足机体对蛋白质额外的需要。饥饿、疾病及老年时往往处于负氮平衡（negative nitrogen balance），应尽可能减轻或纠正，以保持健康、促进疾病康复和延缓衰老。

（六）蛋白质的营养学评价

主要从以下三方面评价食物蛋白质的营养价值。

1. 蛋白质含量　是评价食物蛋白质营养价值的基础。

2. 蛋白质消化率（protein digestibility）　不仅反映了蛋白质在消化道内被分解的程度，同时还反映消化后的氨基酸和肽被吸收的程度。不同的食物，或同一种食物的不同加工方式，其蛋白质的消化率都有差异，如一般动物性食物中蛋白质的消化率高于植物性食物。测定蛋白质消化率时，无论是以人还是以动物为实验对象，都必须检测实验期内摄入的食物氮、排出体外的粪氮和粪代谢氮，再用下列公式计算。粪代谢氮是指肠道内源性氮，是实验对象在完全不摄入蛋白质时粪中的含氮量。

蛋白质真消化率（%）=［食物氮–（粪氮–粪代谢氮）］/食物氮×100%

上式的计算结果是食物蛋白质的真消化率。在实际应用中，往往不考虑粪代谢氮。这样不仅实验方法简单，而且所测得的结果比真消化率要低，因此具有一定的安全性。这种消化率称为表观消化率。

蛋白质表观消化率（%）=（食物氮–粪氮）/食物氮×100%

3. 蛋白质利用率　即蛋白质被机体利用的程度，常用指标如下。

（1）生物价（biological value，BV）：蛋白质生物价是反映食物蛋白质经消化吸收后，被机体利用程度的指标，生物价越高，表明其被机体利用的程度越高，可避免未利用的氨基酸经肝、肾代谢而释放能量或由尿排出多余的氮，从而大大减轻肝、肾负担。

（2）蛋白质净利用率（net protein utilization，NPU）：反映食物蛋白质被利用的程度，包括食物蛋白质的消化和利用两方面。

几种常见食物蛋白质量见表1-1-2。

表1-1-2　几种常见食物蛋白质量

食物	生物价（%）	蛋白质净利用率（%）
全鸡蛋	94	84
全牛奶	87	82
鱼	83	81
牛肉	74	73
大豆	73	66
精制面粉	52	51
大米	63	63
土豆	67	60

资料来源：孙长颢.2017.营养与食品卫生学，第8版.北京：人民卫生出版社。

4. 蛋白质互补作用　将两种或两种以上的食物混合食用，使不同食物蛋白质中的氨基酸相互补充，以提高混合膳食蛋白质营养价值的作用称为蛋白质互补作用。例如，面粉缺乏赖氨酸，玉米缺乏色氨酸，大豆富含赖氨酸、色氨酸。三者混合食用时，其蛋白质生物价可提高到与肉、鱼类相当的水平。

（七）蛋白质参考摄入量及食物来源

我国成人蛋白质推荐摄入量为1.16g/（kg·d）。在能量摄入得到满足的情况下，成人由蛋白质提供的能量应占总能量的10%～12%，生长发育中的青少年则应占14%。中国居民膳食蛋白质推荐摄入量：男性65g/d，女性55g/d。

蛋白质广泛存在于动、植物性食物中。蛋、奶、肉、鱼等动物性食物及大豆可提供丰富的优质蛋白质，而其他植物蛋白利用率较低。动、植物性食物适当搭配，充分利用蛋白质的互补作用，可提高蛋白质的营养价值。

二、脂类

脂类包括脂肪和类脂。脂肪是机体重要的储能和供能物质，占人体脂类总量的95%；类脂主要包括磷脂和固醇类，约占人体脂类总量的5%，是构成细胞膜、组织器官，尤其是神经组织的重要成分。

（一）脂肪

1.脂肪的基本结构 脂肪的主要成分甘油三酯由1分子甘油与3分子脂肪酸结合而成。脂肪酸由碳、氢、氧三种元素组成，根据脂肪酸碳链的长度分为短链脂肪酸（6碳以下）、中链脂肪酸（8～12碳）和长链脂肪酸（14～24碳）。根据碳链中碳原子间双键的数目，又可将脂肪酸分为饱和脂肪酸（不含双键）、单不饱和脂肪酸（含1个双键）和多不饱和脂肪酸（含1个以上双键）。来自植物性食物中的甘油三酯不饱和程度高、熔点低，故称为油，如花生油、玉米油、豆油、菜籽油等；来自动物性食物的脂肪碳链较长、饱和程度高、熔点高，常温下呈固态，故称为脂，如牛、羊、猪等的脂肪。但也有例外，如深海鱼油虽然是动物脂肪，但它富含多不饱和脂肪酸，如二十碳五烯酸（EPA）和二十二碳六烯酸（DHA），因而在室温下呈液态。

2. 必需脂肪酸（essential fatty acid，EFA） 自然界中存在的脂肪酸有40多种。有几种脂肪酸是人体不可缺少的且自身不能合成，必须通过食物供给，称为必需脂肪酸，如亚油酸和α-亚麻酸。

3.体内脂肪的生理功能

（1）储存和提供能量：人体可将多余的能量转化为脂肪储存；当机体需要时，脂肪细胞中的脂肪酶迅速分解甘油三酯，释放能量，1g脂肪在体内彻底氧化可产生9kcal（37.6kJ）的能量。

（2）保温及润滑作用：皮下脂肪组织可起到隔热保温的作用，维持体温正常和恒定；内脏脂肪对器官有支撑和衬垫作用，可保护器官免受外力伤害并减少器官间的摩擦，如心、肾等脏器周围脂肪对相应器官可起到保护和减震作用，腹腔大网膜中大量脂肪在胃肠蠕动中起润滑作用。

（3）节约蛋白质作用：充足的脂肪可保护体内蛋白质和食物蛋白质不被用作能源物

质，而使其有效地发挥其他生理功能，脂肪的这种功能被称为节约蛋白质作用。

（4）机体构成成分：细胞膜中含有大量脂类，是细胞维持正常结构和功能的重要成分。

（5）脂肪组织的内分泌功能：人体的脂肪组织还具有内分泌功能，如可分泌瘦素、脂联素等脂肪细胞因子，从而参与机体的代谢、免疫、生长发育等生理过程。

4. 食物中脂肪的作用　食物中的脂肪除了为人体提供能量和作为人体脂肪的合成材料外，还有一些特殊的营养学功能。

（1）增加饱腹感：食物脂肪由胃进入十二指肠时，可刺激十二指肠产生肠抑胃素，使胃蠕动受到抑制，排空的速度变慢，从而增加饱腹感。

（2）改善食物的感官性状：脂肪作为食物烹调加工的重要原料，可以改善食物的色、香、味、形。

（3）提供脂溶性维生素：食物脂肪中同时含有各类脂溶性维生素，如维生素A、D、E、K等。脂肪不仅是这类脂溶性维生素的食物来源，也可促进它们在肠道中的吸收。

（二）类脂

类脂（lipoid）包括磷脂和固醇类，磷脂主要有磷酸甘油酯和神经鞘磷脂，在神经组织和肝脏中含量丰富；固醇类主要为胆固醇和植物固醇，动物内脏、蛋黄等食物中富含胆固醇，而植物固醇主要来自植物油、种子、坚果等。

1. 磷脂　磷酸甘油酯是甘油三酯中一个或两个脂肪酸被磷酸或含磷酸的其他基团所取代的一类脂类物质，其中最重要的是卵磷脂，还有脑磷脂、肌醇磷脂等；神经鞘磷脂分子结构中含有脂肪酰基、磷酸胆碱和神经鞘氨醇，但不含甘油。神经鞘磷脂是膜结构的重要磷脂，它与卵磷脂并存于细胞膜外侧。人红细胞膜的磷脂中20%～30%为神经鞘磷脂。磷脂的主要功能：①提供能量；②构成细胞膜的成分，帮助脂类或脂溶性物质如脂溶性维生素、激素等顺利通过细胞膜，促进细胞内外物质交换；③乳化剂作用，利于脂肪吸收、转运和代谢；④防止胆固醇在血管内沉积、降低血液的黏度、促进血液循环，对预防心血管疾病具有一定作用；⑤合成神经递质，促进和改善神经系统的功能。

2. 固醇类　是一类含有多个环状结构的脂类化合物，广泛存在于动物和植物性食物中。胆固醇（cholesterol）是最重要的一种固醇，是细胞膜的重要成分，也是人体内许多重要活性物质的合成材料，如胆汁、性激素（如睾酮）、肾上腺素（如皮质醇）等。胆固醇还可在体内转变成7-脱氢胆固醇，后者在皮肤中经紫外线照射可转变成维生素D_3。

人体自身可以合成内源性胆固醇。肝脏和肠壁是体内合成胆固醇最旺盛的部位。人体胆固醇合成代谢受以下因素的影响：能量及胆固醇摄入的多少、膳食脂肪摄入的量和种类、甲状腺素、雌激素、胰岛素水平等。体内胆固醇增多时可负反馈抑制肝脏及其他组织中胆固醇合成限速酶的活性，使胆固醇的合成降低。机体既可从食物中获得胆固醇，也可利用内源性胆固醇，因此一般不存在胆固醇缺乏。

（三）脂类的消化、吸收及转运

食物进入口腔后，唾液腺分泌的脂肪酶可水解部分食物脂肪，但消化能力较弱，而婴儿口腔中的脂肪酶则可有效地分解乳汁中的短链脂肪酸和中链脂肪酸。脂肪在胃内的消化有限，主要消化场所是小肠。在消化过程中，食糜间歇地从胃进入十二指肠，食糜本身对胃肠道的刺激可引起胆囊收缩素等激素的释放，进而刺激胰液和胆汁的合成和分泌。胆汁将脂肪乳化，有利于胰脂肪酶和肠脂肪酶水解甘油三酯。脂肪水解后的小分子，如甘油、短链和中链脂肪酸，易被小肠细胞吸收直接进入血液。甘油一酯和长链脂肪酸被吸收后，先在小肠细胞中重新合成甘油三酯，并和磷脂、胆固醇和蛋白质形成乳糜微粒，由淋巴系统进入血液循环。血液中的乳糜微粒是颗粒最大、密度最低的脂蛋白，是食物脂肪的主要运输形式，可以满足机体对脂肪和能量的需要，最终被肝脏吸收。

磷脂的消化吸收和甘油三酯相似，通过与甘油三酯水解产物相同的过程被吸收。胆固醇则可直接被吸收，如果食物中的胆固醇和其他脂类呈结合状态，则先被酶水解成游离的胆固醇，再被吸收。

（四）膳食脂肪的营养学评价

1. 脂肪的消化率　食物脂肪的消化率与其熔点密切相关。熔点低于体温的脂肪消化率高达97%～98%，熔点高于体温的脂肪消化率约为90%；熔点高于50℃的脂肪较难消化，多见于动物脂肪。

2. 必需脂肪酸含量　一般植物油中亚油酸和α-亚麻酸含量高于动物脂肪，其营养价值优于动物脂肪。但椰子油除外，其亚油酸含量较低，不饱和脂肪酸含量也低。

3. 各种脂肪酸的比例　机体对饱和脂肪酸、单不饱和脂肪酸和多不饱和脂肪酸不仅有一定的数量要求，还应有一定的比例要求。有研究推荐，饱和脂肪酸、单不饱和脂肪酸、多不饱和脂肪酸的比例应为1：1：1，也有日本学者认为3：4：3更适宜。三者之间的比例仍需要进一步的研究。

4. 脂溶性维生素含量　脂溶性维生素含量高的脂类，其营养价值也高。植物油中富含维生素E，动物皮下脂肪几乎不含维生素，而肝脏脂肪中含有丰富的维生素A和D。

（五）脂类参考摄入量及食物来源

《中国居民膳食营养素参考摄入量（2013版）》推荐成人脂肪摄入量应占总能量的20%～30%。人类膳食脂肪主要来源于动物脂肪组织、肉类及植物种子。畜禽等动物脂肪中饱和脂肪酸和单不饱和脂肪酸含量较高，而多不饱和脂肪酸含量较低。水产品富含不饱和脂肪酸，如深海鱼、贝类食物含EPA和DHA相对较多。植物油富含不饱和脂肪酸。含胆固醇丰富的食物是动物脑、肝、肾等内脏和蛋黄，肉类和奶类也含有一定量的胆固醇。

三、碳水化合物

碳水化合物由碳、氢、氧三种元素组成，其中氢和氧的比例与水分子相同，故称为碳水化合物，广泛存在于动植物中，以植物来源为主。例如，甘蔗中的蔗糖、米饭中的淀粉、蜂蜜中的果糖及动物血液中的葡萄糖等。

（一）碳水化合物的分类

根据其分子结构，碳水化合物可分为单糖、双糖、寡糖和多糖。

1. 单糖　是最简单的碳水化合物，易溶于水，可直接被人体吸收。最常见的单糖有葡萄糖、果糖和半乳糖，均为含有6个碳原子的六碳糖。

2. 双糖　单糖通过组合可以形成双糖，如蔗糖（葡萄糖＋果糖）、乳糖（葡萄糖＋半乳糖）和麦芽糖（葡萄糖＋葡萄糖）。

3. 寡糖和多糖　寡糖由3～9个单糖组成，或称低聚糖。单糖数目在10个及以上者为多糖。多糖主要包括淀粉、糊精、糖原和膳食纤维。淀粉在消化酶的作用下可分解成糊精，再进一步消化成葡萄糖被吸收。糖原也称为动物淀粉，是动物体内储存葡萄糖的一种形式，主要存在于肝脏和肌肉。当体内血糖水平下降时，糖原即可重新分解成葡萄糖，满足人体对能量的需要。

膳食纤维是人体不能消化的多糖类，包括纤维素、半纤维素、果胶、树胶等食物成分。膳食纤维虽不能被人体消化用于提供能量，但仍有其特殊的生理功能。

（二）碳水化合物的功能

1. 供给能量　碳水化合物是人类最主要、最经济的能量来源。它在体内可迅速氧化提供能量。1g碳水化合物可产生4kcal（16.7kJ）能量。消化吸收的碳水化合物一部分经血液循环供机体摄取利用，多余的被肝脏摄取合成糖原储存于肝脏和骨骼肌。脑、心肌和骨骼肌的活动需要靠碳水化合物提供能量。

2. 构成人体组织结构及作为重要生理活性物质　碳水化合物主要以糖脂、糖蛋白等形式存在于细胞膜及细胞质，糖结合物还广泛存在于各种组织，如神经组织中的糖脂、传递遗传信息的脱氧核糖核酸（DNA）等。

3. 节约蛋白质和抗生酮作用　碳水化合物摄入充足时，人体首先使用碳水化合物作为能量来源，从而避免用蛋白质提供能量。脂肪代谢过程中必须有碳水化合物协同作用，才能完全氧化而不产生酮体，称为抗生酮作用。酮体是酸性物质，血液中酮体浓度过高会发生酮症酸中毒。

4. 膳食纤维的主要生理功能

（1）预防便秘：由于膳食纤维有很强的吸水性，可在肠道内吸收水分，增加粪便体积并使之变软以利于排出。

（2）控制体重，防止肥胖：富含膳食纤维的食物体积较大，能量密度（单位重量所含能量）较低，有利于减少能量摄入量。

（3）降低血液中胆固醇浓度：膳食纤维可抑制胆固醇吸收，加速其排出，从而降低其在血液中的浓度。

膳食纤维虽然有上述有益作用，但过多的膳食纤维会妨碍矿物质和维生素的吸收。

（三）碳水化合物的消化、吸收及转运

经膳食摄入的碳水化合物主要通过小肠消化吸收、结肠发酵加以利用。食物中的碳水

化合物须被水解成简单的单糖才能够被机体吸收，因此碳水化合物的消化过程至关重要。淀粉进入口腔后，被唾液淀粉酶初步分解为多糖和麦芽糖，然后进入胃中，胃酸使唾液淀粉酶失活，分解停止。进入小肠后，胰腺分泌的淀粉酶通过胰管进入小肠继续分解淀粉。随后小肠黏膜上皮细胞表面的各种糖苷酶将多糖、寡糖和双糖分解成单糖（主要为葡萄糖，还有少量果糖和半乳糖）。单糖可被小肠上皮细胞直接吸收。机体缺乏分解 β 糖苷键的酶，因此膳食纤维无法被分解为单糖，故无法被小肠吸收，进入结肠后，被肠道菌群发酵分解为短链脂肪酸，产生氢气、甲烷和二氧化碳等气体。膳食纤维的结肠发酵有利于肠道益生菌生长繁殖，且具有促进肠道蠕动，吸水避免大便干结，促进胆汁、胆固醇等物质排出肠道的功能。因此，建议每日摄入足够的膳食纤维，以促进机体健康。部分成人因缺乏足够的乳糖酶而无法对乳糖进行有效的消化吸收，会表现出明显的症状，如腹胀、腹痛和腹泻，称为乳糖不耐受。

人体无法完全消化吸收寡糖，因此寡糖具有类似水溶性膳食纤维的功能。进食寡糖不会显著升高血糖，未被消化的寡糖进入肠道后能促进肠蠕动，并被部分肠道微生物发酵利用。例如，低聚果糖由多个果糖聚合而成，天然存在于多种蔬菜中，具有促进肠道益生菌生长繁殖的作用。类似的还有低聚半乳糖、大豆低聚糖和低聚木糖等。多糖是重要的生物大分子，一般不溶于水，无甜味。淀粉是植物用来储存能量的多糖，由葡萄糖聚合而成。根据聚合方式分为直链淀粉和支链淀粉两种。动物用来储存能量的多糖为糖原，也是由葡萄糖聚合而成。糖原的结构类似于支链淀粉，但分支更多，更容易被快速分解供能。

（四）碳水化合物的参考摄入量及食物来源

很多植物性食物中含有丰富的碳水化合物，如粮谷类、豆类和薯类。一般粮谷类碳水化合物含量最高，为60%～80%。精加工的白米白面中碳水化合物含量较粗杂粮全谷物高，且膳食纤维含量更低，粗粮（如玉米、高粱、糙米、全麦粉）、干豆类及各种蔬菜水果都富含膳食纤维。经过加工的添加糖，如白糖、糖浆等，主要由单糖和双糖组成，具有快速升高血糖的能力，不利于身体健康。因此，优先选择全谷物、蔬果和豆类等食物作为碳水化合物的主要来源，这样更有利于健康。

四、能量

人体通过摄取食物中的产能营养素（包括碳水化合物、脂肪和蛋白质）获取能量，以维持机体的各种生理功能和生命活动。人体每天能量消耗主要包括基础代谢、体力活动和食物热效应三方面。机体能量需要量与年龄、性别、生理状态、体重及身体活动有关；人体能量摄入量与能量消耗量构成的能量平衡既受到外环境因素如摄食行为、温度变化、体力活动及精神压力等影响，也受到内环境因素如细胞因子、受体、激素及神经-体液系统等影响。任何原因导致的能量失衡均会引起一系列的健康问题。

每克碳水化合物、脂肪和蛋白质在体内氧化分解（或在体外燃烧）时所产生的能量值称为能量系数或食物的热值（energy coefficient /calorific value of food）。碳水化合物和蛋白质的能量系数均为4kcal（16.7kJ），脂肪为9kcal（37.6kJ）。

（一）人体的能量消耗

成人的能量消耗主要用于维持基础代谢、身体活动与食物热效应三方面。孕妇与哺乳期妇女的能量消耗还用于胎儿生长发育，子宫、胎盘和乳房等组织增长，合成分泌乳汁及体脂储备等。婴幼儿、儿童和青少年的能量消耗还包括生长发育所需要的能量。当能量摄入量与能量需求量达到理想的平衡状态时，机体的能量需要等于其能量消耗。

1. 基础代谢　指维持机体基本生命活动所需要的能量消耗，占人体总能量消耗的60%～70%。世界卫生组织（WHO）/联合国粮食及农业组织（FAO）对基础代谢的定义：人体经过10～12小时空腹并在良好的睡眠、清醒仰卧、恒定室温条件下，无任何身体活动和紧张的思维活动，全身肌肉放松时的能量消耗。此时能量消耗仅用于维持体温、呼吸、心脏搏动、血液循环及其他组织器官和细胞的基本生理功能。

基础代谢的水平用基础代谢率（BMR）表示，指人体处于基础代谢状态下，每小时每千克体重（或每平方米体表面积）的能量消耗。基础代谢率在个体间的差异大于个体内差异，主要与遗传、年龄、性别、机体的构成和生理状况等因素有关。

2. 身体活动　指任何由骨骼肌收缩引起能量消耗的躯体运动，占人体总能量消耗的15%～30%。不同的身体活动水平是导致人体能量需要量不同的主要因素，人体可通过调整身体活动水平来控制能量消耗，保持能量平衡和维持健康。影响身体活动能量消耗的因素包括：①肌肉量，肌肉越发达者，活动时消耗的能量越多；②体重，体重越重者，做相同的运动所消耗的能量也越多；③动作熟练度，动作越不熟练者，消耗的能量就越多。

3. 食物热效应（thermic effect of food，TEF）　指人体在摄食过程中所引起的额外能量消耗，是摄食后发生的一系列消化、吸收、利用，以及营养素及其代谢产物相互转化过程中所消耗的能量，又称食物特殊动力作用。食物热效应的高低与食物营养成分、进食量和进食速度有关。

蛋白质的食物热效应最大，为本身产生能量的20%～30%，而脂肪和碳水化合物的食物热效应分别为0～5%与5%～10%。一般混合膳食的食物热效应约为每天消耗总能量的10%。进食快者比进食慢者食物热效应高，这主要是由于进食快时中枢神经系统较活跃。

4. 特殊生理阶段的能量消耗　特殊生理阶段包括妊娠期、哺乳期、婴幼儿期、儿童期、青少年期等阶段。妊娠期额外能量消耗主要包括胎儿生长发育，孕妇子宫、乳房与胎盘的发育，母体脂肪的储存，以及这些组织的自身代谢等消耗；哺乳期妇女产生乳汁及乳汁自身含有的能量等也需要额外消耗能量。婴幼儿、儿童和青少年阶段生长发育额外能量的消耗主要指机体生长发育中合成新组织所需的能量，如出生后1～3月龄，生长所需能量约占总能量的35%，2岁时约为总能量需要量的3%，青少年期为总能量需要量的1%～2%。

（二）膳食能量需要量及食物来源

我国成人膳食中以碳水化合物提供的能量占总能量的50%～65%、脂肪占20%～30%、蛋白质占10%～15%为宜。年龄越小，脂肪供能占总能量的比例应适当增加，但成人脂肪摄入量不宜超过总能量的30%。

能量主要来源于食物中的碳水化合物、脂肪和蛋白质，其普遍存在于各种食物中。谷薯类含有丰富的碳水化合物，是最经济的膳食能量来源；油脂类富含脂肪；动物性食物则富含蛋白质与脂肪；果蔬类能量含量较少。

第二节　微量营养素

矿物质和维生素，因人体需要量相对较少，在膳食中所占比例也较小，统称为微量营养素。

一、矿物质

矿物质又称无机盐，是构成人体组织和维持正常生理活动的重要物质。人体组织几乎含有自然界存在的所有元素，除碳、氢、氧、氮四种元素主要组成蛋白质、脂肪和碳水化合物等有机物外，其余各种元素大部分以无机化合物形式在体内起作用，统称为矿物质或无机盐。也有一些元素是体内有机化合物（如酶、激素、血红蛋白）的组成成分。

根据在人体内含量的多寡可将矿物质分为常量元素（又称宏量元素）和微量元素。体内含量大于体重0.01%的称为常量元素，包括钙、磷、钾、钠、镁、氯、硫共7种，都是人体必需的元素。含量小于体重0.01%的称为微量元素，目前认为必需的微量元素有14种，包括锌、铜、铁、铬、钴、锰、钼、锡、钒、碘、硒、氟、镍、硅。微量元素在体内含量虽少，却有很重要的生理功能。每天都有一定量的矿物质经粪、尿、皮肤、头发、指甲等途径排出或消耗，必须从食物和饮水中得到补充。我国居民膳食中容易缺乏的矿物质有钙、铁、碘、锌等。部分地区存在因摄入氟或硒过多而发生的氟中毒或硒中毒问题。

（一）钙

钙是人体含量最多的矿物质，新生儿体内含钙25～30g，成人体内含钙850～1200g，相当于体重的1.5%～2.0%。

1. 钙的生理功能

（1）骨骼和牙齿的主要成分：体内总钙量的99%存在于骨骼和牙齿中。人的一生中骨骼的形状和质量都在不断变化，20岁前骨骼的含钙量逐年增加，35岁时达到高峰，40～50岁以后逐渐下降，并可能出现骨质疏松。

（2）维持神经和肌肉的正常功能：钙与镁、钾、钠等离子在血液中维持一定的浓度才能维持神经、肌肉的正常兴奋性。

（3）调节体内酶的活动，参与血液凝固：钙离子对许多细胞代谢酶具有重要的调节作用，是血液凝固所必需的凝血因子。

2. 钙的吸收和利用　钙主要在小肠吸收，吸收率一般为20%～60%。膳食中的植酸和草酸与钙结合成不溶解、难吸收的钙盐，会降低钙的吸收率。谷类食物含植酸较多，有些蔬菜如菠菜、苋菜、竹笋等含草酸较多。膳食中纤维素过多也会降低钙的吸收率。膳食中的维生素D，蔬菜、水果中的维生素C，牛奶中的乳糖等均可促进钙的吸收。此外，体育锻炼也可促进钙的吸收和储备。当人体缺钙或钙需要量大时（如婴幼儿、孕妇、哺乳期妇女），钙的吸收率也会相应增加。

3. 钙的参考摄入量和食物来源　《中国居民膳食营养素参考摄入量（2013版）》推荐钙的摄入量为成人800mg/d，青少年、孕妇、哺乳期妇女和老年人应适当增加。

奶和奶制品中钙含量最为丰富且吸收率很高。小虾皮中含钙很高，芝麻酱、大豆及其制品也是钙的良好来源，深绿色蔬菜如小萝卜缨、芹菜叶、雪里蕻等含钙量也较高。

（二）铁

铁是人体含量最多的必需微量元素，成人体内含有4～5g，根据铁在体内的功能状态可分为功能性铁和储存铁。功能性铁存在于血红蛋白、肌红蛋白和一些酶中，约占体内总铁量的70%。其余30%为储存铁，主要储存在肝脏、脾脏和骨髓中。

1. 铁的生理功能

（1）合成血红蛋白，参与体内氧的运送和组织呼吸：铁是合成血红蛋白的主要原料之一，血红蛋白的主要功能是把新鲜氧气运送到各组织。铁缺乏时不能合成足够的血红蛋白，导致缺铁性贫血。

（2）含铁酶：铁是体内参与氧化还原反应的一些酶和电子传递体的组成部分，如过氧化氢酶和细胞色素都含有铁。

（3）免疫功能：铁参与维持正常的免疫功能，铁缺乏可导致机体白细胞的杀菌能力降低，使淋巴细胞功能受损，继而使人体容易感染疾病。

2. 铁的吸收和利用　铁的吸收部位主要在十二指肠和空肠。铁吸收率受膳食铁含量、其他膳食成分、机体铁储备和铁的生理需要量等因素的影响。食物中的铁有两种形式：一种是非血红素铁，主要存在于植物性食物中；另一种是血红素铁，主要存在于动物的血液、肌肉和内脏中。非血红素铁需要在胃酸作用下还原成亚铁离子才能被吸收。食物中的植酸盐、草酸盐、磷酸盐、鞣酸和膳食纤维都会干扰其吸收，因此吸收率很低，一般只有1%～5%。在膳食中促进铁吸收的因素包括蔬菜、水果中的维生素C，某些氨基酸，以及鱼、肉类中的某些成分，由于目前还未具体明确这些成分，暂时称其为"鱼肉类因子"。血红素铁吸收率可达20%，且不受膳食中其他成分的影响。铁的吸收除受其化学形式和膳食因素影响外，还与身体的铁营养状况有关。体内铁储备充足时吸收率低，体内铁缺乏或需要量增加时吸收率增加。这种现象在非血红素铁的吸收中更显著。

3. 铁的参考摄入量和食物来源　成年女性铁的参考摄入量为20mg/d，妊娠中期和哺乳期为24mg/d，妊娠晚期为29mg/d。18岁以上男性铁的参考摄入量是12mg/d。

动物内脏（特别是肝脏）、动物血、红肉都是富含血红素铁的食物。深绿色蔬菜所含铁虽然不是血红素铁，但摄入量多，仍是膳食铁的重要来源。

（三）碘

碘是人体必需的微量元素，成人体内含碘20～50mg，70%～80%存在于甲状腺内。碘是甲状腺激素的重要成分，甲状腺激素在促进生长和调节新陈代谢方面有重要作用。

1. 碘的生理功能　碘是合成甲状腺激素的原料，碘的生理功能通过甲状腺激素实现。甲状腺利用碘和酪氨酸合成甲状腺激素，在促进生长和调节机体新陈代谢方面起重要作用。

（1）调节蛋白质、脂肪和碳水化合物的代谢及能量的转换，促进机体新陈代谢。

（2）促进神经系统发育，孕妇、哺乳期妇女缺碘会导致胎儿和婴幼儿严重发育不良，身材矮小、智力低下，称为呆小病。

（3）调节水盐代谢，促进组织中水盐进入血液并从肾脏排出，缺乏时引起组织水钠潴留，导致黏液性水肿。

（4）促进维生素的吸收和利用，如促进烟酸的吸收和利用，促进胡萝卜素转化为维生素A。

2. 碘的吸收和利用　消化道是碘吸收的主要场所，进入消化道的碘在2～3小时内几乎完全被吸收。食物中的碘以无机碘和有机碘2种形式存在，无机碘在胃及小肠上段几乎被完全吸收，有机碘被消化、脱碘后，以无机碘的形式被吸收，少量小分子有机碘可被直接吸收入血。胃肠道内的钙、氟、镁阻碍碘的吸收，人体蛋白质不足会影响胃肠道内碘的吸收。

3. 碘的参考摄入量和膳食来源　《中国居民膳食营养素参考摄入量（2013版）》建议的碘摄入量为成人120μg/d，孕妇、哺乳期妇女需分别增加110μg/d和120μg/d。

富含碘的食物主要是海藻类，如海带、紫菜等。膳食和饮水的含碘量与地质情况有关，所以甲状腺肿和呆小病呈地区性分布，是一种地方病。世界不少地区存在碘缺乏问题，我国也不例外。我国推行碘化食盐，就是为了预防碘缺乏。

（四）锌

成人体内含锌2～3g，广泛分布于全身组织。锌对生长发育、智力发育、免疫功能、物质代谢和生殖功能等均具有重要的作用。

1. 锌的生理功能　锌广泛存在于各种细胞中，是细胞内最丰富的微量元素。已经发现有50多种酶含锌或与锌有关。

（1）锌是体内多种酶的组成成分，具有稳定酶结构和增加酶催化活性的作用。锌的另一个重要作用是作为细胞内的调节离子，激活或抑制基因表达。

（2）锌参与核酸和蛋白质的合成，促进细胞生长、分裂和分化。锌缺乏可引起RNA、DNA及蛋白质的合成障碍，使细胞分裂减少，生长停滞。锌参与促黄体生成素、促卵泡激素、促性腺激素等内分泌激素的代谢，对胎儿生长发育、性器官和性功能发育均具有重要作用。

（3）锌与唾液蛋白结合成味觉素可增进食欲，缺锌可影响味觉和食欲，甚至发生异食癖。

（4）增强机体免疫功能，提高机体对疾病的抵抗力。锌缺乏可在多方面损伤免疫系统，如引起胸腺萎缩、胸腺激素减少、T细胞功能受损及细胞介导的免疫功能改变。

（5）锌可与细胞膜上各种基团、受体等作用，限制自由基对膜的损伤，有助于维持膜的完整性和稳定性。

母乳中锌水平低可引起婴儿肠病性皮炎，补锌对营养不良儿童的生长和认知功能有改善作用。

2. 锌的吸收和利用　锌在小肠的各部位都能吸收，大部分在空肠和十二指肠吸收，平均吸收率为20%～30%。大部分锌通过载体介导途径被吸收，食物中的锌经消化酶消化后释放，与外源性或内源性配体如氨基酸或其他有机酸结合成复合物，有利于锌的吸收。多种因素会影响锌的吸收，例如，植物性食物中的植酸、鞣酸、纤维素和半纤维素均会妨碍锌的吸收，铁和铜在肠道与锌竞争肠黏膜上的结合部位，从而竞争性抑制锌的吸收。蛋白质在肠道内消化后产生的氨基酸有利于锌的吸收，动物性食物中锌的生物利用率较高。机体对锌的吸收与肠腔锌的浓度有关，体内缺锌时锌的吸收率增加。

体内总锌的95%存在于细胞内，其中60%～80%存在于胞质中。各器官组织中，前列腺含锌量最高，其次是肝脏、骨骼和肌肉。体液中精液的锌水平最高，提示锌与男性生殖活动密切相关。体内的锌经代谢后主要由肠道排出，少部分随尿液排出，汗液和毛发中也有少量排出和消耗。

3. 参考摄入量及食物来源　锌的适宜摄入量因年龄、性别、妊娠和哺乳等状况而异。中国营养学会推荐锌的参考摄入量成人为男性12.5mg/d、女性7.5mg/d，孕妇和哺乳期妇女分别为9.5mg/d和12mg/d。锌摄入不足风险最高的人群是1～3岁儿童、12～19岁青春期女性和老年人。

食物中锌含量变化较大，动物性食物如红肉和贝类是锌的最好来源。海牡蛎含锌最丰富，每100g中的含锌量超过100mg，畜肉、禽肉及动物肝脏、蛋类含锌量为（2～5）mg/100g，鱼及一般海产品含锌1.5mg/100g。除谷类的胚芽部分外，植物性食物的含锌量一般较低。

动物性食物中锌的生物利用率较高，高蛋白食物中的多种氨基酸、维生素D$_3$、葡萄糖可促进锌的吸收。人乳汁中锌的生物利用率远远高于牛奶和大豆蛋白。膳食中的草酸、植酸和过多的膳食纤维会干扰锌的吸收，发酵可破坏谷类食物中的植酸，提高锌的吸收率。

（五）硒

硒是人体必需的微量元素，人类缺乏硒可引起克山病（一种地方性心肌病），补充硒可有效预防克山病。

1. 硒的生理功能

（1）抗氧化：硒是人体内谷胱甘肽过氧化物酶（GSH-Px）的重要组成成分，谷胱甘肽过氧化物酶是体内重要的抗氧化酶，可清除体内脂质过氧化物，阻断活性氧和自由基对机体的损伤，有保护细胞膜免受氧化损伤、维持细胞正常功能的作用。硒的抗氧化作用可与维生素E相互补充。

（2）增强免疫力：硒几乎存在于所有的免疫细胞中，硒可通过GSH-Px和硫氧蛋白还原酶调节免疫细胞的杀伤功能和保护作用，下调炎性细胞因子和黏附分子表达，使淋巴细胞、NK细胞（自然伤杀细胞）等的活性增强，从而提高免疫功能。低硒者补充硒可明显提高机体的免疫功能。

（3）保护心血管和心肌的健康：机体缺硒可引起以心肌损害为特征的克山病，硒缺乏还可引起脂质过氧化反应增强，导致心肌纤维坏死、心肌小动脉和毛细血管损伤。

（4）促进生长、保护视觉器官及抗肿瘤作用：硒是生长与繁殖所必需的营养素，缺硒可致生长迟缓及神经性视觉损害。

（5）硒是重金属的解毒剂：硒能与体内的铅、镉、汞等重金属结合成金属-硒-蛋白质复合物而起到解毒作用，并可促进这些有毒的重金属排出体外。

2. 参考摄入量及食物来源　《中国居民膳食营养素参考摄入量（2013版）》对硒的推荐摄入量是成人60μg/d，妊娠期增加5μg/d，哺乳期增加18μg/d。动物肝脏和肾脏、肉类、海产品是硒的良好食物来源，水果和蔬菜含硒量一般小于0.1μg/g。植物性食物的硒含量取决于当地水土中的硒含量，高硒与低硒地区所产粮食的硒含量可相差1万倍，我国富硒地区的玉米、大米和大豆的含硒量分别为8.1μg/g、4.0μg/g和11.9μg/g，而克山病地区的玉米、大米和大豆的含硒量分别为0.005μg/g、0.007μg/g和0.010μg/g。

二、维生素

营养学上一般按溶解性将维生素分为脂溶性维生素和水溶性维生素两大类。脂溶性维生素包括维生素A、D、E、K，水溶性维生素包括B族维生素（维生素B_1和B_2、烟酸、维生素B_6、叶酸、维生素B_{12}、生物素、泛酸）和维生素C。各种维生素的化学结构不同，生理功能各异。

孕、产妇对各种维生素的需要量增加，因此必须保证充足的食物供给。孕、产期需特别注意维生素A、D、E、C及B族维生素的摄入。

（一）维生素A

维生素A是指含有视黄醇结构，并具有生物活性的一大类物质，动物性食物中含维生素A，植物中不含已形成的维生素A，但一些有色植物中含有类胡萝卜素，可在体内转化为维生素A。维生素A属脂溶性维生素，在高温和碱性环境中比较稳定，一般烹调过程中不易被破坏。

1. 维生素A的生理功能
（1）参与构成视觉细胞内的感光物质，维持正常视觉和暗适应。
（2）参与维持细胞的正常分化，维持皮肤黏膜的完整性，在生殖、造血、骨发育、胚胎发生及形成过程中起关键作用。
（3）参与淋巴细胞的生长、分化，通过增加巨噬细胞和自然杀伤细胞的活力调节体液免疫，提高免疫功能。
2. 维生素A缺乏或过量的危害
（1）维生素A缺乏症的临床表现主要是夜盲症、眼干燥症、毛囊增厚、胚胎生长和发育异常。

（2）急性维生素 A 过量的临床表现包括恶心、呕吐、头痛、眩晕、视物模糊等。维生素 A 慢性中毒相对更为常见，临床表现包括中枢神经系统功能紊乱、肝脏纤维化、腹水和皮肤损伤。

3. 维生素 A 的吸收和利用　类胡萝卜素和维生素 A 的吸收部位都在小肠，维生素 A 的吸收为主动转运，需消耗能量，吸收速度比类胡萝卜素快 7～30 倍。类胡萝卜素的吸收方式为物理扩散，膳食中缺乏脂肪或存在膳食纤维等均会降低类胡萝卜素的生物利用率。

4. 维生素 A 的参考摄入量和食物来源　成年女性维生素 A 的参考摄入量为 700μg RAE/d，妊娠中晚期应增加 70μg RAE/d，哺乳期应增加 600μg RAE/d。

富含维生素 A 的食物有动物肝脏、鱼卵、蛋黄和全脂牛奶；深色蔬菜和水果等富含类胡萝卜素，如胡萝卜、西蓝花、红心红薯、芒果、杏子。

（二）维生素 D

维生素 D 是指含环戊氢烯菲环结构，并具有钙化醇生物活性的一类物质，以维生素 D_2 和 D_3 最为常见。$1, 25-(OH)_2D_3$ 是维生素 D 的活性形式，参与钙磷代谢的调节和维持细胞内外的钙浓度，还作用于免疫器官，促进免疫功能。妊娠期维生素 D 缺乏可影响胎儿骨骼发育，也会导致新生儿低钙血症及牙齿发育缺陷。

维生素 D 既可来源于膳食，又可由皮肤合成。富含维生素 D 的天然食物非常有限，动物肝脏、鱼肝油制剂中维生素 D 含量丰富，日光照射是人体获得维生素 D 的有效方式。日光照射不足时，应适量服用维生素 D 膳食补充剂，过量摄入维生素 D 可引起中毒。妊娠中期和晚期膳食中维生素 D 的推荐摄入量为 10μg/d，与妊娠前相同。

（三）维生素 E

维生素 E 又称生育酚，对维持生殖功能有重要作用，还是重要的抗氧化剂。雌性动物缺乏维生素 E 不影响雌激素的分泌，但影响受孕和生育。妊娠早期缺乏维生素 E 可导致子代先天畸形或体重过低、先天性白内障等。维生素 E 的抗氧化作用能减少氧化型低密度脂蛋白的形成，抑制血小板聚集，保护血管内皮的完整性，有效预防动脉粥样硬化。维生素 E 能保护红细胞膜上长链多不饱和脂肪酸的稳定性，减少新生儿溶血的发生。

《中国居民膳食营养素参考摄入量（2013 版）》推荐妊娠期维生素 E 的参考摄入量为 14mg/d。维生素 E 广泛存在于各种食物中，谷类、豆类及果仁中含量丰富，较少出现人体缺乏。

（四）维生素 B_1

维生素 B_1 又称硫胺素，主要功能是参与体内能量和产能营养素的代谢，缺乏时可通过对能量代谢的影响导致神经系统损害，表现为多发性神经炎（维生素 B_1 缺乏症，又称脚气病）。维生素 B_1 缺乏可影响胃肠道功能，这在妊娠早期特别明显，因为早孕反应使食物摄入减少，极易引起维生素 B_1 缺乏，并因此导致胃肠道功能下降，进一步加重早孕反应，引起营养不良。孕妇缺乏维生素 B_1 还可致新生儿先天性维生素 B_1 缺乏症。维生素 B_1

为水溶性维生素，不能在体内长期储存，需要每天足量摄入。妊娠中晚期能量需要增加，维生素B_1的需要量也相应增加。《中国居民膳食营养素参考摄入量（2013版）》中非妊娠期妇女维生素B_1的推荐摄入量为1.2mg/d，妊娠中期和晚期每天分别增加0.2mg和0.3mg。粗加工的谷类、瘦肉及动物内脏、豆类、坚果等是维生素B_1的良好来源。米面精加工会破坏其中的维生素B_1，单纯食用精白米、白面容易导致膳食中维生素B_1缺乏。

（五）维生素B_2

维生素B_2即核黄素，是黄素腺嘌呤二核苷酸、黄素单核苷酸的辅酶，参与三羧酸循环及呼吸链中的氧化还原反应并生成能量。维生素B_2缺乏的典型表现是口腔生殖系统综合征，包括唇炎、舌炎、口角炎、皮炎、阴唇炎，妊娠期维生素B_2缺乏可影响能量代谢，导致胎儿生长发育迟缓；充足的维生素B_2有利于铁的吸收，缺铁性贫血也与维生素B_2缺乏有关。

《中国居民膳食营养素参考摄入量（2013版）》中妊娠期维生素B_2的推荐摄入量为1.2mg/d，妊娠中期在此基础上每天增加0.2mg，妊娠晚期和哺乳期每天增加0.3mg。维生素B_2在动物内脏、蛋类、奶类和各种肉类中含量较高，谷类、水果和蔬菜中也有一定含量。

（六）维生素B_6

维生素B_6在体内组织中经磷酸化后转化为其活性形式磷酸吡哆醛，参与核酸、氨基酸和脂肪代谢。由于维生素B_6食物来源广泛，普通膳食较少出现缺乏，维生素B_6缺乏常伴有其他多种维生素缺乏，多见于膳食整体摄入不足。

《中国居民膳食营养素参考摄入量（2013版）》推荐非妊娠期妇女维生素B_6膳食供给量为1.4mg/d，妊娠期妇女应在此基础上增加0.8mg/d，哺乳期妇女应增加0.3mg/d。维生素B_6的食物来源主要是动物肉（鸡肉、鱼肉）和内脏，其次为蛋黄、豆类和坚果等。

（七）维生素B_{12}

维生素B_{12}缺乏可导致巨幼红细胞贫血，引起神经系统损害，还可影响血中同型半胱氨酸的水平。

《中国居民膳食营养素参考摄入量（2013版）》推荐非妊娠期妇女维生素B_{12}的适宜摄入量为每天2.4μg，妊娠期妇女应在此基础上增加0.5μg/d，哺乳期妇女应增加0.8μg/d。维生素B_{12}的主要食物来源为肉类及肉制品，动物内脏、鱼、禽、贝类及蛋类、奶类及奶制品中亦含有少量。

（八）维生素C

维生素C能够促进组织胶原蛋白的合成，对胎儿的骨骼、牙齿发育十分重要。维生素C还能促进膳食铁的吸收，有助于预防缺铁性贫血，增强对疾病的抵抗力。妊娠期维生素C缺乏易导致孕妇维生C缺乏病、胎膜早破、新生儿死亡率增加。

《中国居民膳食营养素参考摄入量（2013版）》中成人维生素C的推荐摄入量为100mg/d，妊娠中晚期应在此基础上增加15mg/d，哺乳期增加50mg/d。维生素C的主要食物来源是新鲜蔬菜和水果，如青椒、红椒、黄椒、菠菜、番茄、红枣、山楂、柑橘、柚子、草莓等；野生的蔬菜和水果如苜蓿、刺梨、沙棘、猕猴桃、酸枣中含量尤其丰富。

（九）叶酸

叶酸作为一碳单位的供体，在体内参与氨基酸和核酸的代谢，对细胞增殖、组织生长分化和机体发育起重要作用。妊娠早期叶酸缺乏或使用叶酸拮抗剂（堕胎剂、抗癫痫药物等）可引起死胎、流产或胎儿脑和神经管发育畸形。叶酸是细胞DNA合成过程中的重要辅酶，妊娠中晚期血容量和红细胞生成增加，叶酸缺乏会影响幼红细胞核中DNA的合成，使细胞核成熟和分裂延缓、停滞，影响血红蛋白的合成，导致巨幼红细胞贫血。叶酸是体内蛋氨酸循环的甲基供体，叶酸缺乏可导致高同型半胱氨酸血症，损伤血管内皮细胞，并可激活血小板黏附和聚集，诱发妊娠期高血压。

《中国居民膳食营养素参考摄入量（2013版）》建议成人每天摄入叶酸400μg DFE（膳食叶酸当量），孕妇每天叶酸摄入量应比非妊娠时增加200μg DFE，每天达到600μg DFE。

第二章　食物营养价值

食物是人类营养的主要来源，其所含的能量和营养素能够满足人体需要的程度即营养价值，取决于食物中所含营养成分的数量和质量。任何单一的天然食物均不能完全满足人体的营养需要，食物多样是合理膳食的基本原则。

食物是为人类提供能量和营养物质的物品总称，按其来源和性质可分为动物性食物、植物性食物及各类食物的制品。食物的营养价值（nutritional value，NV）是指某种食物中所含的能量和营养素能够满足人体营养需要的程度。

食物的营养价值取决于营养素的种类、数量、比例及人体的消化吸收率。目前尚无任何一种天然食物能够满足人体的全部营养需要，因此应结合不同食物的营养价值特点，通过合理搭配，从多样化食物中获得所需的营养。

一、植物性食物

（一）谷薯类

谷类食物主要包括小麦、大米、玉米、高粱、荞麦、小米、燕麦等。我国居民膳食以大米和小麦为主，称为主食，其他谷类食物称为杂粮。薯类是根茎类植物的总称，日常见到的薯类食物包括番薯、马铃薯、山药等，它们一般含有大量淀粉，因此常作为主食应用，也可以作为蔬菜食用。

1. 粮谷类的营养价值　粮谷类食物是我国居民膳食结构中能量、碳水化合物、蛋白质、矿物质和B族维生素的重要来源。其主要营养素的种类和特点如下。

（1）碳水化合物：是粮谷类的主要成分，含量在70%～80%，主要形式是淀粉。粮谷类淀粉的人体利用率高，是最理想、最经济的能量来源，也是碳水化合物的重要来源。

（2）蛋白质：不同粮谷类食物中蛋白质的含量差别较大，多数为7.5%～15%。谷类蛋白氨基酸模式不理想，赖氨酸和蛋氨酸等必需氨基酸含量少，生物利用率较低。

（3）脂肪：含量很少，占1%～2%，主要是甘油三酯和少量的植物固醇、卵磷脂，在谷类加工时易随糠麸丢失。

（4）维生素：是B族维生素的重要来源，如维生素B_1和B_2、泛酸、吡哆醇等，主要分布在糊粉层和胚部，在谷类精加工和烹调过程中易损失。

（5）矿物质：含量为1.5%～3%，主要是磷、钙，且由于粮谷类食物中含有较多植酸，矿物质吸收率较低。

2.薯类的营养价值 薯类的营养价值特点介于谷类和蔬菜之间。

（1）碳水化合物：淀粉含量丰富，每100g干薯类食物中含有76～81g碳水化合物，高于粮谷类食物。薯类食物中含有优质的淀粉，还有较为丰富的膳食纤维，有利于肠道蠕动，促进食物消化。

（2）蛋白质：含量较低，但氨基酸组成合理，生物利用率较高。例如，马铃薯含有人体必需的8种氨基酸，尤其是粮谷类作物中缺乏的赖氨酸和色氨酸的含量丰富，是谷类蛋白质良好的补充。

（3）脂肪：含量极低（低于粮谷类食物），主要由不饱和脂肪酸组成。

（4）维生素：含有除维生素B_{12}以外的各种B族维生素及维生素C，还含有丰富的胡萝卜素。

（5）矿物质：含量为0.4%～1.9%，钾含量较高，占2/3以上，还含有其他无机元素如磷、钙、镁、钠、铁等。

（二）豆类及其制品

豆类的品种很多，一般分为大豆类和其他豆类。豆制品是用大豆或其他豆类作为原料制作的食物，如豆腐、豆腐干、豆浆等。

1.大豆的营养价值

（1）碳水化合物：大豆类碳水化合物含量为25%～30%，其中一半是可供人体利用的可溶性糖，如阿拉伯糖、半乳聚糖和蔗糖，另一半是人体不能消化吸收和利用的棉籽糖和水苏糖，存在于大豆细胞壁，在肠道细菌作用下发酵产生二氧化碳和氨，可引起胀气。其他豆类的碳水化合物含量占50%～60%，主要以淀粉形式存在。

（2）蛋白质：大豆类的蛋白质含量在植物性食物中最高，一般为35%～40%。大豆蛋白质的氨基酸模式接近人体氨基酸模式，具有较高的营养价值，为优质蛋白。此外，由于大豆含赖氨酸较多、含蛋氨酸较少，与粮谷类食物混合食用，可较好地发挥蛋白质互补作用。其他豆类的蛋白质含量低于大豆，一般为20%左右，氨基酸模式不及大豆。

（3）脂肪：大豆类的脂肪含量为15%～20%，以不饱和脂肪酸居多，约占总脂量的85%，其中油酸含量为32%～36%，亚油酸含量为52%～57%，亚麻酸含量为2%～10%。大豆油中还含有2%的磷脂。其他豆类脂肪含量极少，仅占1%～2%。

（4）维生素：富含维生素B_1、B_2和E。干豆类几乎不含维生素C，但经发芽制成豆芽后，其含量明显提高。

（5）矿物质：含有丰富的矿物质，其中钙、铁含量较高。

（6）其他：大豆中含有多种生物活性物质，如大豆皂苷、大豆异黄酮等，近年来研究发现大豆具有降低血脂、抗氧化、抗衰老、抗肿瘤、免疫调节等作用。

2.豆制品 豆制品加工过程（一般包括浸泡、细磨、加热等一系列处理）中去除了大豆所含的植酸、蛋白酶抑制剂等抗营养因素和大部分膳食纤维，使其消化吸收率明显提高。豆腐、豆腐干等豆制品的营养素种类在加工前后变化不大，但因水分增多，营养素含量相对减少。

（三）蔬菜和水果类

蔬菜和水果种类繁多，是膳食的重要组成部分。蔬菜和水果富含人体需要的多种维生素、矿物质和膳食纤维，含水分和酶类较多，含有一定量的碳水化合物，蛋白质、脂肪含量很少。

1. 蔬菜的营养价值 蔬菜可分为叶菜类、根茎类、瓜茄类、鲜豆类和花芽类，所含营养素因其种类不同，差异较大。

（1）碳水化合物：大部分蔬菜含水分较多，因此能量相对较低。碳水化合物含量一般为4%左右，根茎类蔬菜可达20%以上。蔬菜所含碳水化合物包括单糖、双糖和淀粉，以及不能被人体消化吸收的膳食纤维。含糖较多的蔬菜有胡萝卜、番茄、南瓜等。含淀粉较多的是根茎类蔬菜，如芋头等。蔬菜所含纤维素、半纤维素、木质素等是人们膳食纤维的主要来源，其含量为1%～3%。

（2）蛋白质：大部分蔬菜蛋白质含量很低，一般为1%～2%，鲜豆类平均可达4%。必需氨基酸中赖氨酸、蛋氨酸含量较低。

（3）脂肪：蔬菜脂肪含量极低，大多数蔬菜脂肪含量不超过1%。

（4）维生素：新鲜蔬菜是维生素C、胡萝卜素、维生素B_2和叶酸的重要来源，维生素C一般在蔬菜代谢旺盛的叶、花、茎内含量丰富，与叶绿素的分布平行，一般深绿色蔬菜维生素C含量较浅色蔬菜高，叶菜中的含量较瓜菜中高。胡萝卜素在绿色、黄色或红色蔬菜中含量较高，如胡萝卜、南瓜、苋菜。维生素B_2和叶酸在绿叶菜中含量较高。

（5）矿物质：蔬菜中含有丰富的矿物质，如钙、磷、铁、钾、钠、镁、铜等，其中以钾最多。钙、镁含量也较丰富，是我国居民膳食中矿物质的重要来源。绿叶蔬菜一般含钙、铁比较丰富，如菠菜、雪里蕻、油菜、苋菜等；但蔬菜中存在的草酸不仅影响蔬菜本身所含钙和铁的吸收，还影响其他食物中钙和铁的吸收。因此在选择蔬菜时，不能只考虑其钙的绝对含量，还应注意其草酸的含量。

（6）其他：蔬菜中含有一些酶类、杀菌物质和具有特殊功能的生理活性成分。例如，萝卜中含有淀粉酶，生食有助于消化；大蒜中含有植物杀菌素和含硫化合物，具有抗菌消炎、降低血清胆固醇的作用。

2.水果的营养价值 水果种类很多，根据果实的形态和生理特征可分为仁果类、核果类、浆果类、柑橘类和瓜果类等。新鲜水果的营养价值与新鲜蔬菜相似，是人体矿物质、膳食纤维和维生素的重要来源之一。

（1）碳水化合物：水果中所含碳水化合物为6%～28%，主要是果糖、葡萄糖和蔗糖。水果还富含纤维素、半纤维素和果胶。水果含糖较蔬菜多，但不同水果的糖含量和种类有较大差异。

（2）蛋白质：含量不超过1%。

（3）脂肪：含量低。

（4）维生素：新鲜水果中含维生素C和类胡萝卜素较多，但维生素B_1和B_2含量不高。

（5）矿物质：水果和蔬菜一样含有人体所需的各种矿物质，如钾、钠、钙、镁、磷、铁、锌、铜等。除个别水果外，不同水果矿物质含量相差不大。

（6）其他：许多水果含有各种芳香物质、有机酸和色素，使水果具有特殊的香味和颜色，赋予水果良好的感官性状。此外，水果中还含有一些生物活性物质如类黄酮、白藜芦醇等，具有抗氧化、抗炎、抗衰老、抗肿瘤、免疫调节、降低血脂、保护心脑血管等作用。

（四）坚果类

坚果类包括花生、核桃、瓜子、松子、芝麻、栗子等，是一类营养丰富的食物。多数坚果具有很高的油脂含量，有些坚果淀粉含量很高，如栗子、莲子等。坚果类是营养价值较高的零食，但坚果含大量脂肪，能量较高，不宜大量食用，以免引起消化不良或肥胖等问题。

1. 碳水化合物　栗子、莲子等淀粉类坚果碳水化合物含量高达70%左右，而含油类坚果碳水化合物含量较少，多在15%以下，如花生为5.2%、榛子为4.9%。此外，坚果膳食纤维含量较高，榛子为9.6%，杏仁高达19.2%。

2. 蛋白质　新鲜坚果的蛋白质含量多为12%～22%，西瓜子和南瓜子可达30%以上，唯有栗子较低，仅5%左右。蛋白质的氨基酸种类因坚果品种而异。

3. 脂肪　含油类坚果脂肪含量大部分在40%以上，松子、杏仁、榛子和葵花子等可达50%以上，而淀粉类坚果脂肪含量比较低，在2%以下。坚果脂肪以不饱和脂肪酸为主，是优质脂肪。

4. 维生素　坚果类是B族维生素和维生素E的良好来源，如杏仁中的维生素B_2含量特别高。但淀粉类坚果的维生素不太丰富。

5. 矿物质　含油类坚果的铁、锌、铜、锰、硒等微量元素含量较高，远高于粮谷类。

二、动物性食物

（一）畜、禽、鱼类

畜肉是指猪、牛、羊、马、骡、驴、鹿、犬、兔等牲畜的肌肉、内脏及其制品；禽肉包括鸡、鸭、鹅、鸽、鹌鹑、火鸡等的肌肉、内脏及其制品；鱼类有海水鱼和淡水鱼之分，海水鱼又分为深海鱼和浅海鱼。畜、禽、鱼类主要提供优质蛋白质、脂肪、矿物质和维生素。动物内脏脂肪含量少，蛋白质、维生素、矿物质和胆固醇含量较高。

1. 碳水化合物　动物肉中的碳水化合物以糖原形式存在于肌肉和肝脏中，含量极少，一般为1%～3%。

2. 蛋白质　蛋白质大部分存在于动物的肌肉组织中，含量为10%～25%，因动物品种、肥瘦程度及部位不同，蛋白质含量有较大差异，如猪里脊肉蛋白质含量为20%，三文鱼蛋白质含量为17%，五花肉蛋白质含量为8%。畜、禽、鱼类蛋白质均为优质蛋白质，易被人体吸收和利用。

3. 脂肪 畜、禽肉的脂肪含量因部位不同有较大差异，如肥猪肉脂肪含量高达90%，五花肉为35%，里脊肉为8%。鱼类含脂肪很少，一般为1%～10%，主要分布在皮下和内脏周围，肌肉组织中含量较少。鱼的种类不同，脂肪含量差别也较大。畜类脂肪以饱和脂肪酸为主，禽类脂肪含有20%的亚油酸，鱼类脂肪约80%由不饱和脂肪酸组成。鱼类脂肪中含有的长链多不饱和脂肪酸，如EPA、DHA，具有降低血脂、防止动脉粥样硬化、辅助抗肿瘤等作用。动物内脏、鱼子中胆固醇含量较高。

4. 维生素 畜、禽、鱼类可提供多种维生素，以B族维生素和维生素A为主，但几乎不含维生素C。内脏维生素含量高于肌肉，肝脏中含量最为丰富，尤其是维生素A和B_2。鱼类肝脏是维生素A和D的重要来源，也是维生素B_2的良好来源，维生素E和B_1、烟酸的含量也较高。

5. 矿物质 畜、禽、鱼类矿物质含量为1%～2%，瘦肉中的矿物质含量高于肥肉，内脏中的矿物质含量高于瘦肉。红肉和动物肝脏、动物血含铁较多，主要以血红素铁的形式存在，生物利用率高，是膳食铁的良好来源。鱼类钙的含量较畜、禽类高，含锌、铁、硒也较丰富。

（二）奶及奶制品

奶类食物包括牛奶、羊奶、马奶、骆驼奶等及其制品，其中人们食用最多的是牛奶。奶类是一种营养素种类齐全、组成比例适宜、容易消化吸收、营养价值较高的优质天然食物，能满足初生幼仔迅速生长发育的全部需要，也是各年龄组健康人群膳食钙的良好食物来源。

1. 奶类 主要是由水、脂肪、蛋白质、乳糖、矿物质、维生素等组成的一种复杂乳胶体，水分含量占86%～90%，因此其营养素含量与其他食物比较相对较低。奶的各种成分除脂肪含量变化相对较大外，其他成分基本上是稳定的，故比重可作为评价鲜奶质量的简易指标。

（1）碳水化合物：含量为3.4%～7.4%，人乳中含量最高，羊奶居中，牛奶最低。奶类中的碳水化合物主要是乳糖，牛奶中乳糖含量较低，用牛奶喂养婴儿时，除调整蛋白质含量和构成外，还应注意适当增加糖。

（2）蛋白质：含量平均为3.0%，主要由酪蛋白（79.6%）、乳清蛋白（11.5%）和乳球蛋白（3.3%）组成。奶类蛋白质消化吸收率为87%～89%，生物价为85，属优质蛋白质。牛奶中蛋白质含量较人乳高2倍多，而且酪蛋白与乳清蛋白的构成比与人乳恰好相反。

（3）脂肪：奶中脂肪含量一般为3.0%～5.0%，其中油酸占30%，亚油酸和亚麻酸分别占5.3%和2.1%。乳脂肪以微粒状的脂肪球分散在乳浆中，呈高度乳化状态，容易消化吸收，吸收率达97%。乳脂肪中脂肪酸组成复杂，短链脂肪酸（如丁酸、己酸、辛酸）含量较高，这是乳脂肪风味良好及易于消化的原因。此外，奶中还有少量的卵磷脂和胆固醇。

（4）维生素：奶中含有人体所需的各种维生素。牛奶中维生素含量与饲养方式和季节有关，与冬春季棚内饲养奶牛相比，放牧期奶牛所产牛奶中维生素A和D、胡萝卜素、维生素C的含量明显增加。牛奶中维生素D含量较低，但夏季日照多时，其含量有一定的增加。牛奶是B族维生素的良好来源，特别是维生素B_2。

（5）矿物质：奶中富含钙、磷、钾、镁等矿物质，其中大部分与有机酸结合形成盐类。100ml牛奶中含钙110mg，且吸收率高，是钙的良好来源。奶中铁含量很低，纯母乳喂养的婴儿，满6月龄后应注意铁的补充。

2. 奶制品 奶制品是指用原料奶加工而成的各种奶类食物，主要包括消毒牛奶、奶粉、炼乳、酸奶、复合奶、奶油、奶酪等。因加工工艺不同，奶制品的营养素含量有很大差异。

（1）消毒牛奶：是将新鲜生牛奶经过过滤、加热杀菌后分装出售的液态奶。消毒牛奶除维生素B_1和C有损失外，营养价值与新鲜生牛奶差别不大。

（2）奶粉：是将消毒后的牛奶经浓缩、喷雾干燥制成的粉状食物。根据食用要求和成分的不同，奶粉又分为全脂奶粉、脱脂奶粉、调制奶粉。一般全脂奶粉的营养素含量约为鲜奶的8倍。脱脂奶粉脂肪含量仅为1.3%，损失了较多的脂溶性维生素，其他营养成分变化不大，适于腹泻的婴儿及要求低脂膳食的患者食用。

（3）酸奶：是一种发酵奶制品，其中以酸牛奶最为常见。奶经过乳酸菌发酵后，乳糖变成乳酸，蛋白质凝固、游离氨基酸和肽增加，脂肪不同程度地水解，形成独特的风味，且更易于消化吸收，还可刺激胃酸分泌。发酵乳中的益生菌可抑制肠道腐败菌生长繁殖，防止腐败胺类产生，对维护人体健康有重要作用。

（4）炼乳：是一种浓缩乳，种类较多，按其成分不同可分为甜炼乳、淡炼乳、全脂炼乳、脱脂炼乳。

（5）奶油：由牛奶中分离的脂肪制成的产品，一般含脂肪80%～83%，而含水量低于16%，主要用于佐餐、面包和糕点制作等。

（6）奶酪：是在原料奶中加入适量的乳酸菌发酵剂或凝乳酶，使蛋白质发生凝固，并加盐、压榨排除乳清之后的产品。奶酪制作过程中，维生素D和C被破坏、流失，其他维生素大部分保留。由于发酵作用，乳糖含量降低，蛋白质被分解成肽和氨基酸等产物，这不仅赋予奶酪独特的味道，也利于其消化吸收。奶酪蛋白质消化率高达98%。

（三）蛋类

蛋类主要包括鸡蛋、鸭蛋、鹅蛋、鹌鹑蛋等，以及蛋制品如皮蛋、咸蛋、干蛋白粉等，其中食用最普遍的是鸡蛋。

1. 碳水化合物 蛋类含碳水化合物较少。

2. 蛋白质 全鸡蛋蛋白质含量为12.8%，蛋清中蛋白质含量较低，蛋黄中较高，加工成咸蛋或皮蛋后，蛋白质含量变化不大。蛋清蛋白质为优质蛋白质的代表。

3. 脂肪 蛋清中脂肪含量极少，98%的脂肪集中在蛋黄内，呈乳化状，分散成细小颗粒，故易消化吸收。蛋黄中的脂肪大部分为中性脂肪，其脂肪酸主要是油酸，约占50%，亚油酸约占10%。蛋黄是磷脂的良好食物来源，蛋黄中的磷脂主要是卵磷脂和脑磷脂，除此之外还有神经鞘磷脂。卵磷脂具有降低血胆固醇的作用，并能促进脂溶性维生素的吸收。蛋类胆固醇含量较高，主要集中在蛋黄。

4. 维生素 蛋类维生素含量较为丰富，而且种类较为齐全。绝大部分的维生素集中在蛋黄内。蛋类的维生素含量受品种、季节和饲料的影响。

5. 矿物质 蛋类的矿物质主要存在于蛋黄内，以磷、钙、钾、钠含量较高，此外还含有丰富的铁、镁、锌、硒等矿物质。蛋黄中的铁含量虽然较高，但卵黄的高磷蛋白干扰铁吸收，因此生物利用率不高。蛋中的矿物质含量受饲料影响较大。

第三章 膳食营养素参考摄入量及膳食指南

膳食营养素参考摄入量是在营养学基础上提出的，是为指导人们合理摄入营养素而设定的一组参考值。膳食指南以良好的科学证据为基础，是为促进人类健康、面向公众提出的食物选择和身体活动指导。

第一节 膳食营养素参考摄入量的基本概念和应用

膳食营养素参考摄入量是为指导人们合理摄入营养素而设定的一组参考值，主要包括四个基本指标：平均需要量、推荐摄入量、适宜摄入量、可耐受最高摄入量。与预防非传染性慢性病有关的三个指标是宏量营养素可接受范围、预防非传染性慢性病的建议摄入量和特定建议值。

一、平均需要量

平均需要量（estimated average requirement，EAR）指在某一特定性别、年龄及生理状况群体中，个体对某营养素需要量的平均值，是根据个体需要量的研究资料计算得到的。当营养素摄入量达到EAR水平时，可以满足某人群中50%个体对该营养素的需要，而另外的50%个体需要量得不到满足。

二、推荐摄入量

推荐摄入量（recommended nutrient intake，RNI）指可以满足某一特定性别、年龄及生理状况群体中绝大多数（97%～98%）个体需要量的摄入水平。营养素摄入量长期达到RNI水平，可满足身体对该营养素的需要，保持健康，维持组织中有适当的该营养素储备。RNI是在EAR的基础上制定的。

RNI的主要用途是作为个体每天摄入该营养素的目标值。当某个体日常摄入量达到或超过RNI水平时，则可认为该个体没有摄入不足的风险。

三、适宜摄入量

当某种营养素的人体需要量研究资料不足，无法计算出EAR时，可用适宜摄入量来代替RNI。

适宜摄入量（adequate intake，AI）指通过观察或实验获得的健康人群某种营养素的摄入量。例如，纯母乳喂养的足月产健康婴儿，从出生到4～6个月，他们的营养素全部来自母乳，母乳中供给的营养素就是他们的AI值。

AI的主要用途是作为个体营养素摄入量的目标。其准确性不如RNI，可能明显高于RNI。

四、可耐受最高摄入量

可耐受最高摄入量（tolerable upper intake level，UL）指平均每天可以摄入营养素的最高量，此量对一般人群中的几乎所有个体都不至于造成损害。即营养素摄入的安全上限，包括膳食来源和其他来源（营养素补充剂、强化食品、饮水等）。

UL并不是一个建议的摄入水平。目前有些营养素还没有足够的资料来制定UL，所以没有提出UL的营养素并不意味着过多摄入这些营养素没有潜在的风险。

五、宏量营养素可接受范围

宏量营养素可接受范围（acceptable macronutrient distribution range，AMDR）是为预防产能营养素缺乏，同时又降低慢性病风险而提出的每天摄入量的下限和上限，是蛋白质、脂肪、碳水化合物理想的摄入范围。对于4岁以上的人群（包括孕妇和哺乳期妇女），膳食脂肪的AMDR为全天能量摄入的20%～30%，碳水化合物的AMDR为全天能量摄入的50%～65%（其中添加糖的AMDR为全天能量摄入的10%以下）。

六、预防非传染性慢性病的建议摄入量

预防非传染性慢性病的建议摄入量（proposed intakes for preventing non-communicable chronic disease，PI-NCD）指为预防非传染性慢性病（NCD）而建议的必需营养素的每天摄入量。膳食营养素摄入过高与肥胖、高血压、血脂异常、脑卒中、心脏病及某些癌症有关。以NCD的一级预防为目标，当NCD易感人群的某些营养素摄入达到PI（建议摄入量）时，可降低其发生NCD的风险。因此，在为NCD易感人群设置饮食计划时，应使易感人群的摄入量接近或达到PI。例如，我国18～49岁成人（包括孕妇及哺乳期妇女），钾的PI为3600mg/d，钠的PI为2000mg/d，维生素C的PI为200mg/d。而50岁以上的成人，钠的PI则降低为1900mg/d。

七、特定建议值

特定建议值（specific proposed level，SPL）指为维持人体健康而对必需营养素以外的食物成分建议的每天摄入量。除传统营养素之外，某些膳食成分具有改善人体生理功能、预防NCD的作用，其中以植物化学物居多。当膳食中这些成分的摄入量达到SPL的水平时，对维持人体健康有益。例如，对于中国的一般成人，膳食纤维的SPL为25g/d，植物甾醇的SPL为0.9g/d，番茄红素的SPL为18mg/d，叶黄素的SPL为10mg/d，大豆异黄酮的SPL为55mg/d等。

第二节　中国居民膳食参考摄入量

一、能量

能量需要量（estimated energy requirement，EER）是指能长期保持良好的健康状态，维持良好的体型、机体构成及理想活动水平的个体或人群，达到能量平衡时所需要的膳食能量摄入量。人体能量需要量受年龄、性别、身高、体重、生理状态和身体活动水平等因素的影响。能量摄入量与消耗量之间的动态平衡是保持健康的基本要素。中国营养学会在《中国居民膳食营养素参考摄入量（2013版）》中推荐的各类人群的能量需要量如表3-2-1所示。

表3-2-1　中国居民膳食能量需要量

| 人群 | 能量（MJ/d） | | | | | | 能量（kcal/d） | | | | | |
| | 身体活动水平（轻） | | 身体活动水平（中） | | 身体活动水平（重） | | 身体活动水平（轻） | | 身体活动水平（中） | | 身体活动水平（重） | |
	男	女	男	女	男	女	男	女	男	女	男	女
0岁~	—	—	0.38*	0.38*	—	—	—	—	90**	90**	—	—
0.5岁~	—	—	0.33*	0.33*	—	—	—	—	80**	80**	—	—
1岁~	—	—	3.77	3.35	—	—	—	—	900	800	—	—
2岁~	—	—	4.60	4.18	—	—	—	—	1100	1000	—	—
3岁~	—	—	5.23	5.02	—	—	—	—	1250	1200	—	—
4岁~	—	—	5.44	5.23	—	—	—	—	1300	1250	—	—
5岁~	—	—	5.86	5.44	—	—	—	—	1400	1300	—	—
6岁~	5.86	5.23	6.69	6.07	7.53	6.90	1400	1250	1600	1450	1800	1650
7岁~	6.28	5.65	7.11	6.49	7.95	7.32	1500	1350	1700	1550	1900	1750
8岁~	6.90	6.07	7.74	7.11	8.79	7.95	1650	1450	1850	1700	2100	1900

续表

人群	能量（MJ/d）						能量（kcal/d）					
	身体活动水平（轻）		身体活动水平（中）		身体活动水平（重）		身体活动水平（轻）		身体活动水平（中）		身体活动水平（重）	
	男	女	男	女	男	女	男	女	男	女	男	女
9岁～	7.32	6.49	8.37	7.53	9.41	8.37	1750	1550	2000	1800	2250	2000
10岁～	7.53	6.90	8.58	7.95	9.62	9.00	1800	1650	2050	1900	2300	2150
11岁～	8.58	7.53	9.83	8.58	10.88	9.62	2050	1800	2350	2050	2600	2300
14岁～	10.46	8.37	11.92	9.62	13.39	10.67	2500	2000	2850	2300	3200	2550
18岁～	9.41	7.53	10.88	8.79	12.55	10.04	2250	1800	2600	2100	3000	2400
50岁～	8.79	7.32	10.25	8.58	11.72	9.83	2100	1750	2450	2050	2800	2350
65岁～	8.58	7.11	9.83	8.16	—	—	2050	1700	2350	1950	—	—
80岁～	7.95	6.28	9.20	7.32	—	—	1900	1500	2200	1750	—	—
孕妇（早）	—	+0	—	+0	—	+0	—	+0	—	+0	—	+0
孕妇（中）	—	+1.26	—	+1.26	—	+1.26	—	+300	—	+300	—	+300
孕妇（晚）	—	+1.88	—	+1.88	—	+1.88	—	+450	—	+450	—	+450
乳母	—	+2.09	—	+2.09	—	+2.09	—	+500	—	+500	—	+500

注：*计量单位为MJ/（kg·d）；**计量单位为kcal/（kg·d）。未制定参考值者用"—"表示；"+"表示在同龄人群参考值基础上额外增加量。

二、蛋白质

理论上成人每天摄入约30g蛋白质就可满足零氮平衡，但从安全性和消化吸收等其他因素考虑，成人以0.8g/（kg·d）摄入蛋白质为宜。我国膳食以植物性食物为主，《中国居民膳食营养素参考摄入量（2013版）》推荐的不同年龄段人群膳食蛋白质摄入量如表3-2-2所示。

表3-2-2　中国居民膳食蛋白质参考摄入量

人群	EAR（g/d）		RNI（g/d）	
	男	女	男	女
0岁～	—	—	9（AI）	9（AI）
0.5岁～	15	15	20	20
1岁～	20	20	25	25
2岁～	20	20	25	25
3岁～	25	25	30	30
4岁～	25	25	30	30

人群	EAR（g/d）		RNI（g/d）	
	男	女	男	女
5岁～	25	25	30	30
6岁～	25	25	35	35
7岁～	30	30	40	40
8岁～	30	30	40	40
9岁～	40	40	45	45
10岁～	40	40	50	50
11岁～	50	45	60	55
14岁～	60	50	75	60
18岁～	60	50	65	55
50岁～	60	50	65	55
65岁～	60	50	65	55
80岁～	60	50	65	55
孕妇（早）	—	+0	—	+0
孕妇（中）	—	+10	—	+15
孕妇（晚）	—	+25	—	+30
乳母	—	+20	—	+25

注：未制定参考值者用"—"表示；"+"表示在同龄人群参考值基础上额外增加量。

三、碳水化合物和脂肪

为满足大脑及葡萄糖依赖组织的需要量，避免体内蛋白质分解，预防慢性病，并考虑人体内源性的产生和能量消耗，《中国居民膳食营养素参考摄入量（2013版）》推荐：我国成人碳水化合物平均需要量为120g/d，可接受范围为总能量的50%～65%；膳食纤维的适宜摄入量为25～30g/d。碳水化合物的来源应包括多种不同种类的谷物，特别是全谷物，应限制纯热能食物如添加糖的摄入量，以保障人体能量充足和营养素的需要。

脂肪摄入过多，可导致肥胖症、心血管疾病、高血压和某些癌症的发病率升高，因此预防此类疾病发生的重要措施就是降低脂肪的摄入量。中国营养学会推荐成人脂肪摄入量应占总能量的20%～30%。关于n-6系列和n-3系列脂肪酸的摄入量，《中国居民膳食营养素参考摄入量（2013版）》提出，成人亚油酸的适宜摄入量应占总能量的4%，n-3多不饱和脂肪酸的宏量营养素可接受范围占总能量的0.5%～2%。婴幼儿DHA的适宜摄入量为100mg/d，孕妇和哺乳期妇女EPA和DHA的平均摄入量为250mg/d，其中DHA为200mg/d（表3-2-3）。

表3-2-3 中国居民膳食碳水化合物和脂肪酸推荐摄入量

人群	总碳水化合物 （EAR, g/d）	亚油酸（AI, %E^a）	α-亚麻酸（AI, %E^a）	EPA+DHA（AI, g/d）
0岁～	60（AI）	7.3（0.15g^b）	0.87	0.10^c
0.5岁～	85（AI）	6.0	0.66	0.10^c
1岁～	120	4.0	0.60	0.10^c
4岁～	120	4.0	0.60	—
7岁～	120	4.0	0.60	—
11岁～	150	4.0	0.60	—
14岁～	150	4.0	0.60	—
18岁～	120	4.0	0.60	—
50岁～	120	4.0	0.60	—
65岁～	—	4.0	0.60	—
80岁～	—	4.0	0.60	—
孕妇（早）	130	4.0	0.60	0.25（0.20^c）
孕妇（中）	130	4.0	0.60	0.25（0.20^c）
孕妇（晚）	130	4.0	0.60	0.25（0.20^c）
乳母	160	4.0	0.60	0.25（0.20^c）

注：未制定参考值者用"—"表示。
a %E为占能量的百分比。
b 为花生四烯酸。
c DHA的摄入量。

我国2岁以上儿童及成人膳食中来源于食品工业加工产生的反式脂肪酸的UL应＜1%E。

四、矿物质和维生素

《中国居民膳食营养素参考摄入量（2013版）》中各类人群常量元素和微量元素的参考摄入量见表3-2-4和表3-2-5。

表 3-2-4 中国居民膳食常量元素参考摄入量

人群	钙 (mg/d)			磷 (mg/d)			钾 (mg/d)		钠 (mg/d)		镁 (mg/d)		氯 (mg/d)
	EAR	RNI	UL	EAR	RNI	UL	AI	PI	AI	PI	EAR	RNI	AI
0岁~	—	200（AI）	1000	—	100（AI）	—	350	—	170	—	—	20（AI）	260
0.5岁~	—	250（AI）	1500	—	180（AI）	—	550	—	350	—	—	65（AI）	550
1岁~	500	600	1500	250	300	—	900	—	700	—	110	140	1100
4岁~	650	800	2000	290	350	—	1200	2100	900	1200	130	160	1400
7岁~	800	1000	2000	400	470	—	1500	2800	1200	1500	180	220	1900
11岁~	1000	1200	2000	540	640	—	1900	3400	1400	1900	250	300	2200
14岁~	800	1000	2000	590	710	—	2200	3900	1600	2200	270	320	2500
18岁~	650	800	2000	600	720	3500	2000	3600	1500	2000	280	330	2300
50岁~	800	1000	2000	600	720	3500	2000	3600	1400	1900	280	330	2200
65岁~	800	1000	2000	590	720	3000	2000	3600	1400	1900	270	320	2200
80岁~	800	1000	2000	560	670	3000	2000	3600	1300	1700	260	310	2000
孕妇（早）	+0	+0	2000	+0	+0	3500	+0	3600	+0	2000	+30	+40	+0
孕妇（中）	+160	+200	2000	+0	+0	3500	+0	3600	+0	2000	+30	+40	+0
孕妇（晚）	+160	+200	2000	+0	+0	3500	+0	3600	+0	2000	+30	+40	+0
乳母	+160	+200	2000	+0	+0	3500	+400	3600	+0	2000	+0	+0	+0

注：未制定参考值者用"—"表示；"+"表示在同龄人群参考值基础上额外增加量；有些营养素未制定可耐受最高摄入量，主要是因为研究资料不充分，并不表示过量摄入没有危险。

表3-2-5　中国居民膳食微量元素参考摄入量

人群	铁 (mg/d)					碘 (μg/d)			锌 (mg/d)				硒 (μg/d)			铜 (mg/d)			氟 (mg/d)		铬 (μg/d)	锰 (mg/d)		钼 (μg/d)		
	EAR 男	EAR 女	RNI 男	RNI 女	UL	EAR	RNI	UL	EAR 男	EAR 女	RNI 男	RNI 女	EAR	RNI	UL	EAR	RNI	UL	AI	UL	AI	AI	UL	EAR	RNI	UL
0岁~	—		0.3 (AI)		—	—	85 (AI)	—	—		2.0 (AI)		—	15 (AI)	55	—	0.3 (AI)	—	0.01	—	0.2	0.01	—	—	2 (AI)	—
0.5岁~	7		10		—	—	115 (AI)	—	2.8		3.5		—	20 (AI)	80	—	0.3 (AI)	—	0.23	—	4.0	0.7	—	—	15 (AI)	—
1岁~	6		9		25	65	90	—	3.2		4.0		20	25	100	0.25	0.3	2	0.6	0.8	15	1.5	—	35	40	200
4岁~	7		10		30	65	90	200	4.6		5.5		25	30	150	0.30	0.4	3	0.7	1.1	20	2.0	3.5	40	50	300
7岁~	10		13		35	65	90	300	5.9		7.0		35	40	200	0.40	0.5	4	1.0	1.7	25	3.0	5.0	55	65	450
11岁~	11	14	15	18	40	75	110	400	8.2	7.6	10.0	9.0	45	55	300	0.55	0.7	6	1.3	2.5	30	4.0	8.0	75	90	650
14岁~	12	14	16	18	40	85	120	500	9.7	6.9	11.5	8.5	50	60	350	0.60	0.8	7	1.5	3.1	35	4.5	10	85	100	800
18岁~	9	15	12	20	42	85	120	600	10.4	6.1	12.5	7.5	50	60	400	0.60	0.8	8	1.5	3.5	30	4.5	11	85	100	900
50岁~	9	9	12	12	42	85	120	600	10.4	6.1	12.5	7.5	50	60	400	0.60	0.8	8	1.5	3.5	30	4.5	11	85	100	900
65岁~	9	9	12	12	42	85	120	600	10.4	6.1	12.5	7.5	50	60	400	0.60	0.8	8	1.5	3.5	30	4.5	11	85	100	900
80岁~	9	9	12	12	42	85	120	600	10.4	6.1	12.5	7.5	50	60	400	0.60	0.8	8	1.5	3.5	30	4.5	11	85	100	900
孕妇（早）	—	+0	—	+0	42	+75	+110	600	—	+1.7	—	+2.0	+4	+5	400	+0.10	+0.1	8	+0	3.5	+1.0	+0.4	11	+7	+10	900
孕妇（中）	—	+4	—	+4	42	+75	+110	600	—	+1.7	—	+2.0	+4	+5	400	+0.10	+0.1	8	+0	3.5	+4.0	+0.4	11	+7	+10	900
孕妇（晚）	—	+7	—	+9	42	+75	+110	600	—	+1.7	—	+2.0	+4	+5	400	+0.10	+0.1	8	+0	3.5	+6.0	+0.4	11	+7	+10	900
乳母	—	+3	—	+4	42	+85	+120	600	—	+3.8	—	+4.5	+15	+18	400	+0.50	+0.6	8	+0	3.5	+7.0	+0.3	11	+3	+3	900

注：未制定参考值者用"—"表示；"+"表示在同龄人群参考值基础上额外增加量；有些营养素未制定可耐受最高摄入量，主要是因为研究资料不充分，并不表示过量摄入没有危险。

第三节 中国居民膳食指南及平衡膳食宝塔

一、中国居民膳食指南

膳食指南是以良好的科学证据为基础，为促进人类健康所提供的食物选择和身体活动指导，是从科学研究到生活实践的科学共识。我国于1989年发布了第一版膳食指南，并分别于1997年、2007年、2016年和2022年进行了修订，现行版本为《中国居民膳食指南（2022）》。一般人群膳食指南包含以下内容：①食物多样、合理搭配；②吃动平衡、健康体重；③多吃蔬果、奶类、全谷、大豆；④适量吃鱼、禽、蛋、瘦肉；⑤少盐少油、控糖限酒；⑥规律进餐、足量饮水；⑦会烹会选、会看标签；⑧公筷分餐、杜绝浪费。

（一）食物多样、合理搭配

平衡膳食模式是根据营养科学原理设计的，可最大程度满足不同年龄健康人群的营养和健康需求。食物多样、合理搭配指一日膳食的食物种类齐全、比例适当，是平衡膳食模式的基础。每天的膳食应包括谷薯类、蔬菜水果类、畜禽鱼蛋奶类、大豆坚果类等食物。建议平均每天摄入12种以上食物，每周25种以上。

（二）吃动平衡、健康体重

体重是评价人体营养和健康状况的重要指标，吃和动是保持健康体重的关键。各个年龄段的人群都应该坚持天天运动、维持能量平衡、保持健康体重。体重过低和过高均会增加疾病发生的风险。推荐每周应至少进行5天中等强度的身体活动，累计150分钟以上；坚持日常身体活动，平均每天主动身体活动6000步；尽量减少久坐时间，每小时起来动一动，多动慧吃，保持健康体重。

（三）多吃蔬果、奶类、全谷、大豆

蔬菜、水果、全谷物、奶类和大豆及相关制品是平衡膳食的重要组成部分，坚果是膳食的有益补充。蔬菜和水果是维生素、矿物质、膳食纤维和植物化学物的重要来源，全谷物食物是膳食纤维和B族维生素的重要来源，奶类和大豆类富含钙、优质蛋白质和B族维生素，对降低慢性病的发生风险具有重要作用。提倡餐餐有蔬菜，推荐每天摄入300～500g，深色蔬菜应占1/2。天天吃水果，推荐每天摄入200～350g新鲜水果，果汁不能代替鲜果。每天吃全谷物50～150g，占全天谷类食物总量的1/4～1/3，吃各种奶制品，摄入量相当于每天液态奶300～500g。经常吃豆制品，每天相当于吃大豆25g以上，适量吃坚果，每天10g左右。

（四）适量吃鱼、禽、蛋、瘦肉

鱼、禽、蛋和瘦肉可提供人体所需要的优质蛋白质、维生素A、B族维生素等，有些也含有较高的脂肪和胆固醇。动物性食物优选鱼和禽类，鱼和禽类脂肪含量相对较低，鱼类含有较多的不饱和脂肪酸，蛋类各种营养成分齐全，吃畜肉应选择瘦肉，瘦肉脂肪含量较低。过多食用烟熏和腌制肉类可增加肿瘤的发生风险，应少吃。推荐成人每周吃鱼2次或300～500g，畜禽肉300～500g，蛋类300～350g，平均每天摄入鱼、禽、蛋和瘦肉总量120～200g。

（五）少盐少油、控糖限酒

目前我国多数居民食盐、烹调油和脂肪摄入过多，这是高血压、肥胖和心脑血管疾病等慢性病发病率居高不下的重要因素，因此应养成清淡饮食习惯，成人每天食盐不超过5g，每天烹调油25～30g。过多摄入添加糖可增加龋齿和超重发生的风险，推荐每天摄入糖不超过50g，最好控制在25g以下。儿童、孕妇、哺乳期妇女不应饮酒。成人如饮酒，一天饮酒的酒精量不超过15g。

（六）规律进餐、足量饮水

规律进餐是实现合理膳食的前提，应合理安排一日三餐，定时定量、饮食有度，不暴饮暴食。早餐提供的能量应占全天总能量的25%～30%，午餐占30%～40%，晚餐占30%～35%。水是人体成分中含量最多的物质，在生命活动中发挥重要作用，水摄入和排出的平衡有利于维护机体适宜水合状态和健康。应主动、足量饮水，成年人每天7～8杯（1500～1700ml），提倡饮用白开水和茶水，不喝或少喝含糖饮料。

（七）会烹会选、会看标签

食物是人类营养的主要来源，了解各类食物的营养特点，会看食品营养标签，优先选择和购买新鲜食物，采用恰当的烹调方式，尽可能减少加工过程中营养成分的损失，保留食物的营养价值、控制食品安全风险，有助于享受食物美味，满足营养需求。

（八）公筷分餐、杜绝浪费

食物制备时应生熟分开、储存得当，多人共同进餐时使用公筷公勺或采用分餐制，有利于保障饮食安全，预防疾病传播。节俭是中华民族的传统美德，人人都应珍惜食物、节约资源，在家在外都做好膳食计划，按需备餐，不铺张不浪费。

二、平衡膳食宝塔

中国居民平衡膳食宝塔（以下简称膳食宝塔，图3-3-1）是根据《中国居民膳食指南（2022）》的核心内容，结合中国居民膳食的实际状况，把平衡膳食的原则转化为各类食物的重量，便于人们在日常生活中实行。

　　膳食宝塔共分五层，包含一般人群每人每天应摄入的各类主要食物。膳食宝塔各层的位置和面积在一定程度上反映各类食物在膳食中的地位和比重，右侧标注各类食物的建议摄入量。膳食宝塔左侧为饮水和身体活动的形象，强调足量饮水和适宜身体活动的重要性。

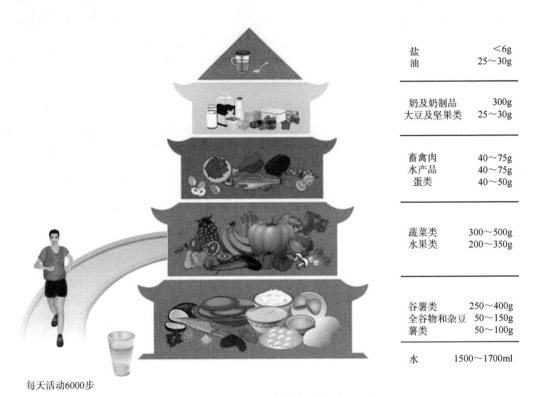

盐	<6g
油	25～30g
奶及奶制品	300g
大豆及坚果类	25～30g
畜禽肉	40～75g
水产品	40～75g
蛋类	40～50g
蔬菜类	300～500g
水果类	200～350g
谷薯类	250～400g
全谷物和杂豆	50～150g
薯类	50～100g
水	1500～1700ml

每天活动6000步

图3-3-1　中国居民平衡膳食宝塔（2022）

第四章 妇幼人群的特殊生理和营养需要

妇幼人群处于特殊的生理和年龄期，其营养需要具有特殊性。孕妇、哺乳期妇女的营养必须同时满足母婴双方的需要，应与胎儿的生长发育速度及婴儿喂养方式相适应。婴幼儿的消化吸收功能较差，营养与膳食的质和量也必须与之相适应。

第一节 孕妇和哺乳期妇女

一、孕妇

孕妇是处于妊娠特定生理状态下的人群，妊娠过程中，孕妇生殖器官的发育及胎儿生长发育均需要额外的能量和营养素。妊娠期合理营养不仅是胎儿生长发育的重要保障，而且有助于预防妊娠期贫血、妊娠期糖尿病等妊娠并发症，对母婴健康均有重要意义。

（一）妊娠期生理特点

妊娠期机体变化复杂且配合协调，孕妇不仅要维持自身营养代谢平衡，而且要为胎儿生长发育提供良好的生长环境和全面的营养需要。因此，孕妇全身各系统会产生一系列适应性变化。

1. 内分泌和代谢 为了适应胎儿发育的需要，妊娠期母体内分泌系统发生一系列生理变化。妊娠期黄体和胎盘分泌大量的雌激素和孕激素，甲状腺、肾上腺代偿性增大，激素分泌量增多。

妊娠中期开始，基础代谢率逐渐增高，至妊娠晚期增高15%～20%。妊娠期胰岛素分泌增加，胎盘分泌的胰岛素酶及激素拮抗胰岛素的作用，使其相对不足，孕妇空腹血糖略低、餐后血糖高、胰岛素高，有利于胎儿葡萄糖的供给。妊娠期糖代谢的变化可诱发妊娠期糖尿病。

2. 消化系统 妊娠早期受孕激素等分泌增加的影响，消化系统功能发生一系列变化。孕激素使平滑肌张力降低、肌肉松弛，蠕动减慢，胃肠道活动减弱，消化液分泌减少，胃排空及食物在肠道中停留的时间延长，易出现上腹部饱胀感、消化不良和便秘。胃贲门括约肌松弛，胃内酸性内容物可逆流至食管下部产生"烧灼感"或引起反胃、呕吐等早孕反应；妊娠期胆囊排空时间延长，胆汁稍黏稠使胆汁淤积，易诱发胆囊炎或胆石症。直肠静脉压升高，孕妇易发生痔疮或加重原有的痔疮。受雌激素的影响，孕妇齿龈肥厚，容易充血、水肿。

3. 血容量与血液成分 孕妇的血容量于妊娠6～8周开始增加，32～34周达高峰，共增加40%～45%，约1450ml，其中血浆平均增加1000ml，红细胞平均增加450ml，血浆量的增加多于红细胞的增加，出现生理性的血液稀释。血液稀释使红细胞计数、血红蛋白、血细胞比容、血浆蛋白都比非妊娠期明显下降。血容量的增加有利于满足增大的子宫对血容量的需要，有利于胎儿在母体处于不同体位时得到足够的血液供应，也有利于减少因分娩时大量失血对母体产生的不利影响。

4. 泌尿系统 因血容量和心输出量增加，妊娠期肾脏血流量（RPF）和肾小球滤过率（GFR）显著增加。与非妊娠期相比，RPF约增加35%，GFR约增加50%，由此导致代谢产物尿素、肌酐等排泄增加，其血清浓度低于非妊娠期。RPF与GFR均受体位影响，孕妇仰卧位时尿量增加，故夜尿量多于日尿量。妊娠期GFR增加，但肾小管对葡萄糖的重吸收能力未相应增加，因此约15%的孕妇餐后可出现妊娠期生理性尿糖。

受孕激素的影响，孕妇泌尿系统平滑肌松弛，蠕动减弱，尿流变缓，加上子宫的压迫，孕妇易患急性肾盂肾炎。由于增大的子宫对腹腔脏器的挤压，妊娠期易出现尿频甚至尿失禁。

5. 循环系统 妊娠期心输出量增加，多数器官的血流量均有所增加，肾脏的血流量增加最为明显，子宫其次。尽管妊娠期血容量和心输出量均增加，但因孕激素和雌激素可舒张外周血管，妊娠早期及中期血压仍正常或偏低，妊娠24～26周后血压轻度升高。

6. 呼吸系统 妊娠中晚期，由于逐渐增大的子宫对膈肌的压迫，胸腔的上下径缩短，胸廓横径及前后径加宽使周径增大，胸腔总体积变化不大，肺活量不受影响。孕妇耗氧量于妊娠中期增加10%～20%，肺通气量约增加40%，有过度通气现象，有利于供给孕妇及胎儿所需的氧，排出胎儿血液中的二氧化碳。妊娠晚期子宫增大，膈肌活动幅度减小，胸廓活动幅度加大，以胸式呼吸为主，气体交换保持不变。妊娠期呼吸次数变化不大，每分钟不超过20次，但呼吸深度较大。

7. 体重增长及体成分 妊娠期最明显的变化是体重增长，妊娠期体重适当增长对保证胎儿正常生长发育、保护母体健康均有重要意义。

妊娠期体重增长包括两大部分：一是妊娠的产物，包括胎儿（约3.5kg）、胎盘（0.5kg）和羊水（1.0kg）；二是母体组织，包括血液和细胞外液的增加（1.5kg）、子宫和乳房（1.5kg）的发育，以及母体为泌乳而储备的脂肪和其他营养物质。其中胎儿、胎盘、羊水、增加的血容量及增大的乳房和子宫是必要性体重增长，为6～7.5kg。妊娠过程中，体重增长并不是呈匀速直线上升的。一般妊娠早期体重变化不大，应控制在2kg以内，早孕反应严重者体重还会有所减轻，自妊娠中期开始，体重明显增长，妊娠中晚期每月增长1.0～2.0kg。

妊娠前体重或体重指数（body mass index，BMI）在正常范围者妊娠期体重平均增长约11kg，妊娠前较瘦者妊娠期体重应增长较多，妊娠前超重或肥胖者妊娠期增重应相对较少。

妊娠期身体变化个体差异最大的部分是孕妇身体脂肪的增加，体重增长适宜的孕妇妊娠期储存脂肪3～4kg，大多位于皮下，主要分布在腹部、背部、大腿上部。妊娠期体脂增加是产后泌乳的必要储备。妊娠前较瘦者妊娠期的体脂增加应较多，可达6kg以上，妊娠前超重或肥胖者妊娠期体脂增加应较少或不增加，严重肥胖者妊娠期体脂应在医护人员正确的指导下适当减少。

妊娠期体重是反映孕妇健康与营养状况及胎儿生长发育情况的综合指标。妇女妊娠前体重及妊娠期增重不仅影响胎儿生长发育和分娩方式，对产后泌乳及母体产后的体重恢复也有重要影响。妊娠前不同BMI妇女妊娠期体重增长范围和妊娠中期、晚期每周体重增长推荐值见表4-1-1。

表4-1-1　中国妊娠期妇女体重增长范围和妊娠中期、晚期每周体重增长推荐值

妊娠前按BMI（kg/m²）分类	总增重范围（kg）	妊娠早期体重增长范围（kg）	妊娠中期、晚期体重增长（kg/周）
低体重（BMI＜18.5）	11.0～16.0	0～2.0	0.46（0.37～0.56）
正常体重（18.5≤BMI＜24.0）	8.0～14.0	0～2.0	0.37（0.26～0.48）
超重（24.0≤BMI＜28.0）	7.0～11.0	0～2.0	0.30（0.22～0.37）
肥胖（BMI≥28.0）	5.0～9.0	0～2.0	0.22（0.15～0.30）

引自：中华人民共和国卫生行业标准《妊娠妇女体重增长推荐值标准》（WS/T801-2022）。

（二）妊娠期营养与膳食

妊娠期应通过合理和多样化的膳食、摄入适宜的能量和富含各类营养素的食物，以及补充营养素等方式保证营养素的需求，进而保障胚胎正常、良好地生长发育，并避免由能量、营养素摄入不足、过量或不平衡导致的妊娠并发症风险增加。

1. 能量　孕妇除了维持自身所需能量外，还要负担胎儿的生长发育，以及胎盘和母体组织增长所需要的能量，因此适宜的能量对孕妇机体及正在发育的胎儿都很重要。妊娠早期，孕妇的基础代谢并无明显改变，妊娠中期基础代谢逐渐增加，妊娠晚期基础代谢增加15%～20%。中国营养学会建议妊娠中晚期妇女能量摄入量在非妊娠期基础上每天分别增加300kcal和450kcal。由于地区、民族、气候、生活习惯、劳动强度等的不同，对能量的需求和供给也会不同，建议根据体重的增减来调整，以保证妊娠期体重增长适宜。

2. 蛋白质　为适应胎儿生长发育的需要，孕妇蛋白质代谢应为正氮平衡。整个妊娠期，孕妇和胎儿体内需要储存蛋白质约930g，包括胎儿440g、胎盘100g、羊水3g、增大的子宫166g、增大的乳房80g、增加的血液135g。母体储留蛋白质的速度在整个妊娠期不是均匀的，妊娠早期不明显，随着妊娠的进展，储留速度加快。孕10周以前，每天仅需储留约0.6g蛋白质，妊娠中期和晚期日均分别需要储留1.9g和7.4g蛋白质。按机体蛋白质利用率为47%计算，从平均需要量推算到推荐摄入量，妊娠中期和晚期蛋白质推荐摄入量分别为15g和30g。《中国居民膳食营养素参考摄入量（2013版）》推荐妊娠中期和晚期蛋白质摄入比妊娠前分别增加15g和30g，且增加的蛋白质应为优质蛋白质。已有大量的研究证实，妊娠期蛋白质-能量营养不良会直接影响胎儿的体格和神经系统发育，导致早产和胎儿生长受限、低出生体重儿。而早产儿、低出生体重儿成年后发生向心性肥胖、胰岛素抵抗、代谢综合征、2型糖尿病、高血压及冠心病的风险显著增加。妊娠期妇女应多摄

入奶、鱼、禽、蛋、瘦肉等富含优质蛋白质的食物。

3. 脂类 是人类膳食能量的重要来源，妊娠期母体蓄积脂肪3～4kg，为产后泌乳储备能量。胎儿身体在妊娠晚期储备的脂肪占出生体重的5%～15%。同时，脂类中的磷脂及中长链多不饱和脂肪酸、固醇类对胎儿脑和视网膜的发育有重要作用。

胎儿器官迅速生长，需要大量n-3和n-6必需脂肪酸。妊娠期需要积累约620g二十碳五烯酸（EPA），以满足胎儿、胎盘、乳腺、子宫生长和增加的血容量需要。长链多不饱和脂肪酸如花生四烯酸（AA）、二十二碳六烯酸（DHA）是大脑和视网膜的重要组成成分，对胎儿智力和视力发育至关重要。人脑中的AA和DHA大多是在胎儿期和出生后数月迅速积累的，妊娠晚期胎儿每天DHA积累量为40～60mg/kg体重，估计母体至少需要100mg DHA。妊娠期增加n-3多不饱和脂肪酸摄入还可降低妊娠34周前早产的风险。《中国居民膳食营养素参考摄入量（2013版）》建议妊娠中晚期每天应摄入DHA 200mg。鱼类尤其是海鱼除富含优质蛋白质外，还含有丰富的n-3多不饱和脂肪酸，特别是对神经系统发育有重要作用的DHA，故应经常食用。鱼油、海藻油也是DHA的重要食物来源。

4. 碳水化合物 是能量的主要来源，当碳水化合物摄入不足时，机体需要动用身体脂肪供能，大量脂肪酸在肝脏经β氧化产生乙酰乙酸、β-羟丁酸和丙酮，三者统称为酮体。当酮体生成量超过机体氧化能力时，血液中酮体升高，称为酮血症或酮症酸中毒。血液中过高的酮体可通过胎盘进入胎儿体内，影响胎儿神经系统的发育。这种情况在妊娠早期因早孕反应影响孕妇进食时容易发生，因此《中国居民膳食营养素参考摄入量（2013版）》建议早孕反应严重影响进食者，应保证每天摄入不低于130g碳水化合物。若不能通过饮食达到这一最低需要量，应到医院接受肠外营养支持。

妊娠中期和晚期，机体对能量的需要量分别增加300kcal和450kcal，对蛋白质的需要量分别增加15g和30g，可适当增加食物的摄入量，但应注意摄入食物的种类，避免摄入含碳水化合物过多的食物使能量过剩而其他营养素的供应不足。

5. 矿物质

（1）钙：妊娠期妇女对钙的需求量显著增加，从孕18周起胎儿骨骼和牙齿开始钙化，至分娩时新生儿体内约有30g钙沉积。这些钙主要在妊娠中期和晚期逐渐沉积于胎儿骨骼和牙齿，妊娠中期每天需沉积钙约50mg，妊娠晚期每天钙沉积量增至330mg。尽管妊娠期间对钙的代谢产生适应性变化，孕妇可通过增加钙的吸收率来适应钙需要量的增加，但膳食钙摄入仍需增加200mg/d，总量达到1000mg/d。妊娠期钙营养缺乏，母体会动用自身骨骼中的钙维持血钙浓度并满足胎儿骨骼生长发育的需要，因此妊娠期钙营养不足对母体健康的危害更甚于对胎儿健康的危害，尽管有时这种危害在妊娠期间的表现并不明显。妊娠期钙缺乏严重者可表现为腰腿痛和腓肠肌痉挛，也会增加发生妊娠期高血压的风险，孕妇增加奶制品的摄入可使妊娠期高血压的发生率降低35%，先兆子痫的发生率降低55%，早产的发生率降低24%。妊娠期钙摄入不足还会对中老年期的骨健康产生远期损害。由于孕育年龄25～35岁是一生中骨密度达到峰值的年龄，这一时期钙缺乏会影响峰值骨密度达到理想的水平，从而增加中老年期骨质疏松和骨折的风险。研究显示，妊娠期饮食中不含奶类的中国妇女产后骨密度比同龄非妊娠妇女下降16%。

奶和奶制品含钙丰富，生物利用率高，通过增加奶类的摄入补充钙是最佳选择。从妊娠中期开始，每天增加奶类200g，使总的饮奶量达到500g。加上其他食物中的钙，可基本满足妊娠期对钙的需要。

（2）铁：随着妊娠的进展，孕妇血容量和红细胞数量逐渐增加，胎儿要在肝脏储存铁以备出生后4个月之内的需要，妊娠中晚期妇女对铁的需要量增加。妊娠期膳食铁摄入不足容易导致孕妇及婴儿发生缺铁性贫血。妊娠期缺铁性贫血是我国孕妇中常见的营养缺乏病，发生率在30%以上，对母体和胎儿的健康均会产生许多不良影响。例如，胎盘缺氧则易发生妊娠期高血压及妊娠期高血压性心脏病，铁缺乏和贫血还使孕产妇抵抗力下降，导致产妇身体虚弱，容易并发产后大出血、产褥期感染、心力衰竭等，甚至危及生命。孕妇贫血还会增加早产、低出生体重及儿童期认知障碍的风险。《中国居民膳食营养素参考摄入量（2013版）》建议非妊娠妇女铁推荐摄入量为20mg/d，妊娠中期和妊娠晚期妇女应在此基础上分别增加4mg/d和9mg/d。动物性食物所含铁为血红素铁，吸收好、利用率高。妊娠期妇女应适当多摄入富含铁的动物血、动物肝脏及红肉。铁的可耐受最高摄入量为42mg/d，妊娠期补充铁剂应注意避免过量。

（3）锌：是人体内多种酶的活性成分，已知人体内有100余种酶含锌或为锌依赖酶，如RNA和DNA聚合酶、碳酸酐酶、碱性磷酸酶及乳酸脱氢酶等，锌可通过酶的作用调节细胞分化和基因表达、参与核酸和蛋白质的代谢，也参与糖、脂类及维生素A的代谢等，促进生长发育和智力发展。锌可稳定细胞膜结构，减少过氧化脂质及其他游离基对细胞膜结构的损害。锌可促进淋巴细胞有丝分裂及细胞转化，维持T细胞免疫功能。妊娠期储留在母体和胎儿体内的锌总量约为100mg，其中约53mg储存在胎儿体中。妊娠期生理变化使孕妇对锌的吸收率有所增加，但孕妇血浆中的锌通常自妊娠早期开始下降，于妊娠晚期达最低点，下降约35%。研究表明，孕妇摄入足量的锌可促进胎儿生长发育、预防先天性畸形。《中国居民膳食营养素参考摄入量（2013版）》建议非妊娠妇女锌的推荐摄入量为7.5mg/d，妊娠期妇女应在此基础上增加2mg/d。

（4）碘：是合成甲状腺激素的主要原料，甲状腺激素对调节新陈代谢、促进蛋白质合成具有极其重要的作用。碘对人体发育的每一个过程，包括胎儿、婴儿、儿童和成年期都可产生影响。妊娠期新陈代谢加快，甲状腺激素合成增加，对碘的需要量显著增加。碘缺乏可导致甲状腺激素合成不足，影响胎儿蛋白质合成和神经元分化，使脑细胞数量减少，脑体积缩小、重量减轻，严重损害胎儿脑和智力发育。妊娠期碘缺乏，轻者导致胎儿大脑发育落后、智力低下、反应迟钝；严重者导致先天性克汀病，患儿表现为矮、呆、聋、哑、瘫等症状。此外，妊娠期缺碘导致的甲状腺激素合成不足还会引起早产、流产及死胎发生率增加，妊娠期高血压、胎盘早剥等严重妊娠期并发症的发生率也相应增加。妊娠期碘的推荐摄入量在非妊娠期的120μg/d基础上再增加110μg/d，达到230μg/d。

碘缺乏是一个世界范围的公共卫生问题，在全球多个国家和地区广泛存在。我国是受碘缺乏严重威胁的国家之一，全国所有省、自治区、直辖市均存在不同程度的碘缺乏。通过采取以食盐加碘为主的综合性防治措施，我国碘缺乏病的防治工作取得了巨大的成就。截止到2010年底，全国96.6%的人口使用加碘食盐，整体上实现了消除碘缺乏病的阶段性目标。强化碘盐中碘含量为25mg/kg，每天摄入6g食盐，烹调损失率按WHO、联合国儿童基金会（UNICEF）及国际控制碘缺乏病理事会（ICCIDD）推荐的20%计算，每天从碘盐中可摄入碘120μg，仅能达到普通人群碘推荐摄入量。因此，孕妇除坚持选用加碘盐外，还应常吃含碘丰富的海产食物，如海带、紫菜、海苔等，每周应摄入1～2次。

6. 维生素 妊娠期妇女对各种维生素的需要量较非妊娠期增加，这是因为孕妇要同时承担自身与胎儿发育、代谢所需的维生素需要量。

（1）维生素A：可促进生长与骨骼发育，促进视觉细胞内感光物质的合成与再生，维持正常视觉，还能维持皮肤和黏膜细胞的正常分化和功能完整，参与免疫反应，增强呼吸系统和消化系统的抵抗能力，对生殖功能也有特殊的作用。

维生素A缺乏可使雌性动物阴道上皮周期变化失调、影响动物胎盘上皮的形成，导致受孕失败，补充维生素A可纠正上述问题，恢复动物的生育能力。妊娠早期维生素A缺乏可能导致胎儿发育不良、流产、早产、死胎及产褥感染等。维生素A属于脂溶性维生素，过量摄入容易在体内蓄积，且能够通过胎盘屏障影响胎儿，妊娠期过量补充维生素A不仅对母体不利，还会导致胎儿畸形和流产。β胡萝卜素是维生素A的前体，在体内可转化为具有生物活性的维生素A，但其转化效率较低，未见有摄入β胡萝卜素引起中毒的报道。

《中国居民膳食营养素参考摄入量（2013版）》建议育龄妇女维生素A每天摄入量为700μg RAE，妊娠中期和妊娠晚期应在妊娠前水平上每天再增加70μg RAE。

（2）维生素D：可促进钙的吸收和钙在骨骼中的沉积，故妊娠期对维生素D的需要量增加。妊娠期维生素D缺乏可导致母体和子代钙代谢紊乱，引发母体骨质软化症，新生儿低钙血症、手足抽搐，婴儿牙釉质发育不良等。

《中国居民膳食营养素参考摄入量（2013版）》建议妇女每天维生素D摄入量为10μg，相当于400IU。安全摄入的上限为50μg，相当于2000IU。

（3）维生素E：对维持生殖功能有重要作用，其还是重要的抗氧化剂。妊娠早期缺乏维生素E可导致子代先天畸形或体重过低、先天性白内障等。维生素E的抗氧化作用能减少氧化型低密度脂蛋白的形成，抑制血小板聚集，保护血管内皮的完整性，有效预防动脉粥样硬化的发生。维生素E能保护红细胞膜上长链多不饱和脂肪酸的稳定性，减少新生儿溶血的发生。

《中国居民膳食营养素参考摄入量（2013版）》推荐妊娠期维生素E的参考摄入量为14mg α-TE/d。维生素E广泛存在于各种食物中，谷类、豆类及果仁中含量丰富，孕妇较少出现维生素D缺乏。

（4）维生素B_1：与能量代谢有关。缺乏时可通过对能量代谢的影响导致神经系统损害，表现为多发性神经炎（维生素B_1缺乏症）。维生素B_1缺乏可影响胃肠道功能，这在妊娠早期特别明显，早孕反应使食物摄入减少，极易引起维生素B_1缺乏，并因此导致胃肠道功能下降，进一步加重早孕反应，引起营养不良。孕妇缺乏维生素B_1还可致新生儿出现先天性维生素B_1缺乏症。维生素B_1为水溶性维生素，不能在体内长期储存，需要每天足量摄入。妊娠中晚期需要的能量增加，维生素B_1的需要量也相应增加。《中国居民膳食营养素参考摄入量（2013版）》中非妊娠妇女维生素B_1的RNI为1.2mg/d，妊娠中期和晚期每天分别增加0.2mg和0.3mg。粗加工的粮谷类、瘦肉及动物内脏、豆类、坚果等是维生素B_1的良好来源。米面精加工会破坏其中的维生素 B_1，单纯食用精白米面容易导致膳食中维生素B_1缺乏。

（5）维生素B_2：也与能量代谢有关。妊娠期维生素B_2缺乏与胎儿生长发育迟缓、缺铁性贫血有关。《中国居民膳食营养素参考摄入量（2013版）》妊娠期维生素B_2的RNI为1.2mg/d，妊娠期在此基础上每天增加0.8mg。维生素B_2在动物内脏、蛋类、奶类和各种肉类中含量较高，谷类、水果和蔬菜中也有一定量的维生素B_2。

（6）叶酸：妊娠早期叶酸缺乏或使用叶酸拮抗剂（堕胎剂、抗癫痫药物等）可引起死胎、流产或胎儿脑和神经管发育畸形。叶酸是细胞DNA合成过程中的重要辅酶，妊娠中晚期血容量和红细胞生成增加，叶酸缺乏会影响幼红细胞核中DNA的合成，使细胞核的成熟和分裂延缓、停滞，影响血红蛋白的合成，导致巨幼红细胞贫血。叶酸缺乏导致高同型半胱氨酸血症，损伤血管内皮细胞，并可激活血小板的黏附和聚集，诱发妊娠期高血压。孕妇血浆中同型半胱氨酸水平升高还与习惯性流产、胎盘早剥、胎儿生长受限、畸形、死胎、早产等的发生密切相关。

叶酸不足与新生儿神经管畸形（无脑儿、脊柱裂等）的发生有关。补充叶酸可预防神经管畸形已得到多项研究证实。由于畸形的发生是在妊娠开始的28天内，即胎儿神经管形成的闭合期，因此叶酸的补充应从妊娠前至少3个月开始，并持续整个妊娠期。《中国居民膳食指南（2016）》建议备孕期妇女多摄入富含叶酸的食物，从妊娠前3个月开始服用叶酸补充剂400μg/d。由于大剂量口服叶酸有可能掩盖维生素B_{12}缺乏的早期表现而导致神经系统受损害，孕妇每天叶酸的补充量应控制在1mg以内。

二、哺乳期妇女

胎儿娩出后，产妇便进入以自身乳汁哺育婴儿的哺乳期。哺乳期妇女用自身乳汁对婴儿进行母乳喂养，不仅有利于婴儿健康，可降低婴儿发病率和死亡率，对母亲的健康也有重要作用。这一时期，平衡膳食有利于保证哺乳期妇女有充足的乳汁喂养婴儿，也有利于自身健康的恢复。

（一）哺乳期妇女的生理特点

泌乳过程是一种复杂的神经反射，受神经内分泌因素的调控。母乳分为三期：产后第1周分泌的乳汁为初乳，呈淡黄色，质地黏稠，富含免疫球蛋白，尤其是分泌型免疫球蛋白A和乳铁蛋白等，乳糖和脂肪较成熟乳少；产后第2周分泌的乳汁为过渡乳，过渡乳中的乳糖和脂肪含量逐渐增多；第2周以后分泌的乳汁为成熟乳，呈乳白色，富含蛋白质、乳糖和脂肪等多种营养素。

泌乳是一个持续的过程，大多数哺乳期妇女的泌乳能力比一个婴儿所需要的乳量大得多。在正常情况下，乳汁分泌量在产后逐渐增多，产后第1天约分泌50ml，第2天约分泌100ml，到第2周增加到500ml左右。达到有效和持久的正常分泌量通常要在产后10～14天，随后逐渐增加，正常乳汁分泌量为700～800ml/d。

（二）哺乳对母亲健康的影响

1. 近期影响　哺乳可以促进母体乳房中乳汁的排空，避免发生乳房肿胀和乳腺炎；促进产后子宫恢复；延长恢复排卵的时间间隔。

2. 远期影响 哺乳可以预防产后肥胖，降低骨质疏松症的发生风险，降低哺乳期妇女以后发生乳腺癌和卵巢癌的风险。

（三）哺乳期的营养和膳食

1. 能量 乳汁的形成和分泌过程均需要能量，哺乳期妇女对能量的需要量增加。中国营养学会建议，哺乳期妇女每天能量推荐摄入量在正常成年女性的基础上增加500kcal，中等体力活动水平的哺乳期妇女每天摄入能量2300kcal。可以根据母乳量和母亲的体重来衡量哺乳期妇女摄入的能量是否充足。当母体能量摄入恰当时，其泌乳量应能使婴儿饱足，同时母亲体重应逐步恢复至妊娠前水平。

2. 蛋白质 蛋白质的摄入量对乳汁分泌的数量和质量的影响最为明显。乳母蛋白质每天推荐量为在非妊娠期基础上增加25g。建议哺乳期妇女适当增加蛋类、奶类、瘦肉类、动物内脏、豆类及其制品。

3. 脂类 哺乳期妇女膳食中必须有适量脂肪，尤其是不饱和脂肪酸。因此，哺乳期妇女每天脂肪的摄入量以占总能量的20%～30%为宜。

4. 矿物质 人乳中主要矿物质（钙、磷、镁、钾、钠）的浓度一般不受膳食的影响。微量元素碘和硒的膳食摄入量增加，乳汁中的量也会相应增加。

（1）钙：人乳中钙的含量较为稳定，从乳汁中排出钙的量约为300mg/d。如果哺乳期妇女的钙供给不足，那么机体会动用自身骨骼中的钙来满足乳汁中的钙含量。为保证乳汁中正常的钙含量，并维持母体钙平衡，哺乳期妇女钙的推荐量在非妊娠期800mg/d的基础上增加200mg/d。哺乳期妇女应多食用富含钙的食物，如奶类和奶制品。

（2）铁：人乳中铁含量低，是由于铁不能通过乳腺输送到乳汁中。哺乳期妇女铁的推荐量在非妊娠期20mg/d的基础上增加4mg/d，应适当增加含铁丰富的动物肌肉、内脏的摄入。

（3）碘和锌：乳汁中碘和锌的含量受哺乳期妇女膳食的影响，且这两种微量元素与婴儿神经系统的生长发育和免疫功能关系密切。哺乳期妇女碘的推荐量在非妊娠期120μg/d的基础上增加120μg/d。锌的推荐量在非妊娠期7.5mg/d的基础上增加4.5mg/d。

5. 维生素 维生素A可以少量通过乳腺进入乳汁。维生素D几乎不能通过乳腺，故母乳中维生素D含量很低。维生素E具有促进乳汁分泌的作用。维生素A、维生素D的推荐量分别为1300μg RAE/d、10μg/d，维生素E的适宜摄入量为17mg α-TE/d。

水溶性维生素大多可通过乳腺，但乳腺可调控其进入乳汁的含量，达到一定水平时不再增加。哺乳期妇女维生素B_1、维生素B_2、烟酸、维生素C的推荐量分别为1.5mg/d、1.5mg/d、15mg NE/d、150mg/d。

6. 水 哺乳期妇女摄入的水量与乳汁分泌量有密切关系，水分摄入不足将直接影响乳汁的分泌量。哺乳期妇女平均每天泌乳量为750ml，故每天应比非妊娠期多摄入约1L水，可通过多摄入水和流质食物补充。

第二节　婴　幼　儿

婴幼儿正处于生长发育旺盛阶段，需要大量的各种营养素。但婴幼儿的各种生理功能尚未发育成熟，消化吸收功能都较差，所以婴幼儿的营养和膳食在质与量方面都有一定的特殊要求，不同于成人。

一、婴儿期

（一）婴儿期的生理特点

婴儿期指从出生到1周岁，是人类生命生长发育的第一高峰，尤其是出生后头6个月生长最快。婴儿的生长发育首先表现为体重的增加，足月出生的婴儿，4～6月龄时体重可达出生时的2倍，1岁时体重约为出生体重的3倍。身高（身长）是反映骨骼系统生长的指标，儿童身高增长的速度随着年龄的增加逐渐减慢，头围反映了脑及颅骨的生长状态。另外，婴幼儿的咀嚼能力差、消化吸收功能尚未完全发育成熟，对食物的消化、吸收和利用都受到一定的限制。新生儿的唾液腺发育尚不完善，唾液分泌量少且淀粉酶含量低，乳牙在6～8个月开始萌出，故咀嚼食物的能力较差。婴儿食管、胃壁及肠道的黏膜和肌层都较薄，且婴儿胃呈水平位，胃容量小。婴儿的胰腺和肝脏发育尚不成熟，影响食物的消化和吸收。

（二）婴儿期的营养需要

生长发育中的婴儿除必须每天摄入一定数量营养素供体内热能消耗和组织细胞修复更新外，还要为其提供生长发育所需的全部营养素。因此，婴幼儿的营养需要相对较成人要高，应充分满足。

1. 能量　婴儿期的能量消耗除基础代谢、活动和食物特殊动力作用及排泄耗能外，还有生长发育所需的能量。婴幼儿基础代谢率高，随着年龄的增加而逐渐降低。中国营养学会推荐0～6月龄婴儿能量摄入量为90kcal/（kg·d），7～12月龄为80kcal/（kg·d）。

2. 蛋白质　是人体组织细胞的基本组成成分。生长旺盛的婴幼儿必须有充足的蛋白质，为生长发育提供必需的物质基础。婴儿的蛋白质需要量是以营养状态良好的母亲喂养婴儿的需要量为标准来衡量的。中国营养学会建议：蛋白质0～6月龄AI为9g/d，7～12月龄RNI为20g/d，优质蛋白质占蛋白质总摄入量的1/2。

3. 脂肪　婴儿的脂肪供能比高于成人，6月龄以内婴儿脂肪的AI为总能量的48%，7～12月龄婴儿膳食脂肪的AI为总能量的40%。必需脂肪酸对婴儿的脑神经发育和成熟具有非常重要的作用，推荐0～6月龄婴儿亚油酸的AI为4.2g/d，α-亚麻酸的AI为500mg/d，7～12月龄婴儿亚油酸的AI为4.6g/d，α-亚麻酸的AI为510mg/d，0～1岁EPA+DHA的AI为0.1g/d。

4. 碳水化合物　充足的碳水化合物对保证体内蛋白质合成也很重要。碳水化合物是主要的供能营养素。碳水化合物EAR 0～6月龄婴儿为65g/d，7～12月龄婴儿为85g/d，半岁以内婴儿应纯母乳喂养，故碳水化合物全部来源于母乳。满6个月可以开始添加淀粉类辅食。

5. 矿物质 人体所需矿物质中对婴幼儿特别重要的有钙、铁、锌和碘，如喂养不当，容易缺乏。《中国居民膳食营养素参考摄入量（2013版）》建议0～6月龄婴儿钙、铁、锌和碘的AI分别为200mg/d、0.3mg/d、2.0mg/d和85μg/d，7～12月龄婴儿分别为250mg/d、10mg/d、3.5mg/d和115μg/d。

6. 维生素 是维持人体生理功能不可缺少的物质，婴幼儿缺少任何一种均可影响生长发育。0～6月龄婴儿维生素A的AI为300μg RAE/d，7～12月龄为350μg RAE/d；0～1岁婴儿维生素D的AI为10μg/d；0～6月龄婴儿维生素B_1、维生素B_2、维生素B_{12}、叶酸和烟酸的AI分别是0.1mg/d、0.4mg/d、0.3μg/d、65μg DFE/d和2mg NE/d，7～12月龄分别为0.3mg/d、0.5mg/d、0.6μg/d、100μg DFE/d和3mg NE/d。

WHO目前推荐纯母乳喂养至6个月，母乳喂养可持续至2岁。无法得到母乳或母乳不足时，可用婴儿配方奶粉来代替或部分代替母乳。6个月以后开始添加辅食，从一种富铁泥糊状食物开始，逐渐增加食物种类，过渡到半固体或固体食物。一般7～9月龄婴儿每天辅食喂养2次，母乳喂养4～6次；10～12月龄婴儿每天辅食喂养2～3次，母乳喂养4次。无论是母乳喂养还是人工喂养，婴儿出生数天后，即可给予400IU/d（10μg/d）的维生素D补充剂，并推荐长期补充。

二、1～2岁儿童

（一）生理特点

1～2岁儿童生长发育虽不及婴儿迅速，但与成人比较亦非常旺盛。这一时期的儿童智力发展较快，语言、思维能力增强。随着胃肠道等消化器官的发育、感知觉及认知行为能力的发展，儿童需要通过接触、感受和尝试，逐步体验和适应多样化食物，从被动接受喂养转变到自主进食。对这个年龄阶段的儿童，除了提供丰富平衡的膳食以保证体格发育，还需要注意培养儿童良好的进食行为习惯和卫生习惯。鼓励儿童自己用餐具进餐、按时就餐，进餐时间不宜超过30分钟，不吃零食、不偏食、不挑食。

（二）营养与膳食

中国营养学会推荐1～2岁儿童每天能量摄入量男孩和女孩分别为3.77MJ（900kcal）和3.35MJ（800kcal）；脂肪是机体能量和必需脂肪酸的重要来源，膳食脂肪的AI占总能量的比例由婴儿期的40%逐渐减至35%；蛋白质的RNI为25g/d，其中优质蛋白质占蛋白质总摄入量的一半；碳水化合物是主要的供能营养素，其供能比为50%～65%；矿物质钙、铁、锌和碘的RNI分别为600mg/d、9mg/d、4mg/d和90μg/d；维生素A的RNI为310μg RAE/d，维生素D的RNI为10μg/d，维生素B_1、维生素B_2、维生素B_{12}、叶酸和烟酸的RNI分别为0.6mg/d、0.6mg/d、1.0μg/d、160μg DFE/d和6mg NE/d。

1～2岁儿童的奶量应维持在约500ml，每天1个鸡蛋加50～75g畜肉、禽肉、鱼肉等动物性食物，每天50～100g的谷物类，蔬菜、水果的量依幼儿需要而定。幼儿主食可交替食用软饭、米糊、面条、馒头、面包、饺子、馄饨等。蔬菜应切碎煮烂，瘦肉宜制成肉糜或肉末，易咀嚼、吞咽和消化。幼儿食物烹调宜采用蒸、煮等方式，不宜添加味精等调味品，以原汁原味最好。1～2岁幼儿每天辅食喂养3次，母乳或配方奶喂养3次，进餐应有规律。

三、学龄前儿童

（一）生理特点

2～5岁是儿童生长发育的关键时期，学龄前儿童生长发育速度与婴幼儿相比略有下降，但仍处于较高水平。3岁时神经系统的发育已基本完成，但脑细胞体积的增大和神经纤维的髓鞘化仍在继续。尽管3岁时乳牙已出齐，但这一时期的咀嚼及消化能力仍有限，远低于成人。学龄前期儿童的智力发展快、独立活动范围大，且模仿能力极强，该时期应特别注意培养儿童良好的饮食习惯。

（二）营养与膳食

中国营养学会推荐的学龄前儿童每天能量需要，男童高于女童，且随着年龄增加而逐渐升高。2岁儿童蛋白质的RNI为25g/d，3～5岁儿童为30g/d，其中动物蛋白应占一半；2～3岁儿童膳食脂肪的AI为总能量的35%，4～5岁儿童脂肪提供的能量为总能量的20%～30%；碳水化合物为能量的主要来源，其供能比例为50%～65%，且以淀粉类食物为主，避免糖和甜食的过多摄入；学龄前儿童的生长发育需要充足的钙，中国营养学会建议2～3岁儿童钙、铁、锌和碘的AI分别为600mg/d、9mg/d、4mg/d和90μg/d，4～5岁儿童分别为800mg/d、10mg/d、5.5mg/d和90μg/d；2～3岁儿童维生素A的RNI为310μg RAE/d，4～5岁儿童为360μg RAE/d；2～5岁儿童维生素D的RNI为10μg/d；维生素B_1、维生素B_2、维生素B_{12}、叶酸和烟酸的RNI 2～3岁儿童分别0.6mg/d、0.6mg/d、1.0μg/d、160μg DFE/d和6mg NE/d，4～5岁儿童分别为0.8mg/d、0.7mg/d、1.2μg/d、190μg DFE/d和8mg NE/d。

经过7～24月龄膳食模式的过渡和转变，2～5岁儿童摄入的食物种类和膳食结构已开始接近成人，是饮食行为和生活方式形成的关键时期。中国营养学会推荐2～3岁儿童每天摄入谷类食物85～100g，畜禽肉类、蛋类、水产品50～70g，蔬菜200～250g，水果100～150g，奶制品500g，大豆5～15g；4～5岁儿童每天摄入谷类食物100～150g，畜禽肉类、蛋类、水产品70～105g，蔬菜250～300g，水果150g，奶制品300～500g，大豆15g。在为2～5岁儿童烹调加工食物时，应尽可能保持食物的原汁原味，口味以清淡为宜，不应过咸、油腻和辛辣，尽可能少用或不用味精或鸡精、色素、糖精等调味品。学龄前儿童每天应安排早、中、晚三次正餐，在此基础上还至少有两次加餐。一般分别安排在上、下午各一次，晚餐时间比较早时，可在睡前2小时安排一次加餐。加餐以奶类、水果为主，配少量松软面点。晚间加餐不宜安排甜食，以防止龋齿。

第二篇

高级理论篇

随着科学的发展，人类对疾病病因的认识不断深入。学术界认为成年期疾病，尤其是非传染性慢性病，致病机制为遗传因素和后天环境共同作用，生命早期的生活习惯、环境暴露、心理因素等对成年期慢性病的发生发展有重要影响。如果期望降低成年期慢性病患病风险，应当在儿童期进行干预，提倡健康的生活方式，避免接触危险因素等。

第五章　生命早期营养

越来越多的研究表明，生命早期营养对成年期的疾病风险有重要影响。生命早期的1000天被认为是人类一生健康的关键窗口期。了解生命早期营养的重要意义，将疾病预防的关口前移，把握好生命早期营养，有助于提升生命全周期健康水平。

第一节　DOHaD理论与生命早期1000天营养

一、成人疾病的发育起源

1989年，英国流行病学家Barker教授对第二次世界大战饥荒时期的24 114名荷兰孕妇后代的健康状况进行研究时发现，妊娠期营养缺乏的孕妇所生育的后代，心血管疾病、高血压、糖代谢异常、向心性肥胖和血脂异常等一系列代谢相关性疾病的发生率明显高于其他人群。在此基础上，Barker教授提出了"成人疾病的胎儿起源"（fetal origin of adult disease，FOAD）假说，也就是著名的"巴克假说"（Barker hypothesis）。FOAD假说认为，宫内不良环境可使胎儿自身代谢和器官的组织结构发生适应性调节，导致机体组织和器官在代谢和结构上发生永久性改变，最终影响成年期疾病的易感性。这一漫长的"程序"变化可被许多后天的环境因素放大，从而使得成人更容易罹患某些慢性病，或使成人疾病的发展过程加快。FOAD假说为人类慢性病的病因和干预研究提供了一种新的思路，常见慢性病的胎儿起源研究开始在世界范围内开展，FOAD假说也被越来越多的研究证实，并得到进一步发展，最终形成了"健康与疾病的发育起源"（developmental origins for health and disease，DOHaD）理论，即除了遗传和环境因素，在发育过程的早期（包括胎儿和婴幼儿时期）经历不利因素，将会增加成年后罹患肥胖、糖尿病、心血管疾病等慢性代谢相关性疾病的风险。新的研究还发现其他种类疾病，如免疫系统疾病、生殖系统疾病甚至心理疾病也与胎儿期过度或不足的营养状况相关。

这些不利因素通常都有许多相似的特征。例如，有特定的暴露敏感期窗口，尤其是针对某些特定的器官和组织，通常在器官形成期敏感性会增加，更容易造成不良结局；通常不会导致出生时明显的形态缺陷或畸形，而是造成细微的基因改变或生理功能改变，一些不良结局的发生甚至可能会向下一代传递。

DOHaD理论描述的生命发育早期环境压力导致成年期疾病的机制目前尚未十分明确，大多数学者认为生命早期营养通过影响基因表达引起表型改变，进而改变后代短期或长期的生长发育轨迹和疾病的易感性。对于这种改变，目前主要有三种假说。

（一）发育可塑性

胎儿发育过程中，在不同子宫内环境的影响下，一种基因型能产生多种不同的生理和形态表型的现象称为发育可塑性（developmental plasticity）。生命早期的宫内环境变化对基因型的表达起到了诱导作用，由于这种作用发生在生命形成期，通常会带来永久性的改变，直接导致胎儿出生后的营养状态和慢性病易感性发生改变，并伴随个体一生。

（二）节俭表型假说

胎儿发育过程中，如果遇到不利的生长环境且营养不良，为保证核心器官的生长发育，将通过改变表型尽量使营养能够满足大脑发育的需要。一般会通过降低身体其他组织器官对营养物质的利用，甚至消耗自身组织来实现，且这些表型改变经常会持续到出生后甚至持续终身。这就是节俭表型假说（thrifty phenotype hypothesis）的核心内容。

（三）适应性反应

机体在面对不同环境影响的干扰时，为了抵消部分不良影响，会做出适应性反应（adaptive response），包括即刻的适应性反应和预测的适应性反应。胎儿在宫内发育过程中，如受到营养不良等干扰，即刻的适应性反应往往能够保护胎儿，但伴随产生的预测的适应性反应则对胎儿造成长久影响。如果出生后的环境和宫内不良因素的方向一致，则预测的适应性反应可以成功保护胎儿应对外界不良环境，但如果出生后的环境和宫内不良因素的方向不同甚至完全相反，则预测的适应性反应就可能成为危险因素，使得个体出生后更容易患某些慢性病。

这三种假说的机制与表观遗传学相关，环境的塑造作用通常不会直接影响基因变化，往往是通过影响表观基因组而影响基因表达的非编码改变。包括妊娠和生命的最初几年在内的发育时期对环境扰动是唯一敏感的，至少部分原因是表观遗传"标记"对组织分化过程中的环境影响敏感。一旦组织形成，组织表观基因组虽然有些变化，但相对稳定，因此对环境影响的敏感性也相对降低。每个组织都有特定的时间窗口对表观基因组的环境影响高度敏感。

尽管并没有足够的证据证明表观遗传学变化和增加疾病的易感性之间存在因果关系，但表观遗传学仍然是一个强大的分子机制，连接了基因、环境和疾病易感性。已有大量研究表明，在生命后期，表观遗传的变化因发育过程中营养、压力或环境化学物质的改变而持续存在。这些表观遗传学改变可能是增加疾病易感性的生物标志。

二、备孕期营养

为了满足妊娠期母亲生殖器官的增长和胎儿的生长发育需求，孕妇的生理状态及代谢均发生了较大的适应性改变，所需的主要营养素也因此发生了较大的偏移，而孕妇的营养状况直接关系着孕育和哺育的新生命质量，并对自身及其子代的健康产生长期影响，育龄男性的营养状况也将对精子质量产生影响，因此为保证成功妊娠、提高生育质量、预防不良妊娠结局，夫妻双方都应做好充分的妊娠前准备。身体健康、合理膳食、均衡营养是孕育新生命的必要基础。

妊娠前体重过高与妊娠期糖尿病、妊娠期高血压等妊娠期并发症，巨大儿及新生儿死亡等不良妊娠结局有关。肥胖或低体重的育龄妇女是发生不良妊娠结局的高危人群，备孕妇女宜通过平衡膳食和适量运动来调整体重，使BMI达到$18.5\sim23.9kg/m^2$的适宜范围，并维持适宜体重以在最佳的生理状态下孕育新生命。低体重（$BMI<18.5kg/m^2$）的备孕妇女可通过适当增加食物量和规律运动来增加体重，每天可有$1\sim2$次的加餐，如每天增加牛奶200ml或粮谷/畜肉类50g或蛋类/鱼类75g。超重（$24.0kg/m^2\leqslant BMI<28.0kg/m^2$）和肥胖（$BMI\geqslant28.0kg/m^2$）的备孕妇女应减少高能量、高脂肪、高糖食物的摄入，改善饮食结构，多选择低血糖生成指数、富含膳食纤维、高营养素密度的食物，适当增加运动，同时推荐每天增加30分钟中等强度的运动，尽量将体重控制在合理范围内。

此外，一些特定营养素在备孕期的需求也变得不同，这类营养素多与胚胎发育、器官形成高度相关。最典型的例子是叶酸。叶酸是一种水溶性B族维生素，在20世纪90年代即证明妊娠期叶酸缺乏与神经管缺陷相关。干预性实验和观察性研究都证实了备孕期补充叶酸可以预防胎儿神经管缺陷。现阶段认为叶酸影响中枢神经系统发育的机制是通过影响编码脑发育相关基因的甲基化修饰模式来实现的。目前建议所有备孕妇女均可每天补充400μg叶酸。

碘作为甲状腺激素合成的关键成分，对于胎儿神经发育也至关重要。胎儿的甲状腺激素合成所需要的碘全部来自母体，碘缺乏导致胎儿甲状腺激素合成不足会引起甲状腺功能不良，从而引发生长发育迟缓、认知能力降低。而孕妇妊娠早期补碘可以成功预防对胎儿的这些损害，WHO推荐孕妇每天补充250μg口服碘剂，中国营养学会推荐备孕妇女除规律食用碘盐外，每周再摄入一次富含碘的食物，以增加一定量的碘储备。

铁缺乏是最常见的营养不良形式，铁元素对胎儿的生长发育至关重要。孕妇是铁缺乏的高危人群，孕妇缺铁性贫血会增加围产期疾病和死亡的风险，更容易导致胎儿供氧不足，进而引起胎儿宫内发育迟缓甚至早产、死产。妊娠期缺铁也会引起胎儿体内铁储备不足，对于胎儿远期生理和神经、行为发育也有较大影响。《中国居民膳食营养素参考摄入量（2013版）》针对妊娠早期妇女并未建议额外增加铁摄入量，铁在体内是可以储备的，但随着妊娠期的发展，铁的吸收功能会减弱，因此在妊娠早期甚至备孕期就可以每天适当增加铁摄入。

上述营养建议对于备孕期男性也同样适用，营养缺乏或营养过剩都会对男性性激素的正常分泌产生影响，造成精子异常，直接影响男性的生殖功能和生育能力，因此保持健康体重是夫妻双方备孕时十分重要的一项营养指标。

备孕男性的生殖内分泌功能需要锌、铜、锰、铁、钾、钠等多种矿物质参与。精液中矿物质的变化将直接影响性激素分泌、精细胞生成和代谢。体内一些矿物质含量改变可直接导致精液质量下降，从而引发男性不育。一些具有毒性的矿物质元素，如铝、镉、砷、汞、镍、锂，则可极大地影响备孕男性的生殖内分泌功能。

锌元素是维持男性生殖功能必不可少的元素之一。正常男性体内锌含量为1.5～2.5g，主要分布在睾丸、附睾、精囊腺和前列腺。锌可影响男性性腺发育，直接参与精子生成、成熟、激活和获能等过程，可使精子免于男、女生殖道对其潜在的损伤。锌具有延缓细胞膜脂质氧化，保证精子形态、结构和功能正常的作用。男性体内缺锌可抑制脑垂体促性腺激素释放，从而导致性腺发育不良或性腺功能减退，引起性腺的生殖内分泌功能障碍，造成男性精子生成异常，继而导致不育。锌可调节雄激素代谢，男性体内锌含量降低时，可促进睾酮转变为双氢睾酮。同时，锌是体内多种酶的组成成分或激活因子，睾丸、前列腺、附睾组织中富含锌，精子数量增加常伴有锌浓度增加，所以男性对锌元素的需求量要大于女性，尤其是备孕期要格外注意补充，中国营养学会推荐我国成年男性每天锌摄入量为10.4mg。

叶酸也是男性备孕不可缺少的营养素，叶酸缺乏与男性不育症的发生密切相关，主要是叶酸代谢酶编码基因上的单核苷酸多态性与男性不育相关。且已有研究证实，通过外源性摄入叶酸可以显著提高男性的精子浓度。

三、生命早期1000天营养

"生命早期1000天"是指从妊娠到新生儿出生的270天，加上婴幼儿出生后第1年和第2年的2个365天。这1000天是身体的组织、器官、系统发育成熟的关键时期，影响新生儿对宫内环境的记忆和出生后对外界环境的适应。在生命早期1000天里，新生儿的身体发育速度非常快，3～4月龄体重可达到出生时的2倍，1岁时体重达到出生时的3倍左右，2岁时体重达到出生时的4倍左右。新生儿平均身长50cm左右，1岁能长到75cm，增加约50%，2岁时可再增加39%。另有研究表明，在妊娠6个月左右时，人脑细胞的增速就开始明显加快，一直到2岁，后续增速会越来越平缓。2岁时脑神经细胞的分化基本完成，可以达到成人的80%。这1000天被WHO称为个体生长发育的"机遇窗口期"。

生命早期1000天包含了妊娠期、哺乳期及辅食添加期，前两个时期胎儿和新生儿的营养主要由母亲提供，因此母亲备孕期的营养储备就显得尤为重要。从备孕期开始，一些特定营养素的补充即应提上日程，如叶酸、碘、钙、铁等均对胎儿发育起着至关重要的作用。随着生活水平的提高，饥饿已经不是困扰孕妇的主要问题，但贫血，尤其是缺铁性贫血仍然是一个突出的公共卫生问题，对胎儿的发育产生了较大的限制。孕妇进食量大、体重增长并不代表营养全面，一些特定的营养素由于摄取途径的限制及吸收功能的弱化，反而更需要强化补充，对上述易缺乏的营养素进行定量定向的补充是避免影响胎儿发育的重要手段。同时，孕妇营养不良的问题日益严峻，全球育龄妇女的超重和肥胖患病率均呈上升趋势。营养不良的孕妇因为膳食结构的偏好容易同时发生某些微量营养素缺乏。因此，对于营养不良的孕妇，在妊娠期控制体重的同时也应该注意特定微量营养素的补充。

婴儿期的营养大部分来自母乳，而母乳的营养成分很大程度上受哺乳期膳食的影响，因此不能放松对哺乳期妇女的营养补充。母乳中蛋白质含量较为丰富，因此哺乳期妇女摄入的蛋白质应适量增加，我国哺乳期妇女蛋白质推荐摄入量较非哺乳期妇女每天增加20g。此外，由于新生儿生长发育的需要，钙、铁、锌、碘、维生素等生长发育相关的营养素也应进行补充，这些营养素都可以通过母乳进入新生儿体内被新生儿利用。2岁内新生儿的营养指南可分为两个阶段：第一个阶段是6月龄内，该阶段处于人生长发育的第一个高峰期，但婴儿的消化系统发育不成熟，主要靠母乳提供优质、全面的营养素，该阶段推荐纯母乳喂养。第二个阶段是7～24月龄，该阶段婴幼儿在继续母乳喂养的同时需要额外的辅助食物补充来满足生长发育的需要。7～12月龄婴儿所需能量的1/3～1/2来自辅食，13～24月龄幼儿1/2～2/3的能量来自辅食。婴幼儿需求量大的蛋白质和脂类应在辅食中加以平衡，如对脑发育至关重要的花生四烯酸与二十二碳六烯酸，婴幼儿较易缺乏的一些无机盐与微量元素，如钙、铁、锌等也可以通过强化食品补充，婴幼儿所需要的铁几乎全部来自辅食，每天铁需要量高达8～10mg。母乳中维生素D含量有限，因此户外活动较少的婴儿应补充适量维生素D以预防佝偻病。

　　总之，从精子与卵子结合的瞬间开始，生命的营养需求就产生了，因此母亲妊娠前的营养储备，以及整个妊娠期、哺乳期的营养状况对子代都会产生深远的影响。"营养编程"这一概念是指营养状况可以在受精卵形成后影响新生命的基因表达，这种改变通常会带来结构或功能的改变，并且很多是永久性改变，并在新生命的成长道路上累积风险因素，在某一时间点引起代谢功能的异常，从而诱发代谢性疾病。"生命早期1000天"理论提出生命全周期的概念，即成年后的身体状况与生命形成初期的状况并不是割裂的，而是互为因果的，因此在生命早期进行干预以预防成年期疾病的发生就成为可能。利用该理论建立生命全程慢性病风险模型，从妊娠前检测及风险评估、妊娠早期营养保健、妊娠期疾病的筛查和积极治疗、饮食干预、预防妊娠期并发症等方面着手，改善生命最初的状态，并通过把握2岁内婴幼儿的喂养及看护，达到预防成年期慢性病的目标。

第二节　生命早期发育的可塑性

　　妊娠是胚胎（embryo）和胎儿（fetus）在母体内生长发育的过程。妊娠开始于成熟卵子受精，终止于胎儿及其附属物自母体排出，是非常复杂而变化极为协调的生理过程。

　　妊娠全过程约40周。孕10周（受精后8周）内的人胚称为胚胎，是器官分化、形成时期；在此期末，胚胎的各器官、系统与外形发育初具雏形。自孕11周（受精后9周）起称为胎儿，是生长、成熟时期；此期内的胎儿逐渐长大，各器官、系统继续发育成形，部分器官出现一定的功能活动。临床上将妊娠期分为3个时期：妊娠未达14周为早期妊娠（first trimester），第14～27⁺⁶周为中期妊娠（second trimester），第28周及之后为晚期妊娠（third trimester）。此外，从第26周胎儿至出生后4周的新生儿发育阶段称为围产期。此时期母体与胎儿及新生儿的保健医学称为围产医学。

一、胚胎发生过程

　　胚胎总的发生过程非常复杂：获能的精子与卵子相遇，释放顶体酶，破坏放射冠、溶蚀透明带，精子细胞核进入卵子内。精子和卵子的细胞核先膨大、后融合，形成受精卵，此过程即为受精。受精卵在透明带内不断进行有丝分裂，即卵裂，当细胞数达到100个左右时，细胞间出现腔隙，此时透明带消失，细胞团呈一泡状结构，称胚泡。一部分细胞围成胚泡壁，称滋养层；另一部分细胞位于局部滋养层的内侧，称内细胞群，此处的滋养层称为极端滋养层。此时胚泡到达子宫，黏附并植入子宫后壁的内膜内。第2周末，内细胞群分化为由上胚层、下胚层组成的两层盘状结构，称胚盘，其上有羊膜腔，下有卵黄囊；滋养层也分化为内侧的细胞滋养层和外侧的合体滋养层。第3周末，上胚层部分细胞增殖较快，并向胚盘一端中线迁移，在中轴线上聚集形成一条纵行的细胞柱，称为原条。随着原条细胞的增殖和迁移，一部分细胞在上、下胚层之间形成中胚层，另一部分细胞取代下胚层形成内胚层，上胚层改名为外胚层，三胚层胚盘出现。胚盘是人体发生的原基。外胚层分化为皮肤的表皮及附属器、神经系统等；中胚层分化为心血管系统、泌尿生殖系统、肌组织和各种结缔组织等；内胚层分化为消化系统、呼吸系统、部分泌尿器官等。伴随三胚层的分化，胚盘边缘向腹侧卷折成头褶、尾褶和左右侧褶，扁平形胚盘逐渐变为圆柱形的胚体。至第8周末，胚体外表已可见眼、耳、鼻及四肢，初具人形。

二、胎儿生长发育过程及不同孕周胚胎、胎儿发育特征

胎儿组织器官发育可分为4个阶段。①细胞增殖期：以细胞分化增生为主。②细胞增殖与增大期：细胞分化增生和细胞体积增大。③细胞增大期：主要是细胞体积增大。④细胞成熟期：细胞停止生长。在细胞增殖期，母体能量或蛋白质摄入严重缺乏时，可导致细胞分化停滞，使某些器官的细胞数量不足，器官发育不良或出生缺陷。

以4周（一个妊娠月）为一孕龄单位，描述胚胎及胎儿发育特征。不同孕周的胚胎、胎儿发育特征如下。

4周末：可辨认出胚盘与体蒂。

8周末：胚胎初具人形，头大，占整个胎体近一半。能分辨出眼、耳、鼻、口、手指及足趾，各器官正在分化发育，心脏已形成。

12周末：胎儿身长约9cm，顶臀长6～7cm。依外生殖器可初辨性别。胎儿四肢可活动。

16周末：胎儿身长约16cm，顶臀长12cm，体重约110g。从外生殖器可确认胎儿性别。头皮已长出毛发，胎儿已开始出现呼吸运动。皮肤菲薄呈深红色，无皮下脂肪。部分孕妇可自觉胎动。

20周末：胎儿身长约25cm，顶臀长16cm，体重约320g。皮肤暗红，出现胎脂，全身覆盖毳毛，可见少许头发。开始出现吞咽、排尿功能。自该孕周起，胎儿体重呈线性增长。胎儿运动明显增加，10%～30%的时间胎动活跃。

24周末：胎儿身长约30cm，顶臀长21cm，体重约630g。各脏器均已发育，皮下脂肪开始沉积，因量不多皮肤呈皱缩状，出现眉毛和睫毛。细小支气管和肺泡已经发育。出生后可有呼吸，但生存力极差。

28周末：胎儿身长约35cm，顶臀长25cm，体重约1000g。皮下脂肪不多。皮肤粉红，表面覆盖胎脂。瞳孔膜消失，眼睛半张开。四肢活动好，有呼吸运动。出生后可存活，但易患特发性呼吸窘迫综合征。

32周末：胎儿身长约40cm，顶臀长28cm，体重约1700g。皮肤深红色仍呈皱缩状。生存能力尚可，出生后注意护理可存活。

36周末：胎儿身长约45cm，顶臀长32cm，体重约2500g。皮下脂肪较多，身体圆润，面部皱褶消失。指（趾）甲已达指（趾）端。出生后能啼哭及吸吮，生存力良好，存活率很高。

40周末：胎儿身长约50cm，顶臀长36cm，体重约3400g。胎儿发育成熟，皮肤粉红色，皮下脂肪多。足底皮肤有纹理。男性睾丸已降至阴囊内，女性大小阴唇发育良好。出生后哭声响亮，吸吮能力强，能很好存活。

胎儿的生长发育受多种因素的调节，孕妇、胎儿、胎盘和脐带等因素参与其中，任何一方面受到损伤，均会影响胎儿生长发育，导致胎儿生长受限（fetal growth restriction，FGR）。FGR与近期围产期并发症及远期慢性病发生密切相关，如近期可增加胎儿窘迫、新生儿窒息甚至死胎的发生风险，远期可增加成年期心血管疾病、2型糖尿病和肥胖等慢性病的发生风险。因此，加强围产期宣传教育、提高孕妇自我保护意识、及时给予合理的膳食指导和建议是围产期保健中必不可少的一个环节。

三、胎盘发育过程及其结构和功能

（一）胎盘发育过程

胎盘（placenta）介于胎儿与母体之间，是维持胎儿生长发育的重要器官。胎盘在孕6～9周开始形成，孕3个月时完成发育。妊娠足月胎盘呈圆盘形，直径16～20cm，厚1.5～3cm，平均重量为500～600g。其发育起始于滋养外胚层与子宫腔上皮的识别和黏附，涉及滋养层细胞对子宫内膜基质的浸润和改建、母-胎血液循环建立、滋养层细胞内分泌功能维持等一系列生理过程；胎盘发育缺陷或者功能障碍往往导致FGR，甚至死亡。

人类胎盘主要由囊胚外围的滋养外胚层细胞发育而成，这些滋养层细胞在妊娠早期侵入子宫壁，然后发育成包含丰富血管和绒毛滋养层组织的复杂结构。滋养层细胞是胎盘功能实现的重要细胞基础。在滋养层细胞更新中，细胞滋养层（cytotrophoblast，CTB）细胞融合为合体滋养层（syncytiotrophoblast，STB）细胞是最重要的步骤。人滋养层细胞发育过程如下：受精5～7天后胚泡开始着床，形成绒毛膜阶段胎盘；同时，滋养层细胞沿绒毛滋养层（villous trophoblast，VTS）和绒毛外滋养层（extra villous trophoblast，EVT）两条途径分化。①VTS包括两种细胞。与内膜接触的滋养层细胞迅速增殖，滋养层增厚，细胞分化为内外两层：外层细胞互相融合，细胞界限消失，称为合体滋养层；内层细胞界限清楚，由单层立方细胞组成，称为细胞滋养层，其不断分裂，补充进入合体滋养层。二者构成绒毛结构，为胎儿运输营养物质。②在EVT分化途径中，滋养层细胞分化为具有高度浸润性的细胞，其中间质细胞滋养层细胞侵入子宫蜕膜基质和浅肌层，将胎儿锚定于子宫壁；血管内细胞滋养层细胞侵入子宫螺旋动脉并沿之逆行，获得血管内皮细胞样特征并逐渐取代血管内皮细胞，同时使血管平滑肌弹性层被纤维样物质取代，将子宫螺旋动脉改建成低阻力、高容量的血管,保证母体血流对母胎界面的灌注,以满足胎儿生长对营养物质的需求。EVT对子宫上皮的黏附与侵入是胎盘形成的前提,有助于建立高效的母胎间物质交换。

(二)胎盘的结构和功能

胎盘由胎儿部分的羊膜和叶状绒毛膜及母体部分的底蜕膜构成。叶状绒毛膜是胎盘的主要结构。晚期囊胚着床后,着床部位的滋养层细胞迅速分裂增殖,内层为分裂生长的CTB,外层为执行功能的STB,由CTB分化而来。滋养层内面的胚外中胚层与滋养层共同构成绒毛膜。与底蜕膜接触的绒毛营养丰富、发育良好,称叶状绒毛膜,其形成经历3个阶段:初级绒毛、次级绒毛和三级绒毛。一个初级绒毛干及其分支形成一个胎儿叶,一个次级绒毛干及其分支形成一个胎儿小叶。每个胎盘有60~80个胎儿叶和200个胎儿小叶。每个绒毛干中均有脐动脉和脐静脉的分支,随着绒毛干再分支,脐血管越来越细,最终形成胎儿毛细血管进入三级绒毛,建立胎儿-胎盘循环,该循环是母胎之间进行物质交换的基础。绒毛之间的间隙称绒毛间隙(intervillous space,IVS)。在滋养层细胞侵入子宫壁的过程中,子宫螺旋血管破裂,开口于IVS,IVS充满母血,游离绒毛悬浮于其中,是母胎之间物质交换的场所。

胎儿血和母血不直接相通,之间隔有绒毛毛细血管壁、绒毛间质和绒毛滋养细胞层,构成母胎界面(maternal-fetal interface),有胎盘屏障(placental barrier)的作用。胎盘分胎儿面和母体面。胎儿面被覆羊膜,呈灰白色,光滑、半透明,脐血管从附着处分支向四周呈放射状分布达胎盘边缘,其分支穿过绒毛膜板,进入绒毛干及其分支;母体面呈暗红色,较粗糙,蜕膜间隔形成若干浅沟,分成母体叶。

胎盘具有物质交换、防御、合成和免疫等功能,具体如下。

(1)物质交换:胎儿通过胎盘从母体获得营养物质和O_2,排出代谢产物和CO_2。其中,母胎间O_2、CO_2和游离脂肪酸以简单扩散方式进行交换;葡萄糖是胎儿和胎盘的主要能源,以易化扩散方式通过胎盘,妊娠早期胎儿只能产生非常少量的葡萄糖,因此需要从母体血液中转移葡萄糖;氨基酸则以主动运输方式通过胎盘。

(2)防御:胎盘屏障的作用极为有限。各种病毒(如风疹病毒、巨细胞病毒等)及大部分药物均可通过胎盘,影响胎儿生长发育。细菌、弓形虫、衣原体、梅毒螺旋体不能通过胎盘屏障,但可在胎盘形成病灶,破坏绒毛结构后进入胎体感染胚胎或胎儿。母血中免疫球蛋白如IgG能通过胎盘,使胎儿在出生后短时间内获得被动免疫力。

(3)合成:胎盘STB能合成多种激素、酶、神经递质和细胞因子,对维持正常妊娠起重要作用。STB分泌的激素包括人绒毛膜促性腺激素(human chorionic gonadotropin,hCG)、人胎盘催乳素(human placental lactogen,hPL)、孕激素和雌激素。这些激素对于妊娠的建立和维持很重要,其通过发挥自分泌和旁分泌作用,调控蜕膜化、胎盘发育、血管生成、子宫内膜容受性、胚胎着床、免疫耐受和胎儿发育。

(4)免疫:胎儿是同种半异体移植物。正常妊娠母体能容受、不排斥胎儿,其具体机制目前尚不清楚,可能与早期胚胎组织无抗原性、母胎界面的免疫耐受及妊娠期母体免疫力低下有关。此外,胎盘还是胎儿的储血容器,在低血压的情况下能够为其提供血流保障，而在血液充足时又能储存一部分血液；胎盘也是妊娠期母胎之间适应性调节的重要纽带，是母体发生妊娠适应性的调节主体。胎儿娩出后，胎膜、胎盘即与子宫壁分离，并被排出体外。除了具有多种功能外，胎盘也是一个可塑性强的器官，能够适应结构和功能上的改变，这有助于减轻来自母体的有害影响，如营养缺乏，以及暴露于药物、毒素或缺氧等。

四、营养素对胎儿生长发育的作用

胎儿的宫内发育依赖于通过胎盘获得充足的营养，胎儿营养需求随妊娠过程而变化。妊娠期合理营养对胎儿正常生长发育和改善母儿结局非常重要，且对母亲与子代的近期和远期健康产生重要影响。妊娠期营养不良不仅与流产、早产、难产、死胎、畸形胎儿、低出生体重、巨大儿、妊娠期贫血、子痫前期、妊娠期糖尿病、产后出血等相关，也会对子代出生后的成长和代谢产生不利影响。因此，指导孕妇合理摄入蛋白质、脂肪、碳水化合物、维生素和矿物质，摄入由多样化食物组成的营养均衡膳食，对改善母儿结局十分重要。婴儿出生体重与母亲膳食中能量、蛋白质、脂肪、碳水化合物、铁、钙和维生素 B_2 的摄入量呈显著正相关，随着母亲妊娠期营养素摄入量的增加，婴儿出生体重也相应增加。

（一）宏量营养素

妊娠期总能量的需要量增加，包括提供胎儿生长、胎盘和母体组织的增长、蛋白质脂肪的储存及增加代谢所需要的能量。妊娠剧吐、偏食、不进早餐者，妊娠中晚期能量摄入 <9623kJ/d 者，易发生胎儿宫内发育迟缓（intrauterine growth retardation，IUGR）。需要注意的是，肥胖孕妇的能量摄入不应超过能量消耗。

维持妊娠最根本的营养物质是蛋白质、脂肪和碳水化合物。但是，如果孕妇进食大量的碳水化合物、蛋白质和脂肪等，营养过剩且活动减少，会导致胎儿过大或巨大儿，造成难产。

妊娠期对蛋白质的需要量增加。胎儿、胎盘、母血、子宫等主要含蛋白质，从母体获得充足的氨基酸对胎儿的正常生长发育至关重要。妊娠晚期总能量及优质蛋白质摄入量对新生儿出生体重的影响占主导地位。其中蛋白质的摄入与新生儿出生体重呈显著正相关。当蛋白质或氨基酸摄入不足时，胎儿生长发育受到影响。脑细胞增殖与增大最关键的时期是孕10周至出生后1年内，脑细胞在这一时期对营养不良非常敏感，如果此时出现严重蛋白质-能量供给不足，可能导致胎儿脑细胞发育和髓鞘形成障碍，出生后精神和智力异常、反应迟钝。当精氨酸摄入不足时，可能发生IUGR，妊娠期补充精氨酸可治疗IUGR。L-精氨酸可通过增加内源性一氧化氮的合成和释放，显著改善IUGR胎儿脐血流，促进胎儿生长发育。有研究发现，IUGR组的孕妇血清蛋白、前白蛋白（prealbumin，PA）及血糖均低于非IUGR组。血清前白蛋白随着蛋白质摄入量的增加迅速升高，能准确地预测早产低体重儿的体重增长速度，并可预测早期及亚临床型营养不良，是反映近期蛋白质及能量摄入较为敏感的营养指标。研究发现，早产儿血清PA低于正常足月儿。

宏量营养素的质量，尤其是膳食脂肪的质量，同样会影响新生儿测量指标。长链不饱和脂肪酸已被证实对胎儿脑和视网膜发育有帮助。一项在孟加拉国开展的整群随机对照疗效试验发现，产前以脂质为基础（包含必需脂肪酸、22种维生素和矿物质）的营养补充剂能够降低新生儿发育迟缓和头围较小的风险。而新生儿向心性肥胖与母体妊娠晚期来自饱和脂肪酸的供能比呈正相关。

碳水化合物是提供能量的主要物质。随机对照试验发现，低血糖指数饮食干预所观察到的餐后血糖水平降低与葡萄糖向胎儿转运减少相关，从而减少了胎儿脂肪沉积，提示妊娠期低血糖指数饮食干预可对新生儿向心性肥胖产生有益作用。

（二）微量营养素

妊娠与微量元素、维生素有密切关系，这些营养素对胎儿生长发育及免疫功能、机体健康状况的维持等起着至关重要的作用，某些微量元素的缺乏会直接影响妊娠结局及母婴健康，维生素的减少也会对理想的出生体重和新生儿总体健康水平造成不良影响。

1. 维生素 为调节身体代谢及维持多种生理功能所必需，也是胎儿生长发育所必需，尤其是在胚胎发育早期，供给不足或过量都可能增加胎儿畸形的风险，妊娠中晚期胎儿快速生长需要的维生素也增加，因此整个妊娠期都需要增加维生素的摄入。

维生素A对胚胎的生长发育非常重要，妊娠期维生素A缺乏导致先天畸形的发病率增加。维生素A的活性代谢产物视黄酸对胚胎期及出生后脑的发育至关重要，对脑各部分沿神经板头尾轴的区域分布，神经脊的形成与迁移、分化，菱脑、小脑及中脑的发育和功能均有影响。另外，维生素A在维持正常视神经功能中发挥重要作用，它是视网膜中视细胞合成感光物质——视紫红质的主要来源，视紫红质合成减少会造成视觉障碍。研究发现，IUGR时小于胎龄儿（small for gestational age infant，SGA）视觉发育受到影响，该影响的发生与母血、脐血中维生素A含量下降有关，维生素A缺乏可能是SGA视觉发育障碍的重要因素之一。同时，维生素A对胎儿的骨骼生长发育及铁吸收有促进作用。

维生素B_6、维生素B_{12}或叶酸供应不足可造成高同型半胱氨酸血症，影响胎儿和胎盘发育，与流产、子痫前期、IUGR和胎盘早剥等产科并发症相关。叶酸作为人体必需的维生素，参与核酸、氨基酸、蛋白质和磷脂的代谢，与细胞分化、增殖及功能密切相关。妊娠早期叶酸缺乏可引起胎儿神经管变异，造成无脑儿和严重脊柱裂，也可造成胎盘发育不良，从而引起流产和早产等。叶酸摄入量不足或营养不良的孕妇常伴有多种不良妊娠结局，包括低出生体重儿、胎盘早剥和神经管畸形等。

当孕妇体内缺乏维生素D、钙时，胎儿可发生先天性佝偻病。

2. 矿物质 无机盐中的钙、镁，微量元素如铁、锌、碘等是胎儿生长发育所必需的营养物质，缺乏易导致胎儿发育不良，早期缺乏还易发生胎儿畸形。

妊娠期由于胎儿的生长发育，母体对钙的需求明显增加。胎儿在整个妊娠过程中需积累25～30g钙以使骨骼矿化（尤其是在妊娠晚期）。妊娠早期母体钙代谢应激［甲状旁腺激素（parathyroid hormone，PTH）升高，>62pg/ml］，同时钙摄入量非常低（<60%平均需要量）或25-羟维生素D［25-(OH)D，<20ng/ml］不足同样会增加SGA的发生风险；PTH升高伴25-(OH)D不足或钙摄入量非常低与SGA发生风险增加相关，并与较低的出生体

重、出生身长和头围相关。

缺铁是引起小细胞低色素性贫血的主要原因，可引起母亲和胎儿慢性缺氧，导致胎儿生长发育障碍和胎儿贫血。妊娠早期的铁缺乏与早产和低出生体重相关。孕妇重度贫血时，胎盘的氧气和营养物质供应不能满足胎儿生长发育需要，可引起FGR、胎儿宫内窘迫、早产或死胎等。因此，在妊娠期及时纠正贫血有助于妊娠期保健和胎儿生长发育，对优生优育非常重要。

锌在免疫系统的发育和正常免疫功能的维持中发挥重要作用。缺锌可使胚胎细胞死亡模式改变，致胚胎细胞变小、水肿，或虽然细胞形态学正常，但死亡细胞数增加。妊娠早期缺锌可导致孕妇味觉、嗅觉异常和妊娠呕吐；妊娠中晚期锌缺乏易发生妊娠期高血压和胎儿神经系统缺损。孕妇缺锌可影响核酸和蛋白质的合成，使胎盘绒毛总面积缩小，继而导致IUGR和胎儿畸形。孕妇全血锌水平随妊娠期进展而逐渐下降，锌干预后能使锌浓度维持在相对稳定的水平，改善新生儿生长发育指标。联合强化钙、铁、锌能显著改善新生儿的出生体重，降低低体重儿出生率。

缺硒可使体内谷胱甘肽过氧化物酶减少，代谢紊乱，脂质过氧化产物丙二醛生成增加，使细胞生物膜受损，细胞、体液免疫功能下降，从而影响胚胎正常发育。

碘缺乏可引起死胎、流产和畸形等。

然而，妊娠期过量补充微量营养素也具有危害性，尤其是妊娠早期存在对胎儿致畸的危险。例如，在妊娠的前几个月中，摄入异常高的异维A酸（维生素A类似物）可导致自发性流产和多种先天缺陷；摄入大剂量维生素A可导致胚胎吸收、流产或新生儿出生缺陷。此外，高碘可对脑形态造成一定的损伤。

（三）其他

某些植物化学物也可能对胎儿生长发育产生影响。动物研究发现，向日粮中添加抗氧化剂——多酚，为促进胎盘和胎儿的存活及生长提供了一种有效的方案。灯盏花素是从灯盏花全株植物中分离得到的黄酮类成分，以大鼠作为研究对象，发现灯盏花素干预组胎鼠体重、身长、体重指数和血清胰岛素样生长因子-Ⅱ（可促进细胞增殖、分化和个体的生长发育）显著高于FGR组，提示灯盏花素对FGR有一定的治疗作用。

第三节 生命早期营养对成年期慢性病的影响

众多研究表明，个体成年期所患的各种非传染性慢性病受到基因与环境因素的综合作用，其中，环境因素所占比例更高。随着研究的深入，生命早期营养与成年期非传染性慢性病的相关性受到研究者的重视。生命早期营养不良包括营养缺乏和营养过剩，其对终身健康具有"编程效应"，会使生理结构和新陈代谢发生永久性改变，从而使个体对心血管疾病、代谢和内分泌疾病的易感性增加。

一、生命早期营养对成年期超重/肥胖的影响及其机制

肥胖（obesity）是一种由多种因素引起的慢性代谢性疾病，指肥胖者体内脂肪过度积累或分布异常并达到危害生命健康的程度。随着社会经济的发展，生活水平的提高，肥胖人口数量不断增加，由肥胖带来的健康危害有糖尿病、高血压、高血脂、脂肪肝、心血管疾病等。

生命早期机体处于旺盛的细胞分裂、增殖、分化和组织器官形成阶段，对外界各种刺激非常敏感，并且会产生记忆（又称代谢程序化），这种记忆会持续到成年，对成年后的肥胖及相关慢性病的发生、发展有重要影响。

膳食营养是生命早期机体接触最早、刺激频率最高、刺激时间最长的外界因素。生命早期不良的营养因素包括妊娠期孕妇营养缺乏或过剩、完全人工喂养、过早断乳、过早添加辅食及婴幼儿期营养过剩等。

肥胖人口持续增加及肥胖人口低龄化已成为严重的公共卫生问题。以往研究显示成人肥胖与生命早期各种外界因素刺激的积累有关。Ward等利用美国1976～2014年NHANES的5次调查数据对儿童期到成年期的肥胖状态进行纵向分析，以预测评估成人35岁时的肥胖风险，结果显示57.3%（95%CI 55.2%～60.0%）的2～19岁儿童将在35岁时发生肥胖；而2～19岁肥胖儿童在成年期不会发生肥胖的概率仅为21.0%（95%CI 7.3%～47.3%）。

一项以2002年山西省的营养调查结果为基线，并于2015～2016年在山西省进行的营养与慢性病家庭队列研究，探讨了儿童期肥胖与成年期肥胖的关系，结果显示，体重正常的儿童长大后仍正常的比例是62.6%，超重肥胖的儿童长大后仍超重肥胖的比例是80.0%，差异具有统计学意义（$P<0.05$）。在校正了混杂因素后发现，BMI值高的研究对象在成年期发生肥胖的风险较高，OR值为5.76（95%CI 1.37～24.34）。

种种研究均表明生命早期的营养状况会影响成年后的肥胖发生风险，但是由于机制较为复杂，多年来，关于生命早期营养对成年期肥胖影响的机制，国内外专家提出了多种理论与假说。

（一）妊娠期营养不良促进成年期超重肥胖的发生

1. 营养缺乏 妊娠期妇女由于妊娠营养知识的缺乏、早期妊娠反应导致的呕吐和反胃、家庭经济及信仰、自身营养需求增加等因素，容易导致自身营养缺乏，进而影响胎儿的发育。

我国孕妇三大产能营养素失衡的情况时有发生。一项关于四川德阳孕妇的膳食调查发现，该地区孕妇整体膳食能量来源中，脂肪过高（39%）、碳水化合物较低（49.6%）、蛋白质仅达到最低要求（12.1%），农村孕妇营养素缺乏情况较城市更为严重。必需脂肪酸（EFA）对胎儿的生长发育具有调节作用，胎儿通过母婴途径从母体获得EFA，当母亲饮食中缺乏EFA时，容易导致胎儿宫内发育迟缓。孕妇摄入脂肪中缺乏不饱和脂肪酸容易引发妊娠期糖尿病，导致胎儿出现出生体重异常等现象。有研究显示，妊娠期糖尿病孕妇的碳水化合物摄入量明显低于健康孕妇，且碳水化合物主要来源为水果、薯类食物的孕妇较

碳水化合物主要来源为粗杂粮的孕妇更容易患妊娠期糖尿病。蛋白质参与构成母体的组织器官和胎儿的各器官，是胎儿生长发育的重要物质基础，与胎儿出生体重息息相关，故妊娠期应增加蛋白质特别是优质蛋白质的摄入量。一项广东省的调查显示，晚期孕妇的膳食能量、蛋白质摄入量均呈中度不足，优质蛋白质所占比例为23%，生化检查中的血红蛋白和血清总蛋白、白蛋白含量亦提示蛋白质供给不足，豆类及豆制品、奶及奶制品摄入不足是导致蛋白质摄入不足和优质蛋白质所占比例偏低的主要原因。

生命早期经历饥荒的胎儿，以及由于母亲的严重营养不良导致出生体重低于正常同胎龄新生儿者，生命远期出现向心性肥胖的风险大于正常出生体重者。

国内外调查均显示孕妇营养摄入普遍存在不合理现象。一项对伦敦2019名孕妇膳食强化剂、钙摄入情况的队列研究显示，虽然这些妇女的经济条件优越，但是铁、锌、叶酸、钙的补充仍低于推荐的膳食营养素参考摄入量，有1/5的孕妇妊娠期未使用营养素补充剂，上述营养素的缺乏会增加子代低出生体重的风险。维生素D可以改善胰岛素敏感性和胰岛B细胞的功能，母体维生素D缺乏不仅与妊娠期糖尿病、子痫前期、妊娠期血脂异常有关，也与胎儿和新生儿的健康问题紧密相关，如骨骼发育障碍、多发性硬化、癌症、胰岛素依赖型糖尿病、哮喘、低出生体重等。

2. 营养过剩　随着全球化和城市化进展，无论是在高收入国家还是在低收入国家，所有社会经济阶层暴露于致肥胖环境的概率日益增加。食物供应和类型的变化，以及交通或者娱乐中身体活动的减少导致了能量的不平衡。孕妇由于其特殊的生理时期及传统习俗的影响，在妊娠期饮食量会大幅增加，运动量减少，更容易造成营养过剩。

孕妇尤其在妊娠晚期，应密切关注能量摄入，以预防胎儿生长过快，降低肥胖造成难产的风险。当妊娠期体重增长11kg时，胎儿的出生体重较适宜且存活率较高，因此孕妇的能量摄入量不仅要保证孕妇自身能量需求与健康，同时还需要考虑胎儿的能量需求与身体发育，在此基础上合理控制能量摄入量不仅不会影响胎儿的生长发育，也不会影响出生结局。

妊娠期高糖饮食，如碳水化合物摄入比例过高会刺激胰岛素分泌，促进脂质合成增加及分解减少。高能量、高胆固醇和高饱和脂肪酸饮食能够增加孕妇高脂血症的风险，同时也会导致孕妇妊娠期体重过度增长，出现超重与肥胖。高脂血症与肥胖都是妊娠期糖尿病的危险因素，当孕妇能量摄入过多，导致体内胰岛素升高时，胰岛素水平的增加可能导致胎儿下丘脑腹内侧核发育不良，引起持续性下丘脑性胰岛素和瘦素外围信号抵抗，导致胎儿出生后诱导食欲增加的神经肽类物质分泌增加，进而导致饮食过多、超重及碳水化合物代谢异常，最终出现生命远期的超重与肥胖。由于胎儿通过胎盘与母体相通，当母体营养过剩时，胎儿由于吸收能力较好，易出现宫内过度发育，进而导致巨大儿，影响出生结局。

（二）生命早期营养促进肥胖发生的机制

1. 组织器官的适应性调节　胎儿和婴幼儿时期是各种组织器官发育的关键期，此期若受到营养不良长期作用，会导致自身代谢和组织器官结构发生适应性调节，这种适应性调节将导致包括血管、胰腺、肝脏、肺脏等组织器官在代谢结构上发生不可逆转的改变。其机制是早期营养环境刺激机体产生适应性的克隆选择或母细胞增殖、分化，从而使组织细胞数或比例发生永久性改变，以致器官功能损害。器官功能的破坏导致胰岛素、瘦素等激素的分泌和敏感性异常，造成脂肪组织、中枢神经异常和食欲调节功能障碍。

2. 节俭基因型（thrifty genotype） 可以降低处于营养缺乏环境的机体对能量与营养素的需求，以保证机体在这种环境下可以存活。当食物充足时，这些基因会诱发肥胖，导致胰岛素分泌缺陷和胰岛素抵抗。该假设解释了生命早期经历长期营养不良后，机体为维持物质代谢的保护性机制，会成为生命后期营养充分时的有害机制。由于各种综合因素的作用，我国各地区孕妇儿童的营养知识与满足营养的能力参差，许多人在婴幼儿及胎儿时期经历长期的营养不良，这种假说对于解释社会转型阶段慢性病增加的现象具有特定的意义。

3. 营养程序化（nutritional programming） 是在1998年由Lucas提出的概念，即在发育的关键或敏感时期所经历的营养因素刺激将对机体功能产生长期以至终身的影响。机体在生命早期对营养不良所产生的适应可被永久性编程，这些基因可能就是糖尿病或其他一些代谢障碍的易感基因，从而导致在成年期患病的风险增加。妊娠后期至出生前是子代内脏、皮下脂肪及摄食中枢的发育关键期，营养素可能影响子代脂肪组织、摄食中枢在生命早期的发育编码。其中尤以叶酸研究最具代表性。研究发现，叶酸是DNA甲基化甲基基团的供体，可以影响体内基因表达水平，妊娠期叶酸不足不但激活子代体内转位子的表达、改变子代毛发颜色，而且显著增加子代肥胖、肿瘤、糖尿病的发病率。

4. 表观遗传调控 研究表明，多种营养物质及饮食行为对表观遗传具有调控作用。例如，维生素C作为一种人体必需营养物质被人们所熟知，除了作为一种重要的抗氧化剂，最近的研究表明维生素C可以通过影响表观遗传修饰相关的组蛋白赖氨酸去甲基化酶和DNA去甲基化酶参与细胞的表观遗传调控过程。

5. 追赶生长（catch-up growth） 低出生体重者这种特殊的生长类型可能带来不利的影响。Ong等对0～5岁儿童的追踪调查发现，出生时消瘦的儿童在出生后2年内更易出现生长追赶，到5岁时出现肥胖，且其脂肪的分布呈向心性。流行病学调查发现生长追赶与代谢性疾病的发生相关。Sota等发现1周岁儿童胰岛素的分泌和敏感性与出生后早期的生长追赶密切相关。Ralph等对217名18～24岁的美国健康成人进行调查时发现，出生后3个月内的体重增长与成人早期的胰岛素敏感性和血清高密度脂蛋白胆固醇水平呈负相关，与腰围、急性胰岛素反应、总胆固醇和高密度脂蛋白胆固醇的比例、甘油三酯呈正相关。出生后3个月内体重的快速增长导致成人早期体脂含量增加、向心性肥胖和胰岛素敏感性降低。

Veening等用口服糖耐量试验和高胰岛素-正葡萄糖钳夹试验检测了青春期前的低出生体重和正常出生体重儿童胰岛B细胞功能及胰岛素敏感性，结果显示低出生体重儿童糖耐量和胰岛细胞功能与正常出生体重儿童没有差别，但胰岛素敏感性明显降低。胰岛素敏感性的改变在出现生长追赶并有较高BMI的低出生体重儿童更明显，研究者认为胰岛素敏感性的降低预示低出生体重儿童成年后可能发生2型糖尿病，而低出生体重的肥胖儿童风险更大。同时，哺乳期过度喂养会导致低出生体重儿的追赶生长。

目前认为过度喂养能够上调脂肪等组织中调节糖皮质激素分泌的相关酶的表达，增加组织特异性的糖皮质激素接触，从而影响脂肪组织的分化、脂肪细胞脂质的积累，最终引起肥胖及相关代谢性疾病的发生。婴幼儿的生长发育过程包括3个关键时期：0～4个月单纯流质期、4～6个月糊状期、6个月后逐步引入泥状至固体状食物期。过早添加固体食物及过度喂养能够引起血液中瘦素水平的升高，而在哺乳期这一下丘脑发育的关键时期，瘦素水平的变化引起局部瘦素抵抗（leptin resistance），导致代谢内稳态失衡，引起肥胖。

二、生命早期营养对成年期心血管疾病的影响

WHO公布的数据显示，2012年全球有1750万人死于心血管疾病。2016年国家心血管病中心发布的《中国心血管病报告 2015》指出，心血管病占居民疾病死亡构成的40%以上，为我国居民的首位死因。2014年，我国冠心病死亡率城市为107.5/10万，农村为105.37/10万。今后10年，我国心血管病患病人数仍将快速增长。高血压与心脑血管病关系密切，我国人群监测数据显示，心脑血管病死亡率为271.8/10万，占总死亡人数的40%以上，其中高血压是首位危险因素，每年300万心脑血管病死亡者中至少一半与高血压有关。WHO公布的数据显示，2012年全球死于脑卒中者约670万。

在心脑血管疾病病因学研究领域，也是Barker教授等最早发现了早期营养这个重要的线索。他们的研究资料表明，英格兰和威尔士1968～1978年冠心病死亡率的地区分布与1921～1925年新生儿死亡率的地区分布非常一致，而新生儿死亡事件与人群中高发的低出生体重率密切相关，二者都是妊娠期母体营养不良和胎儿发育不良的结果。综合考虑这些资料，他们认为冠心病发生的环境因素可能早在胚胎时期就已经形成，提出了冠心病等成人疾病的"Barker胎源假说"。

（一）生命早期营养不良促进成年期心血管疾病的发生

肥胖是心血管疾病和代谢性疾病发生的重要危险因素，因此导致胎儿出现异常出生体重与孕妇超重、肥胖的因素都将直接或间接影响胎儿生命远期的心血管健康。流行病学调查显示，妊娠期高血压可增加子代心血管疾病风险，妊娠期孕妇超重、肥胖都将增加患妊娠期高血压的风险。

对于胎儿发育来说，能量和蛋白质的供应是最为关键的。很多研究证实了妊娠期母体营养摄入不足与子代心血管疾病风险增加有关。研究发现，暴露于严重宫内营养不良的胎儿与未暴露者相比，其成年期患动脉粥样硬化、胰岛素抵抗、高血压、肥胖和心肌缺血的风险更高。

胎儿由于蛋白质和能量的缺乏导致宫内生长受限可能造成腹主动脉血管异常、动脉顺应性降低、视网膜动脉狭窄及血管内皮功能障碍等问题。国外有研究表明，在老年受试者中颈动脉粥样硬化的发生风险与其出生体重呈负相关。

已有研究表明，维生素A与锌缺乏将导致胎儿发育过程中出现房室间隔缺损等问题。类胡萝卜素、β胡萝卜素与番茄红素可降低心包积液的发生风险。

（二）生命早期营养促进心血管疾病发生的机制

1. 糖皮质激素印迹效应 糖皮质激素在妊娠期应激事件中扮演着非常重要的角色。在胎儿生长发育的某一特定阶段，胎儿与糖皮质激素接触可以引起胎儿器官的一些永久性变化。虽然糖皮质激素的印迹效应机制目前远未阐明，但至少表现在以下几个方面：①影响胎儿血管和心脏的发育，印迹心血管的肾上腺素能受体表达；②印迹不同脑区糖皮质激素受体的表达，影响下丘脑-垂体-肾上腺轴的应激反应及心血管中枢的交感传出冲动；③印迹胎儿体内IGF、IGF受体及其结合蛋白的表达，这可能是糖皮质激素造成胎儿宫内发育迟缓的重要环节之一；④抑制与生长发育有关的转录因子AP-1和NF-κB的转录激活作用；⑤对肝脏代谢的许多环节有调节作用，可拮抗肝脏对胰岛素的敏感性，抑制糖异生过程中的一些关键酶。

妊娠期母体内糖皮质激素水平随孕周增加而逐渐增加，并且高于胎儿侧糖皮质激素水平的5～10倍。正常情况下，糖皮质激素胎盘屏障11β-羟基类固醇脱氢酶2型（11β-HSD2）能将母体来源的大部分有活性的糖皮质激素（皮质醇）转化为无活性的糖皮质激素（可的松），从而保护胎儿，使其处于低糖皮质激素的环境。妊娠期营养不良能使胎盘11β-HSD2的表达下降，从而增加胎儿高糖皮质激素的风险。

2. 妊娠期糖尿病（GDM） 指妊娠期间发生或首次被发现的糖尿病，其诱发因素较多，且具有一定的遗传倾向，其常见的临床表现为多饮、多尿、妊娠期羊水过多、胎儿过大等。肥胖是糖尿病的重要影响因素之一，近年来随着人们生活水平的不断提高，妊娠期妇女通常会出现营养过剩的情况，从而导致孕产妇肥胖率逐年增加，而晚婚晚育也导致一部分孕妇为高龄产妇。在多种综合因素的影响下，我国GDM的发病率呈逐年上升趋势，相关数据显示我国GDM发病率为5%～20%。胎儿在母体内长期受高糖环境影响，自身胰岛素分泌增加形成高胰岛素血症，其心室壁、心室间隔等心脏结构会发生纤维增生而出现心肌增厚的病理改变。因此，如果产妇血糖控制不佳，新生儿可出现肥厚型心肌病。

3. Notch3通路 许多研究表明，Notch3通路被激活是导致成年期肺动脉高压（pulmonary arterial hypertension，PAH）的重要原因。Notch3是血管平滑肌细胞中的主要Notch受体，在决定晚期胚胎发育血管平滑肌细胞谱系方面具有重要意义。肺动脉高压的病理特征为肺动脉内皮细胞、肺动脉平滑肌细胞和成纤维细胞的增殖、迁移、抗凋亡或细胞类型转换。细胞迁移是正常细胞的基本生理过程，是一种常见的活细胞运动形式。在用大鼠宫外生长发育迟缓（EUGR）诱导肺动脉高压模型中，发现全肺组织中Notch通路的Jag1、Notch3、转录因子FoxO3、NRG/erbB通路的erbB3、TGF-β/BMP通路的Smad4 mRNA水平发生改变。这些因子或通路可能通过独立作用或相互作用参与EUGR诱导PAH模型的肺血管重构过程，但其具体机制有待进一步研究。

三、生命早期营养对成年期糖脂代谢紊乱性疾病的影响及机制

体重异常往往与机体糖脂代谢紊乱相关，研究表明不仅低出生体重是代谢综合征的危

险因素，过高的出生体重也是这种疾病的重要诱因。对某些糖尿病发病率极高的人群进行调查的结果表明，出生体重和糖尿病发生率呈"U"形趋势，即出生体重最高和最低的人都容易患糖尿病。肥胖会使儿童提前进入第二性征发育期，甚至导致2型糖尿病、代谢综合征。

（一）营养缺乏增加成年后糖脂代谢紊乱的风险

妊娠期缺乏蛋白质，子代的糖尿病风险增加，可能是由于子代骨骼肌质量的降低和胰岛素刺激的肌细胞葡萄糖摄取减少。在妊娠晚期限制能量摄入导致子代的低出生体重，并伴有胰岛B细胞的减少。如果将这种能量限制持续到哺乳期，将导致胰岛B细胞永久性减少和子代年龄依赖性的葡萄糖耐量降低，更严重的妊娠期能量营养素摄入限制将导致子代生长受限，而在成年期表现为食欲过剩，容易发展为高胰岛素血症、高血压和肥胖。

（二）生命早期营养影响糖脂代谢的机制

1. 下丘脑基因表达发生永久性改变 下丘脑调节摄食行为，胎儿期或出生后经历饥荒会引起下丘脑区域基因表达谱发生永久性改变，这对内分泌和代谢性疾病的发生发展至关重要。在一项研究中，研究者分析了幼年大鼠限制食物摄入组（80g/kg）和不限制食物摄入组（200g/kg）下丘脑的转录组谱。从26 209个基因中发现生命早期能量限制可导致688个基因上调和309个基因下调。进一步生物信息学分析揭示，出生前能量限制永久性地改变了两类调节常见细胞功能基因簇的表达。一类基因簇包括了几个调节胰岛素信号和营养感知的看家基因；另一类基因簇则形成调节脂质能量代谢的核受体和共调节子的功能性网络。

2. 胰岛素分泌 胰岛素分泌缺乏是引起饥荒暴露后成年糖代谢异常的原因之一。研究发现生命早期饥荒暴露组葡萄糖耐量受损，在动物模型中同样发现生命早期蛋白质摄入不足可导致胰腺发育障碍和生命后期糖耐量受损。

3. 表观遗传修饰改变 前已述及生命早期营养不良引起的表观遗传修饰会促进成年后代谢紊乱的发生。Tobi等在生命早期经历荷兰饥荒的人群全血中使用差异DNA甲基化的全基因组分析，发现饥荒暴露相关的差异DNA甲基化更多发生在调节区域，而且这些区域与生长和代谢有关。

4. 内分泌异常 生命早期建立的激素轴（hormonal axes）可通过控制生长代谢而对机体造成永久性影响。母体的许多激素不能通过胎盘，特别是多肽激素和生长因子，所以胎儿和胎盘形成了一个临时的自主内分泌系统。为了适应营养不良，胎儿可能减少胰岛素分泌，而增加另一些激素的水平来调节胎儿和胎盘的代谢，使胎儿的生长模式发生改变。这些异常的激素分泌状况有许多被特殊编程，对以后的发育阶段甚至一生都可能发挥作用。

5. 代谢功能损害 目前的研究还不能详细阐明低出生体重儿产生胰岛素抵抗的机制。已有资料提示，低出生体重儿碳水化合物代谢的改变是功能性的而不是结构性的。肝脏、骨骼肌等各种组织的代谢酶对胰岛素具有不同的敏感性，胎儿期发生的营养不良可直接通过影响代谢酶的敏感性而引起胰岛素抵抗。虽然目前还不能肯定胎儿或婴儿生长迟缓使成年期2型糖尿病高发是胰岛细胞发育不良的结果还是营养不良导致的胰岛素抵抗，但是这些早期变化已经决定了易感性的改变。成年后的外部因素，如肥胖、年龄增大和不运动，可以进一步提高发生胰岛素抵抗的风险。

6. 肠道菌群　在宿主的物质和能量代谢中发挥着重要的作用。食物中的不溶性碳水化合物如抗性淀粉、纤维素、半纤维素、胶质、低聚果糖、菊粉等，人体自身并不能消化吸收，肠道细菌却能够将其发酵转化为短链脂肪酸等小分子物质，从而为宿主提供能量及细菌生长、繁殖所需的信号转导介质。妊娠期饮食可以通过改变母体肠道菌群进而影响子代菌群定植。研究显示，摄入不同种类膳食的母体肠道菌群存在差异，而其子代肠道菌群也存在明显差异，并与母体菌群类型显著相关。

7. 脂联素（adiponectin，APN）　又称脂连蛋白，不仅可以调节机体使其对胰岛素的敏感性增加，还参与胎儿宫内发育的调节。Jones 等的体外试验研究发现，脂联素在人早期滋养层细胞中起调节胰岛素信号的作用，该效应可能对胎盘的营养传输及胎儿宫内生长发育产生重要影响。有研究显示，能量摄入水平、蛋白质种类、膳食脂肪数量和脂肪酸构成都可影响脂联素表达水平。

四、生命早期营养对成年期呼吸系统疾病的影响

常见的呼吸系统疾病有慢性阻塞性肺疾病（慢性支气管炎、支气管哮喘、肺气肿、支气管扩张）、肺炎（大叶性肺炎、小叶性肺炎、间质性肺炎、病毒性肺炎）及肿瘤（鼻咽癌、肺癌）等。

慢性阻塞性肺疾病（chronic obstructive pulmonary disease，COPD）是以持续气流受限为特征的可以预防和治疗的疾病，患病率和病死率高，是全球性的重要公共卫生问题。全球将有超过8.5%的人死于COPD及相关疾病。据WHO统计，预计到2030年COPD将成为全球第三大死亡原因。在我国，每年约有100万人死于COPD，位居我国疾病负担的第二位。COPD至少部分起源于早期生命。胎儿期和婴儿期因不良因素暴露导致的发育适应，可能最终使得肺生长受损，气道变小，肺容积减少，随后增加支气管肺发育不良、哮喘或COPD的风险。持续性炎症及其相关的异常免疫反应与哮喘和COPD有关。对不同人群的长期随访研究表明，儿童早期的呼吸健康或肺功能受损与日后的哮喘和其他呼吸系统疾病发生发展有关。已知的早期发展COPD或低气道功能的主要危险因素包括孕妇妊娠前肥胖、孕妇妊娠期体重增长过多、婴儿体重增长过快、孕妇妊娠期和婴儿饮食不足、儿童曾罹患呼吸道感染，以及胎儿或儿童暴露在烟草烟雾、过敏原中。

哮喘是一种常见的慢性呼吸道炎症性疾病，由环境和遗传因素的复杂相互作用而致肺功能下降。哮喘目前是造成全球5～14岁儿童疾病负担的前五大慢性病之一。全球哮喘防治倡议（Global Initiative for Asthma，GINA）委员会调查显示，全球约有3亿人受到哮喘困扰，中国哮喘患者约3000万。WHO预计至2025年全球哮喘患者将增至4亿。据推测，营养状态的不利变化会增加哮喘的易感性，妊娠期宫内营养状态和婴儿期的饮食暴露均可能起到一定作用，特别是在儿童期易发病。儿童哮喘通常被认为是成人早期肺功能低下的危险因素，而成人早期肺功能低下与呼吸系统疾病的患病率和发病率之间存在

联系。

正常情况下，肺功能从出生到死亡可分为三个阶段：生长期（从出生到成年早期）、平台期（持续几年）和生理性肺老化导致的衰退期。许多遗传和环境因素可以影响肺功能轨迹。呼吸系统疾病的起源可以追溯到胎儿期的暴露。生命早期是一个特殊的时期，该时期的营养状况与成年期许多慢性病有关，研究发现母亲妊娠期的膳食营养状况及婴幼儿期的膳食营养状况与成年期呼吸系统疾病的发生有密切的关系。

（一）妊娠期营养与呼吸系统疾病

孕妇膳食中大量营养素摄入不合理可导致胎儿肺和气道生长受损，进而增加儿童患哮喘和成人患慢性肺疾病的风险。

1. 叶酸 WHO建议围妊娠期妇女每天补充400μg叶酸，以预防胎儿神经管缺陷。而在动物模型和人类研究中，妊娠期补充叶酸和其他甲基供体会改变后代的表观基因组，从而可能影响后代的健康。一项挪威母婴队列研究表明，孕妇每天服用超过400μg的叶酸补充剂，再加上富含叶酸的饮食，与儿童哮喘风险增加有关。动物研究表明，孕鼠补充甲基供体能够改变胚胎位点特异性DNA甲基化，并通过引导T淋巴细胞向Th2表型分化而使其后代易患过敏性气道疾病。然而关于妊娠期补充叶酸或其他甲基供体和哮喘发病机制的数据仍非常有限。

2. 维生素E 是促进胎儿生长的一个重要因素，也是呼吸系统发育中的重要因子之一。维生素E通过影响胎儿气道发育和儿童免疫系统与环境过敏原之间的第一次关键相互作用来影响哮喘的发展。有研究表明，孕妇产前维生素E摄入量与其后代青春期肺部炎症发病率的增加有关。Stephen等进行了一项为期5年、共纳入1924人的出生队列研究，探索产前饮食暴露与儿童期哮喘结局之间的关系。研究发现，子代的肺功能水平和哮喘症状的易感性与妊娠早期母体血浆维生素E水平有关，其机制可能为维生素E影响基因表达和气道上皮细胞信号，进而通过表观遗传机制影响气道发育。

3. 维生素A和D 维生素D既是一种营养素，也是一种激素，血液中维生素D浓度取决于饮食摄入量和日晒时长。维生素D缺乏症在世界各地的普通人群中广泛存在，目前的推荐摄入量（10μg/d）可能不足以维持健康，特别是对孕妇和哺乳期妇女而言。缺乏维生素D可能会增加慢性肺疾病和自身免疫性疾病的患病率。最近的横断面研究表明，成人和青少年的维生素D摄入量和血液中维生素D浓度与肺功能水平有关。Graham等在苏格兰阿伯丁妇产医院的产前诊所随机招募了2000名妊娠12周的健康孕妇，孕妇维生素D摄入量根据妊娠第32周所完成的食物频率问卷确定，主要观察指标为儿童5岁时的喘息症状、肺活量测定、支气管扩张剂反应、特应性致敏和呼出一氧化氮的分数。研究发现，在妊娠期增加孕妇维生素D的摄入量可能会降低儿童早期喘息症状的风险，还发现部分母亲维生素D摄入量与其子代发生支气管扩张的患病率呈正相关，但这部分人群数量较少，仍需要大量的样本进行验证。随机临床试验和出生队列研究的Meta分析表明，妊娠期补充高于常规剂量的维生素D及较高的母体循环25-（OH）D可能会降低子女哮喘的易感性。

维生素A缺乏症在部分地区还是严重的公共卫生问题，但西方化饮食可能会因为大量动物产品和强化食品的摄入，以及经常服用膳食补充剂而导致过量的维生素A摄入，由此产生的潜在毒性可能会对呼吸系统产生不利影响，并抵消维生素D对呼吸功能的有利影响。在小鼠模型中，高维生素A饮食与哮喘严重程度增加有关。Parr等研究了"挪威母婴队列"中的61 676名出生于2002～2007年的学龄儿童，通过食物频率问卷方式获得包括孕妇妊娠期的总营养摄入量（食物和补充剂）和婴儿在6个月时补充剂的使用量等数据，发现学龄儿童哮喘风险增加与其母亲在妊娠期过量摄入维生素A（≥推荐摄入量的2.5倍）有关，而维生素D摄入量接近推荐摄入量与学龄儿童哮喘风险降低相关。

（二）婴幼儿营养与呼吸系统疾病

特定的婴儿喂养方式可能会导致肺和气道生长减慢，并增加儿童发生哮喘的风险。婴幼儿的出生体重、早产也与成年期慢性肺病存在一定的联系。

1. 母乳喂养　母乳作为纯天然的新生儿营养来源，为新生儿的生长发育提供了一系列营养及多种非营养活性成分，如抗体和免疫调节蛋白等，这些成分有利于预防新生儿感染性疾病的发生发展。大量研究提示母乳喂养对婴儿呼吸道具有保护作用，较长的母乳喂养时间与婴儿哮喘发病率降低有关。2012年荷兰的一项研究表明，母乳喂养与降低生命最初4个月干咳、喘息、呼吸急促和持续咳痰的风险呈剂量-效应关系。另有2项研究表明，纯母乳喂养可以降低婴儿期下呼吸道疾病的持续时间和严重程度。2014年，对75项研究的Meta分析发现，母乳喂养与儿童期和成年期哮喘的风险降低相关。2018年，Kimberly等利用图森儿童呼吸系统疾病出生队列研究早期母乳喂养与22～32岁成人反复咳嗽之间是否具有保护关系，发现无论吸烟或其他呼吸道症状如何，延长母乳喂养时间均可降低成年后反复咳嗽发生的风险，提示母乳喂养对呼吸健康有长期的保护作用。

2. 出生体重　早产相关研究表明，低出生体重与成年期哮喘、COPD和肺功能受损的风险增加有关，而且儿童早期出现呼吸道症状的风险也会增加，且在女性中具有更强的关联性。发育可塑性假说认为，低出生体重与后续疾病之间的联系可通过早期适应机制解释。为应对胎儿期的宫内环境和儿童早期的各种不利暴露，胎儿期和婴儿期的发育适应可能导致肺生长受损、气道变窄、肺体积减小，导致一生中发生哮喘或COPD的风险增加，中央气道和小气道直径减小可能导致儿童哮喘，这一假设也得到了广泛的流行病学证据支持。低出生体重对儿童期和成年期呼吸系统疾病影响的其他机制可能还包括Th2细胞因子免疫应答增强，对过敏原的敏感度增加，炎症和支气管高反应性等，不同的潜在机制可能导致不同年龄哮喘发病的不同表型。

低出生体重可能是由于妊娠时间较短或胎儿发育不良，或两者兼而有之，低出生体重和肺功能之间的关联在很大程度上是由于早产儿呼吸功能不全和支气管肺泡发育不良。虽然症状会随着年龄的增长而改善，但早产儿在幼年和青春期后期出现呼吸系统问题（如咳嗽、喘息和肺功能受损）的风险会大大增加，在成年后患COPD的风险也会增加，即使在老年群体中仍然存在早产和慢性肺部疾病风险的关联。

多项针对儿童的前瞻性研究表明，早产和出生时胎龄较小会增加儿童哮喘的发生风险。Kaijser等对1925～1949年在瑞典出生的儿童进行了随访并做了队列研究，包括2984名早产儿（＜35周）或低出生体重儿（女孩＜2.0kg和男孩＜2.1kg）及作为对照的

3441名正常儿童，以评估胎儿发育不良、早产、性别和哮喘风险与成年后COPD的关系，发现低出生体重和早产是成年和老年群体COPD的危险因素。出生体重越低或妊娠期越短，女性患COPD的风险越高。与足月出生的女性相比，妊娠32周前出生的女性患任何COPD和哮喘的风险比分别为2.77（95%CI 1.39～5.54）和5.67（95%CI 1.73～18.6）。

此外，早产儿的体重增长较快也是儿童期哮喘发生的影响因素。Son等对参加出生队列研究的147 000名儿童进行了个体参与者数据Meta分析，发现出生时胎龄较小和婴儿体重增长较快与儿童期哮喘之间存在关联。与婴儿体重增长正常的足月儿相比，在妊娠32周之前出生的婴儿且每月体重增长超过700g的儿童患学龄期哮喘的风险最高（OR=4.47；95%CI 2.58～7.76）。

五、生命早期营养与认知发育

在生长发育过程中，神经系统一直在优先发育，是胚胎时期第一个形成的系统。妊娠期是生命早期的起始阶段，而妊娠期营养是胎儿神经系统发育的物质基础，并在不同时期呈现出不同的发育特点。在妊娠早期，胎儿发育的重点是神经细胞分裂增殖并分化，形成神经管；在妊娠中期，神经细胞持续增殖，神经系统不断发育，但还不成熟；在妊娠晚期，胎儿的生长几乎完全依靠细胞体积和数量的增长，大脑增殖达到高峰。妊娠中期至出生后18个月是大脑发育最旺盛的时期，尤其在出生后6个月内。大脑神经细胞增殖包括脑神经细胞增殖期（胎儿期10～18周）、胶质细胞合成期（出生前后至出生后5～6个月）和脑细胞增大期（出生后6个月至2～3岁）三个时期。脑细胞生长发育的三个关键时期也是大脑对营养要求最高的时期，若这一时期营养供给不足，可能影响神经细胞增殖和大脑发育，表现为脑发育受损、智力下降和认知能力发育迟缓等。良好的营养状况是大脑结构形成和功能发育的重要保障。

营养在胎儿期和婴儿期起着重要作用，因为此期是大脑形成的关键时期，将为一生的认知、运动和社会情感技能的发展奠定基础。此期的营养不足可能会损害大脑的结构发育。多项研究指出，早期的营养不良会影响大脑的结构，导致持久的认知和情感障碍，认为营养不良对运动发育和探索行为的影响与认知能力下降和社会行为获得不足之间存在关联。研究结果表明，婴儿早期及整个学龄前儿童的早期营养状况与运动和认知发展存在密切关系，且一直持续到青春期和成年期，在男性中这一影响更为突出；在生命早期进行合理的营养补充对认知发育能产生积极的影响，在青春期和成年期人群的认知功能研究中也发现了类似的结果。

（一）生命早期营养物质与认知发育

蛋白质不足易引起蛋白质-能量营养不良（protein-energy malnutrition，PEM），使得胎儿和婴幼儿时期正在高度发育的中枢神经系统易受到损害，大脑总脂质、胆固醇、磷脂和神经节苷脂减少，同时影响神经元的迁移、髓鞘形成和突触生成，导致新皮质区的锥体细胞减少和突触功能降低，进一步导致运动控制和认知功能失调，出现如神情淡漠、易兴奋、注意力不集中和记忆力差等表现。妊娠期蛋白质缺乏会影响胎儿的营养和发育，引起宫内发育迟缓，导致多种不良的妊娠结局，如早产、低出生体重儿和免疫力低下等。低出生体重儿体格发育落后，脑发育不足，表现为大脑半球和小脑冠状位横径、矢状位横径及纵径均小于健康婴儿，出现认知功能障碍。观察性研究表明，儿童时期的营养不良与晚年认知、行为和运动技能较差有关。对营养不良的人群进行干预研究发现，生命早期补充蛋白质能改善大脑功能，使生命后期具有更好的心理表现和认知能力等。

多不饱和脂肪酸为人体必需脂肪酸，包括n-3和n-6多不饱和脂肪酸两大类。脑是脂质含量最丰富的组织器官之一，其含量仅次于脂肪组织，这些脂质在大脑的生长发育过程中发挥了不可替代的作用。在生命早期，大脑迅速生长，脂类中n-3和n-6脂肪酸迅速增加，其中n-3脂肪酸在出生前快速聚集，而n-6和n-9脂肪酸在出生后的发育过程中迅速增加。脑组织中多不饱和脂肪酸的来源有外源性获得和内源性合成两条途径，外源性获得主要来源于膳食中必需脂肪酸前体的生物代谢，内源性合成主要发生在脑胶质细胞和血管内皮细胞。在胎儿期，脑获取多不饱和脂肪酸的主要途径为依赖母体通过胎盘选择性转运，因此母体脂肪酸状态对于胎儿发育所需的脂肪酸的供给有重要作用。脑发育过程中长链多不饱和脂肪酸另外的潜在来源还有肝脏合成及脑星形胶质细胞、微血管内皮细胞产生。然而，尽管脑具有去饱和及延长多不饱和脂肪酸前体的能力，但胎儿和新生儿是否具有从膳食中合成充足多不饱和脂肪酸的能力以满足自身需要尚不清楚。众多研究表明，在各种哺乳动物中，膳食中脂肪酸供给的变化对脑发育的影响表现为脂肪酸组成的特征性改变，进而影响脑功能，在生长发育阶段，多不饱和脂肪酸摄入不足会导致行为和认知发育障碍、记忆力下降等。

碘是甲状腺素和三碘甲腺原氨酸合成的必需元素，它们在大多数器官的生长发育中发挥着重要作用。人体胚胎发育至16～17天会出现甲状腺原基，11～12周甲状腺滤泡即有聚集碘和形成碘化甲状腺原氨酸的能力。甲状腺激素调节中枢神经系统的细胞迁移、分化和髓鞘形成。因此，胎儿和婴幼儿缺碘或甲状腺激素不足，均会导致神经系统发育受损。母体碘的状态与子代脑的发育密切相关，妊娠期严重缺碘会导致胎儿甲状腺功能减弱，造成不可逆的认知损害和精神损伤。还有研究对碘盐预防孕妇碘缺乏的有效性进行了探讨，发现妊娠期食用碘盐能有效提高母体的尿碘水平，使妊娠期妇女和新生儿甲状腺体积的增加最小化。目前，碘缺乏问题仍然普遍存在，其对神经系统发育的影响值得关注。

锌在生命早期对中枢神经系统发育的重要作用被多次证实。研究表明，妊娠期锌缺乏会导致孕鼠流产，以及仔鼠脑部畸形、脑体积缩小和神经元减少，多不饱和脂肪酸合成受损，与髓鞘有关的酶活性下降导致髓鞘发育不良；哺乳期缺锌可导致脑萎缩、脑内蛋白质浓度降低和脑发育不良。这些脑发育早期的损害影响可能持续较长时间，造成远期影响，直至成年期，且后期难以通过营养补充改善。

铁是许多酶的必需成分，这些酶参与氧化还原反应、神经递质的合成和分解代谢，以及髓磷脂的产生。在生命早期（髓鞘生成高峰），铁摄入不足会对认知功能产生持久的负面影响，如较差的运动发育和认知功能等。动物研究发现，铁缺乏通过阻碍神经递质的形成影响脑的认知功能。与非贫血婴儿相比，缺铁性贫血的婴儿认知发育可能更差，并且这种认知障碍甚至在5岁时仍持续存在。缺铁性贫血对认知发展的影响还可表现为较差的社会活动参与和社会情感功能。研究发现，婴幼儿期补铁能提高非贫血儿童的精神运动发育指数。同时，值得注意的另一个问题是，铁生物学的基本原则是优先供给红细胞，当铁供应不足时，即使婴幼儿没有贫血，大脑也可能处于缺铁的危险中。研究证明，每天摄入2mg铁可以预防低体重儿童的缺铁性贫血而不会引起不良反应，并且可降低儿童出现行为问题的风险。

除了上述营养素，维生素A、胆碱和叶酸等也与神经系统及认知发育有关。妊娠期营养素缺乏人群补充相应种类的营养素有利于后代的大脑发育。多种营养素相互协调并与其他因素相互作用共同影响神经系统和认知功能的发育。

（二）母乳与认知发育

大量研究显示，母乳喂养与更强的儿童、成人认知能力和表现有关。PROBIT试验检测到随机接受母乳喂养支持的儿童的智商测试得分较高，并且这项随机试验的结果得到了两个连续的Meta分析的支持。值得注意的是，除了简单衡量认知能力和表现外，Hallmark的一项研究也表明，母乳喂养还与成年后实现的受教育程度有关。母乳喂养超过12个月的婴儿，其成年后受教育程度显著高于母乳喂养不足1个月的被调查者。

第六章　国内外妇幼营养研究进展

世界各国均对妇幼营养工作给予高度重视，出台相关政策，保护重点人群，促进生命健康发展。我国印发的《中国食物与营养发展纲要（2014—2020年）》《中国妇女发展纲要（2021—2030年）》《中国儿童发展纲要（2011—2020年）》，其发展重点中明确提出了孕产妇与婴幼儿这一重点人群；在2016年印发的《"健康中国2030"规划纲要》中，针对妇幼营养健康设定了专门的指标和行动规划；2017年出台的《国民营养计划（2017—2030年）》，专门对妇幼营养工作提出了一整套措施；2019年出台的"健康中国行动（2019—2030年）"更是把妇幼健康促进行动作为国家重大行动之一。

第一节　国际妇幼人群健康相关政策措施

一、联合国发展目标

2000年9月8日，联合国在世纪交替之际举行千年首脑会议，世界各国领导人共同签署了《联合国千年宣言》，联合国千年发展目标（Millennium Development Goals，MDGs）就是在这项宣言中提出的，全体会员国一致同意力争到2015年实现八个目标。其中，目标四为降低儿童死亡率，具体指至2015年，将5岁以下儿童死亡率降低2/3（以1990年的水平为标准）；目标五为改善孕产妇健康，具体指至2015年将孕产妇死亡率降低3/4，到2015年实现普及生殖健康。保障妇幼人群健康占据了两个重要目标，由此可见儿童和孕产妇这两类特殊人群在全球健康中不可忽视的地位。

2015年，联合国《2015年千年发展目标报告》总结了这15年中各国努力所取得的成就：1990～2015年，全球5岁以下儿童体重不足的百分比由25%降至14%；全球5岁以下儿童死亡率下降超过一半，从每1000名活产婴儿中90人死亡降至43人死亡；1990～2005年，全球孕产妇死亡率下降了45%，每10万活产婴儿中，孕产妇死亡人数由1990年的380人降至2013年的210人。然而，随着千年发展目标的到期，协同努力的成效虽然令人瞩目但未能完成预定的目标。

2015年9月25日，联合国可持续发展峰会正式通过2015年后发展议程，即《2030年可持续发展议程》，建立了可持续发展目标（Sustainable Development Goals，SDGs），又称全球目标，致力于通过协同行动消除贫困，保护地球并确保人类享有和平与繁荣。这一纲领性文件是对千年发展目标的继承和发展，从而更好地为未来15年世界各国发展和国际发展合作引领方向。

可持续发展目标共有17项并涵盖169个具体目标，其中与妇幼人群健康相关的具体目标包括：到2030年，全球孕产妇每10万例活产的死亡减至低于70例；新生儿和5岁以下儿童不发生可以预防的死亡，所有国家都争取将新生儿每1000例活产的死亡率至少降至12例，将5岁以下儿童每1000例活产的死亡至少降至25例；消除一切形式的营养不良，包括到2025年实现国际社会商定的解决5岁以下儿童矮小和消瘦问题的目标，满足少女、孕妇、哺乳期妇女和老年人的营养需求等。随着《2030年可持续发展议程》和可持续发展目标的商定，联合国在2010年发起"妇幼健康全球战略"的基础上，将其更新为"妇女、儿童和青少年健康全球战略（2016—2030）"，为加快世界各地妇女、儿童和青少年实现健康目标提供指导。

二、WHO孕产妇和婴幼儿营养全面实施计划

营养挑战是多方面的，全球范围内营养不良等现象同时存在并相互关联，不同人群间有较大差异，同时营养状况还会受到如艾滋病病毒、烟草等多种因素影响。世界各国有效的营养行动是存在的，但实施规模尚不够大。因此，2012年第65届世界卫生大会讨论并制订了"孕产妇和婴幼儿营养全面实施计划"，旨在从发育初期着手减轻儿童营养不良的双重负担，即营养不足与超重和肥胖或其他饮食相关非传染性疾病共存的状态，具体提出了到2025年期望实现的六项全球营养目标（global nutrition target）：①全球生长迟缓的5岁以下儿童数量减少40%；②育龄妇女贫血率降低50%；③低出生体重比例降低30%；④儿童期超重流行率不增加；⑤将生命最初6个月的纯母乳喂养率提高到至少50%；⑥儿童期消瘦比例减少到5%并维持在5%以下。

三、WHO预防控制非传染性疾病全球行动计划

非传染性疾病（non-communicable disease，NCD）已成为全球主要死因，2008年全球死亡人数共5700万，其中63%死于非传染性疾病，主要包括心血管疾病、癌症、糖尿病和慢性呼吸道疾病。

2013年，第66届世界卫生大会讨论通过了"2013—2020年预防控制非传染性疾病全球行动计划"，旨在落实联合国有关非传染性疾病的政治宣言，使非传染性疾病不再成为人类福祉或社会经济发展的障碍。该计划将有助于促进到2025年实现非传染性疾病预防控制方面九项自愿性全球目标：①心血管疾病、癌症、糖尿病或慢性呼吸系统疾病总死亡率（指根据相应指标降低非传染性疾病在30～70岁人群中导致的过早死亡率）相对降低25%；②根据本国国情，有害使用酒精现象相对减少至少10%；③身体活动不足流行率相对减少10%；④人群平均食盐摄入量/钠摄入量相对减少30%；⑤15岁以上人群相对目前烟草使用流行率减少30%；⑥根据本国情况，血压升高患病率相对减少25%或遏制高血压患病率；⑦遏制糖尿病和肥胖患病率的上升趋势；⑧至少50%的符合条件者接受预防心脏

病发作和脑卒中的药物治疗及咨询（包括控制血糖）；⑨在80%的公立和私营医疗卫生机构，提供经济可负担的、治疗主要非传染性疾病所需的基本技术和基本药物，包括非专利药物。

四、WHO营养愿景和行动

为更好地落实《2030年可持续发展议程》中的各项承诺，实现2025年六项全球营养目标和饮食相关非传染性疾病目标，2016年4月1日，联合国大会讨论通过将2016～2025年确定为"联合国营养问题行动十年"（Nutrition Decade），WHO通过制定《2016—2025年营养愿景和行动》这一战略文件，在加强其领导作用的同时，也体现其推进营养健康方面的价值。这是WHO有史以来开展的首次营养战略活动。

2016～2025年营养愿景是实现一个没有任何形式营养不良，人人享有健康与福祉的世界。该文件的关键目标如下：六项全球营养目标以促进妇幼人群营养健康，将营养视为实现非传染性疾病目标和其他健康目标的重要推动力以减少非传染性疾病死亡率，三项饮食相关非传染性疾病目标以预防相关慢性病（即上文目标④人群平均食盐摄入量／钠摄入量相对减少30%；目标⑥根据本国情况，血压升高患病率相对减少25%或遏制高血压患病率；目标⑦遏制糖尿病和肥胖患病率的上升趋势）。

五、国际相关数据报告

2000年以来，UNICEF、WHO和世界银行每年定期联合发布各国5岁以下儿童营养不良状况的数据报告（Joint Child Malnutrition Estimates）。2020年3月的数据报告显示，儿童营养不良发生率仍令人担忧，各类型营养不良发生情况整体改善进程缓慢。全球范围内，5岁以下生长迟缓（stunting）的儿童数量为1.44亿，由1990年的32.4%降至2019年的21.3%；5岁以下消瘦（wasting）的儿童数量为4700万（占比约6.9%），其中1430万为严重消瘦，消瘦威胁着5岁以下儿童的生存；5岁以下超重（overweight）儿童数量为3830万，自2000年以来增长了800万，5岁以下儿童肥胖率由2000年的4.9%增加至5.6%。

5岁以下儿童各类型营养不良绝大部分发生在亚洲和非洲，2019年，5岁以下发育迟缓的儿童54%分布在亚洲，40%分布在非洲；5岁以下消瘦的儿童69%分布在亚洲，27%分布在非洲；5岁以下超重的儿童45%分布在亚洲，24%分布在非洲。

2019年，由FAO、国际农业发展基金（IFAD）、UNICEF、联合国世界粮食计划署（WFP）和WHO联合编写的《世界粮食安全和营养状况》报告中指出，当前低出生体重儿由2012年的15.0%降至2015年14.6%，出生6个月内的纯母乳喂养率由2012年的36.9%增加至2018年的41.6%。

面对联合国和WHO制定的各阶段目标，虽然目前已取得一定进展，但完全达到目标对各国而言仍是巨大挑战，这需要各国政府充分发挥领导作用，建立积极共赢的合作伙伴关系，依照全球战略制订科学的计划并落实，共同为美好的愿景而努力。

第二节　中国妇幼人群健康相关政策措施

妇女儿童健康是全民健康的基石，是衡量社会文明进步的标尺，是人类可持续发展的基础和前提。中国共产党和中国政府历来高度重视妇女儿童健康，将其作为保护妇女儿童权益、促进妇女儿童全面发展的重要基础性工作。中华人民共和国成立前，妇幼健康服务能力缺如，广大农村和边远地区缺医少药，孕产妇死亡率高达1500/10万，婴儿死亡率高达200/1000，人均预期寿命仅有35岁。中华人民共和国成立后，妇幼健康事业面貌焕然一新，妇女儿童健康水平不断提高。

为了进一步保障妇女儿童健康，我国坚持以妇女儿童为中心，努力为全体妇女儿童提供公平可及和系统连续的妇幼健康服务，不断完善政策制度和服务链条，逐步实现从胎儿到生命终点的全程健康服务和保障。

一、我国妇幼人群营养改善取得的成果

婴幼儿期营养是人口素质的基础。我国贫困地区儿童营养问题曾经比较突出，为此我国制定并实施了健康扶贫工程。实施健康扶贫工程以来，国家卫生主管部门与有关部门为贫困地区量身定制了儿童营养改善项目，中央财政为此专门安排了补助经费，为集中连片特困地区的6～24月龄婴幼儿每天免费提供富含蛋白质、维生素和矿物质的营养包，同时开展儿童营养知识宣传和健康教育。截止到2019年，贫困地区儿童营养改善项目实现了贫困县全覆盖，累计使947万儿童受益。

儿童营养改善项目提高了贫困地区儿童营养水平，促进了儿童的生长发育。近20年来，我国儿童的生长发育水平不断提高。城乡不同年龄组的儿童身高和体重均有增长。目前，我国城市儿童的平均生长发育水平已经达到甚至超过WHO推荐的儿童生长标准，接近西方发达国家同龄儿童的平均水平。

2010年，我国5岁以下儿童低体重率为3.6%，比1990年降低74%，已提前实现联合国千年目标，归因于营养不良而死亡的儿童比例为13%，比2000年下降了9%。2018年，在项目持续监测的地区，6～24月龄婴幼儿平均贫血率为23.5%，显著低于2012年32.9%的基线调查监测结果；婴幼儿生长迟缓率为7.2%，显著低于2012年10.1%的基线调查监测结果。

二、孕产妇保健政策

1. 提供全方位妊娠期保健服务　以《母子健康手册》为载体，免费为孕妇进行5次产前检查，推广生育全程医疗保健服务。全面推行妊娠风险分级管理和高危孕产妇专案管理，实现孕产妇风险管理防线前移。

2. 全力预防艾滋病、梅毒、乙肝的母婴传播　为全国孕产妇免费提供艾滋病、梅毒、乙肝筛查，为所有发现感染的孕产妇及所生婴儿提供预防母婴传播综合干预服务。

3. 推进产后保健服务　国家免费向所有产妇提供产后1周访视和产后42天检查服务，开展产妇产后保健指导和健康检查，进行母乳喂养和产后避孕指导。

4. 加强孕产妇系统管理　逐步建立了系统规范的孕产妇管理制度和服务模式，有效保障了孕产妇和新生儿健康。

5. 全面推广普及住院分娩　2009年全面实施农村孕产妇住院分娩补助项目，对农村孕产妇住院分娩进行定额补助，部分地区实现免费住院分娩，部分省份还给予生活和交通费用补助。

三、儿童保健政策

1. 规范开展免疫接种服务　在全国范围实施儿童免疫规划，不断扩大国家免疫规划疫苗种类，从最初预防6种疾病扩大到预防15种疾病。由基层医疗卫生机构免费向辖区儿童提供预防接种服务。

2. 科学防治儿童重点疾病　将儿童心理行为发育问题早期筛查纳入国家基本公共卫生服务，实现视力、听力、肢体、智力等残疾及自闭症的早期筛查。加强儿童近视防控，指导基层医疗卫生机构开展眼保健服务，为7岁以下儿童每年免费进行视力检查并建立视力健康档案，进行近视防控知识宣传，提高全社会近视防控意识。加强儿童口腔疾病防治，在全国范围开展儿童口腔健康教育、健康检查、局部用氟、窝沟封闭等口腔疾病综合干预工作。加强儿童白血病救治管理，开展白血病患儿定点救治，简化、优化结算报销流程，推行基本医保、大病保险、医疗救助等"一站式"结算服务，切实减轻白血病患儿家庭的负担。

3. 大力保障儿童用药　2017年以来，我国建立国家短缺药品供应保障工作会商联动机制，解决儿童药品短缺供应问题。建立"优先审评快速通道"，对新药专项支持且临床急需的儿童药品，经审议后纳入快速通道。2018年以来，已将22个儿童临床急需品种（剂型）纳入基本药物目录。

4. 加强危重新生儿救治　强化院内产科、儿科医生产前、产时及产后密切合作，要求每个分娩现场有1名经过新生儿复苏培训的专业人员。对早产儿进行专案管理，推动开展早产儿袋鼠式护理工作，改善早产儿生存质量，推广新生儿早期基本保健、新生儿复苏等适宜技术，提高新生儿保健工作水平。

5. 加强新生儿访视　指导家长做好新生儿喂养、护理和疾病预防，早期发现异常和疾病，及时处理和就诊。

6. 加强7岁以下儿童系统管理　结合不同发育阶段特点，为1岁以内儿童提供4次免费健康检查，为2~3岁儿童每年提供2次免费健康检查，为4~6岁儿童每年提供1次免费健康检查，重点进行体格检查、生长和心理发育评估、听力和视力筛查，为家长提供母乳喂养、辅食添加、意外伤害预防、心理行为发育、口腔保健、常见病防治等健康指导。

7. 实施婴幼儿喂养策略　加强婴幼儿科学喂养指导，强化医疗保健人员和儿童养护人的婴幼儿科学喂养知识和技能。创新爱婴医院管理，促进医疗机构开展母婴同室和科学母乳喂养指导。

8. 改善贫困地区儿童营养状况　2012年启动实施贫困地区儿童营养改善项目，为国家集中连片特殊困难地区的6～24月龄婴幼儿每天免费提供1包辅食营养补充品，加强对家长的科学喂养指导和健康教育。

9. 加强儿童肥胖监测和预防　开展儿童生长发育监测和评价，强化个性化营养指导，引导儿童科学均衡饮食，加强体育锻炼，预防和减少儿童肥胖发生。实施儿童营养综合干预项目，研究开发预防和干预儿童肥胖的适宜技术。

10. 促进儿童早期发展　科学推进儿童早期发展工作，规范儿童早期发展示范基地建设，在全国建立50家国家儿童早期发展示范基地。组织开发相关教材和科普读本，加强师资队伍培养，健全工作规范和标准，引进国际儿童发育监测服务包，研发中国儿童发育筛查量表。积极推动儿童早期发展均等化，促进儿童早期发展服务进农村、进社区、进家庭，促进儿童体格、心理、认知、情感和社会适应能力的全面发展。

四、妇女保健政策

1. 开展妇女常见病防治　不断加强妇女常见病筛查工作，实施农村妇女宫颈癌和乳腺癌筛查项目，将乳腺癌和宫颈癌纳入国家大病救治范围，不断完善救治保障。加强妇女常见病防治知识宣传，增强妇女自我保健能力，树立个人是健康第一责任人的意识。

2. 加强女职工职业健康防护　国务院颁布《女职工劳动保护特别规定》，推进用人单位加强对女职工在妊娠、生育、哺乳等特殊生理期的劳动保护，明确女职工禁忌从事劳动的范围，改进女职工劳动安全卫生条件，开展女职工劳动安全卫生知识培训。

3. 推广更年期保健　针对更年期妇女健康需求，开展大众化的健康教育，提供健康咨询和指导。鼓励各级妇幼保健机构设置更年期门诊，促进更年期保健专科建设；为更年期妇女提供健康状况筛查评估，营养、心理、运动咨询指导，激素测定和骨质疏松诊治，盆底功能评估及康复，个体化健康教育等服务，不断提高更年期妇女的生活质量。

五、我国妇幼保健发展目标

儿童是家庭、社会、国家、人类的未来。儿童的健康成长关系着人类未来的发展。"健康中国行动（2019—2030年）"妇幼保健篇中确立了我国在妇幼保健方面要达到的阶段性目标。

2022年和2030年目标如下。

（1）婴儿死亡率分别控制在7.5‰及以下和5‰及以下。

（2）5岁以下儿童死亡率分别控制在9.5‰及以下和6‰及以下。

（3）孕产妇死亡率分别下降到18/10万及以下和12/10万及以下。

（4）产前筛查率分别达到70%及以上和80%及以上。

（5）新生儿遗传代谢性疾病筛查率达到98%及以上。

（6）新生儿听力筛查率达到90%及以上。

（7）先天性心脏病、唐氏综合征、耳聋、神经管缺陷、地中海贫血等严重出生缺陷得到有效控制。

（8）7岁以下儿童健康管理率分别达到85%及以上和90%及以上。

（9）农村适龄妇女宫颈癌和乳腺癌（以下简称"两癌"）筛查覆盖率分别达到80%及以上和90%及以上。

（10）提倡适龄人群主动学习掌握出生缺陷防治和儿童早期发展知识。

（11）主动接受婚前医学检查和妊娠前优生健康检查。

（12）倡导0～6个月婴儿纯母乳喂养，为6个月以上婴儿适时合理添加辅食。

2021年我国发布了《中国妇女发展纲要（2021—2030年）》，其中，健康目标如下。

（1）妇女全生命周期享有良好的卫生健康服务，妇女人均预期寿命延长，人均健康预期寿命提高。

（2）孕产妇死亡率下降到12/10万以下，城乡、区域差距缩小。

（3）妇女的宫颈癌和乳腺癌防治意识明显提高。宫颈癌和乳腺癌综合防治能力不断增强。适龄妇女宫颈癌人群筛查率达到70%以上，乳腺癌人群筛查率逐步提高。

（4）生殖健康和优生优育知识全面普及，促进健康孕育，减少非意愿妊娠。

（5）减少艾滋病、梅毒和乙肝母婴传播，艾滋病母婴传播率下降到2%以下。

（6）妇女心理健康素养水平不断提升。妇女焦虑障碍、抑郁症患病率上升趋势减缓。

（7）普及健康知识，提高妇女健康素养。

（8）改善妇女营养状况。预防和减少孕产妇贫血。

（9）提高妇女经常参加体育锻炼的人数比例，提高妇女体质测定标准合格比例。

（10）健全妇幼健康服务体系，提升妇幼健康服务能力，妇女健康水平不断提高。

2021年，我国发布《中国儿童发展纲要（2021—2030年）》，提出我国儿童健康的发展目标如下。

（1）覆盖城乡的儿童健康服务体系更加完善，儿童医疗保健服务能力明显增强，儿童健康水平不断提高。

（2）普及儿童健康生活方式，提高儿童及其照护人健康素养。

（3）新生儿、婴儿和5岁以下儿童死亡率分别降至3.0‰、5.0‰和6.0‰以下，地区和城乡差距逐步缩小。

（4）构建完善覆盖婚前、孕前、孕期、新生儿和儿童各阶段的出生缺陷防治体系，预防和控制出生缺陷。

（5）儿童常见疾病和恶性肿瘤等严重危害儿童健康的疾病得到有效防治。

（6）适龄儿童免疫规划疫苗接种率以乡（镇、街道）为单位保持在90%以上。

（7）促进城乡儿童早期发展服务供给，普及儿童早期发展的知识、方法和技能。

（8）5岁以下儿童贫血率和生长迟缓率分别控制在10%和5%以下，儿童超重、肥胖上升趋势得到有效控制。

（9）儿童新发近视率明显下降，小学生近视率降至38%以下，初中生近视率降至60%以下，高中生近视率降至70%以下。0～6岁儿童眼保健和视力检查覆盖率达到90%以上。

（10）增强儿童体质，中小学生国家学生体质健康标准达标优良率达到60%以上。

（11）增强儿童心理健康服务能力，提升儿童心理健康水平。

（12）适龄儿童普遍接受性教育，儿童性健康服务可及性明显提高。

第三节　妇幼人群健康发展相关成果

一、妇女乳腺癌和宫颈癌流行病发病情况进展

（一）乳腺癌和宫颈癌筛检政策的发展与现状

乳腺癌和宫颈癌（简称"两癌"）是最常见的女性恶性肿瘤，发病率分别居女性恶性肿瘤的第1位和第6位，死亡率分别居第5位和第8位。我国乳腺癌发病率以每年3%的速度递增，而宫颈癌全世界每年新增病例46万，其中我国占1/3，且发病率呈上升趋势，并趋于年轻化。为有效降低两癌发病率和死亡率，依据早发现、早诊断和早治疗的原则，我国于2009年开始提出农村妇女两癌筛检，将两癌筛查列入国家重大公共卫生项目，并于2019年纳入国家基本公共卫生服务项目。

2009～2018年，中央财政共投入32亿元，地方投入40亿元，开展宫颈癌免费检查近1亿人次，乳腺癌免费检查超过3000万人次。乳腺癌检查工作已覆盖全国2456个县（市、区），占全国县（市、区）总数的81%。从受益人群来看，2018年全国乳腺癌检查人数为1651万，约为农村适龄妇女应查人数的37%。

（二）实行两癌筛检政策以来取得的成果

乳腺癌、宫颈癌已经成为当前社会的重大公共卫生问题。自20世纪90年代以来，随着乳腺癌筛查工作的开展，乳腺癌的早期诊断得以实现，同时随着医学技术的发展，综合治疗手段疗效的提高，使得提前得到诊断的患者在疾病早期或出现临床症状前就获得有效的综合防治，获得更好的预后。这使得全球乳腺癌死亡率呈现下降趋势。

2014年我国女性乳腺癌死亡病例约6.60万，占女性全部恶性肿瘤死亡的7.82%，居女性恶性肿瘤死亡的第5位。其中，城市地区女性乳腺癌死亡病例约4.24万，居城市地区女性恶性肿瘤死亡的第5位；农村地区女性乳腺癌死亡病例约2.36万，居农村地区女性恶性肿瘤死亡的第6位。2015年我国乳腺癌新发病例高达26.86万，死亡6.95万，宫颈癌新发及死亡病例数分别为9.89万及3.05万。由于检出率升高、人口流动增加等因素，宫颈癌与乳腺癌的发病率与死亡率都在增加。

早期的国外报道中，宫颈癌患者Ⅰ～ⅡA期的5年生存率为65%以上，Ⅲ期患者5年生存率只有25%～35%，Ⅳ期患者5年生存率为15%或更低。一项于2010～2015年在我国病理诊断为宫颈癌的患者中开展的研究表明：Ⅰ期、Ⅱ期、Ⅲ期和Ⅳ期患者的5年生存率分别为89.43%、66.04%、50.48%和18%，较早期国外报道数据明显提升。因此，及时进

行宫颈癌筛检有助于早期诊断宫颈癌，采取合理措施，延长生存期。

二、儿童超重肥胖

（一）流行现状

在2016年11月22日的第九届全球健康促进大会上，来自汤加、墨西哥、阿联酋、英国及科威特等的卫生官员齐聚"终止儿童肥胖"平行论坛，讨论儿童肥胖的严重性及应对策略。儿童肥胖令人担忧，因其会导致成人期肥胖和很多非传染性疾病，主持会议的Nawal AI-Hamad介绍，肥胖会给个人健康、劳动力市场人力供给，以及未来的整个社会和家庭带来巨大的负担，这一趋势正在全球范围内蔓延。

1985～2010年，我国城市和农村地区7～15岁学生的营养状况都得到了相应改善。城市地区，男生、女生营养不良合并低体重率分别由1985年的24.5%～35.9%、26.4%～42.9%下降至2010年的12.4%～23.3%、22.1%～33.0%；农村地区，男生、女生营养不良合并低体重率分别由1985年的22.8%～32.8%、28.4%～43.9%下降至2010年的15.4%～27.6%、24.3%～36.2%。

1991～2010年，我国城市和农村地区7～15岁学生的贫血状况有所改善。城市地区，男生、女生贫血率分别由1991年的28%～42.2%、30.2%～46.8%下降至2010年的8.0%～16.6%、11.5%～16.7%；农村地区，男生、女生贫血率分别由1991年的31.3%～45.4%、30.8%～47.7%下降至2010年的10.6%～20.6%、13.3%～20.5%。

但是，由于目前我国正处于经济转型关键时期，并且儿童青少年对相关营养知识尤其是合理膳食的掌握不够，使得青少年群体中超重/肥胖率较以往出现大幅增加。1985～2010年，我国城市和农村地区7～15岁学生超重、肥胖率出现上升趋势。城市地区，男生、女生超重/肥胖率分别由1985年的1.5%～1.8%、2.6%～4.1%增加至2010年的19.7%～29.3%、11.3%～18.0%；农村地区，男生、女生超重/肥胖率分别由1985年的3.1%～4.7%、2.6%～4.1%增加至2010年的11.1%～18.8%、7.7%～11.6%。

（二）肥胖监测与预防

我国正在加强儿童肥胖监测和预防，开展儿童生长发育监测和评价，强化个性化营养指导，引导儿童科学均衡饮食，加强体育锻炼，预防和减少儿童肥胖发生；实施儿童营养综合干预项目，研究开发儿童肥胖预防和干预适宜技术；2020年出台了《儿童青少年肥胖防控实施方案》。

三、新生儿/孕产妇死亡率、出生缺陷

从WHO发布的数据看，自1990年以来，全球在降低儿童死亡率方面取得了重大进展。全球5岁以下儿童死亡人数从1990年的1260万减至2017年的540万，即每天死亡人

数从1990年的3.4万下降到1.5万。1990年以来，全球5岁以下儿童死亡率降低了58%，每千名活产从1990年的93例死亡减至2017年的39例死亡。

5岁以下儿童死者中，有半数以上的死因是那些通过可负担得起的简单干预措施即可得到预防和治疗的疾病，如肺炎或其他急性呼吸道感染及儿童期腹泻，为新生儿后期的主要死亡原因。

1990年至今，我国在降低孕产妇死亡率及5岁以下儿童死亡率方面取得了重大进步，为全球孕产妇死亡率及5岁以下儿童死亡率的降低做出了巨大贡献。

（一）孕产妇死亡率稳步下降

1990年全国孕产妇死亡率为88.8/10万，2018年下降至18.3/10万，较1990年下降了79.4%。

城乡差距明显缩小。2018年，农村和城市孕产妇死亡率分别为19.9/10万和15.5/10万，与1990年相比分别下降了81.2%和67.2%。1990年城市与农村孕产妇死亡率之比为1∶2.2，2018年降至1∶1.3。

（二）儿童死亡率明显下降

新生儿死亡率、婴儿死亡率和5岁以下儿童死亡率分别从1991年的33.1‰、50.2‰和61.0‰，下降至2018年的3.9‰、6.1‰和8.4‰，分别下降了88.2%、87.8%和86.2%。

城乡差距明显缩小。2018年农村和城市5岁以下儿童死亡率分别为10.2‰和4.4‰，比1991年分别下降了85.7%和78.9%。1991年城乡5岁以下儿童死亡率之比为1∶3.4，2018年缩小到1∶2.3。

地区差距持续缩小。2018年我国东部、中部、西部地区5岁以下儿童死亡率分别为4.2‰、7.2‰和12.7‰，较1991年分别下降了87.5%、89.1%和87.3%。东部、西部5岁以下儿童死亡率差值由1991年的66.5‰缩小到2018年的8.5‰。

5岁以下儿童主要疾病死亡率显著下降。2017年，5岁以下儿童的前5位死因是早产或低出生体重、肺炎、出生窒息、先天性心脏病和意外窒息，占全部死因的55.7%，与2000年相比下降了79.1%。联合国千年发展目标要求到2015年，5岁以下儿童死亡率在1990年基础上下降2/3，中国于2007年提前8年实现了这一目标。

（三）儿童生长发育状况不断改善

中国5岁以下儿童生长迟缓率持续下降。2013年中国5岁以下儿童生长迟缓率为8.1%，与1990年的33.1%相比下降了75.5%。

城乡差距逐渐缩小。1990～2013年，城市5岁以下儿童生长迟缓率由11.4%降至4.3%，农村由40.3%降至11.2%，城市和农村生长迟缓率分别下降了62.3%和72.2%。

（四）出生缺陷防治成效明显

出生缺陷导致的儿童死亡率明显下降。与2007年相比，2017年出生缺陷导致的5岁以下儿童死亡率由3.5‰降至1.6‰，对全国5岁以下儿童死亡率下降的贡献超过17%，对提高出生人口素质和儿童健康水平发挥了重要作用。

部分重大出生缺陷发生率呈下降趋势。全国围产期神经管缺陷发生率由1987年的27.4/1万下降至2017年的1.5/1万，降幅达94.5%，从围产期重点监测的23个出生缺陷病种的第1位下降至第12位。地中海贫血防治成效明显，广东、广西胎儿水肿综合征（重型α地中海贫血）发生率由2006年的21.7/1万和44.6/1万分别下降至2017年的1.93/1万和3.15/1万，降幅分别达91%和93%。

尽管全球5岁以下儿童死亡率在不断下降，但因地理区域和社会经济条件不同，各地区和各国家之间仍存在差距。例如，撒哈拉以南的非洲地区仍是世界上5岁以下儿童死亡率最高的地区：每13人中有1人在5岁前死亡，5岁以下儿童死亡率比高收入国家高14倍。因此，妇女儿童卫生工作仍任重而道远。

四、母乳喂养率

营养不良估计每年造成270万名儿童死亡，占儿童死亡总数的45%。在改善儿童生存状况、促进儿童健康成长和发育方面，婴幼儿喂养是一个关键领域。儿童生命的最初两年尤为重要，在此阶段如能获得最佳营养，可降低患病率和死亡率，减少日后罹患慢性病的风险，促使身心发育更加健全。WHO与联合国儿童基金会建议：出生6个月以内的婴儿以母乳喂养为最佳方式，纯母乳喂养应坚持到6个月，并随婴儿年龄的增长逐步增加辅食量，母乳喂养应该坚持到幼儿2岁以上。2013年WHO提出"全球促进母婴营养"，目标如下：至2025年，6个月纯母乳喂养率至少达到50%。从全球来看，在有统计数据的101个国家中，有32个国家已经达到世界卫生大会确定的纯母乳喂养率50%的目标，全球平均纯母乳喂养率为43%。

1990年，我国卫生部决议将每年的5月20日定为母乳喂养宣传日。2011年颁布的《中国儿童发展纲要（2011—2020年）》及2017年颁布的《国民营养计划（2017—2030）》中明确提出，到2020年"0～6个月婴儿纯母乳喂养率达到50%以上"的目标。我国母乳喂养形势严峻，国家卫生和计划生育委员会2014年发布的数据指出，16年间母乳喂养率下降了近40%，0～6月龄婴儿纯母乳喂养率仅为27.8%。2017年中国发展研究基金会对全国10 223名1岁以下儿童母亲的调查数据显示，我国婴儿0～6个月纯母乳喂养率仅为29.2%，与目标相差甚远，甚至远低于世界平均水平（42%）。各地方的调查差异较大，城市母乳喂养率较低（为12.4%～45.6%），农村地区同样不容乐观。

纯母乳喂养推广受多种因素影响，研究发现，顺产、新生儿第一口奶为母乳是纯母乳喂养的有利因素。母亲工作原因、奶量不足、使用奶嘴或奶瓶是纯母乳喂养的不利因素。分娩方式是影响母乳喂养的因素之一，剖宫产是我国母乳喂养率低于国际水平的重要因素，这可能与剖宫产后的疼痛有关。过早添加配方奶、使用喂奶工具是纯母乳喂养的不利因素，可能的原因是配方奶和辅食能够代替一些母乳的营养成分；吸奶瓶较吸吮乳头简单，导致吸吮刺激乳房次数减少，泌乳反射减少，泌乳量降低；并且补充喂养可能会降低饥饿感，从而减少对乳房的吸吮。此外，母亲乳房状况也会影响纯母乳喂养的实施，当母亲的乳头凹陷或扁平时，会影响婴儿有效吸吮，乳头皲裂会造成乳房摩擦和抽吸损伤时的疼痛焦虑感，从而使母亲增强放弃母乳喂养的意愿。

五、5岁以下儿童营养不良、死亡率情况

营养不良危及儿童的生存、健康、生长和发展，减缓国家实现发展目标的进程。营养不良（malnutrition）是机体内一种或多种营养素失衡而引起的一系列症状。有两种形式，一种形式为食物摄入不足、护理不足和传染病造成的营养不足，包括宏量营养素（如蛋白质、能量）缺乏引起的生长迟缓、消瘦及微量营养素缺乏；而另一种形式为营养过剩。

（一）营养不良的流行现状

《世界粮食安全和营养状况（2020年）》报告显示，2019年全球5岁以下儿童中估计有1.44亿（21.3%）发育迟缓，4700万（6.9%）消瘦，3830万（5.6%）超重，且至少有3.4亿儿童微量营养素缺乏。据2015年联合国儿童基金会发布的《儿童和孕产妇的营养跟踪进展》报告显示，发展中国家估计有1.95亿5岁以下的儿童发育迟缓，其中90%以上为亚洲和非洲儿童。而体重不足的5岁以下儿童人数约为1.3亿。中国5岁以下儿童发育迟缓人数仅次于印度，居全球第2位，占全球发育迟缓儿童的6.5%。我国西部和中部农村地区儿童营养不良问题尤为突出。

全球每年死亡的700多万5岁以下儿童中有50%是直接或间接地由营养不良造成的，其中2/3以上与生后第一年的喂养不当有关。不同程度的营养不良均会增加儿童死亡的风险。患有严重急性营养不良的儿童死亡的可能性是非营养不良儿童的9倍以上，与严重营养不良的儿童相比，中度或轻度营养不良的儿童死亡风险较低，但后者因外表看起来偏向健康的状态使其更容易被忽视。幸存下来的营养不良儿童可能陷入疾病复发和发育迟缓的恶性循环，这对他们体格发育和认知能力造成不可逆转的损害，远期甚至导致生殖能力下降，患慢性病的风险增加。

（二）营养干预成果

通过在生命周期的关键阶段，即"生命早期1000天"提供简单的干预措施，可以显著减少儿童营养不良的发生，并降低传染病的严重程度和儿童死亡率。大型干预方案在许多国家取得了成功，包括促进、保护和支持纯母乳喂养，通过强化食品和补充剂提供维生素和矿物质，以及以社区为基础治疗严重急性营养不良等。

1999～2004年，在美国国际开发署和联合国儿童基金会支持下，秘鲁卫生部在国内选择了5个儿童发育迟缓率较高的地区（4个在安第斯高地，1个在亚马孙），发起了"良好开端计划"（Good Start Program）调查。该计划以社区参与为基础，整合了妇幼保健、营养与儿童早期发展，由地方政府领导，社区、卫生设施工作人员和当地非政府组织合作推进。主要干预措施包括产前保健、提倡妊娠期和哺乳期充足的食物摄入量、促进丈夫对母乳喂养的支持、提倡6月龄以下婴儿纯母乳喂养和促进6月龄起的合理辅食添加、使用碘盐、补充维生素A和铁、促进预防接种、洗手、合理处理儿童的排泄物、将牲畜养在房间外面等。该项目覆盖了223个贫困农村社区的居民，纳入大约7.5万名3岁以下儿童及

3.5万名孕妇和哺乳期妇女。经过4年的努力，该项目使得这些地区3岁以下儿童的发育迟缓率从54%下降到37%，贫血率从76%下降到52%，维生素A缺乏率从30%下降到5%。

自中国实施多项妇幼营养改善政策和项目以来，中国5岁以下儿童营养不良的状况持续改善，微量元素缺乏情况显著改善。城市儿童的平均生长水平达到了WHO的标准，接近西方发达国家同龄儿童的平均水平。1992～2013年，我国5岁以下儿童贫血率（主要为缺铁性贫血）由44%下降至10.9%，提前实现《中国儿童发展纲要（2011—2020年）》控制于12%以下的目标；并低于金砖四国及欧洲贫血流行的平均水平（12.7%）。但我国5岁以下儿童营养不良状况城乡差异明显、5岁以下儿童肥胖问题突出及6月龄纯母乳喂养状况仍不理想。流行病学调查显示，1990～2013年我国5岁以下儿童的生长迟缓率由33.1%下降至8.1%，低体重、消瘦率分别下降至2.5%和2.0%；其中，贫困农村儿童营养不良问题仍突出，生长迟缓、低体重和消瘦率分别为19.0%、5.1%和2.7%。2013年，我国5岁以下儿童超重率为9.1%，明显高于全球平均水平，与太平洋地区最新儿童超重率相当（9.1%）。2013年，我国6月龄婴儿纯母乳喂养率为20.8%，明显低于全球平均水平（42%），应予以重视。

六、贫血、儿童发育迟缓

妊娠期贫血可损伤胎盘循环，导致各种母婴损害和不良妊娠结局，产后出血甚至失血性休克、产褥感染，以及新生儿早产、低体重和新生儿死亡等，严重危害母婴健康。WHO在2012年世界卫生大会决议中宣称，2025年要达到减少50%的育龄期女性贫血的第二大全球营养目标。因此，孕产妇贫血成为当前研究及防治的重点。

2011年WHO的相关数据显示，全球孕妇贫血发病率为38.2%，重度贫血孕妇数量达80万。发展中国家孕妇贫血发病率为43%，远高于发达国家孕妇（9%）。近年来，全球妊娠期贫血问题有所改善，孕产妇贫血发病率出现下降趋势，1995～2011年亚洲孕产妇贫血发病率为39.3%，中国已低至平均22%。此外，缺铁性贫血也是儿童普遍存在的营养问题。1992～2005年，我国5岁以下儿童贫血患病率为12%～23%。《中国0～6岁儿童营养发展报告（2012）》指出，近年来，我国儿童缺铁性贫血有所改善。2013年中国居民营养与健康状况调查数据显示，2013年0～5岁儿童贫血平均患病率为10.9%，但存在较大的地区差异，四川、重庆、贵州、湖北和广西5个省份0～5岁儿童的贫血患病率较高，均＞10.0%。

联合国儿童基金会、WHO及世界银行的数据显示，全球有2亿5岁以下的儿童生长迟缓、消瘦或两者皆有。生长迟缓和消瘦是营养不良特别是发展中国家营养不良的主要表现形式。从全球来看，我国5岁以下儿童生长迟缓属于低流行态势（2.5%～10%），5岁以下儿童消瘦属于极低流行态势（＜2.5%）。2010～2012年中国居民营养与健康状况调查数据显示，5岁以下儿童生长迟缓率为9.9%。我国儿童生长发育迟缓的流行状况存在很大的地区差异，农村地区儿童的生长迟缓率为城市地区的3～4倍，而贫困地区农村又为一般农村的2倍。儿童生长发育迟缓的主要原因为蛋白质与能量摄入不足。在贫困地区，蛋白质热能摄入量不足依然是妨碍儿童正常生长发育的重要问题，因此，增加优质蛋白的摄入，促进营养均衡是降低生长发育迟缓率的重要干预措施。

七、营养包

为贯彻落实《"健康中国2030"规划纲要》，提升国民营养健康水平，国务院制定了《国民营养计划（2017—2030年）》，在此项行动计划中，"生命早期1000天"的营养健康行动被列为首位，积极推动孕妇营养包项目的开展，此外还有针对贫困地区的营养干预行动，也使得贫困地区儿童营养改善项目进一步扩大实施范围，婴幼儿营养包是其重中之重。

（一）孕妇营养包

孕产妇营养不良可引起胎儿发育不良及妊娠综合征患病风险升高，由此引发的全球疾病负担可达到10%以上。随着国家对"生命早期1000天"越来越重视，针对孕妇的营养指导、营养干预政策也越来越多。国家除了继续推进农村妇女补充叶酸预防胎儿神经管畸形，还倡导妊娠前妇女加强微量元素的补充，以降低孕妇贫血率，预防儿童营养缺乏，并提出推动开展孕妇营养包干预项目。孕妇营养包是根据孕产妇生理及营养需求研制的营养补充食品，以α-亚麻酸为主要成分，含有多种微量营养素，包括卵磷脂、叶酸、牛磺酸、维生素A、维生素D、维生素E、铁、锌、碘等，经过科学配伍而成，需满足GB31601—2015《食品安全国家标准孕妇及乳母营养补充食品》的规定。市面上营养补充剂繁多，尚无一套切实的标准来指导妇女妊娠期应如何进行营养素的补充，而国家推动孕妇营养包干预项目无疑为此打开了新思路。

（二）婴幼儿营养包

中国是一个人口大国，2020年中国5岁以下人口约为8万，占全球5岁以下人口的12%。尽管经济快速发展，我国5岁以下儿童的贫血率和生长迟缓率仍然较高。自2012年起，卫生部联合中华全国妇女联合会启动实施了贫困地区儿童营养改善项目，为国家集中连片特殊困难地区6～24月龄婴幼儿每天提供1包富含蛋白质、维生素和矿物质的辅食营养补充品，同时开展儿童营养知识宣传和健康教育，改善贫困地区儿童营养健康状况。截至2018年底，该项目覆盖21个省（区、市）715个县（市、区），累计约722万儿童受益。随着国家对婴幼儿营养健康的进一步重视，2019年针对婴幼儿营养包的政策升级，将其扩展至823个贫困县，营养包的受益人群进一步扩大。多项研究表明，婴幼儿营养包可以降低婴幼儿贫血发生率，减少儿童低体重及发育迟缓的发生，并有改善儿童肠道微生态的作用。

第七章

热点问题综述

本章对母乳喂养和母乳营养成分、营养补充剂、生命早期肠道菌群的定植和演变、辅食添加、妊娠期能量摄入量和妊娠期糖尿病这些热点问题进行讲述。依据营养学基本原则，讲述上述问题相关的基本概念和理念，阐述问题的本质，介绍基本的技能和原则。

在母乳喂养和母乳营养成分部分，讲述母乳是婴儿最理想的食物这一基本观点；在营养补充剂部分，介绍了补充剂的种类、作用及相关法规；在辅食添加部分，介绍辅食的重要性及制作原则。

在生命早期肠道菌群的定植和演变部分，主要阐明人类肠道菌群与婴儿的发育和免疫系统的形成密切相关，从妊娠期开始到出生后2年是肠道菌群发育定植的窗口期。孕妇的身体状况、分娩方式及出生后的饮食结构都会影响肠道菌群的发育与定植。

在妊娠期能量摄入量和妊娠期糖尿病部分，主要介绍妊娠期能量需要量增加及其相关疾病的发生，阐明妊娠期也需要能量平衡。

第一节　母乳喂养和母乳营养成分

一、母乳喂养

母乳喂养指采用母乳进行婴儿喂养，是繁育基本生理功能之一，也是哺育后代最理想的喂养模式。婴儿喂养分为纯母乳喂养（exclusive breast feeding）、主要母乳喂养（predominant breast feeding）、混合喂养（complementary breast feeding）、奶瓶喂养（bottle feeding）。纯母乳喂养被定义为在婴儿生命最初6个月内不给喂除母乳以外的任何食物，甚至是水，但可以摄入口服补液盐、液滴和糖浆。主要母乳喂养指主要能量营养来源为母乳，也摄入其他液体，如水、果汁等。根据不同生理阶段，母乳可分为初乳（colostrum）、过渡乳（transitional milk）和成熟乳（mature milk）。初乳为分娩后7天内分泌的乳汁，过渡乳为7～14天分泌的乳汁，之后称为成熟乳。随着婴儿月龄增长，母乳成分会随之改变，适应婴儿不同阶段生长的营养需要，故母乳是婴儿最理想的食物。母乳喂养不仅能够满足婴儿6月龄内正常生长发育的需要，还能够预防感染和过敏等疾病、降低远期慢性病的发生风险。哺乳对母亲也有近远期健康效益，同时有助于增进母子感情，促进母婴身心健康和情绪稳定。

母乳喂养可满足婴儿生长发育需要。0～6月龄是"生命早期1000天"机遇窗口的第二阶段，是婴儿第一个生长高峰期。为了满足体格快速增长、神经系统发育和免疫系统发育成熟的营养需求，婴儿出生后需要摄入充足能量和各类营养素，但婴儿胃容量小、消化和排泄器官未发育成熟，消化、吸收、代谢食物及排泄功能较差。母乳分泌量及成分既能满足6月龄内婴儿全部液体、能量和营养素需要，又具有易消化吸收的特点，促进各系统器官发育。

母乳喂养可降低感染和过敏的发生风险。母乳喂养与奶瓶喂养相比，可以减少由感染性疾病引起的婴儿死亡率。初乳有丰富的营养素及免疫活性成分，可以促进婴儿肠道功能发育，并为其提供免疫保护。出生后6个月内纯母乳喂养，可有效防止婴儿腹泻、肺炎及败血症的发生，降低死亡风险，7～24月龄继续母乳喂养可显著减少腹泻、中耳炎、肺炎等感染性疾病的发病率。纯母乳喂养有利于预防过敏，降低黄疸、婴儿湿疹、支气管哮喘风险。

母乳喂养可降低成年后患慢性病的风险。早期营养不良会增加成年后肥胖、高血压、冠心病和糖尿病等慢性病风险，母乳喂养有助于预防营养不良的发生，降低儿童肥胖风险，喂养持续时间越长，子代发生肥胖的风险越低。此外，母乳喂养还有利于婴儿智力、心理行为及感情的发展。

母乳喂养持续时间越长，越有利于母亲近远期的健康，其有助于拉开生育间隔（对6个月以下婴儿进行纯母乳喂养可产生激素效应，通常会导致哺乳期闭经）。这是一种自然控制生育的方法，称为哺乳闭经避孕法。母乳喂养还可减少母亲远期患生殖系统癌症（乳腺癌、卵巢癌）、心脑血管疾病、糖尿病等慢性病的风险。

二、母乳营养成分

人乳营养成分全面、生物效价高，但母乳中维生素D、维生素K含量略显不足。

1. 蛋白质 母乳中蛋白质含量相对稳定，其成分不易受乳母营养状况和膳食蛋白质含量的影响。初乳蛋白含量高达14～16g/L，乳清蛋白占80%，且以α-乳清蛋白为主，随着产后时间延长，蛋白质含量逐渐下降，产后3～4个月下降至8～10g/L，产后6个月为7～8g/L，乳清蛋白占比下降至50%。乳清蛋白利用率较高，容易被婴儿消化吸收。初乳中乳铁蛋白高达1741mg/L，可促进铁的吸收。母乳中含有多种免疫细胞，具有多种生物活性功能。早期母乳中含有大量的吞噬细胞，可分化为树突状细胞，促进婴儿T细胞功能的成熟，对婴儿早期免疫系统的形成和后期婴儿生长发育具有重要作用。初乳中还含有丰富的IgA、IgM、补体和溶菌酶，IgA在胎儿出生后需4～6个月才能自身合成，而在此之前须完全从母乳中获取。

2. 脂类 占母乳总能量的40%～55%，且利用率很高，富含长链多不饱和脂肪酸。母乳中脂类含量易受母亲膳食因素影响，当母亲脂肪摄入较低或能量不足时，母体会动用身体脂肪合成母乳中的脂肪，此时母乳中的脂肪以十六碳以下饱和脂肪酸为主。北方哺乳期妇女膳食中畜、禽类食物居多，母乳中饱和脂肪酸含量高；南方哺乳期妇女膳食中鱼类等海产品较多，母乳中不饱和脂肪酸含量较高，母乳中反式脂肪酸含量与膳食摄入反式脂肪酸含量呈正相关。母亲常吃富含n-3多不饱和脂肪酸的食物，其所分泌的母乳中二十二碳六烯酸（DHA，22：6n-3）、二十碳五烯酸（EPA，20：5n-3）含量较高，可增强婴儿视力，促进婴儿脑发育。母乳中亚油酸含量约为540mg/100kcal，胆固醇含量约为22mg/100kcal，是牛乳的20倍。母乳中还富含牛磺酸，是婴儿脑及视网膜发育的必需物质。

3. 碳水化合物　母乳中的碳水化合物主要为乳糖，约为70g/L，供能比例约为40%，以β-双糖含量最为丰富，有利于双歧杆菌、乳酸杆菌生长，产生B族维生素。乳糖有助于钙、磷、镁的吸收，对婴儿的骨骼发育和智力发育有重要作用。母乳中乳糖组成占比相对稳定，不易受母亲膳食影响。

4. 维生素　水溶性维生素易受母亲膳食影响。B族维生素（维生素B）对婴儿神经系统功能的发育具有重要作用，硫胺素（维生素B_1）在初乳中的浓度约为10μg/L，在成熟乳中的浓度为初乳的7～10倍，维生素B_1缺乏的母亲易患维生素B_1缺乏症，所哺育的婴儿出生后3～4周易患婴儿维生素B_1缺乏症；营养状态良好的母亲母乳中核黄素（维生素B_2）浓度约为10μg/L。研究显示，维生素B_2缺乏的母亲哺育的婴儿易表现为红细胞谷胱甘肽还原酶活性增高；母乳中维生素B_6浓度约为母亲血清水平的10倍，缺乏会对婴儿神经系统产生影响；母乳中叶酸和维生素B_{12}浓度也与哺乳期妇女的膳食摄入水平密切相关，这两种维生素主要与白蛋白结合在一起，影响母乳蛋白质含量的因素也会影响母乳中这两种维生素的水平。合理膳食的母亲维生素C摄入量平均每天为100mg，所分泌的母乳中维生素C浓度为50～60mg/L。脂溶性维生素不易受母亲膳食影响。母乳中的维生素A主要为视黄醇，初乳呈暗黄色，其中含有类胡萝卜素较多，如α胡萝卜素、β胡萝卜素、叶黄素、玉米黄素等，是成熟乳中浓度的10倍；母乳中虽然营养物质全面且比例适宜，但维生素D含量较低，成熟乳中维生素D浓度约为2μg/L，初乳中浓度为成熟乳的2倍，维生素D含量易受季节、纬度和环境条件等影响，我国婴儿维生素D不足率高达30%。为了预防纯母乳喂养儿出现维生素D缺乏及其所带来的危害，国内外要求纯母乳喂养儿每天补充维生素D 400IU；母乳中的维生素E主要为α-生育酚，初乳维生素E浓度约为8mg/L，约为成熟乳的4倍，母乳中维生素E易受母亲膳食影响，增加不饱和脂肪酸的摄入，如葵花籽油可使母乳中维生素E增加；母乳中维生素K含量较低，在婴儿正常肠道菌群建立前，即使母亲膳食维生素K摄入充足，母乳中维生素K含量仍不能完全满足新生儿的营养需要，早产儿和低出生体重儿更容易发生维生素K缺乏和新生儿出血性疾病。

5. 矿物质　钙是婴儿骨骼生长发育的重要组成部分，成熟乳中钙浓度为280mg/L，其大部分与酪蛋白结合，6月龄内纯母乳喂养能满足婴儿钙的需求，无须额外补钙，母乳中钙磷比为2：1，在乳糖作用下，更容易吸收；母乳中的铁相对稳定，乳铁转运蛋白可促进铁的吸收；随着泌乳时间延长，母乳中锌的水平逐渐下降，初乳中锌的浓度为3～4mg/L，1个月后迅速下降，3个月和6个月时母乳中锌的浓度分别为1～1.5mg/L、0.5mg/L；母乳中硒浓度是血液浓度的7倍，谷胱甘肽过氧化酶中含有硒，母乳中谷胱甘肽过氧化酶活性和母亲血液中该酶的浓度呈正相关，也与血液中亚油酸和硒含量呈正相关，各地区母乳中硒浓度差别很大，与土壤和水的硒浓度不同有关；母乳中的碘与母亲膳食含碘量呈正相关，乳腺可以聚集碘，母乳中的碘含量因地区不同而差异明显，缺碘地区碘摄入不足的母亲母乳碘浓度仅为20μg/L，碘摄入充足的母亲母乳中碘浓度可高达500μg/L。

<h1 style="text-align:center">第二节　营养补充剂</h1>

妊娠期女性对多种营养素的需求明显高于非妊娠期女性。在妊娠期间，女性容易出现营养不均衡、宏量营养素过剩或部分微量营养素缺乏等不良营养状况，这些不良营养状况不仅会对女性自身的健康产生影响，也会对胎儿在宫内、出生甚至成年后的生长发育产生深远的影响。为了避免出现这些不良状况，各种妊娠期营养状况的改善措施应运而生，其中，营养补充剂的应用便是重要的一环。

一、营养补充剂的概念及相关法规

营养补充剂是一种可通过饮食的手段进行补充，含有一种或多种人体所需的氨基酸、矿物质、维生素等膳食成分，以提高机体健康水平或降低疾病风险的产品，一般不能用于替代普通食物或膳食。广义上讲，市面上主要包括三类营养补充剂，分别是普通食品营养补充剂、保健食品营养补充剂和非处方药（over the counter，OTC）类营养补充剂。第一类营养补充剂常作为普通食品销售，在产品的标签中标明的营养素通常为常用营养素标签，并无细分的微量营养素含量；第二类营养补充剂为特定人群的保健性营养素补充，生产时需要符合《保健食品注册与备案管理办法》《营养素补充剂申报与审评规定（试行）》等法规；第三类营养补充剂为特定人群的药品类营养素补充，生产时需要符合《药品注册管理办法》《处方药与非处方药分类管理办法（试行）》等法规。本书中提到的孕产妇常用的营养补充剂如无特别说明，均归属第二类营养补充剂，即保健性营养补充剂。

目前，市面上的营养补充剂多为微量营养素补充剂，可以分为单一营养素补充剂及复合营养素补充剂。对于孕产妇来说，常见的需要补充的营养素包括维生素A、叶酸、维生素C、维生素D、维生素E、钙、铁、碘、锌、DHA等，单一营养素补充剂即为这些营养素对应的补充制剂，而复合营养素补充剂则往往是其中一种或几种的组合。在妊娠的不同时期及哺乳期，胎儿的生长发育速度及重点发育器官有所不同，因此胎儿对各类营养素的需求在不同的时期也不相同。女性在妊娠的特定时期缺乏某一类营养素可能会对母亲或胎儿的健康造成严重的影响。例如，女性在妊娠早期缺乏叶酸会导致胎儿发生神经管缺陷（neural tube defect，NTD）等出生缺陷的概率增加，孕妇缺乏铁可能会增加自身及后代贫血发生的可能等。在无法通过日常膳食获取足量营养素以满足机体需要的情况下，可以使用营养补充剂。

二、营养补充剂的成分

妊娠期及哺乳期女性由于自身的生理状态及胎儿生长发育的需要，会成为某些特定微量元素缺乏的易感人群。微量元素在人体内虽然量少，却往往承担着极为重要的生理功能。在无法从食物中获取足量微量元素时，营养补充剂可作为一种方便的营养补充手段，下文对几种常见营养补充剂的营养成分进行简要介绍。

1. 维生素类营养补充剂 常见单一维生素补充剂和多种维生素复合制剂，单一维生素补充剂如叶酸、维生素E、维生素C在市场上均比较常见，复合维生素制剂除了多种维生素复合，也多见维生素和矿物质联合补充制剂。

（1）叶酸：是一种水溶性B族维生素，广泛存在于蔬菜和水果中，在人肠道内被还原为四氢叶酸（tetrahydrofolate，THF），后转运到细胞中发挥生物学功能，主要在多种生物反应过程中作为辅酶参与一碳单位的转移。叶酸缺乏可引起DNA合成和修复过程的点突变，或者造成DNA链、染色体断裂，微核形成异常等情况，影响胚胎细胞的增殖与分化，导致NTD的发生或增加流产的风险。一项中美合作的大规模人群干预实验研究表明，女性在围妊娠期补充叶酸可以大大降低后代神经管畸形的发生率。目前，各个国家对叶酸增补量的建议有所区别，美国预防服务工作组建议备孕妇女每天应补充400～800μg叶酸，所有育龄妇女每天补充400μg叶酸；而中国营养学会在《中国居民膳食指南（2016）》中建议，从妊娠前3个月开始，每天补充400μg叶酸，并持续整个妊娠期。在中国，免费为育龄妇女发放叶酸已经成为一项基本的公共卫生服务项目。

（2）维生素A：属于脂溶性维生素，可通过简单扩散的方式经胎盘进入胎儿体内。妊娠期女性对维生素A的需要量升高，胚胎的细胞分化、胎儿骨骼和器官的生长成熟均需要维生素A，缺乏可增加胎儿早产、死产及产后感染的可能，严重缺乏时也可能会导致夜盲症。WHO推荐孕妇维生素A的摄入量为800μg RAE/d，中国营养学会推荐的妊娠早期摄入量为700μg RAE/d，妊娠晚期为770μg RAE/d。需要注意的是，维生素A的过量摄入对胎儿具有致畸性，在补充的时候需要格外注意。

（3）维生素D：与维生素A同属脂溶性维生素，在人体内与甲状旁腺激素和降钙素共同调节钙磷代谢以维持骨骼的稳定，除此之外，还参与免疫功能及炎症反应等多种生理功能的调节。维生素D缺乏可增加女性患妊娠期高血压及骨质疏松的风险，同时也会增加胎儿早产及出生后患骨骼性疾病的风险。维生素D的主要食物来源是动物性食物，如深海鱼油、奶类、蛋黄等。WHO推荐孕妇每天维生素D的适宜摄入量为200IU，中国营养学会推荐的孕妇每天维生素D适宜摄入量为400IU。在实际补充时，维生素D常常与钙联合补充。

（4）B族维生素：属水溶性维生素，人体不能储备，需要每天补充。B族维生素主要参与碳水化合物的代谢，并能增加食欲，维持正常的神经活动，对胎儿神经系统及心血管系统的发育也具有良好的作用。在妊娠早期，孕妇注意补充B族维生素可以在一定程度上减轻早孕反应。

一般建议根据个体营养情况，有针对性地补充，或遵医嘱进行预防性补充（如叶酸）。

2. 矿物质

（1）铁：是血红蛋白、肌红蛋白、细胞色素及许多酶的重要组成成分，对维持正常的呼吸、造血及免疫功能具有十分重要的作用。孕妇体内缺铁可能会造成自身贫血，也可能会导致胎儿缺氧、早产及死亡率升高。在缺铁的情况下，孕妇血清中的铁优先经胎盘进入胎儿体内，保障胎儿的铁营养状况，因此母亲缺铁不仅会导致胎儿生长发育受到影响，也会加重自身铁的缺乏。WHO将缺铁性贫血归为最常见的营养缺乏症之一，全球有近30%的孕妇贫血，中国的孕妇贫血患病率随着生活水平的改善有所降低，但在部分地区仍然处于较高水平。中国营养学会推荐孕妇每天从膳食中摄入铁28mg，在膳食难以满足的情况下，膳食补充剂如硫酸亚铁、葡萄糖酸亚铁是较为合适的选择。

（2）碘：是合成甲状腺激素的主要原料，参与调节能量代谢、蛋白质的合成等重要生理过程，对胎儿神经系统的发育至关重要。妊娠期间，孕妇对碘的需求量增加，尤其是在胎儿的脑神经发育期，在此期间，碘缺乏不仅会导致患克汀病的风险增加，也易导致流产，增加后代智力减退、生长迟缓发生的可能。WHO推荐孕妇和哺乳期妇女补充碘剂150μg/d，中国营养学会推荐妊娠期碘的参考摄入量为230μg/d，并建议孕妇食用碘盐，每周摄入1～2次富含碘的海产食品如海带、紫菜、裙带菜、贝类、海鱼等。有研究表明，过量摄入碘也可能会导致后代患甲状腺疾病的风险增加。因此，补充碘要因地制宜，在碘缺乏的地区可酌情增加碘的摄入量，在碘未见缺乏的地区要注意适量补充。

（3）锌：分布于人体所有组织、器官中，是体内多种酶的活性成分，参与细胞分化、核酸代谢等，对生长发育、免疫功能、生殖功能均有重要的意义。妊娠期锌缺乏可能会引起流产、先天畸形、胎儿中枢神经系统发育异常等。实际上，严重的锌缺乏较为少见，但轻度的锌缺乏在孕妇中较为普遍。WHO推荐孕妇每天饮食中锌的摄入量为15mg/d。

（4）钙：是人体骨骼与牙齿的重要组成部分，可参与调节人体呼吸、代谢、免疫等重要的生理功能。妊娠期间缺钙导致孕妇及胎儿体内钙缺失，可引起孕妇手足抽搐，严重的可出现骨质疏松、产后母乳不足等，也可引起胎儿骨骼发育受损，严重的甚至会出现先天性佝偻病。中国营养学会推荐妊娠早期钙摄入800mg/d，妊娠中期钙摄入1000mg/d，妊娠晚期钙摄入1200mg/d，但国内孕妇钙摄入水平远远未达到标准。在仅通过膳食无法满足机体需求的情况下，摄入营养补充剂有助于提高体内钙的水平。

妊娠期对矿物质的需求量增加，可以根据个体实际营养状况进行有针对性的补充，但应避免过量。

3. 不饱和脂肪酸　鱼油是一种从多脂鱼类中提取的油脂，富含二十五碳五烯酸（EPA）和二十二碳六烯酸（DHA）等多种n-3多不饱和脂肪酸（n-3PUFA）。鱼油中的DHA是胎儿中枢神经系统发育的重要营养物质，且对智力与视力发育也有极为重要的促进作用。补充DHA的孕妇后代的视觉、语言、智力发展明显优于未补充DHA的孕妇后代。除此之外，n-3PUFA还具有抗炎及调节糖脂代谢等生理功能。在《中国居民膳食指南（2016）》中，中国营养学会建议每周最好食用2～3次深海鱼类，如三文鱼、鲱鱼等。

第三节　生命早期肠道菌群的定植和演变

近年来，肠道菌群逐渐成为生命科学领域的研究热点。肠道微生物稳态对宿主健康起着不可忽视的作用。研究表明，妊娠期健康状态、分娩方式、喂养方式等是影响生命早期肠道菌群定植和演变的重要因素。生命早期肠道菌群的定植和演变对于后续生命健康有着重要的意义，生命早期肠道菌群与儿童肠道疾病、过敏性疾病等的发生发展有着密切的联系。探索生命早期肠道菌群与健康的关系可为诊断及治疗相关疾病提供新的思路。

一、肠道菌群的定义及其与健康的关系

人体肠道内微生物数量高达$10^{13}\sim10^{14}$个，有1000多种，这些种类繁多的细菌共同构成人体的肠道菌群。肠道菌群基因组所包含的基因多达数百万，被认为是人体的"第二基因库"。肠道菌群在维持人体肠黏膜屏障功能、参与能量代谢和保持免疫功能稳态等过程中发挥重要作用。①肠道菌群是构成肠道屏障的一部分，起着重要的占位保护作用，可与外部入侵的致病菌竞争所必需的营养物质，减少致病菌的定植。肠道菌群在代谢过程中产生短链脂肪酸，可降低肠道pH，促进益生菌生长，抑制特定病原菌定植，还可帮助维持肠黏膜屏障完整性、稳定肠道微环境。②肠道微生物具备宿主所缺少的酶和生化代谢途径，能够帮助分解不易消化的多糖、寡糖及糖蛋白等，还能合成多种维生素，完善宿主代谢通路。③肠道菌群对肠黏膜免疫系统的发育和激活有着重要作用，有利于宿主建立完备的免疫系统及维持全身免疫系统功能。当肠道菌群失调时，可影响机体健康状态。研究发现，肠道菌群紊乱与肥胖、精神疾病、肠道疾病、糖尿病、心脑血管疾病和自身免疫性疾病的发生发展具有一定的相关性。

二、生命早期肠道菌群的构成及演变

关于胎儿肠道内是否存在肠道菌这一问题，当前观点尚不完全统一。传统观点认为胎儿肠道内是无菌的，人体内的肠道菌群是从分娩开始建立的，然后肠道菌群经历了从单一到复杂、从容易变化到动态平衡的过程。但一些研究发现，胎儿的脐带血、羊水、胎盘中也可检测到细菌，因此有些学者认为胎儿期就存在菌群从母体到胎儿的传递过程。

经阴道分娩的新生儿肠道菌群与母亲会阴区的菌群接近，主要由链球菌、杆菌、真菌、葡萄球菌等构成。出生后主要以厚壁菌门丰度增长为主，3～6月龄时以变形菌门及放线菌门丰度增加为主，12～24月龄时则以拟杆菌门丰度增加为主，到3岁左右接近成人菌群构成并维持动态平衡。

三、肠道菌群的影响因素

肠道菌群受到多种因素的影响，如膳食、年龄、抗生素使用、益生菌、环境卫生条件、健康状态等。而生命早期肠道菌群的建立受到产前母亲状态、分娩方式、喂养方式等因素的影响。

1.产前母亲状态 母亲妊娠期身体状况的变化会影响后代的肠道菌群，如妊娠期饮食模式、孕妇生理和心理健康状态、妊娠期抗生素使用等因素。

（1）妊娠期饮食模式可影响孕产妇健康状态及后代肠道微生态。研究发现，与低脂饮食的孕妇相比，高脂饮食孕妇的婴儿肠道内拟杆菌水平较低，且这种差异可持续至6周龄。Gibson等研究显示，妊娠期n-3和n-6多不饱和脂肪酸饮食均会降低子代肠道中的肠杆菌和双歧杆菌丰度。

（2）孕妇生理和心理健康状态也会影响子代肠道菌群。研究发现，妊娠期糖尿病和肥胖均会影响子代肠道菌群。孕妇的抑郁、焦虑、紧张等心理变化也会影响子代肠道微生态，主要表现为乳酸杆菌的丰度下降。

（3）妊娠期使用抗生素会影响后代肠道菌群的多样性，而未接受抗生素治疗的母亲其后代的肠道菌群则较丰富且分布均衡。

2. 分娩方式　大量研究表明不同的分娩方式会影响母婴菌群的传递。顺产时，胎儿的娩出过程可帮助胎儿获得母体阴道内的菌群，其主要为厌氧菌，而剖宫产的婴儿未经历该过程，其肠道菌群主要来源为母体皮肤微生物，肠道菌群的多样性低于顺产婴儿。日本的一项研究显示，剖宫产婴儿胎便菌群中乳酸杆菌属相对丰度显著低于顺产婴儿，在顺产婴儿胎便中可检测到7个乳酸杆菌属亚群，而剖宫产婴儿胎便中只有2个。若在剖宫产婴儿身上涂抹产妇阴道分泌液，可改变剖宫产新生儿的肠道菌群，与未接受阴道分泌液涂抹的剖宫产婴儿相比，接受阴道分泌液涂抹的剖宫产婴儿菌群与顺产婴儿更相似。

3. 喂养方式　母乳喂养可以帮助婴儿塑造肠道菌群，参与婴儿肠道菌群的建立和演变过程，健康的母乳是婴儿肠道菌群中双歧杆菌和乳酸菌的重要来源。母乳中含有双歧杆菌、乳杆菌、葡萄球菌、链球菌等微生物，这些微生物可通过哺乳进入婴儿体内并定植，母乳喂养的婴儿体内双歧杆菌、乳杆菌占优势地位。配方奶喂养的婴幼儿肠道内双歧杆菌数量明显降低，以拟杆菌、肠球菌、肠杆菌、梭菌等菌群为主。此外，母乳中含有上百种不同结构的人乳低聚糖（human milk oligosaccharide，HMO），是人乳中有利于婴幼儿生长发育的必不可少的组分。这些低聚糖可以被肠道中的微生物利用，促进益生菌生长繁殖，并可以抑制致病菌生长，对维持机体代谢和婴儿肠道菌群稳态有着重要的作用。

除了上述因素外，抗生素的使用、微生态制剂的使用、生活环境、地理环境、气候因素等均会对生命早期肠道菌群的构成产生影响。

四、生命早期肠道菌群与婴幼儿疾病的关系

肠道菌群既可调节宿主各项生理功能，又能影响疾病的发生和发展过程。生命早期是肠道菌群定植和演变的初级阶段，肠道菌群的改变或异常可能会引发多种疾病。

1. 肠道菌群与婴幼儿肠道疾病　坏死性小肠结肠炎（necrotizing enterocolitis，NEC）是新生儿期严重威胁生命的肠道炎症性疾病。NEC的发病原因目前尚不完全清楚，研究表明早产、缺氧、人工喂养、败血症、肠道缺血、肠道致病菌感染等因素可引起NEC。此外，近年来研究表明，肠道菌群失调在引发NEC的过程中也扮演了重要角色。Stewart等对318名32周龄内的NEC早产儿进行研究发现，在双歧杆菌占相对优势的情况下婴儿不易患NEC。NEC患儿与非NEC患儿相比，菌群构成显著不同，NEC患儿菌群多样性降低，且变形菌属增多，严格厌氧的细菌减少，而非NEC婴儿肠道菌群组成则相对稳定。

2. 肠道菌群与儿童哮喘　儿童支气管哮喘发病率逐年增高，严重影响儿童身心健康。研究证明生命早期异常的肠道微生态与哮喘发病密切相关。Abrahamsson等发现，儿童7岁时发生哮喘与其1周龄和1月龄时肠道菌群多样性降低密切相关。Arrieta等对319名儿

童的长期观察发现，哮喘患儿在刚出生的3个月中，毛螺菌属、韦荣球菌属、罗氏菌属及粪杆菌属明显少于正常婴儿。影响生命早期肠道菌群定植和演变的因素会影响儿童哮喘的发病情况，如剖宫产和非母乳喂养可使儿童患哮喘的风险增加。

3. 肠道菌群与婴幼儿食物过敏 生命早期微生物定植有利于免疫系统的成熟、降低过敏性疾病发生的风险。研究发现，对食物过敏者存在肠道屏障损害和肠道菌群失调的现象。Bunyavanich等对226名牛奶过敏儿童进行研究发现，3～6月龄婴幼儿的肠道菌群组成和8岁之前的牛奶过敏相关，低于6月龄且牛奶过敏症状缓解的婴幼儿肠道中梭菌、厚壁菌富集，该研究提示生命早期肠道菌群紊乱可能会诱发儿童阶段的食物过敏。肠道菌群代谢产物短链脂肪酸可影响淋巴细胞的增殖分化及肠道屏障功能，进而导致食物过敏的发生。

除上述疾病外，诸多研究表明更多后续生命阶段的疾病（包括肥胖、湿疹、自闭症等）可能与生命早期肠道菌群稳态相关。

肠道菌群对维持人体健康有重要作用。生命早期肠道菌群的定植和演变受到产前母亲状态、分娩方式、喂养方式等诸多因素的影响。生命早期肠道菌群紊乱与肠炎、哮喘及过敏等多种婴幼儿疾病的发生发展密切相关。从肠道菌群的角度探索这些疾病的发病机制，将为早期诊断婴幼儿疾病提供新的思路，并为日后的预防及治疗提供有效的参考依据。

第四节　辅食添加

辅食是婴幼儿在满6月龄后，继续母乳喂养的同时，为了满足营养需要而添加的其他各种性状的食物，包括家庭配制的和加工生产的食物，但不包括钙、维生素D等制剂及其他治疗药物。

通常6月龄婴儿的体重大约是出生体重的2倍，纯母乳喂养已经不能满足其对营养素的需求。另外，从生理上来说，婴儿的胃肠道也得到了很好的发育，开始能够消化吸收淀粉、蛋白质及脂肪。6～9月龄的婴儿已经不再把放进嘴巴里的食物吐出来，而是接受母乳以外的其他食物了，所以此时引入辅食，一方面可满足婴儿生长发育对营养素的需求，另一方面可满足婴儿探索生长环境、熟悉和接受食物的好奇心。

一、辅食添加的重要性

加拿大Delisle教授团队的研究证实，出生体重及婴儿期体重较低的孩子，如果在生命后期受到不良饮食或生活方式的影响，其发生慢性病的风险与体重正常的孩子相比明显增加；出生后的最初两年可能是他们恢复正常身高和体重的最佳机会，之后，就很难逆转生命早期的发育迟缓。婴儿时期的营养需求、喂养频率、能量密度和喂养方式与适当生长发育之间存在密切关系，为婴儿照顾者提供辅食添加咨询服务等有助于提高婴儿辅食质量和数量的合理性，进而促进婴儿当前及今后的发育和发展。

辅食添加合理可预防多种疾病和营养缺乏病的发生，并促进婴儿发育。婴幼儿期辅食添加合理有助于弥补宫内发育缺陷，促进正常发育进程并养成良好的饮食习惯。对于成年后的贫血、肥胖等状况具有重要的改善作用。同时，科学添加辅食有助于幼儿肠道菌群定植、增强自身免疫力和预防多种疾病的发生。

辅食添加不当不仅会增加儿童疾病的发生，甚至对成年期疾病的发生也有影响。例如，辅食添加较晚可导致小儿营养不良、胃肠蠕动减弱、胃排空时间延长、食欲减退；辅食结构不合理可能导致某些营养素摄入量不足，如缺锌可引起小儿厌食，进而出现广泛的营养不良而影响小儿的正常发育。

二、辅食添加的种类

为满足婴儿的生长发育需求，辅食的添加种类应随着婴儿的生长不断调整。逐渐增加辅食种类，最终实现食物的合理搭配和种类多样化。具体添加可按照以下方式进行。

（1）6～8月龄婴儿：首先补充含铁丰富、易消化且不易引起过敏的食物，如稠粥、蔬菜泥、水果泥、蛋黄、肉泥、肝泥等，逐渐达到每天能均衡摄入蛋类、肉类和蔬果类。

（2）9～12月龄婴儿：在8月龄基础上引入禽肉（鸡肉、鸭肉等）、畜肉（猪肉、牛肉、羊肉等）、鱼、动物肝脏和动物血等，逐渐达到每天能均衡摄入蛋类、肉类和蔬果类。

（3）1～2岁儿童：食物种类基本同成人。逐渐增加辅食种类，最终达到每天摄入7类常见食物（谷物、根茎类和薯类、肉类、奶类、蛋类、维生素A丰富的蔬果、豆类及其制品或坚果类）中的4类及以上。

三、辅食添加的原则

添加辅食是保证婴儿健康发育的重要过程，是母乳的重要补充和转换，开始添加辅食的时间是分娩后4～6个月，即婴儿最迟在6月龄开始添加辅食，辅食添加要遵循以下原则。

（一）持续母乳喂养

6月龄及以上的婴儿虽然可以进食其他食物，但并不意味着此时可以断乳。辅食仅是母乳的补充，是在母乳喂养的基础上添加的其他食物。此时可以添加的辅食种类和数量皆有限，母乳仍然是婴儿发育所需能量及各种营养素的主要来源。

一般来说，母乳可为6～12月龄婴儿提供1/2、为12～24月龄幼儿提供1/3的能量和营养素，而且母乳中的营养素质量远远高于辅食中的营养素，尤其是在婴儿或幼儿患病的情况下，母乳喂养可以降低一些急、慢性病的风险，同时降低严重营养不良情况下的死亡率，因此母乳喂养要有一定的延续性。

（二）保持按需喂养，开始实践顺应喂养

在婴儿膳食中引入辅食后，仍然需要保持之前的按需喂养，只是哺乳的频率可以降低。6～24月龄婴幼儿需要直接喂养，对于1岁以上幼儿，可以鼓励其自己进食，采用顺应喂养方式。

（三）辅食的添加量

辅食添加量由少到多，添加种类由一种到多种。6月龄以下婴儿，纯母乳即可满足其能量及营养素的需求，6月龄后，母乳和辅食提供的能量如图7-4-1所示。

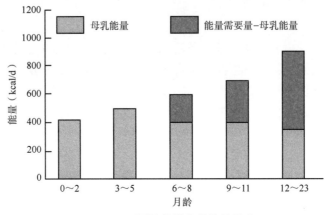

图 7-4-1　不同月龄婴儿的能量需求

引自世界卫生组织发布的"Infant and young child feeding: Model chapter for textbooks for medical students and allied health professionals（2009）"

婴儿的生长发育速度较快，因此对能量的需求增长也比较快，成熟乳的产量一般不再增加，因此辅食的添加量需要不断增加，以满足婴儿的生长发育需求。

（四）辅食的选择

一般来说，营养素种类丰富、含量较高的食物是辅食的首选。富含铁的天然食物或强化谷物是首选，其次是蔬菜（块根、瓜）、水果，然后是肉、鱼（7～8月龄）、鸡蛋（9～10月龄）、蔬菜叶茎。辅食制作过程中应尽量减少糖和盐的使用。

1. 鱼肉及其他动物性食物（红肉、鸡肉、蛋、肝脏）　能够提供充足的蛋白质、铁和锌元素。动物肝脏含有丰富的维生素A和叶酸，蛋黄含有丰富的维生素A、卵磷脂和蛋白质。

2. 奶和奶制品（奶酪、酸奶等）　能够提供丰富的钙、蛋白质、能量和B族维生素。

3. 大豆及其他鲜豆类　如黄豆、豌豆、花生等可提供植物蛋白及铁。同时鲜豆类还提供维生素C，可帮助铁的吸收。

4. 橙色、红色及深绿色蔬菜　如橙子、芒果、胡萝卜等，含有的胡萝卜素是维生素A的来源，同时含有丰富的维生素C。

5. **油脂**　能量高，可制作能量密度高的食物。同时，植物油（如大豆油、胡麻油等）可提供婴儿生长发育所必需的脂肪酸，动物来源的脂肪可提供婴儿发育所需的胆固醇等。脂肪提供的能量占婴儿能量需要量的30%～45%，远高于成人。

6. **预防食物过敏**　尽量避免可以导致婴儿过敏的食物，在辅食添加过程中，家长应细心观察，及时发现可导致婴儿过敏的食物，根据症状和婴儿的健康状况，在以后的膳食中及时调整，观察和寻找脱敏措施。在引入一种新的食物后，待适应数日（一般为1周）后再增加新的品种，使婴儿有一个适应的过程，可在一定程度上预防过敏的发生。

（五）辅食的烹调

1. **味道不宜过重**　婴儿辅食宜少加盐，不适宜添加调味料（如味精、鸡精）和香料（如茴香、花椒等），幼儿食物烹调宜采用蒸、煮等方式，尽可能保持食物的原汁原味。

2. **以软、烂的流食和半固体食物为主**　婴儿的牙齿没有完全萌出，咀嚼能力较差，不能将食物充分磨碎，所以将食物做成泥糊状是比较理想的，如蔬菜应切碎煮烂，瘦肉宜制成肉糜或肉末，易于幼儿咀嚼、吞咽和消化。坚果及种子类食物，如花生、黄豆等应磨碎制成泥糊状，以免呛入气管。

3. **注意干净卫生**　食材要新鲜，新鲜的食材是保证婴儿食物安全的重要条件；另外，制作用具和餐具要卫生，要彻底清洗；最后要注意家庭成员之间的交叉感染，要避免患者（如乙肝患者、结核患者、腹泻患者等）为婴儿制作食物。

（六）进食方式

1. **回应式喂养**　即直接给婴儿喂食和帮助年龄较大的儿童进食；要耐心地慢慢喂食，鼓励而不是强迫其进食。

2. **顺应式喂养**　随着婴幼儿生长发育，喂养者应根据其营养需求的变化，提供多样化且与其发育水平相适应的食物，保证婴幼儿健康发育。喂养过程中，应及时感知婴幼儿发出的饥饿和饱足反应，并做出恰当的回应，应耐心鼓励和协助婴幼儿进食，培养其建立合理的进食行为，帮助其学会自主进食，遵守必要的进餐礼仪，逐步形成健康的进餐习惯。

（七）培养良好的饮食习惯

"婴儿主导的断乳"即从开始添加辅食时就让婴幼儿自己决定辅食种类、数量、进食速度，这一观点越来越被父母们所接受。需注意食物制作和储存要达到卫生要求，进食频率要适当，父母不要强迫喂食，鼓励回应式喂养。此外，需要注意要让孩子养成在餐桌或指定区域进食的习惯，限制正餐的进食时间在15～20分钟。

婴幼儿每天进食4～5餐比较适宜，除三餐外，可增加1～2次点心，进餐应该有规律。早餐宜提供日能量和营养素推荐摄入量的25%，午餐提供35%，每天5%～10%的能量和营养素可以零食或点心的方式提供，晚餐后除水果或牛奶外，应逐渐养成不再进食的良好习惯，尤其睡前忌食甜食，以保证良好的睡眠，预防龋齿。

第五节　妊娠期能量摄入量和妊娠期糖尿病

妊娠期合理摄入能量对母婴健康均具有十分重要的意义，能量摄入不足会导致胎儿宫内发育迟缓、出生低体重等不良妊娠结局。能量摄入过多，不利于血糖控制，导致糖脂代谢失衡等一系列疾病发生。因此，合理控制妊娠期能量对于降低不良出生结局风险、提高母婴健康率至关重要。

一、妊娠期能量需求

1. 妊娠期能量代谢变化　普通成人的能量消耗主要用于基础代谢、身体活动和食物热效应三方面。妊娠期妇女处于特殊生理时期，此期妇女为满足身体及胎儿各方面的正常需求，能量代谢也发生相应转变。

基础代谢是维持人体基本生命活动所必需的能量消耗，是人体能量消耗的主要部分，占人体总能量消耗的60%~70%。人体的基础代谢受体型和机体构成、年龄、性别、内分泌及应激状态（如发热、睡眠、情绪）的影响。为了适应胎儿的快速生长，孕妇身体发生一系列相应变化，除体重增长、循环变化、血液容量增加外，孕妇的内分泌也发生一系列变化，进而导致孕妇在妊娠中后期基础代谢率升高15%~20%，能量代谢加快。

适宜的能量对孕妇机体、正在发育的胎儿及良好的生产结局都很重要。孕妇除了维持自身所需能量支出外，还要负担胎儿生长发育的需求。蛋白质是构成人体组织的基本物质，妊娠期妇女血容量增加、子宫及胎盘变化都需要大量的蛋白质等物质，且胎儿需要从母体获得充足的氨基酸来满足自身的生长发育，因此处于正氮平衡状态的孕妇，能量需要量大于能量消耗量。

孕妇的能量需要量增加主要分为两部分，一部分是体重增长导致的能量消耗增加，一部分是组织储存所需要的能量。组织储存所需要的能量除满足胎儿、胎盘生长发育部分外，为了接下来的分娩和哺乳，妇女在妊娠期的脂肪储存和蛋白质储存也会升高。能量储存的要求取决于孕妇本身的体型，具体增加量见表7-5-1。在整个妊娠期，母体平均增重12kg，其中胎儿3.3kg，蛋白质在体内的平均储存约597g，皮下脂肪储存平均约3.7kg（FAO/WHO/UNU，2004）。

表7-5-1　妊娠期适宜体重增长及增长速度

妊娠前BMI（kg/m²）	总增重范围（kg）	妊娠早期增重范围（kg）	妊娠中晚期增重均值及范围（kg/周）
＜18.5（低体重）	11.0~16.0	0.0~2.0	0.46（0.37~0.56）
18.5~24.0（正常体重）	8.0~14.0	0.0~2.0	0.37（0.26~0.48）
24.0~28.0（超重）	7.0~11.0	0.0~2.0	0.30（0.22~0.37）
≥28.0（肥胖）	5.0~9.0	0.0~2.0	0.22（0.15~0.30）

资料来源：《中国妇女妊娠期体重监测与评价》（T/CNSS 009—2021）。

2. 妊娠期能量需要量　能量需要量是指针对特定年龄、性别、体重、身高并具有良好健康状况的个体或人群，保持能量平衡的平均膳食能量摄入量。非妊娠人群通常是以能量摄入接近支出来维持长期的平衡，而对于孕妇，能量需要量则额外包括了妊娠期母体和胎儿的组织生长所需要的能量。

孕妇能量需要量是指营养状况良好的孕妇，妊娠前体重、体成分在正常范围内，身体健康，足月产出正常体重、健康的新生儿所需要的能量。在整个妊娠期，孕妇的身体发生不同的变化，因此不同时期孕妇的能量需要量有所不同。表7-5-2为妊娠期女性三个阶段的每天能量需要量。

表7-5-2　妊娠期不同阶段的每天能量需要量[a]

体力活动水平[b]	妊娠早期（1～3个月，kcal/d）	妊娠中期（3～6个月，kcal/d）	妊娠晚期（7～10个月，kcal/d）
轻（Ⅰ）	1800	2100	2400
中（Ⅱ）	2100	2400	2700
重（Ⅲ）	2250	2550	2850

a 资料来源：《中国居民膳食营养素参考摄入量》（WS/T 578.1—2017）第1部分：宏量营养素。

b 在计算个体的能量需要量时要考虑体重及相关身体活动水平值（见《中国居民膳食营养素参考摄入量》第1部分：宏量营养素中的附录B）。

二、能量代谢紊乱与妊娠期糖尿病

（一）能量代谢紊乱

妊娠期妇女更加注重饮食，受到传统观念的影响，容易因为过度饮食而导致营养过剩，外加孕妇为保胎等因素，体力活动减少，能量消耗量降低，促进能量蓄积。除却孕妇本身饮食习惯，机体为满足孕妇对糖脂能量的需求，肠道吸收脂肪的能力增强，脂肪储备增多，脂肪组织中脂肪酶活性增加，且激素敏感性增强，进一步促进脂肪的储存。脂肪摄入过多导致血游离脂肪酸（FFA）增多，当超过脂肪组织的储存能力和各组织对血游离脂肪酸的氧化能力时，更多的血游离脂肪酸转化为甘油三酯在非脂肪组织中过度沉积，造成脂毒性。孕妇胎盘激素水平增高也会影响糖脂代谢，如孕激素可致胰岛素分泌异常，泌乳素可促进脂肪的代谢，使糖原生成增加，同时也可影响周围组织利用葡萄糖，导致糖脂代谢紊乱。

（二）能量代谢紊乱导致妊娠期糖尿病的机制

皮下脂肪作为机体能量储存库，可以防止或减轻肝脏和肌肉受脂毒性的损害，并维持胰岛素敏感性，当机体脂质代谢紊乱时，体内脂肪酸含量常超出皮下脂肪储存空间而蓄积于非脂肪组织，当内脏脂肪显著增多时，内脏脂肪组织释放游离脂肪酸增多并直接由门脉系统汇聚到肝脏及肌肉细胞等敏感部位，促进糖异生过程，导致肝糖原生成增多。游离脂肪酸还可抑制胰岛素的信号传递，影响肝脏、骨骼肌、脂肪组织处理葡萄糖的能力，进而促进妊娠期糖尿病的发生。内脏脂肪组织中常聚集大量巨噬细胞等炎症细胞，可释放肿瘤坏死因子及白介素等细胞因子，激活炎症通路，抑制胰岛素信号转导，从而加重胰岛素抵抗。

此外，脂肪细胞还可分泌一种细胞因子——抵抗素。抵抗素可通过AMP活化蛋白激酶途径，使肝脏内糖异生作用酶类表达增加，进而增加葡萄糖的生成，又通过减少肌肉与脂肪组织对葡萄糖的利用来升高血糖，进而导致妊娠期糖尿病的发生与子代的出生体重异常等。脂代谢异常时导致的甘油三酯含量过高和高密度脂蛋白含量过低都能够抑制胰岛素的作用及葡萄糖输送和外周葡萄糖的利用，从而促进胰岛素抵抗而加剧糖代谢紊乱，导致妊娠期糖尿病。

三、妊娠期糖尿病管理

（一）运动疗法

运动疗法是以有氧训练及肢体运动为主的训练方式，有利于促进全身代谢并能预防各种疾病的发生。运动治疗可加快体内代谢、调节胰岛素的敏感性，弥补胰岛素信号通路的缺陷而发挥降糖效果，从而改善血糖状态。

（二）个体化营养护理

实施个体化营养护理不仅可以有效控制妊娠期并发高血压孕妇的血糖和血压水平，还可以在很大程度上降低诸多并发症的发生率。个体化营养护理在于结合患者实际身体情况与家庭经济情况，合理安排饮食内容与摄入量，以保证营养摄入充足而不过量。在安排营养计划的同时，还可传播营养知识，对孕妇进行营养宣教，提高其对孕妇营养的认识与认同度，使其更好地配合营养计划。

（三）适量补充微量营养素

维生素D对人胰岛素的敏感性具有调节作用，维生素D受体存在于胰岛B细胞和免疫系统细胞中，参与依赖于钙的B细胞内肽酶的活性调节，促进胰岛素原转化为胰岛素。维生素D在胰腺细胞的作用可以通过1, 25-(OH)$_2$D与胰岛B细胞中的受体结合介导。维生素D还可以通过胰岛B细胞中表达的1α-羟化酶激活25-(OH)D而起作用，通过激活过氧化物酶体增殖物激活受体（PPAR）δ直接提高胰岛素敏感性。当机体缺乏维生素D时，葡萄糖介导的胰岛素分泌机制无法正常运转，因此适当补充维生素D可以改善糖尿病患者的胰岛素分泌，以减轻胰岛素抵抗的程度；维生素E可以通过抑制氧化应激和PPAR α的基因表达改善机体对胰岛素的敏感性。

镁通过影响胰岛素受体的酪氨酸激酶活性参与葡萄糖代谢。它还通过影响葡萄糖转运活性调节葡萄糖摄取，并通过丙酮酸脱氢酶的激活调节葡萄糖代谢的氧化途径。钙对于胰岛素反应组织（如骨骼肌和脂肪组织）中胰岛素介导的细胞内过程至关重要，而最佳胰岛素介导功能所需的钙浓度范围非常窄，因此补充钙应该遵循医嘱，适量补充。

（四）能量限制

能量限制是在提供生物体充分的营养成分如必需氨基酸、维生素等，保证生物体不发生营养不良的前提下，限制每天摄取的总能量。

妊娠期营养过剩和单糖消耗量高会导致妊娠期体重增加过多，从而增加血浆胰岛素浓度并可能促进脂肪组织中的脂质储存。多项研究显示，对妊娠期妇女进行能量限制干预可以有效降低妊娠期妇女体重的过度增长，且适宜的能量限制有助于实现良好的血糖控制，这一点获得了美国妇产科医师学会和内分泌学会的肯定。我国的研究显示，通过控制患者合理的能量摄入量（以25～38kcal/kg作为每天摄入能量的推荐剂量，体型肥胖者每天摄入能量的推荐剂量应为25kcal/kg）可以保证患者体重呈稳定状态，从而减少代谢紊乱现象。能量限制不仅可以维持妊娠期糖尿病患者及胎儿的正常生理功能，还可以促进胎儿正常生长，减轻营养失衡，控制血糖水平。对妊娠期糖尿病患者实施合理的能量限制不仅有利于降低血糖，还能防止低血糖的发生。

妊娠期间过度能量限制会导致宫内蛋白质缺乏，子代胰岛 B 细胞数量减少，同时还伴随胰腺血管形成减少，胰岛素含量和分泌作用降低。能量限制动物模型研究显示，如果母亲的能量限制持续至断乳，会明显影响子代胰岛 B 细胞的生长；在子宫动脉结扎模型中也看到了胰岛 B 细胞的减少现象。当妊娠期摄入的蛋白质及其他营养素不足时，胎儿及胎盘的蛋白质合成便会受到抑制，导致11β-羟类固醇脱氢酶的合成减少，不能控制母体通过血液向胎儿及胎盘输送的糖皮质激素的量，从而造成胎儿体内糖皮质激素过量蓄积，提高了肾素-血管紧张素系统的活性，造成成年后不明原因的高血压。另外，由能量限制所致的胎盘发育不良可能导致胎儿为维持心脑等重要生命器官的血液供应而减少肾脏的血液供应，使肾脏发育不完全，滤过能力下降，从而造成了后续高血压的发生。

虽然预防母亲肥胖对于降低巨大儿、产科并发症和产伤的风险很重要，且能量限制的确显示出了降低胎儿出生体重的作用，但是对于将能量限制普遍应用到GDM孕妇中，仍需要更多的证据。孕妇在妊娠期的能量需要量受妊娠前BMI、身体状况、体力活动程度等因素的综合影响，必须权衡能量限制的潜在体重减轻与包括胎儿生长受限在内的可能危害，对孕妇的能量需要量进行个体化安排，才有可能最大限度地发挥能量限制的益处，从而减少不良生产结局。

第三篇

技能篇

本部分详细介绍了膳食调查的方法，主要分为询问和记录两种类型，包括称重法、记账法、24小时膳食回顾法、膳食史法、食物频率法和化学分析法等，并对膳食调查的评价方法进行了介绍。膳食调查作为营养专业人员的基本技能，可通过一系列手段对个体或群体的膳食进行调查，以获得的内容作为评价膳食营养状况的手段，以此发现个体或人群中存在的营养问题。人群膳食调查还可以分析膳食结构变化趋势，为国家或地区膳食政策提出建议，以改善策略和行动计划。

第八章 膳食调查

膳食调查（dietary survey）是通过各种方法对膳食摄入的种类和数量进行评估，从而了解在一定时期内群体或个体的膳食摄入状况、膳食结构、饮食习惯，借此来评定营养需要是否得到满足。膳食调查是营养调查的基本组成部分，具有相对独立的内容。随着营养学研究的深入，膳食对人体健康的重要影响越来越受到人们的关注，膳食调查所得到的摄入量数据用途很广，它是国家政府机构制定政策的依据、学术界从事科研工作的依据及企业研发新产品的数据基础，营养教育部门针对居民的膳食问题进行正确的膳食指导也都需要膳食评价方面的数据。为了了解不同地区、不同生活条件下人群或个体的膳食习惯、食物品种及每天从食物中所能摄取各种营养素的量，营养工作者经常选择适当的膳食调查方法对人群或个体进行膳食评价（dietary assessment）。

第一节　膳食调查方法

膳食调查时，估计每天膳食摄入情况可根据调查研究的目的、人群对象、对方法准确性的要求、所用经费及研究时间的长短来确定适当的调查方法并进行数据收集。膳食调查方法有多种，不同研究者对膳食调查方法的定义和解释不尽相同。表8-1-1列出了膳食调查的主要内容。

表8-1-1　膳食调查的主要内容

研究人群
（1）个体
（2）家庭
（3）其他团体
调查操作方式
（1）记录法：主要依靠调查对象邮寄的食物记录，可经过或不经过检查核对
（2）询问法：可通过电话、直接面对面、网络、电视媒体等进行询问
调查时限
（1）调查一般的膳食情况
（2）调查近期具体的膳食情况

续表

食物量的测量方法
（1）称量：通过称量得到所摄入食物的量
（2）估计：通过估计得到所摄入食物的量，可以有或没有模型帮助估计
食物量向营养素转化的方法
（1）利用营养素数据库
（2）直接应用化学法进行营养成分分析测定

　　膳食调查方法总体上可以分为两大类：①记录法，对当时摄入的食物量等数据进行记录，又称为称重/估计的食物记录法；②询问法，询问调查对象刚刚摄入的食物或过去一段时间内摄入的食物情况。询问法又分为24小时膳食回顾法（调查最近摄入的食物），以及膳食史法与食物频率法（了解膳食习惯）。这三种方法在许多方面都有所不同，但是在实际操作方面总体是类似的，都要通过采访询问的方式获得信息。没有一种方法适合于所有的研究目的，因此研究者需要进行权衡，根据研究目的与要调查的目标人群选择适宜的调查方法。在选择一种膳食调查方法时，要认真考虑以下几个基本问题。

　　"谁"：研究对象是谁？研究是想得到个体的还是群体的信息？

　　"什么"：要得到什么信息？是关于食物量、营养素还是特殊食物成分的信息？

　　"何时"：关注当前的膳食还是通常的膳食模式？感兴趣的是一天、一周内的几天，还是一年中的某个季节？

　　"在哪里"：在哪里消耗的食物？在家里还是在外就餐？

　　"为什么"：研究目的决定了感兴趣信息的类型，是想得到群体平均摄入量还是观察个体摄入的分布情况与特征？这也决定着收集数据的准确程度。

　　另外，最好能了解在类似研究中使用过的研究方法，以便对各自的研究结果可靠性进行比较。当然还要考虑实际执行方面的具体事宜，如调查时间、训练有素的调查员、研究经费。这些可直接指导研究者根据特定的研究问题选用最有效的方法。

　　实际调查时多采用多种方法的组合。每种方法都有其优点和不足之处，有时两种或多种方法相互结合能提供更客观的结果。例如，2天的食物记录结合应用食物频率表可以提供不同组别合理的绝对平均摄入量，包括个体内与个体间的变异、根据摄入量低或高对高危人群进行分类。当然，多种方法的组合应用，对一些小规模研究而言耗费太高，但在一些大规模多中心或全国性调查中常常采用。多种方法组合应用时，需要调查对象与现场工作人员付出更多的时间和精力。

　　我国自1959年以来进行膳食调查使用的方法详见表8-1-2。

表8-1-2　我国膳食调查使用的方法

时间	调查名称	调查时间	膳食调查方法
1959年	第一次全国营养调查	1年4次 每季度1次	称重记账法（5～7天）
1982年	第二次全国营养调查	秋季	称重记账法（5天）

时间	调查名称	调查时间	膳食调查方法
1989~2006年	中国居民健康与营养调查	秋季	全家称重记账法（3天） 连续3天个体24小时膳食回顾法
1992年	全国第三次营养调查	秋季	全家称重记账法（3天） 连续3天个体24小时膳食回顾法
2002年	全国第四次营养调查	秋季	全家称重记账法（3天） （城市只称量调味品） 连续3天个体24小时膳食回顾法 食物频率法
2010~2012年	全国第五次营养调查暨中国居民营养与健康状况监测	秋季	全家称重记账法（3天） 连续3天个体24小时膳食回顾法 食物频率法
2015~2017年	全国第六次营养调查暨中国居民慢性病与营养监测	秋季	全家称重记账法（3天） 连续3天个体24小时膳食回顾法 食物频率法

现在常用的膳食调查方法大致可包括以下几种：称重法、记账法、24小时膳食回顾法、膳食史法、食物频率法和化学分析法等。

一、称重法

称重法是运用日常的各种测量工具对食物量进行称重或估计，从而了解该调查对象当前的食物消耗情况，通常由调查对象或看护者（如母亲为孩子做记录）在一定时间内完成。

在进行称重食物记录时，调查者要指导、教会调查对象在每餐食用前对各种食物及时进行记录并称量，用餐后还要将剩余或废弃部分称重并加以扣除，从而得出准确的个人对每种食物生重的摄入量。调查时还要注意三餐之外所摄入的水果、糖果、点心、坚果等零食的称重记录。在大多数膳食调查时并非所有东西都要称量。当称量可能会影响调查对象正常的饮食习惯时，对其所消耗的食物量进行估计也是可以接受的。例如，对食用快餐或在外就餐人员进行膳食调查时，由于食物品种多，只能靠调查对象描述来估计食物量。该方法不同于估计食物记录法（另一种食物记录法）。在估计食物记录法中，调查对象不使用有度量衡的量具，但对食物保持一致的记录，对其食用的所有食物按照份额大小进行记录。份额大小可以描述为在家庭中常常使用的各种器皿，如碗、杯等。

实际调查时进行膳食记录的天数要根据研究目的与研究所关注的营养素摄入在个体与个体间的变异来决定。实际上很少有调查能超过3~4天，随着时间延长，调查对象会因疲倦而放弃。特别是在那些食物品种少、季节变化不明显的地区，甚至仅调查1天就可以说明问题。但当每天膳食不同，要获得可靠的食物消耗量时，就要考虑增加调查天数，但通常每次调查不超过1周。不同地区、不同季节的人群膳食营养状况往往有明显差异，为了使调查结果具有良好的代表性和真实性，最好在不同季节分次调查，这样代表性较好。

一般每年应进行4次（每季1次），至少应在春冬和夏秋各进行一次。调查对象的选择和样本量的大小应有足够的代表性。

膳食摄入记录表格常为记录册的形式，可以是非开放式和开放式的。非开放式膳食记录表对所有通常食用的食物以特定份额大小单位与营养素成分组成分组，成为一系列事先进行编码的食物表。这种表考虑到快速编码，但是可能并不充分，因为它要求调查对象按照已定义的单位描述摄入的食物，而调查对象对这种已定义的单位并不熟悉。开放式膳食记录表使用更为频繁，可以提供一些食用频率不高的食物信息。膳食记录表多被应用在小范围研究中进行预调查试验。

当对习惯性饮食进行评价时，调查日常膳食会影响调查对象，如调查对象可能会限制能量摄入。为了避免这种应答偏倚，不要对所研究的营养素做过多解释。膳食记录也可以由他人而非调查对象本人完成，如10岁以下儿童需要其看护者（常常为母亲）帮助完成。

调查对象一定要经过培训，掌握膳食记录的方法、需要记录的详细程度、需要充分描述的食物、消耗的食物量，还包括食物名称（可能有的是商标名称）、制作方法和食谱等。在膳食记录末，要仔细核对记录，并对调查对象表示感谢。这些记录应尽可能及时编码以供计算机处理时使用，必要时可以再次与调查对象联系。

研究者需要准确掌握两方面的资料，一是厨房中每餐所用各种食物的生重，即烹调前每种食物原料可食部的重量，并称量烹调后熟食的重量，得出各种食物的生熟比值；二是称量个人所摄入熟食的重量，然后按上述生熟比值算出所摄入各种食物原料的生重，见表8-1-3，再通过食物成分表计算所摄入的各种营养素。研究人员还应了解被调查地区的食物供应情况，了解市场主副食物种类、供应情况及单位重量。食物的生重、熟重、体积等之间的关系要明确，如500g大米煮多少米饭、生熟比值，要根据当地煮饭习惯做好调查。调查中使用的食物编码与记录食物量的食物名称要保持一致，如使用米饭的编码、记录的食物量应是熟的米饭量。换算比例清楚，才能对一定量的熟食（如一碗米饭，一个馒头）估计出其原料的生重。对当地市售食物的单位重量（如一块饼干、一块蛋糕、一个面包的重量和街头食物，如油饼、包子、面条等熟食）及所用原料重量，均需了解清楚。

表8-1-3　称重食物生熟比值换算法

原料	5000g饺子所用原料（g）	原料比值	摄入500g饺子相当原料量（g）
白菜	2500	0.5	250
肉	500	0.1	50
面粉	1000	0.2	100
油	100	0.02	10
盐	25	0.005	2.5
水及其他	875		87.5

目前我国的食物成分表是以食物原料为基础，因而在称重记录时，调查中多数食物要利用生熟比值换算成原料量，以便计算各种营养素摄入量。但中国食物成分表（2002年版）中也分析了一些熟食成品的食物成分含量，如馒头、面条、米饭、糕点及包装食物等，这

类食物可直接利用熟食的重量进行调查和分析。

食物称重法的主要优点是能测定食物份额的大小或重量，比其他方法准确细致，能获得可靠的食物摄入量。称重结果常作为标准来评价其他方法的准确性。摄入的食物可量化，能计算营养素摄入量，能准确地分析每人每天食物摄入变化状况，是个体膳食摄入调查的理想方法。

两天或更多天的食物记录可提供有关个体或个体间每天膳食摄入量的变异的数据；多天的称重记录有可能根据调查对象通常摄入量对个体进行分类。在一年中断续进行的 1 天或 2 天食物记录，可以对个体日常摄入量进行估计。但此法对调查人员的技术要求高。一般地，调查对象必须有文化且能很好地配合，但这可能会产生应答偏倚，受教育程度较高的个体（他们对膳食与健康较关注）所占的比例会过大。

称重法的主要缺点：在外面消耗的食物汇报的准确性差；称重记录过程可能影响或改变其日常的饮食模式；随记录天数的增加，记录的准确性可能降低，可能发生低报现象，大量的低报估计多发于特定人群（如肥胖人群）；长期记录时会给调查对象带来较多的麻烦，甚至致其拒绝合作，影响应答率，不适合大规模调查。

二、记账法

这种方法是由调查对象或研究者称量记录一定时期内的食物消耗总量，通过查询这些记录并根据同一时期进餐人数，计算每人每天各种食物的平均摄入量。在集体伙食单位，称量总的熟食量，然后减去剩余量，再除以人日数，即可得出平均每人每天的摄入量。

这种方法可以调查较长时期的膳食，如 1 个月或更长。有些研究为了解慢性病与饮食的关系，可采用长达数年的膳食记录方法，时间长短根据研究项目的需求而定。该法耗费人力少，适用于家庭调查，也适用于托幼机构、中小学校或部队的调查。如果食物消耗量随季节变化较大，不同季节内多次短期调查的结果比较可靠。

（一）食物消耗量的记录

开始调查前称量家庭结存量或集体食堂库存的食物（包括库存、厨房、冰箱内所有的食物），然后详细记录每天购入的各种食物和每天各种食物的废弃量；如有多少食物喂给动物，多少因变质或其他原因被丢弃等。在调查周期结束后要称量剩余的食物（包括库存、厨房及冰箱内食物）。为了记录的准确性，调查中应详细记录食物的名称及主要配料。记录液体、半固体及碎块状食物的容积可用标准量的杯、匙、盘、碗等定量。糖或包装饮料可用食物标签上的重量或容积记录。对各种糕点，可直接记录食物的重量。将每种食物的最初结存或库存量，加上每天购入量，减去每种食物的废弃量和最后剩余量，即为调查阶段所摄入的该种食物总量。在调查过程中，注意要称量各种食物的可食部。如果调查的某种食物为毛重，食物营养成分应按市品计算。根据需要也可以按食物成分表中各种食物的可食百分比转换成可食部数量。表8-1-4是某户居民的调查记录。调查期间，不要遗漏各种杂粮和小零食，如绿豆、蛋类、糖果等，否则调查结果会低于实际摄入量。

表8-1-4 家庭食物量登记表

家庭编号＿＿＿ 省/区＿＿＿ 市/县＿＿＿ 区/乡＿＿＿ 居委会/村＿＿＿ 调查户＿＿＿

食物编号

食物名称	米		标准粉		玉米面		土豆		芹菜		香椿		菠菜		油菜		绿豆		猪肉	
	购进量或自产量(g)	废弃量(g)	购进量或自产量(g)	废弃量(g)	购进量或自产量(g)	废弃量(g)	购进量或自产量(g)	废弃量(g)	购进量或自产量(g)	废弃量(g)	购进量或自产量(g)	废弃量(g)	购进量或自产量(g)	废弃量(g)	购进量或自产量(g)	废弃量(g)	购进量或自产量(g)	废弃量(g)	购进量或自产量(g)	废弃量(g)
结存数量(g)	10 000		7 500																	
日期 9月14日					250		650				250				500				300	
9月15日					250				500		250		500		500				250	
9月16日							650		500						500				250	
9月17日													500		500				300	
总量(g)	10 000		7 500		500		1 300		1 000		500		1 000		2 000		500		1 100	
余总量(g)	8 100		6 400		0		0		0		0		0		0		450		0	
实际消耗量(g)	1 900		1 100		500		1 300		1 000		500		1 000		2 000		50		1 100	

（二）进餐人数登记

家庭调查要记录每天每餐进食人数，然后计算总人日数。为了对调查对象所摄入的食物及营养素进行评价，还要了解进餐人的性别、年龄、劳动强度及生理状态，如孕妇、哺乳期妇女等（表8-1-5）。对于有伙食账目的集体食堂等单位，可查阅过去一定时间食堂的食物消费量，并根据同一时期的进餐人数，计算每人每天各种食物的摄入量，再按照食物成分表计算这些食物所折合营养素的数量。

该法的优点在于操作较简单，所需费用低、人力少，适用于调查某个家庭或集体在较长时期内的膳食。在记录精确和每餐用餐人数统计准确的情况下，能够得到较准确的结果。伙食单位的工作人员经过短期培训可掌握这种方法，能定期自行调查。此法的优点是较少依赖记账人员的记忆，食物遗漏少。其缺点是调查结果只能得到全家或集体人均摄入量，难以分析某个个体的膳食摄入状况。

表8-1-5 家庭成员每人每天用餐登记表

家庭编号_____ 省/区_____ 市/县_____ 区/乡_____ 居委会/村_____ 调查户_____

姓名	刘甲			郑乙			刘丙			刘丁		
序号*	01			02			03			04		
性别	男			女			女			男		
年龄（岁）	68			54			28			18		
工种	退休			家务劳动者			工人			中专生		
生理状况	0			0			2			0		
劳动强度												
日期	早	中	晚	早	中	晚	早	中	晚	早	中	晚
9月14日	1	1	1	1	1	1	0	1	0	0	0	1
9月15日	1	1	1	1	1	1	0	1	1	1	1	1
9月16日	1	1	1	1	1	1	0	1	1	1	1	1
9月17日	1	1	1	1	1	1	0	0	1	1	0	0
用餐人次总数	4	4	4	4	4	4	0	3	3	3	2	3
餐次比（%）	20	40	40	20	40	40	20	40	40	20	40	40
折合人日数	4			4			2.4			2.6		
总人日数	13											

注：（1）*序号为01～04。

（2）劳动强度：1.极轻体力劳动（一般指坐位工种，如办事员、修表工）；2.轻体力劳动（一般指站位工种，如售货员、实验员、老师）；3.中等体力劳动（学生、司机、电工、金属制造工等）；4.重体力劳动（农民、舞蹈演员、钢铁工人、运动员等）；5.极重体力劳动（装卸工、伐木工、矿工、采石工等）；6.其他（无劳动能力及12岁以下儿童）。

（3）生理状况：0.正常；1.孕妇；2.哺乳期妇女。

（4）用餐记录：1.在家用餐；0.未在家用餐。

三、24小时膳食回顾法

此法由受试者尽可能准确地回顾调查前24小时的食物消耗量，称为24小时膳食回顾法，简称24小时回顾法，是目前最常用的一种膳食调查方法，通过询问调查对象过去24小时实际的膳食摄入情况，对其食物摄入量进行计算和评价。在实际工作中，一般选用3天连续调查方法（每天回顾24小时进餐情况，连续进行3天）。连续3个24小时回顾所得结果经与全家食物称重记录法相比较，差别不明显。不管是大型的全国膳食调查，还是小型的研究课题，都可采用这一方法估计个体的膳食摄入量。

24小时回顾法要求每个调查对象回顾和描述24小时内摄入的所有食物的种类和数量。24小时一般指从最后一餐进食开始向前推24小时。食物量通常用家用量具、食物模型或食物图谱进行估计。具体询问获得信息的方式有多种，可以通过面对面询问、使用开放式表格或事先编码好的调查表，利用电话、录音、手机APP或计算机程序等进行。

典型的方法是用开放式调查表进行面对面询问。负责24小时回顾的调查员需要进行培训，因为信息是通过调查员引导性提问获得的。24小时回顾法需要帮助调查对象回忆过去一天内摄入的所有食物种类和数量。有时在回顾后要用一个食物清单进行核对，因为一些食物或快餐很容易被遗忘。

调查主要依靠调查对象的回忆描述他们的膳食，因此不适合于年龄7岁以下的儿童与年龄75岁以上的老人。24小时回顾法也适合于描述不同组个体的平均摄入量。调查时应选择较能代表日常饮食情况的日期，避开节假日等，记录回顾的是具体日期及一周的哪些天。调查时建议不要事先询问调查对象是否要接受调查或通知其什么时候来询问食物摄入情况。尽管事先通知有助于调查对象回忆，但是许多人会因此改变他们的日常膳食。

24小时回顾法可用于个体的膳食评价，近年来我国全国性的入户调查中个体食物摄入状况的调查均采用此方法，即采用24小时回顾法对所有家庭成员逐一进行连续3天的食物摄入量回顾调查（包括在外用餐），计算每人营养素的摄入量，可以得到比较准确的结果。此调查方法对调查员的要求较高，需要掌握一定的调查技巧，如要了解市场上主副食供应的品种和价格、食物生熟比值和体积之间的关系（即按食物的体积能准确估计其生重值）。在家庭就餐时，一般是一家人共用几盘菜肴，因而在询问时要耐心询问每人摄入的比例，这样在掌握每盘菜所用原料的基础上，即能算出每人的实际摄入量。在询问过程中，调查人员不但要有熟练的专业技巧，还要有诚恳的态度，这样才能获得较准确的食物消耗资料。24小时膳食回顾法调查表示例见表8-1-6。

表8-1-6　24小时膳食回顾法调查

食物名称	原料名称	原料编码（D1）	原料重量（g，D2）	进餐时间（D3）	是否可食部（D4）	进餐地点（D5）
米粥	大米	012001	50	早餐	是	家
苹果	苹果	061101	150	早加餐	否	单位
红烧鸡翅	鸡翅	091109	75	午餐	否	餐厅
馒头	面粉	011206	80	晚餐	是	家
猪肉	猪肉	081101	50	晚餐	是	家
炒芹菜	芹菜	045311	100	晚餐	否	家

在许多研究中，通过比较回顾摄入量和称重实际摄入量，或用其他方法得到的食物摄入量记录，对24小时回顾法的准确性进行评价，发现当食物摄入不足时，回忆的摄取量比称重的摄取量倾向偏高；当摄入量充足的时候，倾向偏低。24小时回顾法常用来评价个体的膳食摄入量。一般需要10～20分钟完成，对于所摄入的食物可进行量化估计，调查期间对调查对象的饮食习惯没有影响，可以面对面进行调查，应答率较高。

24小时回顾法的主要优点是所用时间短，调查对象不需要较高文化水平。2天或更多天的回顾可提供个体的和个体间的膳食摄入量变异的数据，开放式询问可得到摄入频率较低的食物信息。若能得到个体的膳食营养素摄入状况，便于与其他相关因素进行分析比较，这种膳食调查结果对于人群营养状况的原因分析也是非常有价值的。但其也有一定的局限性，如果回顾膳食不全面，可能对结果有很大的影响，当样本较大、膳食相对单调时，误差将被分散。调查对象的回顾依赖于短期记忆，对调查者要严格培训，否则调查者之间的差别很难标准化。

四、膳食史法

膳食史法用来评估个体每天总的食物摄入量及在不同时期通常的膳食模式。理论上，该膳食史可能覆盖过去的任何时期，但通常是覆盖过去的1个月、6个月或1年。

膳食史法由三部分组成：第一部分是询问，以一些家用量具为单位，询问调查对象通常的每天膳食摄入模式；第二部分是反复核对，用一份包含各种食物的详细清单来反复核对，以确证其总的饮食模式；第三部分是调查对象用家用量具记录3天的食物摄入量。目前，膳食史已被广泛运用。不过，对膳食史法而言，膳食模式与食物核对表是关键，通常不适用于儿童、严重肥胖者、精神障碍者。

当食物消耗种类多、随季节变化大时，采用膳食史法可更全面地了解居民膳食摄入状况对许多慢性病（如心血管疾病、糖尿病、肿瘤及慢性营养不良等）的影响，研究过去的膳食状况比现在更有意义。它与回顾法的不同之处在于不只是询问昨天或前几天的食物消耗情况，而是询问一般的膳食方式，以及长期（1个月、几个月甚至1年以上或更长）的膳食习惯。如果膳食有系统性的季节变化，可以分别询问，这样就可获得包括季节变化在内的长期膳食的数据（表8-1-7）。

膳食史法可以用来评价通常的膳食模式和食物摄入的详细情况。得到的数据可以用来根据食物与营养素摄入量对个体特征进行描述，并按照摄入量进行分类，还可以评价不同群组的相对平均摄入量，或组内摄入量的分布情况。对调查员管理实施的膳食史法而言，对调查对象的文化没有要求。与其他方法相比，膳食史法的优点是可以进行具有代表性的膳食模式调查，并且样本量大、费用低、使用人力少，一般不影响调查对象的膳食习惯和进餐方式。在慢性病的流行病学调查中，膳食情况的评价尤其具有价值。

表 8-1-7　膳食调查表（膳食史举例）

姓名：	性别：		年龄：	职业：	住址：		调查日期：	
食物种类	摄入量			食物种类	摄入量			
	kg/月	kg/周	g/d		kg/月	kg/周	g/d	
米			200	蛋类：鸡蛋	2		67	
面粉			200	乳类：牛奶			250	
杂粮：小米			50	鱼类：鲢鱼		0.5	71	
薯类：土豆		1	143	水果：苹果	3		100	
干豆类：绿豆	0.75		25	油：豆油	0.375		12.5	
豆制品：豆腐		1	143	酱油	0.25		8	
蔬菜：油菜			200	糖：白糖	0.25		8	
萝卜			50	零食、糕点	1		33	
番茄			50	瓜子	1		33	
肉类：猪肉		1	143					

五、食物频率法（食物频数法）

食物频率法是估计调查对象在指定的一段时期内吃某些食物的频率的一种方法。该法经常在膳食与健康关系的流行病学研究调查中使用，在各种食物都比较充裕的条件下以问卷形式进行膳食调查，以调查个体经常性的食物摄入种类。根据每天、每周、每月甚至每年所摄入各种食物的次数或食物的种类评价膳食营养状况。在实际使用中，可分为定性、定量和半定量的食物频率法。近年来此法被应用于了解一定时间内的平时摄入量，从而研究既往膳食习惯和某些慢性病的关系。

在过去几十年中，食物频率法得到了广泛的应用。在流行病学研究膳食与慢性病关系时，可以用食物频率法得到数据结果，根据调查对象特定食物摄入情况，对个体进行分级或分组。与膳食史法相比，食物频率法对调查员与调查对象的负担较小，工作量也少。使用食物频率法的调查表是标准化的，大大降低了不同调查员之间调查的偏倚。如果采用邮寄食物频率调查表进行调查，一定要附带填写说明书。

食物频率问卷因所列食物不同、参考时间长短、指定频率间隔不同、估计食物份额方法不同、食物频率法的管理方式不同而有所差别。这些都被认为是食物频率法。该法操作程序差别很大，在不同人群中实行也有很大不同，因此有必要提前验证其在特定条件和特殊人群中应用的有效性。

食物频率问卷应包括两方面：一是食物名单；二是食物频率，即在一定时期内所食某种食物的次数。食物名单要根据调查目的确定，选择被调查者经常摄入的食物、含有所要研究营养成分的食物或调查对象之间摄入状况差异较大的食物。如要进行综合性膳食摄入状况评价，则采用调查对象的常用食物；如要研究与营养有关的疾病和膳食摄入的关系，则采用与疾病有关的几种食物或含有特殊营养素的食物。

定性食物频率法通常是指调查每种食物特定时期内（如过去1个月）所摄入的次数，

而不收集食物量、份额大小。调查期的长短可从几天、1周、1个月或3个月到1年以上。回答者可回答1周至1年内的各种食物摄入次数，从每月摄入1次到每天几次、每周6次或更多。食物频率调查表可由调查员填写，或是由有一定文化水平的调查对象填写。

半定量食物频率法可以得到不同人群食物和营养素的摄入量，并分析膳食因素与疾病的关系。食物频率调查的食物种类取决于调查的目的，定量方法要求受试者同时提供所摄入食物的数量，通常借助于测量辅助物。

采用半定量方法时，研究者常常提供标准（或准确）的食物份额大小的参考样品，供受试者在应答时作为估计食物量的参考，如果是为了解某些营养素的摄入量（如钙、维生素A），就要调查富含这种营养的食物。为计算这些营养素摄入量，需列出这些营养素含量丰富的食物。应用平均食物份额大小计算摄入量。

食物频率法提示个体通常对各食物组的摄入情况，当调查包含食物份额大小或某些食物消耗信息时，可以根据个体营养素摄入量进行评价或分级。由调查对象自己完成的调查表可能几乎不需要花时间来完善、编码等，调查对象负担小，因此应答率高。该法调查易实现自动化，且费用低。

食物频率法的主要优点是能够迅速得到平时食物的摄入种类和摄入量，从而反映长期营养素摄取模式；可以作为研究慢性病与膳食模式关系的依据；其结果也可作为在群众中进行膳食指导宣传教育的参考；在流行病学研究中可以用来研究膳食与疾病的关系。

食物频率法的缺点是需要对过去的食物进行回忆，调查对象的负担取决于所列食物的数量、复杂性及量化过程等；与其他方法相比，对食物份额大小的量化相对不准确。另外，编制、验证食物表需要一定的时间和精力；该法不能提供每天之间的变异信息；具有特定文化习俗地区的人群，其食物具有特殊性，如果在所列食物表中没有，就存在较大偏差，因此对于人群的不同亚群组，该法的适用性是存疑的；较长的食物表、较长的回顾时间经常会导致摄入量偏高；且回答有关食物频率问题的认知过程可能十分复杂，比那些关于每天食物摄入的问题要复杂得多。当前的食物模式可能影响对过去的膳食回顾，从而产生偏倚，准确性较差。

在估计膳食摄入量时，常用的三种膳食调查方法产生误差的主要来源见表8-1-8。

表8-1-8 三种膳食调查方法在估计膳食摄入量时的误差来源

误差来源	称重法	24小时回顾法	食物频率法
随时间增加的变异	+	+	−
应答误差			
遗漏食物	+	+	
增多食物	−	+	+
估计食物量	−	+	+
估计食物消耗频率	NA	NA	+
改变真实膳食	+	+/−	
向营养素转化时产生的误差			
食物成分表	+	+	+
编码	+	+	−

注：+，提示可能产生误差；−，提示不可能产生误差；NA，不可用。

六、化学分析法

对于许多种疾病，研究者主要关注食物中一些具有生物活性的成分，如类胡萝卜素、类黄酮、植物雌激素等。研究者需要关于食物中这些活性成分含量的数据，但这些常常在食物成分表中找不到，需要进行化学分析法测定，因此对食物中这些活性成分的测定是十分有价值的。

化学分析法的主要目的不仅是收集食物消耗量，还要在实验室中测定调查对象一日内全部食物的营养成分，准确地获得各种营养素的摄入量。样品的收集方法有两种，最准确的是"双份饭菜法"，即制作两份完全相同的饭菜，一份供食用，另一份作为分析样品。要求收集的样品在数量和质量上必须与实际食用的食物一致。此法对烹调人员要求较高，需要其密切配合，即烹调人员必须记住每餐额外加大一倍的烹调饭菜数量。受试者吃多少，同样的食物量应放进预先准备好的试验饭盒中。在现场操作时，常常缺乏适宜的冷藏工具。为了解决这些困难，也可采用收集相同成分的方法，收集整个研究期间消耗的各种未加工的食物或从当地市场上购买相同食物作为样品。这种方法的优点是容易收集样品；缺点是在质量和数量上，收集的样品与食用的不完全一致；分析结果仅能得出未烹调食物的营养素含量。

化学分析法由于代价高，仅适于较小规模的调查，如营养代谢试验，可了解某种或几种营养素的体内吸收及代谢状况等。优点是能够可靠地得出食物中各种营养素的实际摄入量。缺点是操作复杂，除非有特殊需要才会精确测定，一般情况下不做，目前已很少单独使用，常与其他收集食物消耗量的方法（如称重法）结合使用。

七、其他方法

（一）电话膳食调查方法

电话膳食调查方法是通过电话询问进行的膳食调查方法。在大规模的人群营养流行病学调查中，目前国际上经常采用电话调查，即通过电话询问的方式就所关心的膳食营养问题对受访者进行提问。电话调查是国际上已广泛采用的先进的调查手段，并已开发出计算机辅助调查软件用于筛查和深入调查。美国农业部（USDA）多年来对电话调查方法在膳食调查中的应用进行了系统深入的研究，在2002年合并后的NHANES（全国健康与营养评价调查）和CSFI（持续个人食物摄入情况调查）中，电话调查已经成为最主要的数据收集方法。

根据调查结果的真实有效性分析，很多电话调查与面对面调查的比较研究证实：在个人行为、24小时回顾法、食物频率法等调查结果上，电话调查与面对面调查结果具有高度的一致性，且不受年龄、性别、职业、种族等因素的影响。在应答率、回答的质量方面，两种方法也十分接近。

随着我国社会经济的发展，传统的家庭结构、生活和工作方式向多元化发展，生活节奏明显加快，社会群体结构发生了巨大变化，农村劳动力大量涌入城市，城市流动人口日益增加，传统的调查方式将面临越来越多的困难，电话膳食调查方法是种可尝试的调查手段。

中国的城市和部分农村地区已具备进行电话调查的条件，在没有家庭电话的低收入人群中，仍以入户询问的方式作为主要调查手段。电话调查在一年中可分季节进行3次或4次。与其他方法比较，电话调查花费少，也可以得到相对可靠的结果。有研究表明，用电话进行24小时回顾法调查提供了以人群为基础的营养素摄入量的正确估计值，与面对面的方式进行的24小时回顾法得出了相似的结论。

电话膳食调查的优点是所用时间短、费用低，使用灵活、便捷、高效；缺点是此调查方法人群覆盖率低，可造成结果偏倚；调查时间受限，对收集信息的真实程度需要进一步深入论证。

（二）食物营养素强化剂的专项膳食调查

在世界各地的许多国家中，有大量的人食用膳食补充剂、强化食品、功能食品、特医食品等，个体中有约50%的微量营养素从这些产品中得到。如果不考虑营养素摄入的来源，在研究机体营养素摄入与机体中营养素水平的关系时就可能出现误差（机体中营养素水平是最受关注的）。在英国一项对老年人进行4天食物记录法的膳食调查中发现，因为这些老人服用微量营养素补充剂，来源于食物中的营养素量与其体内的该营养素水平不一致；研究者认为，当调查关注机体内营养素的生化水平，而一些调查对象使用补充剂又没有规律时，就要询问较长时期内调查对象使用补充剂的情况。

为确定调查对象对营养素补充剂的通常摄入情况，询问其食用营养素补充剂的频率和数量要比准确测定其含量重要。单一和复合维生素补充剂之间有明显的差异，每日摄入少量和摄入大量的补充剂差别也是很明显的。单一维生素补充剂或复合维生素补充剂品牌多样，调查对象服用的补充剂的具体商标名称、维生素实际含量不是十分重要，因为对其量的估计是基本正确的。

对于市场上出现的把一些营养素补充剂添加到食品中的强化食品、功能食品，研究方法也是类似的。例如，奶产品中的钙是研究关注的成分，消费者可能知道他们买的是不是强化产品，添加的钙量差别不会很大。因此，询问牛奶摄入量时就要单独询问一下钙强化牛奶的摄入情况。但是对于其他的许多强化食品，消费者不清楚是强化食品或功能食品，也不知道产品中添加的成分含量，或许多产品中添加的成分差别也很大，这时就要询问该产品的商标名称等信息。

对于强化食品、功能食品和营养素补充剂，要通过营养素数据库或食物成分表获得其营养素含量是十分困难的。因为产品刚刚投放市场的开始几年，生产商在不断改变其产品中营养素的含量，这些产品只有在市场上流通很长一段时间后，才可能被食物成分表所收录。

总之，在选择膳食调查方法时，需要明确几个问题：研究对象是个体还是人群？要得到什么信息，是食物、营养素还是其他营养成分？关注什么，是当前膳食还是通常的膳食模式？是在家里就餐还是在外就餐？数据要多精确，是群体的平均摄入量还是个体摄入的分布情况与特征？投入多少人力、物力？如此才能有针对性地选择恰当的一种或几种膳食调查方法。

第二节 膳食调查结果的评价

膳食调查结果的评价分为膳食模式合理性评价及营养素是否满足人体需要的评价，前者是依据中国居民平衡膳食宝塔，后者则是与《中国居民膳食营养素参考摄入量（2013版）》推荐的各类人群矿物质和维生素的参考摄入量进行比较后获得的。在膳食分析评价前首先应该明确以下内容。

一、平均每天食物摄入量的计算

（一）就餐人日数

人日数是代表调查对象以一日三餐为标准折合的用餐天数，一个人吃早、中、晚三餐为1个人日。在现场调查中，不一定能收集到整个调查期间调查对象的全部进餐次数，应根据餐次比（早、中、晚三餐所摄入的食物量和能量占全天摄入量的百分比）折算。若规定餐次比是早餐占20%，午餐、晚餐各占40%，如对家庭中某一成员仅询问到早、中两餐，则其人日数为$1\times20\%+1\times40\%=0.2+0.4=0.6$。在做集体膳食调查时，如在某托儿所调查，如果三餐能量比各占1/3，进餐儿童早餐有20名，午餐有30名，晚餐有25名，则总人日数为$（20+30+25）\times1/3=25$；若该托儿所三餐能量分配比例为早餐20%、午餐40%、晚餐40%，则人日数为$（20\times0.2+30\times0.4+25\times0.4）=26$。

（二）平均每天食物摄入量的计算

平均每天食物摄入量即将调查对象在调查期间所消耗的各种食物量除以人日数后所得的平均食物摄入量，要求换算成千克（kg），以便用食物成分表计算平均能量及营养素的摄入量。

计算全家食物实际消耗量：全家食物实际消耗量=食物结存量+每天购进食物量−每天废弃食物总量−剩余总量。

$$平均每天各种食物摄入量 = \frac{实际消耗量(kg)}{家庭总人数}$$

（三）各类食物的进食量

各种营养素是通过摄入食物而获得的，所以在调查膳食状况及了解经济发展时，食物结构的变化均以食物为对象，因此膳食调查中应了解各类食物的摄入量，食物分组可根据研究需要而定。随着人们生活水平的提高，在外用餐的机会和购买熟食的比例越来越高，国内外快餐进入了居民家庭，故在膳食调查中，有必要调查熟食及菜肴摄入种类的变化。

在进行食物归类时，应注意有些食物要进行折算才能相加，如计算奶类摄入量时，不能将鲜奶和奶粉直接相加，应按蛋白质含量将奶粉算出一个系数，相乘折算成鲜奶量后再相加。其他类食物如各种豆制品也同样进行折算后才能相加。常用食物分类方法可参照表8-2-1。

表8-2-1 常用食物分类

米及其制品	面及其制品	其他谷类	干豆类	豆制品	蔬菜	腌菜	水果	干果	猪肉	其他畜肉	动物内脏	禽肉	奶及其制品	蛋及其制品	鱼虾	植物油	动物油	淀粉及糖	食盐	酱油
量（g）																				

二、平均每人每天营养素摄入量

（一）平均每人每天营养素摄入量的计算

平均每人每天营养素摄入量是根据食物成分表中各种食物的能量及营养素的含量计算的，计算时要注意所调查食物是生重还是熟重，若食物编码表中有熟食编码，尽量采用，注意食物的重量也要按熟重记录。还要注意调查的食物是净重还是市品（毛重）。如为市品，先按食物成分表中各种食物的"可食部"换算成净重。食物成分表中查不到的食物可用近似食物的营养成分代替，但要注明。

（二）能量来源与蛋白质、脂肪的食物评价

从能量、蛋白质的食物来源分布可以看出调查对象的基本食物结构，能量的食物来源可分为谷类、豆类、薯类、动物性食物、纯能量食物及其他植物性食物6组。蛋白质的食物来源分为谷类、豆类、动物性食物和其他食物4组。脂肪的食物来源分为动物性食物和植物性食物。能量的营养素来源分为蛋白质和脂肪2组（表8-2-2）。

表8-2-2 能量、蛋白质、脂肪的食物来源分布

食物分组		摄入量占总摄入量比例（%）
能量的食物来源	谷类	
	豆类	
	薯类	
	其他植物性食物	
	动物性食物	
	纯能量食物	
能量的营养素来源	蛋白质	
	脂肪	

食物分组		摄入量占总摄入量比例（%）
蛋白质的食物来源	谷类	
	豆类	
	动物性食物	
	其他食物	
脂肪的食物来源	动物性食物	
	植物性食物	

我国推荐的2000年膳食目标要求来自谷类的能量比例为60%，动物性食物比例为14%，脂肪供热比例为25%～30%。蛋白质摄入量为70g，来自动物性食物和豆类的蛋白质应占30%～40%。一般以蛋白质提供能量占总量的11%～15%为宜，婴幼儿偏高些，为12%～15%，成人为11%～14%。

三、膳食模式分析

中国居民平衡膳食宝塔（2022）是根据《中国居民膳食指南（2022）》结合中国居民的膳食结构特点设计的，它提出了一个营养比较理想的膳食模式，可根据该膳食模式数据对人群的膳食模式进行评价。平衡膳食宝塔共分5层，以从下到上为顺序：谷类食物位于底层，每人每天应吃250～400g；蔬菜和水果占据第二层，每人每天分别应吃300～500g和200～350g；鱼、禽、肉、蛋等动物性食物位于第三层，每人每天应吃120～200g（鱼虾类40～75g、畜禽肉40～75g、蛋类40～50g）；奶类和豆类合占第四层，每人每天应吃奶及奶制品300～500g、豆类及豆制品25～35g；第五层（塔尖）是油脂类和盐，油脂类每天不超过25～30g，盐不超过5g。各类食物的摄入量一般指食物的生重可食部，见表8-2-3。

表8-2-3　各类食物的参考摄入量（g/d）

食物	低能量 [7531kJ（1800kcal）]	中等能量 [10 042kJ（2400kcal）]	高能量 [11 715kJ（2800kcal）]
谷类	225	300	375
蔬菜	400	500	500
水果	200	350	400
肉、禽	50	75	100
蛋类	40	50	50
鱼虾	50	75	100
大豆	15	25	25
奶类及奶制品	300	300	300
油脂	25	25	25
坚果	10	10	10
食盐	<6	<6	<6

四、膳食营养素摄入评价

中国营养学会于2013年制定了中国居民膳食营养素参考摄入量（DRI）。它是一系列评价膳食质量的参考值，包括平均需要量（EAR）、推荐摄入量（RNI）、适宜摄入量（AI）和可耐受最高摄入量（UL）4项内容。能量的推荐摄入量等于其平均需要量；蛋白质和其他营养素的推荐摄入量等于平均需要量加2个标准差。对于没有制定推荐摄入量的营养素，有时可以用适宜摄入量代替推荐摄入量，但它的准确性低于推荐摄入量。膳食营养素的参考摄入量是为正常人群设计的，是保证正常个体或人群的良好营养状态和健康的日常摄入量，可以用来计划和评价健康个体或群体的膳食。膳食营养素参考摄入量不是一成不变的，随着科学的进步、对客观认识的加深及食物构成的不断变化，要不断修订。

对个体膳食评价的核心是比较个体的日常摄入量和需要量。在任何情况下，一个人的真正需要量和日常摄入量只能是一个估算结果，因此对个体膳食适宜性评价都是不精确的。正确描述摄入量资料和恰当选择参考值对评价有重要意义。对结果进行解释需要谨慎，必要时应结合个体其他方面的资料，如体格检查或生化测定结果进行综合评价，以确定某些营养素的摄入量是否足够。

对群体的评价主要是评估人群中摄入不足或摄入过多的流行情况，以及亚人群间摄入量的差别；方法是通过比较日常营养素摄入量与需要量来评估摄入是否不足。对于有平均需要量的营养素，摄入量低于平均需要量者在群体中占的百分数即为摄入不足的比例数。对于有适宜摄入量的营养素，只能比较群体平均摄入量或中位摄入量和适宜摄入量的关系。但当平均摄入量低于适宜摄入量时，无法判断摄入不足的比例。日常摄入量超过可耐受最高摄入量者所占的百分数就是人群中有过量摄入风险的比例。

任何一个人群的营养素摄入量和需要量都处于某种分布状态，只能通过进行合理的比较得到摄入不足或摄入过多的概率。

五、标准人食物和营养素摄入量的计算

因为被调查的不同人群的年龄、性别和劳动强度有很大差别，所以无法用营养素的平均摄入量进行相互比较。为此，一般将各个人群折算成标准人进行比较。这个方法是以体重60kg的从事轻体力劳动的成年男子为标准人，以其能量供给量10.03MJ（2400kcal）作为1，其他各类人员按其能量推荐摄入量与10.03MJ之比得出各类人的折合系数。然后将一个群体各类人的折合系数乘以其人日数之和，再除以其总人日数，即得出该群体的折合标准人的系数（混合系数）。人均食物或营养素摄入量除以混合系数，即可得出该人群折合成标准人的食物和营养素摄入量。

第九章 营养状况评价

本章详细介绍了营养状况评价（nutrition status assessment）的概念、内容及目的，营养状况评价包括膳食评价、人体测量、临床检查和实验室检查，还包含了针对妇幼人群的综合营养评价工具，临床可参照执行。目的是准确判定机体营养状况后做出相应的营养不良或潜在营养风险的判断，为后续临床营养支持提供依据，并监测临床营养治疗的效果及对疗效进行评估，为调整治疗方案提供依据。规范化的评价与治疗是临床营养管理的基础。

营养状况是指营养素满足机体生理需要的程度，营养状况评价是指由接受过培训的营养师、临床医师或者护师针对患者由膳食、疾病等原因引起的营养不良或潜在营养风险，通过膳食调查、体格检查、人体测量和实验室检查等方法对其进行全面的评价。营养状况评价是临床营养支持的基本问题，其目的首先是准确判定机体营养状况，对患者做出相应的营养不良或潜在营养风险的诊断；其次是为后续临床营养支持治疗计划的制订提供依据；最后还要监测临床营养支持治疗的效果，对一段时间内营养治疗后的效果进行评价，为之后随访方案的制定提供依据。

第一节 膳食评价

膳食评价是营养状况评价的重要组成部分，是研究膳食与疾病、健康之间关系的重要工具和手段。常见膳食评价方法包括以营养素为主的营养评价及以食物为主的膳食评价，但无论是以营养素为主还是以食物为主的膳食评价方法，都无法对膳食状况进行全面综合的评价，应根据实际需求综合使用这些方法。

一、以营养素为主的评价

膳食营养素参考摄入量是指满足人群健康个体基本营养所需的能量和特定营养素的摄入量，它是在美国推荐的膳食营养素供给量（RDA）基础上发展而来的一组每天平均营养素摄入量的参考值。随着经济的发展和人们生活水平的不断提高，以及营养学研究的不断发展，研究者逐步认识到 RDA 已经不能满足当前的需要，因此提出更加完善的"膳食营养素参考摄入量"（DRI）新概念，用DRI替代了原有的RDA，DRI用4种参考值代替单一的营养素指标。中国营养学会于1998年制定了中国居民膳食营养素参考摄入量，目前已更新至2013版。它包括4项内容：平均需要量、推荐摄入量、适宜摄入量和可耐受最高摄入量。这些参考值为许多重要营养素的平均每天摄入量界定了一个安全范围，与RDA相比，DRI不仅考虑到消除营养缺乏病的需要，而且对某些营养素还考虑到了降低慢性退行性疾病风险的需要，同时针对某些营养素摄入的最高水平制定了可耐受最高摄入量。

1. 平均需要量（estimated average requirement，EAR） 是根据个体需要量的研究资料制定的，是根据某些指标判断可以满足某一特定性别、年龄及生理状况群体中50%个体需要量的摄入水平。这一摄入水平不能满足群体中另外50%个体对该营养素的需要。EAR是制定RNI的基础。

2. 推荐摄入量（recommended nutrient intake，RNI） 相当于传统使用的RDA，是可以满足某一特定性别、年龄及生理状况群体中绝大多数（97%～98%）个体需要量的摄入水平。长期摄入RNI水平的膳食营养素可以满足身体对该营养素的需要，保持健康和维持组织中有适当的储备。RNI的主要用途是作为个体每天摄入该营养素的目标值。

RNI是以EAR为基础制定的。如果已知EAR的标准差，则RNI定为EAR加两个标准差，即RNI=EAR+2s（s为标准差）。如果关于需要量变异的资料不够充分，不能计算标准差，一般设EAR的变异系数为10%，即RNI=1.2×EAR。

3. 适宜摄入量（adequate intake，AI） 在个体需要量的研究资料不足而不能计算EAR，因而不能求得RNI时，可设定AI来代替RNI。AI是通过观察或实验获得的健康人群某种营养素的摄入量。例如，纯母乳喂养的足月产健康婴儿，从出生到4～6月龄，他们的营养素全部来自母乳。母乳中供给的营养素量就是他们的AI值。AI的主要用途是作为个体营养素摄入量的目标。

制定AI时不仅考虑到预防营养素缺乏的需要，而且纳入了减少某些疾病风险的概念。根据营养"适宜"的某些指标制定的AI值一般超过EAR，也有可能超过RNI。

4. 可耐受最高摄入量（tolerable upper intake level，UL） 是平均每天摄入营养素的最高限量，此量对一般人群中的几乎所有个体都不至于引起不利于健康的作用。当摄入量超过UL而进一步增加时，损害健康的危险性随之增大。UL并不是一个建议的摄入水平。"可耐受"指这一剂量在生物学上大体是可以耐受的，但并不表示可能是有益的，健康个体摄入量超过RNI或AI是没有明确益处的。

鉴于营养素强化食品和膳食补充剂的日渐发展，需要制定UL以指导安全消费。如果某营养素的毒副作用与摄入总量有关，则该营养素的UL值依据食物、饮水及补充剂提供的总量而定。如毒副作用仅与强化食品和补充剂有关，则UL应依据这些来源而不是总摄入量制定。对许多营养素来说，还没有足够的资料来制定其UL。所以未制定UL并不意味着过多摄入没有潜在的危害。

二、以食物为主的评价

（一）理想膳食模式评分法

理想膳食模式（desirable dietary pattern，DDP）的评价指标是DDP评分，DDP是FAO

于1988年首次提出来的，以理想膳食模式为标准，以食物为基础对食物结构和膳食质量进行综合评价的指标。DDP是以食物种类代替营养素为评价依据，将膳食作为一个整体进行评价。它把食物分为7类，总评分值为100，接近100分表示膳食质量良好，低于70分表明膳食质量较差。同时设定了各类食物构成的DDP理想分值，是以食物类的供能百分比乘以DDP评分标准，从而得出该类食物的DDP评分，并对每项分值进行限制，即不得超过最大允许值。

DDP既可对膳食结构进行整体评价，也可对食物类别进行深入分析。但DDP并没有表达出膳食营养中的DRI的要求，对于总能量摄入较低或很低，但各类食物的能量分配DDP很合理的摄食者，仍可得到较高的DDP评分，这就会造成膳食结构的假象，影响膳食指导。因此，DDP适用于人群膳食结构的评价，而不适用于个体膳食营养指导。

（二）中国膳食平衡指数

膳食平衡指数（diet balance index，DBI）是依据1997年版《中国居民膳食指南》及平衡膳食宝塔于2005年建立的，随着《中国居民膳食指南（2007）》的发布，DBI也做了相应的修订，将原有按照低、中、高三级体力活动水平提供的食物摄入量，改为7个能量水平，同时对指标取值也进行了相应的调整。2016年5月中国营养学会发布了新版的《中国居民膳食指南（2016）》，对其中的平衡膳食宝塔推荐量也做了修订，将原有7个能量水平增加为11个能量水平，同时对建议的食物摄入量也进行了调整。DBI目前已修订为DBI-16。

1. DBI-16指标的取值方法　DBI-16是由8个食物组水平的指标构成的，包括谷类食物、蔬菜水果、奶类和豆类、动物性食物、酒精、盐、食用油和食物种类。指标的选择和分值的设定反映了膳食指南和平衡膳食宝塔的核心内容。每个指标分别设定了最大点数。当每个指标达到推荐量时，取值为0。在膳食指南中强调"多吃"或"常吃"的食物，重点评价摄入不足的程度，这些指标的取值为负数；在指南中强调"少吃"的食物，重点评价摄入过量的程度，这些指标的取值为正数；在指南中强调"适量"的食物，在评价时既要反映摄入不足又要反映摄入过量的状况，这些指标取值有正数也有负数。在8个指标中有4个指标取值为0和负数，有2个指标取值为0和正数，另外2个指标既有正数也有负数。

平衡膳食宝塔按照11个能量水平给出了不同的食物推荐量，因此每个指标按照11个能量水平分别设定取值标准。食物共12个种类，分别为米类、面类、粗粮及薯类、深色蔬菜（每100g蔬菜中含胡萝卜素≥500μg）、浅色蔬菜（每100g蔬菜中含胡萝卜素＜500μg）、水果、大豆、奶类、畜肉、禽肉、蛋类、鱼虾类。食物最低限量值为大豆类5g，其他11种食物25g。每种食物达到或超过最低限量值分值取0，低于最低限量值分值为–1。

2. DBI-16分值的计算　DBI-16的分值计算包括总分、正端分、负端分和膳食质量距。分值的评价：0为好，低于总分值的20%为较适宜，总分值的20%～40%为低度不平衡，总分值的40%～60%为中度不平衡，高于总分值的60%为高度不平衡。

（1）总分（total score，TS）：将所有指标的分值累加，反映总体膳食质量的平均水平，如果为负值，说明在平均水平更趋向于摄入不足；如果为正值，说明在平均水平更趋向于摄入过量；如果为0，不一定表示膳食平衡，可能是膳食过量和不足的程度相等，相互抵消。分值范围是-72～44。

（2）正端分（high bound score，HBS）：将所有指标中的正分相加的绝对值，反映膳食中摄入过量的程度。分值范围是0～44。分值0表示无摄入过量，1～9为较适宜，10～18为低度摄入过量，19～27为中度摄入过量，27以上为高度摄入过量。

（3）负端分（low bound score，LBS）：将所有指标中的负分相加的绝对值，分值范围是0～72。分值0表示无摄入不足，1～14为较适宜，15～29为低度摄入不足，29～43为中度摄入不足，43以上为高度摄入不足。如果没有饮水量数据，分值范围为0～60，则分值1～12为较适宜，13～24为低度摄入不足，25～36为中度摄入不足，36以上为高度摄入不足。

（4）膳食质量距（diet quality distance，DQD）：是将每个指标分值的绝对值相加，综合反映一个特定膳食中的问题。分值范围为0～96。分值为0表示膳食中既不存在摄入不足问题，也不存在摄入过量问题，分值1～19为较适宜，20～38为低度膳食失衡，39～57为中度膳食失衡，57以上为高度膳食失衡。如果没有饮水量数据，分值范围为0～84。分值1～17为较适宜，18～34为低度膳食失衡，35～50为中度膳食失衡，50以上为高度膳食失衡。

DBI-16的特点在于所用指标均为食物组，没有营养素指标，计算相对简单，能够快速评价群体和个体的膳食质量，可用于营养的快速评价。另外，DBI-16可通过计算HBS和LBS得到摄入过量和摄入不足的水平，能够更直观地从两个方面反映膳食结构中摄入不均衡的问题和程度。中国居民平衡膳食宝塔（2016）中建议的各类食物适宜摄入量范围适用于2岁儿童以上全人群的能量需要量水平，因此DBI-16也适用于除2岁以下婴幼儿以外的所有健康人群的膳食评价，对于有特殊营养需求的人群，应根据需要对评分标准进行适当调整。

第二节　人体测量

人体测量（anthropometry）是通过测量和观察来描述人体体质特征的方法和过程。人体测量的内容主要包括身高（长）、体重、皮褶厚度、围度、握力等。其中，身高和体重是人体测量中最为重要的内容，准确测量和记录对营养状况评价有重要的价值。人体测量可反映当前患者的营养状况。种族、父母遗传、出生体重和环境因素可影响生长和发育，在进行人体测量时需考虑这些因素。

一、身高（长）

身高（长）（height，stature）与种族、遗传、营养、内分泌、运动和疾病等因素有关，一般急性或短期疾病与营养波动不会明显影响身高。身高测量通常应用于正常人群营养状况评价。对于临床住院患者，可以通过身高等的测量，间接计算体表面积或体重指数等，从而计算基础代谢率或判断体型。测量方法有两种：直接测量法和间接测量法。

（1）直接测量法：被测量者赤脚，采用立正姿势站在身高计的底板上，脚跟、骶骨部及两肩胛尖紧靠身高计的立柱，即所谓的"三点一线"。测量者站在被测量者的左右均可，将其头部调整到与耳屏上缘和眼眶下缘的最低点齐平，再移动身高计的水平板至被测量者的头顶，使其松紧度适当，即可测量出身高。测量注意事项：每次测量身高均应赤脚，并在同一时间（早晨更准确），用同一身高计，身体姿势前后应一致，身高计应摆放在平坦地面并靠墙根。每次最好连续测两次身高，间隔30秒，两次测量的结果应大致相同，身高计的误差不得超过0.5cm。

（2）间接测量法：适用于不能站立者，如危重症、昏迷、类风湿关节炎、脊柱侧凸、脑瘫、肌营养障碍等患者。可采用下列三种方式：①上臂距，上臂向外侧伸出与身体成90°，测量一侧至另一侧的最长指间距离。因上臂距与成熟期身高有关，年龄对上臂影响较少，可作为个体因年龄身高变化的评价指标。②身体各部累计长度，用软尺测定腿、足跟、骨盆、脊柱和头颅的长度，各部分长度之和为身高估计值。③膝高，屈膝90°，测量从足跟底至膝部大腿表面的距离，用下述公式计算出身高。

男性：身高（cm）=62.59+2.09×膝高（cm）–0.01×年龄（岁）

女性：身高（cm）=69.28+1.50×膝高（cm）–0.02×年龄（岁）

二、体重

体重（body weight，BW）是脂肪组织与瘦体组织之和，可从总体上反映人体营养状况，是简单、易测且主要反映营养状况的评价指标。孕妇、婴幼儿、儿童和青少年时期，体重可反映生长发育与营养状况的变化。疾病情况下可反映机体合成代谢与分解代谢的状况，同时受机体水分多少的影响，水肿患者的体重常不能反映真实体重和营养状况。为减少测量误差，应注意时间、衣着、姿势等方面一致。住院患者应晨起空腹，排空大小便，穿着最少的衣裤测定。体重丢失在营养状况评价中是十分重要的指标，它通常反映能量不足，可引起细胞蛋白质丢失的增加。对儿童来说，体重是较敏感的指标，它可以较早提示营养不足，比身高更能反映近期的营养状况变化。

标准体重（standard body weight）也称理想体重（ideal body weight，IBW），是反映和衡量个体健康状况的重要标志之一。我国常用的标准体重计算公式有Broca改良公式和平田公式，Broca改良公式使用得最多。

Broca改良公式：标准体重（kg）=身高（cm）–105

平田公式：标准体重（kg）=［身高（cm）–100］×0.9

体重的评价指标如下。

1. 实际体重（actual body weight，ABW）**占标准体重的百分比**　评价标准：测量值小于80%为消瘦，80%～90%为偏轻，90%～110%（含）为正常，110%～120%为超重，大于120%为肥胖。

2. 肥胖度（obesity degree）　评价标准：测量值位于肥胖度 ±10% 为营养正常，高于 10%～20% 为超重，高于 20% 为肥胖，低于 10%～20% 为偏轻，低于 20% 为消瘦。

$$肥胖度 =（实际体重 - 理想体重）÷ 理想体重 \times 100\%$$

3. 实际体重与平时体重比　可提示能量营养状况的改变。评价标准：测量值在 85%～95% 为轻度蛋白质-能量营养不良，75%～85% 为中度蛋白质-能量营养不良，小于 75% 为严重蛋白质-能量营养不良。

$$实际体重与平时体重比（\%）= 实际体重 ÷ 平时体重 \times 100\%$$

4. 体重改变　可反映能量与蛋白质代谢情况，提示是否存在蛋白质-能量营养不良，评价时应将体重变化的幅度与速度结合起来考虑。体重改变的公式为

$$体重改变（\%）=［平时体重（kg）- 实测体重（kg）］÷ 平时体重（kg）\times 100\%$$

5. 体重指数（body mass index，BMI）　又称体质指数，是目前最常用的体重-身高指数，是评价肥胖和消瘦的良好指标。在判断肥胖程度时，使用这个指标的目的为消除不同身高对体重的影响，以便于人群或个体间的比较。研究表明，大多数个体的 BMI 与体脂百分比有明显的相关性，能较好地反映机体的肥胖程度。但在具体应用时还应考虑其局限性，如对肌肉很发达的运动员或有水肿的患者，BMI 值可能高估其肥胖程度；老年人群的肌肉组织与其脂肪组织相比，肌肉组织的减少较多，计算的 BMI 值可能低估其肥胖程度；同等 BMI 值的女性，其体脂百分比一般大于男性。

BMI 的计算公式：$BMI = 体重（kg）/［身高（m）］^2$

临床上 BMI 的改变常提示疾病的预后，男性 $BMI < 10.0kg/m^2$、女性 $BMI < 12.0kg/m^2$ 者很少能存活，$BMI < 18.5kg/m^2$ 可能高度提示临床转归不佳和死亡。11～13 岁青少年 BMI 的参考标准：$BMI < 15.0kg/m^2$ 为存在蛋白质-能量营养不良，$< 13.0kg/m^2$ 为重度营养不良；14～17 岁青少年 BMI 的参考标准：$BMI < 16.5kg/m^2$ 为存在蛋白质-能量营养不良，$< 14.5kg/m^2$ 为重度营养不良。成人 BMI 评价标准见表 9-2-1。

表 9-2-1　成人 BMI 评价标准

分类	BMI（kg/m²）		
	WHO 标准	亚洲标准	中国标准
肥胖 Ⅲ 级（极重度肥胖）	≥40.0	–	–
肥胖 Ⅱ 级（重度肥胖）	35.0～39.9	≥30.0	–
肥胖 Ⅰ 级（肥胖）	30.0～34.9	25.0～29.9	≥28.0
超重（偏胖）	25.0～29.9	23.0～24.9	24.0～27.9
正常范围	18.5～24.9	18.5～22.9	18.5～23.9
蛋白质-能量营养不良 Ⅰ 级	17.0～18.4	17.0～18.4	17.0～18.4
蛋白质-能量营养不良 Ⅱ 级	16.0～16.9	16.0～16.9	16.0～16.9
蛋白质-能量营养不良 Ⅲ 级	<16.0	<16.0	<16.0

体重评价时应注意以下临床特殊情况。

（1）患者出现水肿、腹水等，引起细胞外液相对增加，可掩盖化学物质及细胞内物质的丢失。

（2）患者出现巨大肿瘤或器官肥大等，可掩盖脂肪和肌肉组织的丢失。

（3）利尿剂的使用会造成体重丢失的假象。

（4）在短时间内出现能量或钠摄入量的显著改变，可导致体内糖原及体液的明显改变，从而影响体重。

（5）如果每天体重改变大于0.5kg，往往是体内水分改变的结果，而非真正的体重变化。

（6）不同类型营养不良患者的体内脂肪和蛋白质消耗比例不同，因此体重减少相同者，有的可能蛋白质消耗少，有的可能蛋白质消耗多，特别是内脏蛋白质。从维持生命和修复功能方面而言，蛋白质的改变比体重改变更重要，所以对于不同类型的营养不良患者，相同的体重减少对预后可产生不同影响。

6. 妊娠期增重适宜值推荐标准　妊娠期体重平均增长约11kg，其中胎儿、胎盘、羊水、增加的血容量及增大的子宫和乳腺属必要性体重增长（为6～7.5kg），孕妇身体脂肪蓄积3～4kg。妊娠期体重增长过多是孕妇发生妊娠并发症如妊娠期高血压、妊娠期糖尿病等的危险因素，也是产后体重滞留的重要原因，并可增加远期发生肥胖和2型糖尿病的风险，还与绝经后发生乳腺癌的危险性呈中度相关。妊娠期体重增长不足和过多，均会影响母体产后乳汁的分泌。与妊娠期增重适宜的孕妇相比，增重过多使子痫前期患病率增加88%、头盆不称发生率增加58%、妊娠期糖尿病发生率增加47%、大于胎龄儿发生率增加143%；增重不足时子痫前期、头盆不称和剖宫产率虽有所降低，但小于胎龄儿发生率增加114%。可见，妊娠期增重不足或过多都不利于母婴健康。

应从妊娠前开始对体重进行监测和管理。妊娠早期体重变化不大，可每月测量一次，妊娠中晚期应每周测量体重，并根据体重增长速度调整能量摄入水平。除了使用校正准确的体重秤，还要注意每次称重前应排空大小便，脱鞋帽和外套，仅着单衣以保证测量数据的准确性和监测的有效性。

妊娠前不同BMI妇女妊娠期体重总增重的适宜范围及妊娠中晚期每周的增重推荐值见表9-2-2。妊娠早期体重增长不明显，早孕反应明显的孕妇还可能出现体重下降，均属正常。应注意避免妊娠早期体重增长过快。妊娠期妇女体重增长范围和妊娠中晚期每周增重推荐值见表9-2-2，妊娠期妇女体重增长范围和妊娠中晚期每周体重增长推荐值曲线图见图9-2-1A～D。

表9-2-2　妊娠期妇女体重增长适宜范围和妊娠中晚期每周增重推荐值

妊娠前体重分类	总增长值适宜范围（kg）	妊娠早期增长值（kg）	妊娠中晚期增长值均值及适宜范围（kg/周）
低体重（BMI＜18.5kg/m²）	11.0～16.0	0～2.0	0.46（0.37～0.56）
正常体重（18.5kg/m²≤BMI＜24.0kg/m²）	8.0～14.0	0～2.0	0.37（0.26～0.48）
超重（24.0kg/m²≤BMI＜28.0kg/m²）	7.0～11.0	0～2.0	0.30（0.22～0.37）
肥胖（BMI≥28.0kg/m²）	5.0～9.0	0～2.0	0.22（0.15～0.30）

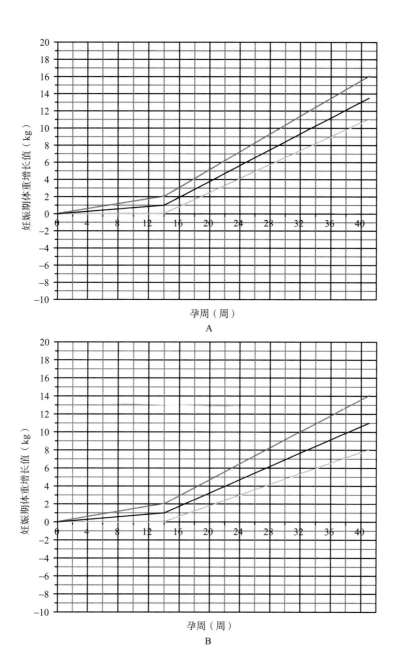

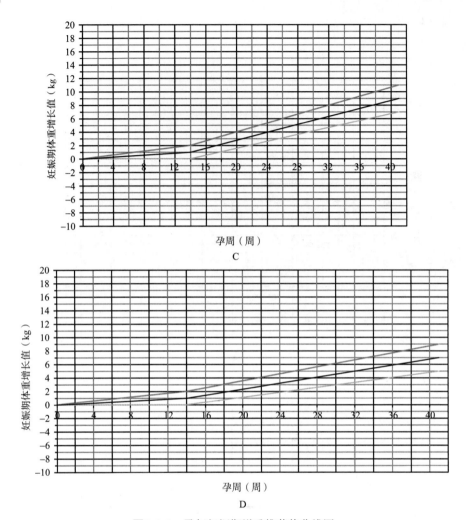

图 9-2-1　孕妇妊娠期增重推荐值曲线图

A. 妊娠前低体重；B. 妊娠前正常体重；C. 妊娠前超重；D. 妊娠前肥胖。孕妇存在个体差异，仅供参考，请咨询专业人员。体重管理是妊娠期营养状况的重要评价指标，而自我监测体重是体重管理的重要措施。孕妇体重要求每周至少监测一次，建议早晨起床着睡衣睡裤，排空大小便后于同一时间测量体重

（数据来源：《中国妇女妊娠期体重监测与评价》）

三、皮褶厚度

皮下脂肪含量占全身脂肪总量的50%左右，通过皮下脂肪厚度的测定可间接反映能量摄入的情况。

（一）三头肌皮褶厚度

被测者上臂自然下垂，取左（或右）上臂背侧肩胛骨肩峰至尺骨鹰嘴连线中点，于该点上方2cm处，测定者以左手拇指、示指（食指）和中指（指间距约2cm）将皮肤连同皮下脂肪捏起呈皱褶，皱褶两边的皮肤对称。在皮褶下方2cm处，用皮褶厚度计测量

其厚度，连续测量3次，取平均值（单位为mm）即为三头肌皮褶厚度（triceps skinfold thickness，TSF）。

注意事项：①双手自然下垂，防止肌肉紧张。②皮肤和皮下脂肪需一同夹起，但不能夹起肌肉；对于营养不良或皮肤松弛的老年人，防止夹起肌肉的方法是让肱三头肌收缩。③对于皮肤较紧或皮下脂肪较厚者，指间距可适当放宽。④需每天对皮褶厚度计进行校正。

结果判定：TSF 正常值男性为8.3mm，女性为15.3mm。实测值在正常值的90%以上为正常，80%～90%为轻度亏损，60%～80%为中度亏损，＜60%为重度亏损。

（二）肩胛下皮褶厚度

被测者上臂自然下垂，取左（或右）肩胛骨下角约2cm处，皮褶方向与肩胛下角切线平行，测量方法同TSF。

结果判定：以肩胛下皮褶厚度与TSF之和来判定。正常参考值男性为10～40mm、女性为20～50mm；男性＞40mm、女性＞50mm者为肥胖；男性＜10mm、女性＜20mm者为消瘦。

四、身体围度

（一）头围

测量头围（head circumference）应使用没有弹性的软尺。测量以两眉中点为起点经枕骨粗隆的最大周径，精确到0.1cm。头围可间接预测大脑发育。头围过大见于脑积水、佝偻病，头围过小见于小头畸形。出生时平均头围为34.0cm，前半年增长8.0～10.0cm，后半年增长2.0～4.0cm，6个月时为44.0cm，1岁时头围为46.0cm，2岁时为48.0cm，5岁时为50.0cm，15岁时接近成人，为54.0～58.0cm。

（二）胸围

胸围（chest circumference）是胸廓的最大围度，可以表示胸廓大小和肌肉发育状况，是评价人体宽度和厚度的具有代表性的指标，可在一定程度上反映身体形态和呼吸器官的发育状况，也是评价幼儿生长发育水平的重要指标。随着年龄的增长，胸廓的横径迅速增长，1岁左右胸围与头围大致相等，12～21个月时胸围超过头围。胸围赶上头围的时间长短与小儿营养状况密切相关。

（三）腰围

腰围（waist circumference，WC）是指腰部周径的长度，可在一定程度上反映腹部皮下脂肪厚度和营养状态，是间接反映人体脂肪分布状态的指标。目前公认腰围是衡量脂肪在腹部蓄积（即向心性肥胖）程度的最简单且实用的指标。脂肪在身体内的分布，尤其是腹部脂肪堆积的程度，与肥胖相关性疾病有较强的关联。同时使用腰围和BMI可以更好地估计肥胖与多种相关慢性病的关系。备孕期妇女与正常成人一样，可以测量该指标。

腰围的测量方法：受试者直立，两脚分开30～40cm，用一根没有弹性、最小刻度为0.1cm的软尺放在右侧腋中线髂骨上缘与第12肋骨下缘连线的中点（通常是腰部的天然最窄部位），沿水平方向围绕腹部一周，紧贴而不压迫皮肤，在正常呼气末测量腰围，读数精确至0.1cm。我国成年男性腰围≥85cm、成年女性腰围≥80cm为腹部脂肪蓄积。

（四）臀围

臀围（hip circumference）反映髋部骨骼和肌肉的发育情况。测量时，两腿并拢直立，两臂自然下垂，将皮尺水平地放在前面的耻骨联合和背后臀大肌最凸处。为了确保准确性，测量臀围时，一是要在横切面上，二是要在锻炼前进行。同时要注意每次测量的时间和部位相同，测量时不要把皮尺拉得太紧或太松，力求仔细、准确。

（五）腰臀比

腰臀比（waist-to-hip ratio，WHR）是腰围和臀围的比值，是反映身体脂肪分布的一个简单指标，通常用来衡量人体是肥胖还是健康。该比值与心血管疾病发病率有密切关系，保持臀围和腰围的适当比例关系，对成人体质、健康及其寿命有着重要意义。我国建议成年男性腰臀比＞0.9、成年女性腰臀比＞0.8称为向心性肥胖。

第三节　实验室检查

实验室检查可以测定蛋白质、脂肪、维生素、微量元素等的含量及人体免疫功能，包括营养成分的血液浓度测定，营养代谢产物的血液及尿液浓度测定，与营养素吸收和代谢有关的各种酶活性的测定，头发、指甲中营养素含量的测定等。

一、血浆蛋白

血浆蛋白浓度可反映机体蛋白质营养状况。常用的指标包括白蛋白、前白蛋白、转铁蛋白、视黄醇结合蛋白和纤维连接蛋白。相较于白蛋白，其他蛋白半衰期更短，并且血清含量少，全身代谢池小，是反映营养状况更敏感、更有效的指标。

（一）白蛋白

在应激状态下，血浆白蛋白（albumin）浓度降低，如这种低水平维持1周以上，表示有急性营养缺乏。血浆白蛋白低于35mg/L，临床上常出现蛋白质营养不良。白蛋白能有效预测手术风险程度，在手术后或感染中，维持内脏蛋白的水平对患者的存活是非常重要的。能量与蛋白质摄入不足，不利于急性期患者血浆白蛋白浓度的恢复，但是白蛋白只反映疾病的严重程度，而不反映营养不良的程度。

白蛋白的合成受到很多因素的影响，若甲状腺功能减退、血浆皮质醇水平过高、出现肝实质性病变及生理上的应激状态，白蛋白的合成速度下降。由于白蛋白的半衰期为18～20天，在能量和蛋白质供给充足的情况下，急性疾病患者血浆白蛋白浓度恢复到正常需要一定的时间。在静脉输注人血白蛋白时，由于其分布和血液稀释的影响，血浆白蛋白浓度的恢复常常低于理论值。

白蛋白的正常参考值为40～55g/L，28～39g/L为轻度不足，21～27g/L为中度不足，<21g/L为重度不足。

（二）前白蛋白

前白蛋白（prealbumin，PA）是由肝脏合成的一种糖蛋白，在电泳分离时，其常显示在白蛋白的前方，故而得名。前白蛋白可与甲状腺素结合球蛋白及视黄醇结合蛋白结合，从而转运甲状腺素及维生素A，故又称甲状腺素结合前白蛋白（transthyretin）。前白蛋白参与机体维生素A和甲状腺素的转运及调节，具有免疫增强活性和潜在的抗肿瘤效应。前白蛋白半衰期很短，仅约1.9天，因此它能更及时地反映营养状况的变化，在临床上常作为评价蛋白-能量营养不良和反映近期膳食摄入状况的敏感指标。从营养评价的角度讲，前白蛋白的意义优于白蛋白。

前白蛋白的正常参考值为200～400mg/L，160～199mg/L为轻度不足，100～159mg/L为中度不足，<100mg/L为重度不足。

（三）转铁蛋白

转铁蛋白（transferrin，TFN）又名运铁蛋白（siderophilin），为血浆中结合并转运铁的β球蛋白，主要在肝脏合成，半衰期为8～9天。在高蛋白摄入后，TFN的血浆浓度上升较快，能反映营养治疗后的营养状态与免疫功能的恢复情况，该蛋白的改变较其他指标（血浆白蛋白、体重、皮褶厚度）更快。TFN对血红蛋白的生成和铁的代谢有重要作用，可反映缺铁性贫血等多种疾病。TFN增多见于缺铁性贫血、急性肝炎、急性炎症、口服避孕药、妊娠后期。TFN减少见于肾病综合征、肝硬化、恶性肿瘤、溶血性贫血、营养不良。

TFN的正常参考值为2.0～4.0g/L，1.5～2.0g/L为轻度不足，1.0～1.5g/L为中度不足，<1.0g/L为重度不足。

（四）视黄醇结合蛋白

视黄醇结合蛋白（retinol binding protein，RBP）是一种低分子量的亲脂载体蛋白，属Lipocalin蛋白超家族成员。其功能是从肝脏转运维生素至上皮组织，并能特异性地与视网膜上皮细胞结合，为视网膜提供维生素A。RBP可特异地反映机体的营养状况，而且其半衰期短（10～12小时），是一项诊断早期营养不良的敏感指标。RBP与血浆总胆红素、白蛋白、凝血酶原时间相关，故较前白蛋白有更高的敏感度，但其特异度较低。而且由于其主要在肾脏代谢，患肾脏疾病时，可造成血浆RBP浓度升高的假象。

二、氮平衡

氮平衡（nitrogen balance，NB）可反映摄入氮是否满足机体需要，以及体内蛋白质合成与分解代谢情况，有助于判断营养治疗效果，是评价蛋白质营养状况的常用指标。每日摄入氮经体内利用后的剩余部分及体内代谢产生的氮，90%经尿液排出，其中主要排出形式是尿素，其余排出形式有尿酸、肌酸酐、氨基酸及氨等，称为非尿素氮，每天丢失量约2g，每天粪便氮丢失量为12mg/kg，汗及毛发等氮丢失量为5mg/kg，所以NB的计算公式如下。

$$NB=I-(U+F+S)$$

式中，NB表示氮平衡；I表示摄入氮；U表示尿氮；F表示粪氮；S表示皮肤等的氮损失。氮平衡为摄入氮和排出氮相等，提示人体代谢平衡，又称零氮平衡；正氮平衡为摄入氮多于排出氮，常见于生长期儿童和恢复期的急危重症患者；负氮平衡为摄入氮少于排出氮，通常提示饥饿或消耗性疾病。

三、肌酐-身高指数

肌酐是肌肉组织中肌酸的代谢产物，因此肌酐的排出水平与肌肉组织密切相关。常用指标是肌酐-身高指数（creatinine height index，CHI），即尿肌酐（urine creatinine，UCr）含量与其身高所对应标准肌酐的比值。CHI是表示瘦体组织缺乏程度的灵敏指标，其优点在于：①成人体内肌酸和磷酸肌酸的总含量较为恒定，每天经尿排出的肌酐量基本一致；②运动和膳食的变化对尿中肌酐含量的影响甚微，故在评定24小时尿肌酐时不必限制膳食蛋白质；③经^{40}K计数测定，成人24小时尿肌酐排出量与瘦体组织量一致；④在肝病等引起水肿而严重影响体重测定时，价值更大（因为CHI不受体重影响）。其计算公式如下。

$$肌酐-身高指数 = \frac{测量过或真实的24小时肌酐排出量}{同性别理想身高24小时尿中肌酐排出量} \times 100\%$$

CHI＞95.0%为正常，CHI 84.9%～95.0%表示瘦体组织轻度缺乏，CHI 70.0%～85.0%表示中度缺乏，CHI≤70.0%表示重度缺乏。

男女不同身高相对应的肌酐正常值见表9-3-1。

表9-3-1 各身高相对应的肌酐正常值

男性		女性	
身高（cm）	肌酐正常值（mg）	身高（cm）	肌酐正常值（mg）
157.5	1 288	147.3	830
160.0	1 325	149.9	851
162.6	1 359	152.4	875
165.1	1 386	154.9	900
167.7	1 426	157.5	925
170.2	1 467	160.0	949

续表

男性		女性	
身高（cm）	肌酐正常值（mg）	身高（cm）	肌酐正常值（mg）
172.7	1 513	162.6	977
175.3	1 555	165.1	1 006
177.8	1 596	167.6	1 044
180.3	1 642	170.2	1 076
182.9	1 691	172.7	1 109
185.4	1 739	175.3	1 141
188.0	1 785	177.8	1 174
190.5	1 831	180.3	1 206
193.0	1 891	182.9	1 240

四、免疫功能

细胞免疫功能在人体抗感染中起重要作用。蛋白质-能量营养不良常伴有细胞免疫功能损害，这将增加患者术后感染率和死亡率。通常采用总淋巴细胞计数和皮肤迟发性超敏反应评定细胞免疫功能。

（一）总淋巴细胞计数

总淋巴细胞计数（total lymphocyte count，TLC）是评定细胞免疫功能的简易指标。但一些原发性疾病，如心力衰竭、尿毒症、霍奇金病，以及使用免疫抑制剂肾上腺皮质激素等情况，均可使TLC降低，TLC与预后相关性较差，而且TLC还受感染等因素的影响。因此，TLC并非营养评定指数的可靠指标。临床上应结合其他指标参考评价。正常参考值为$2.5 \times 10^9/L \sim 3.0 \times 10^9/L$，$1.5 \times 10^9/L \sim 1.8 \times 10^9/L$为轻度营养不良，$0.9 \times 10^9/L \sim 1.5 \times 10^9/L$为中度营养不良，低于$0.9 \times 10^9/L$为重度营养不良。

（二）皮肤迟发性超敏反应

细胞免疫功能与机体的营养状况密切相关，营养不良时皮肤迟发性超敏反应（skin delayed hypersensitivity，SDH）常呈无反应状态。若患者SDH异常，且可在接受营养治疗后恢复，则SDH可作为营养状况，特别是细胞免疫功能判定的重要指标。需选择3种患者曾经接受过的抗原，将抗原于前臂表面皮内注射，待24～48小时后测量接种处硬结直径，呈红色硬结为阳性。判断标准：出现2个或3个硬结直径>5mm为正常；只有1个硬结直径>5mm为免疫力降低；3个硬结直径均<5mm为无免疫力，至少有重度蛋白质营养不良。

五、尿羟脯氨酸指数

羟脯氨酸是胶原代谢产物。营养不良和体内蛋白质降低的儿童，尿中羟脯氨酸排出量减少。取清晨空腹尿样测定羟脯氨酸的排出量，计算羟脯氨酸指数，作为评定儿童蛋白质营养状况的重要指标。

$$尿羟脯氨酸指数 = \frac{羟脯氨酸(\mu mol) \div 尿量(ml) \times 体重(kg)}{肌酐(\mu mol) \div 尿量(ml)}$$

评定标准：3个月至10岁儿童，尿羟脯氨酸指数＞2.0为正常，1.0～2.0为蛋白质不足，＜1.0为蛋白质缺乏。

六、维生素、矿物质

维生素及矿物质是维持人体正常代谢和生理功能不可缺少的营养素。三大营养素成分的正常代谢及某些生化反应和生理功能均需有维生素和微量元素的参与。处于应激状态（手术、烧伤、败血症等）的危重症患者，对维生素和微量元素的需要量明显增加。多种地方病及疑难病的发生发展与维生素和微量元素失衡有关。因此，维生素和微量元素在临床治疗及营养评价中受到越来越多的关注。

孕妇应该关注的主要营养素包括以下几种。

（一）叶酸

叶酸在体内参与氨基酸和核酸的代谢，对细胞增殖、组织生长分化和机体发育起着重要作用。妊娠早期叶酸缺乏或使用叶酸拮抗剂（堕胎剂、抗癫痫药物等）可引起死胎、流产或胎儿脑和神经管发育畸形。叶酸是细胞DNA合成过程中的重要辅酶，妊娠中晚期血容量和红细胞生成增加，叶酸缺乏会影响幼红细胞核中DNA的合成，使细胞核的成熟和分裂延缓、停滞，影响血红蛋白的合成，导致巨幼红细胞贫血。叶酸是体内蛋氨酸循环的甲基供体，叶酸缺乏导致高同型半胱氨酸血症，损伤血管内皮细胞，并可激活血小板的黏附和聚集，诱发妊娠期高血压。孕妇血浆中同型半胱氨酸水平升高还与习惯性流产、胎盘早剥、胎儿生长受限、畸形、死胎、早产等的发生密切相关。

富含叶酸的食物有动物肝脏、蛋类、豆类、酵母、绿叶蔬菜、水果及坚果类。每天保证摄入400g各种蔬菜，且其中1/2以上为新鲜绿叶蔬菜，可提供叶酸约200μg DFE。但天然食物中存在的叶酸是四氢叶酸的各种衍生物，均为还原型，烹调加工或遇热易分解，生物利用率较低；合成的叶酸是氧化型单谷氨酸叶酸，稳定性好，生物利用率高。因此，妊娠期除常吃富含叶酸的食物外，还应补充叶酸（400μg/d），以满足母亲与胎儿的需要。

（二）铁

随着妊娠的进展，孕妇血容量和红细胞数量逐渐增加，胎儿、胎盘组织的生长均额外需要铁，整个妊娠期额外需要铁600～800mg，妊娠中晚期妇女应适当增加铁的摄入量。妊娠期膳食铁摄入不足容易导致孕妇及婴儿发生缺铁性贫血或铁缺乏。妊娠期缺铁性贫血是我国孕妇中常见的营养缺乏病，发生率约30%，对母体和胎儿的健康均会产生许多不良影响。如胎盘缺氧则易发生妊娠期高血压及妊娠期高血压性心脏病，铁缺乏和贫血还使孕产妇抵抗力下降，导致产妇身体虚弱，容易并发产褥期感染、产后大出血、心力衰竭等，甚至危及生命。孕妇贫血还会增加早产、子代低出生体重及儿童期认知障碍的风险。

由于动物血、肝脏及红肉中含铁量较为丰富，且所含铁为血红素铁，其生物利用率较高，可通过适当增加这类食物的摄入来满足妊娠期对铁的额外需要。妊娠中晚期每天增加20～50g红肉，每周摄入1～2次动物血和肝脏，基本可满足妊娠期的铁营养需要。

（三）碘

碘是合成甲状腺激素的主要原料，甲状腺激素对调节新陈代谢、促进蛋白质合成具有重要的作用。妊娠期新陈代谢加快，甲状腺激素合成增加，对碘的需要量显著增加。碘缺乏导致甲状腺激素合成不足，影响蛋白质合成和神经元分化，使脑细胞数量减少、体积缩小，重量减轻，严重损害胎儿脑和智力发育。妊娠期碘缺乏，轻者导致胎儿脑发育落后、智力低下、反应迟钝；严重者导致先天性克汀病，患儿表现为矮、呆、聋、哑、瘫等症状。此外，妊娠期缺碘导致的甲状腺激素合成不足还会引起早产、流产及死胎发生率增加，妊娠期高血压、胎盘早剥等严重妊娠期并发症的发生率也相应增加。

多数食物中缺乏碘，加碘盐能确保有规律地摄入碘。以食盐中加碘量25mg/kg、每天摄入盐6g、烹调损失率20%计算，每天从碘盐中可摄入碘120μg，仅满足普通人群的碘需要。妊娠期碘的推荐摄入量为230μg/d，比非妊娠时增加近1倍，食用碘盐仅可获得推荐量的50%左右，为满足妊娠期对碘的需要，建议孕妇常吃富含碘的海产品以满足另外50%的需要。

（四）钙

从孕18周起，胎儿的骨骼和牙齿开始钙化，至分娩时新生儿体内约有30g钙沉积。在妊娠中晚期钙逐渐沉积于胎儿骨骼和牙齿中，妊娠中期每天需沉积钙约50mg，妊娠晚期每天需沉积钙增至330mg。妊娠期钙缺乏，母体会动用自身骨骼中的钙维持血钙浓度并满足胎儿骨骼生长发育的需要。因此，妊娠期钙营养不足对母体健康的危害更明显。研究显示，妊娠期饮食不含奶类的中国妇女产后骨密度比同龄非妊娠妇女下降16%，妊娠期低钙摄入也会增加发生妊娠期高血压的风险，孕妇增加奶制品的摄入可使妊娠期高血压的发生率降低35%，子痫前期的发生率降低55%，早产的发生率降低24%。也有研究证实孕妇饮奶可降低孩子出生后对牛奶蛋白过敏的风险。奶是钙的最好食物来源，妊娠中晚期每天需要摄入各种奶类500g。

（五）维生素 D

维生素 D 属于脂溶性维生素，又称"D 激素"，可帮助钙、磷吸收和代谢，钙在小肠吸收时，维生素 D 是"开锁匠"，可促进骨骼合成，增加骨密度，促进牙齿生长，还具有抗肿瘤、调节血压和血糖、保护心血管、改善肌力、抗感染等作用。孕妇通过胎盘将营养物质转运给胎儿，一旦缺乏维生素 D，出生后的婴儿易发生佝偻病、前囟闭合晚、颅骨软化，甚至影响智力发育。维生素 D 缺乏还可能影响婴儿牙齿健康，增加恒牙牙釉质发育不全的风险。除此之外，妊娠期维生素 D 持续不足或缺乏会增加妊娠期流产、早产、胎死宫内、胎膜早破、胎儿生长受限、妊娠期糖尿病、高血压及子代成人期慢性病的风险。维生素 D_2 主要来源于植物性食物，如坚果和蘑菇等；维生素 D_3 主要来源于动物性食物，如动物肝脏、蛋黄、牛油、奶酪、鲜奶，以及鳕鱼、三文鱼、金枪鱼的鱼油等。70%～90%的维生素 D 来源于皮肤，经日晒在体内合成，缺少充足的阳光照射可能会导致孕妇维生素 D 不足或缺乏。目前，人体血清 25-羟维生素 D 水平是反映体内维生素 D 营养状况的公认指标。应在医生指导下，根据维生素 D 的检测值和膳食基础来精准指导补充。

第四节　临床检查

临床上通过病史采集及体格检查以发现是否存在营养不良。

一、病史采集

（1）膳食史：包括有无厌食、饮食禁忌、吸收不良、消化障碍等。

（2）疾病史：已存在的影响能量和营养素摄入、消化、吸收和代谢的疾病因素，以及本身就发生代谢改变的疾病和生理或病理状态，如传染病、内分泌系统疾病、消化系统疾病等。

（3）用药史及治疗手段：包括代谢药物、类固醇、免疫抑制剂、放疗与化疗、利尿剂、泻药等。

（4）对食物过敏或不耐受等情况。

二、体格检查

体格检查的重点在于发现下述情况，判定其程度并与其他疾病鉴别：恶病质和肌萎缩、肝大、水肿或腹水、皮肤改变、毛发脱落、维生素缺乏体征、必需脂肪酸缺乏体征、常量元素和微量元素缺乏体征等。需要特别注意头发、颜面、眼、唇、舌、齿、龈、皮肤、指甲、心血管系统、消化系统和神经系统等改变。能量和营养素缺乏表现及其可能因素见表 9-4-1。

表 9-4-1　能量和营养素缺乏表现及其可能因素

项目	临床表现	可能的营养素缺乏
头发	干燥、变细、易断、脱发	蛋白质、能量、必需脂肪酸、锌
鼻部	皮脂溢出	烟酸、维生素 B_2、维生素 E
眼	干眼症、夜盲症、比托斑	维生素 A
舌	舌炎、舌裂、舌水肿	维生素 B_2、维生素 B_6
牙、牙龈	龋齿	氟
	牙龈出血、肿大	维生素 B_2、叶酸、烟酸、维生素 C
味觉、唇	味觉减退或改变	锌
	口角炎、干裂	维生素 B_2、烟酸
甲状腺	肿大	碘
指甲	匙状指、指甲变薄	铁
	干燥、粗糙、过度角化	维生素 A、必需脂肪酸
	瘀斑	维生素 C、维生素 K
皮肤	伤口不愈合	锌、蛋白质、维生素 C
	阴囊及外阴湿疹	维生素 B_2、锌
	癞皮病（烟酸缺乏症）、皮疹	烟酸
骨骼	佝偻病体征、骨质疏松	维生素 D、钙
神经系统	肢体感觉异常或丧失、运动无力	维生素 B_1、维生素 B_{12}
肌肉	腓肠肌触痛	维生素 B_{12}
	腓肠肌萎缩	蛋白质、能量
心血管系统	维生素 B_1 缺乏症心脏体征	维生素 B_1
	克山病体征	硒
生长发育	营养性矮小	蛋白质、能量
	性腺功能减退或发育不良	锌

第五节　临床营养风险筛查评价工具

一、营养风险筛查 2002

营养风险筛查 2002（nutritional risk screening 2002，NRS 2002）是欧洲肠内肠外营养学会（European Society of Parenteral and Enteral Nutrition，ESPEN）在 128 个随机对照临床试验的基础上，于 2002 年开发的一个有客观依据的营养风险筛查工具。该工具包括 4 个方面的评估内容，即人体测量、近期体重变化、膳食摄入情况和疾病的严重程度。

NRS 2002 突出的优点在于能预测营养不良的风险，并能前瞻性地动态判断患者营养状态变化，便于及时反馈患者的营养状况，并为调整营养支持方案提供证据，可改善临床结局，缩短住院时间。而且 NRS 2002 简便、易行，能进行医患沟通，通过问诊的简便测量，即可在 3 分钟内迅速完成。因无创、无医疗耗费，故患者易于接受。从 2005 年初开始，中华医学会肠外肠内营养学分会全国协作组开展了营养风险筛查的临床应用工作，已证明 NRS 2002 是可以用于我国的比较好的营养风险筛查工具。

二、微型营养评价

微型营养评价（mini-nutritional assessment，MNA）是 1994 年由瑞士的 Guigoz 提出的一种营养评价工具，包括营养筛查和营养评估两部分，营养筛查部分包括人体测量、整体评价、饮食评价和主观评价 4 个方面，共 18 个问题（参数），第一部分 14 分，第二部分 16 分，全部完成 18 个问题总分为 30 分。在完成第一部分后，若得分≥12 分，则患者无营养不良风险，不需要进一步评价，若得分≤11 分，则患者可能存在营养不良，需要继续进行评价，完成第二部分，再计算总分。

营养状况按照 MNA 总得分值分为 3 类：①MNA 得分≥24 分，营养状况正常；②MNA 得分 17～23.5 分，为潜在营养不良或存在营养不良风险；③MNA 得分＜17 分，为营养不良。MNA 适用于所有老年人群，研究已经证实 MNA 快速、简单、易操作，其特点是分两部分评价，第一部分首先剔除了营养状况正常的患者，使他们免受评估之扰，也使评估具有针对性，从而节约了一定的时间和医疗资源，一般 10 分钟即可完成，且与传统的营养评价方法和人体成分分析有良好的相关性。

三、主观全面评定

主观全面评定（subjective global assessment，SGA）是一种比较早应用、有效的临床营养评价工具，由加拿大多伦多大学的 Baker 和 Detsky 等于 1982 年建立。SGA 通过询问了解患者体重、进食、消化功能的变化，通过主观评判了解疾病应激情况、肌肉消耗和脂肪消耗情况及活动能力等，不用生化检查，也不做身高和体重测量，适用于住院患者。

SGA 的信度和效度已经通过研究得到检验，通过 SGA 评估发现的营养不良患者并发症发生率是营养良好患者的 3～4 倍。针对不同住院患者的前瞻性研究显示，SGA 能很好地预测并发症。但 SGA 作为营养风险筛查工具也有一定的局限性。SGA 不宜用于区分轻度营养不良，更多侧重于慢性或已经存在的营养不良，不能很好地体现急性营养状况的变化。另外，该工具是一个主观评估工具，需要很好的培训才能够保证该工具的敏感度和特异度，因此更适合于接受过专门训练的专业人员使用。

以上营养风险筛查也适用于备孕期和产后妇女，目前还没有针对妊娠期妇女的营养风险筛查工具。对于儿童、婴幼儿来说，临床上主要针对住院患儿进行营养风险筛查来确认是否存在营养不良的风险，为后续的营养支持治疗和疗效评估提供依据。常采用的是 STAMP 和 STRONGKID 评估方法。

2021 年，国家临床营养专业医疗质量控制中心印发了《提高患者入院 24 小时内营养风险筛查率"核心策略》，提到营养风险筛查是规范实施临床营养诊疗的第一步，是营养评估和营养干预的基础，可以提升临床主诊医生对患者营养状况和营养风险的关注度，促进营养诊疗与临床治疗相融合，提高整体治疗效果。其中关于儿童营养风险筛查表的方法可在临床参考应用，详见表9-5-1。

表9-5-1 儿童营养风险筛查表

姓名_____ 性别_____ 年龄_____ 病区_____ 床号_____ 住院号_____

评分项目		分值	评估结果		
			1次	2次	3次
疾病风险	正常营养需求	0分			
	小手术、饮食行为问题、心脏病、糖尿病、神经肌肉疾病、精神疾病、脑瘫、胃食管反流、唇腭裂、呼吸道合胞病毒感染、乳糜泻、单一食物过敏/不耐受	2分			
	大手术、吞咽困难、肠衰竭/顽固性腹泻、肾病/肾衰竭、克罗恩病、囊性纤维化、烧伤/严重创伤、肝脏疾病、积极治疗中的肿瘤、先天性代谢异常、多种食物过敏/不耐受	3分			
营养摄入	饮食较前无变化&营养摄入良好	0分			
	饮食较前减少一半及以上	2分			
	无营养摄入	3分			
生长情况	相似的百分位数/栏	0分			
	>第2个百分位数/栏	1分			
	>第3个百分位数/栏（或体重<第2个百分位数）	3分			
得分					
筛查日期					
筛查医生签字					

注：≥4分，高风险，须进行营养诊疗，通知营养科医生会诊。2～3分，中等风险，须连续3天监测营养摄入状况，3天后再行筛查。0～1分，低风险，可继续常规临床治疗，每周重测。

第十章 临床营养治疗及食谱编制

本章主要介绍适用于门诊营养治疗的食谱编制，旨在指导营养师或医生科学规范编制门诊患者的个体化食谱，利用食物模型或图谱进行讲解。

临床营养治疗（clinical nutrition therapy）是通过膳食、肠内或肠外营养制剂等营养措施对患者进行治疗的方法，是疾病综合治疗的一个重要组成部分。营养性疾病（nutrition-related disease）指因体内某种或几种营养素过多或过少，不能适应生理需要量，或营养素之间比例不平衡，以营养因素为主要病因，以营养疗法为主要治疗手段的一些疾病。临床营养治疗是营养性疾病的首选干预方案，因为饮食治疗无毒副作用，尽管其治疗有时不如药物显效快，但是经过一段时间后，其治疗效果是肯定的。随着临床营养学科的发展，肠内营养、肠外营养技术的推广使用，临床营养治疗无论在医院疾病综合治疗中还是在社区慢性病防治中均将起到越来越重要的作用。

根据使用的营养物质的差异及供给途径，可将临床营养治疗分为饮食营养（dietary nutrition）、肠内营养（enteral nutrition，EN）和肠外营养（parenteral nutrition，PN）。所有治疗方法都是一个有机的整体，一种治疗方法供给不足时，可以用另外的治疗方法加以补充。上述三种治疗方法中，最基本的且首选的便是饮食营养，无论是普通饮食还是治疗饮食，都离不开食谱编制，即将每天各餐主副食的品种、数量、烹调方法、用餐时间列成表。

一、食谱编制目的

食谱编制是临床营养治疗中的重要工作内容。对正常人来说是保证其合理营养的具体措施，对营养性疾病患者来说是一种基本的治疗措施。食谱也是烹调人员配餐的依据，可提高其工作效率，保证其工作质量。

食谱编制将《中国居民膳食指南（2022）》和《膳食营养素参考摄入量（2013版）》具体落实到用膳者每餐的膳食中，使其按照人体生理需要摄入足够的能量和各种营养素，以达到合理营养、促进健康的目的。

根据人体对各种营养素的需要，结合当地食物的品种、生产情况、经济条件和个人饮食习惯合理选择各类食物，用有限的开支取得最佳的营养效果，节约食物资源。

二、食谱编制原则

食谱编制总的原则是满足平衡膳食和合理营养的要求。

1. 满足每天膳食营养素及能量的供给量　根据用膳者的年龄、生理特点、劳动强度选用食物并计算其用量，使一周内平均每天能量及营养素摄入量达到膳食营养素推荐摄入量标准，以满足人体的需要。

2. 各营养素之间比例适当　除了全面达到能量和各种营养素的需要量外，还要考虑各营养素之间的合适比例，充分利用不同食物中营养素的互补作用，使其发挥最佳协同作用。

3. 食物多样　中国居民平衡膳食宝塔将食物分成谷薯、蔬菜、水果、豆类、奶、瘦肉（含鱼虾）、蛋、油脂（含坚果）8类，每天应从这8类食物的每一类中适量选用1～3种食物，组成平衡膳食，对同一类食物可更换品种和烹调方法，尽量做到主食有米有面有杂粮，副食有荤有素有菜汤，注意菜肴的色、香、味、形。

4. 食品安全无害　食物要新鲜卫生，符合国家卫生标准，注意防止食物再污染。

5. 减少营养素的损失　选择食物烹调方法时，要尽量减少营养素的损失。

6. 其他因素　考虑用膳者饮食习惯、进餐环境、用膳目的和经济能力，结合气候、食物供应情况、食堂的设备条件和厨师的烹调技术等因素，编制切实可行的食谱。并且要及时更换食谱，每1～2周可更换一次食谱，食谱执行一段时间后应对其效果进行评价，不断调整食谱。

三、食谱编制步骤

下面以4岁女童食谱编制为实例，主要介绍用营养成分计算法编制食谱的步骤。

步骤一，查找总能量和各营养素供给量　从《膳食营养素参考摄入量（2013版）》中找出4岁女童能量供给量为5.9MJ（1400kcal），蛋白质为50g。

步骤二，计算碳水化合物、蛋白质、脂肪供给量　蛋白质50g，供能比为14%；脂肪供能比为30%；碳水化合物供能比为56%。

$$脂肪 = 1400 \times 30\% \div 9 = 47（g）$$

$$碳水化合物 = 1400 \times 56\% \div 4 = 196（g）$$

步骤三，确定常用食物（牛奶、鸡蛋、蔬菜、水果等）的用量　常用食物：牛奶250g，鸡蛋60g，蔬菜150g，水果200g。共含有碳水化合物37g，蛋白质15g，脂肪13g。

步骤四，计算主食用量　用每天碳水化合物摄入总量（196g）减去步骤三中常用食物（牛奶、鸡蛋、蔬菜、水果等）的碳水化合物量（37g），得谷薯类碳水化合物量（159g），再除以谷类碳水化合物含量（75%）得谷类用量（212g），为方便起见，选择主食用量为200g，含蛋白质16g。

步骤五，计算瘦肉类、油脂用量　用每天蛋白质摄入总量（50g）减去步骤三中常用食物（牛奶、鸡蛋、蔬菜、水果等）的蛋白质量（15g）及步骤四中主食的蛋白质量（16g），得瘦肉的蛋白质量（19g），再除以瘦肉类蛋白质含量（20%）得瘦肉类用量（95g），含脂肪20g。

用每天脂肪摄入总量（47g）减去步骤三中常用食物（牛奶、鸡蛋、蔬菜、水果等）的脂肪量（13g）及瘦肉类的脂肪量（20g），得油脂量为14g。

步骤六，粗配食谱　根据上述步骤计算的主食、瘦肉类及油脂用量粗配食谱见表10-0-1。

表10-0-1　4岁女童粗配食谱

餐次	饭菜名称	食物名称	食物数量（g）
早餐	花卷	富强粉	50
		食用油	3
	牛奶	牛奶	125
早点	蛋糕	面粉	10
		鸡蛋	7
		猪油	3
午餐	米饭	粳米（中熟米）	50
	肉末蒸蛋	猪肉（肥瘦）	25
		鸡蛋	40
	白菜丸子汤	猪肉（里脊）	10
		大白菜	100
		猪油	4
午点	柑橘	柑橘	100
	牛奶	牛奶	125
晚餐	饺子	猪肉（瘦）	30
		韭菜	50
		鸡蛋	13
		富强粉	75
		菜籽油	3
晚点	苹果	苹果	100

步骤七，调整食谱　根据粗配食谱中选用食物的量，计算该食谱的营养成分，并与食用者的营养素供给量标准进行比较，如果不在80%～100%，则应进行调整，直至符合要求。

步骤八，编制一周食谱　一日食谱确定以后，可根据食用者饮食习惯、市场供应情况、季节变化等因素在同一类食物中更换品种和烹调方法，编制周食谱。

第四篇

临床实践篇

第十一章 膳食指南临床应用

本章围绕备孕期、妊娠期、哺乳期的生理特点、营养需要并结合实践应用进行阐述，以期更好地指导孕妇、乳母的膳食；针对6月龄内婴儿、7~24月龄婴幼儿、学龄前儿童、学龄儿童的科学喂养、辅食添加及生长发育快速增长时期的合理饮食进行指导。

第一节 备 孕 期

女性身体的健康和营养状况与成功孕育新生命、获得良好妊娠结局及哺育下一代健康成长密切相关。因此，育龄女性应在计划妊娠前做好身体（健康状况）、营养（碘、铁、叶酸等）和心理准备，以获得成功孕育新生命的最佳条件。

备孕是指育龄妇女有计划地妊娠，并为妊娠进行必要的前期准备，是优孕、优生、优育的重要前提。备孕前的健康体检应特别关注感染性疾病（如牙周病），以及铁、叶酸、碘等微量营养素的检测，目的是避免相关炎症及营养素缺乏对受孕成功和妊娠结局的不良影响。备孕期的合理膳食和均衡营养是优孕所必需的物质基础，因此计划妊娠的妇女应做好妊娠前的营养准备，接受膳食和生活方式指导，使营养状况尽可能达到最佳后再妊娠。一般育龄妇女应在计划妊娠前3~6个月调整膳食和生活习惯。此外，还需注意调整心态，做好心理准备。为保证成功妊娠、提高生育质量、预防不良妊娠结局，夫妻双方都应做好充分的妊娠前准备。

一、关键推荐

（1）调整妊娠前体重至适宜水平。

（2）常吃含铁丰富的食物，选用碘盐，妊娠前3个月开始补充叶酸。

（3）禁烟酒，保持健康生活方式。

妊娠前体重与新生儿出生体重、婴儿死亡率及妊娠期并发症等不良妊娠结局有密切关系。肥胖或低体重的育龄妇女是发生不良妊娠结局的高危人群，备孕妇女宜通过平衡膳食和适量运动调整体重，使BMI尽量达到$18.5~23.9kg/m^2$。

育龄妇女是铁缺乏和缺铁性贫血患病率较高的人群，妊娠前如果缺铁，可导致早产、胎儿生长受限、新生儿低出生体重及妊娠期缺铁性贫血。因此，备孕妇女应经常摄入利用率高且含铁丰富的动物性食物，铁缺乏或缺铁性贫血者应纠正后再妊娠。碘是合成甲状腺激素不可缺少的微量元素，为避免妊娠期碘缺乏对胎儿智力和体格发育产生的不良影响，备孕妇女除选用碘盐外，还应每周摄入1次富含碘的海产品。叶酸缺乏可影响胚胎细胞增殖、分化，增加神经管畸形及流产的风险，备孕妇女应从准备妊娠前3个月开始每天补充400μg叶酸，并持续整个妊娠期。

良好的身体状况和营养是成功孕育新生命最重要的条件，而良好的身体状况和营养要通过健康生活方式来维持。均衡的营养、有规律的运动和锻炼、充足的睡眠、愉悦的心情等，均有利于健康的孕育。计划妊娠的妇女如果有健康和营养问题，应积极治疗相关疾病（如牙周病），纠正可能存在的营养缺乏，保持良好的卫生习惯。此外，吸烟、饮酒会影响精子和卵子的质量，以及受精卵着床与胚胎发育，在妊娠前6个月，夫妻双方均应停止吸烟、饮酒，并远离吸烟环境。

二、实践应用

（一）调整体重到适宜水平

肥胖或低体重备孕妇女应调整体重，使BMI尽量达到18.5～23.9kg/m²，并维持适宜体重，以在最佳的生理状态下孕育新生命。

1. 低体重（BMI＜18.5kg/m²）**的备孕妇女** 可通过适当增加食物量和规律运动来增加体重，每天可有1～2次的加餐，如每天增加牛奶200ml或粮谷/畜肉类50g或蛋类/鱼类75g。

2. 肥胖（BMI≥28.0kg/m²）**的备孕妇女** 应改变不良饮食习惯，减慢进食速度，避免过量进食，减少高糖、高脂肪食物的摄入，多选择低升糖指数、富含膳食纤维的食物。同时，应增加运动，推荐每天30～90分钟中等强度的运动。

（二）多吃含铁、碘丰富的食物

备孕期平衡膳食是保证充足营养的基础，铁、碘很重要，应引起足够重视。

1. 铁 动物血、肝脏及红肉中铁含量及铁的吸收率均较高，一日三餐中应该有瘦畜肉50～100g，每周1次动物血或畜禽肝肾25～50g。在摄入富含铁的畜肉或动物血和肝脏时，应同时摄入含维生素C较多的蔬菜和水果，以提高膳食铁的吸收与利用。达到铁推荐量一日膳食举例见表11-1-1。

贴士：含铁和维生素C丰富的菜肴。

（1）猪肝炒柿子椒（猪肝50g、柿子椒150g），含铁12.5mg、维生素C 118mg。

（2）鸭血炒韭菜（鸭血50g、韭菜100g），含铁16.8mg、维生素C 24mg。

（3）水煮羊肉片（羊肉50g、豌豆苗100g、油菜100g、辣椒25g），含铁7.6mg、维生素C 118mg。

表 11-1-1　达到铁推荐量一日膳食举例

餐次	食品名称	主要原料及其重量
早餐	肉末花卷	面粉50g，猪肉（瘦）10g
	煮鸡蛋	鸡蛋50g
	牛奶	鲜牛奶200ml
	水果	橘子150g
午餐	米饭	大米150g
	青椒炒肉丝	猪肉（瘦）50g，青椒100g
	清炒油菜	油菜150g
	鸭血粉丝汤	鸭血50g，粉丝10g
晚餐	牛肉馅馄饨	面粉50g，牛肉50g，韭菜50g
	芹菜炒香干	芹菜100g，香干15g
	煮红薯	红薯100g
	水果	苹果150g
加餐	酸奶	酸奶100ml

注：依据《中国食物成分表（2002）》计算。一日膳食铁摄入量32.2mg，其中动物性食物来源铁20.4mg；维生素C 190mg。

2. 碘　依据我国现行食盐强化碘量25mg/kg、碘的烹调损失率20%、每天食盐摄入量按6g计算，摄入碘约120µg，几乎达到成人推荐量。考虑到妊娠期对碘的需要增加、碘缺乏对胎儿的严重危害、妊娠早期反应影响碘摄入，以及碘盐在烹调等环节可能的碘损失，建议备孕妇女除规律食用碘盐外，每周再摄入1次富含碘的食物，如海带、紫菜、贻贝（淡菜），以增加一定量的碘储备。

贴士：

（1）海带炖豆腐（鲜海带100g，含碘114µg；豆腐200g，含碘15.4µg）。

（2）紫菜蛋花汤（紫菜5g，含碘212µg；鸡蛋25g，含碘6.8µg）。

（3）贻贝（淡菜）炒洋葱（贻贝100g，含碘346µg；洋葱100g，含碘1.2µg）。

上述菜肴的含碘量分别加上每天由碘盐获得的120µg碘，碘摄入量为250～470µg，既能满足备孕妇女碘需要，也在安全范围之内。

3. 健康生活，做好孕育新生命的准备　夫妻双方应共同为受孕进行充分的营养和心理准备：①妊娠前6个月夫妻双方戒烟、禁酒，并远离吸烟环境，避免烟草及酒精对精子、卵子的危害；②夫妻双方要遵循平衡膳食原则，摄入充足的营养素和能量，纠正可能的营养缺乏和不良饮食习惯；③保持良好的卫生习惯，避免感染和炎症；④有条件时进行全身健康体检，积极治疗相关炎症性疾病（如牙周病），避免带病妊娠；⑤保证每天至少30分钟中等强度的运动；⑥规律生活，避免熬夜，保证充足睡眠，保持愉悦心情，准备孕育新生命。

第二节 妊 娠 期

妊娠期是"生命早期1000天"机遇窗口的起始阶段，营养作为最重要的环境因素，对母子双方的近期和远期健康都将产生至关重要的影响。胎儿的生长发育、母体乳腺和子宫等生殖器官的发育，以及为分娩后乳汁分泌进行必要的营养储备，都需要额外的营养。因此，妊娠各期妇女的膳食应在非孕妇女的基础上，根据胎儿生长速度及母体生理和代谢的变化进行适当的调整。妊娠早期胎儿生长发育速度相对缓慢，所需热量与妊娠前无太大差别。妊娠中期开始，胎儿生长发育逐渐加速，母体生殖器官的发育也相应加快，对营养的需要增加，应合理增加食物的摄入量，妊娠期妇女的膳食是由多样化食物组成的营养均衡的膳食，除保证妊娠期的营养需要外，还可能潜移默化地影响较大婴儿对辅食的接受度和后续多样化膳食结构的建立。

孕育生命是一个奇妙的历程，要以积极的心态去适应妊娠期变化，愉快享受这一过程。母乳喂养对孩子和母亲都是最好的选择，妊娠期应了解相关的知识，为产后尽早泌乳和成功母乳喂养做好各项准备。

一、关键推荐

> 补充叶酸，常吃含铁丰富的食物，选用碘盐。
> 孕吐严重者，可少量多餐，保证摄入含必要量碳水化合物的食物。
> 妊娠中晚期适量增加奶、鱼、蛋、瘦肉的摄入。
> 适量身体活动，维持妊娠期适宜增重。
> 禁烟酒，愉快孕育新生命，积极准备母乳喂养。

叶酸对预防神经管畸形和高同型半胱氨酸血症、促进红细胞成熟和血红蛋白合成极为重要。妊娠期叶酸应达到600μg/d，除常吃含叶酸丰富的食物外，还应补充叶酸400μg/d。为预防神经管畸形、早产、流产，满足妊娠期血红蛋白合成增加和胎儿铁储备的需要，妊娠期应常吃含铁丰富的食物，铁缺乏严重者可在医生指导下适量补铁。碘是合成甲状腺激素的原料，是调节新陈代谢和促进蛋白质合成的必需微量元素，除选用碘盐外，每周还应摄入1～2次含碘丰富的海产品。

妊娠早期应维持妊娠前平衡膳食。如果早孕反应严重，可少食多餐，选择清淡或适口的膳食，保证摄入含必要量碳水化合物的食物，以预防酮血症对胎儿神经系统的损害。

自妊娠中期开始，胎儿生长速度加快，应在妊娠前膳食的基础上，增加奶类200g/d，动物性食物（鱼、禽、蛋、瘦肉）妊娠中期增加50g/d、妊娠晚期增加125g/d，以满足对优质蛋白质、维生素A、钙、铁等营养素和能量增加的需要。建议每周食用2～3次鱼类，以提供对胎儿视神经、脑发育有重要作用的n-3长链多不饱和脂肪酸。

体重增长是反映孕妇营养状况最实用的直观指标，与胎儿出生体重、妊娠并发症等妊娠结局密切相关。为保证胎儿正常生长发育，应使妊娠期体重增长保持在适宜的范围。身体活动除了有利于增加能量，控制体重合理增长，还有利于愉悦心情和自然分娩。建议健康的孕妇每周进行150分钟的中等强度身体活动。

烟草、酒精对胚胎发育的各个阶段都有明显的毒性作用，容易引起流产、早产和胎儿畸形。有吸烟、饮酒习惯的妇女必须戒烟禁酒，远离吸烟环境，避免二手烟。

二、实践应用

（一）妊娠早期

1. 如何满足妊娠期对叶酸的需要　妊娠早期叶酸缺乏可增加胎儿神经管畸形和早产的风险。富含叶酸的食物有动物肝、蛋类、豆类、酵母、绿叶蔬菜、水果及坚果类。但天然食物中存在的叶酸是四氢叶酸的各种衍生物，均为还原型，烹调加工或遇热易分解，生物利用率较低；合成的叶酸是氧化型单谷氨酸叶酸，稳定性好，生物利用率高。因此，妊娠期除了常吃富含叶酸的食物，还应补充叶酸400μg/d，以满足其需要。每天保证摄入400g各种蔬菜，且其中1/2以上为新鲜深色蔬菜，可提供约200μg叶酸的食物见表11-2-1。

表11-2-1　提供约200μg叶酸的一天蔬菜类食物搭配举例

例一			例二		
食物名称	重量（g）	叶酸含量（μg DFE）	食物名称	重量（g）	叶酸含量（μg DFE）
小白菜	100	57	韭菜	100	61
甘蓝	100	113	油菜	100	104
茄子	100	10	辣椒	100	37
四季豆	100	28	丝瓜	100	22
合计	400	208	合计	400	224

注：依据《中国食物成分表（2004）》计算。

2. 早孕反应和碳水化合物摄入　妊娠早期无严重早孕反应者可继续保持妊娠前平衡膳食，孕吐较明显或食欲不佳的孕妇不必过分强调平衡膳食，可根据个人的饮食嗜好和口味选用清淡适口、容易消化的食物，少食多餐，尽可能多地摄入食物，特别是富含碳水化合物的谷、薯类食物。

进餐的时间、地点也可依个人的反应特点而异，可于清晨醒来起床后进食，也可在临睡前进食。应对早孕反应可尝试以下饮食措施。

（1）早晨可进食干性食物如馒头、面包干、饼干等。

（2）避免油炸及油腻食物和甜品，以防止胃液反流而刺激食管黏膜。

（3）可适当补充维生素 B_1、维生素 B_2、维生素 B_6 及维生素 C 等以减轻早孕反应。

孕吐严重影响孕妇进食时，为保证胎儿脑组织对葡萄糖的需要，预防酮症酸中毒对胎儿的危害，每天必须摄取至少130g碳水化合物。应首选富含碳水化合物、易消化的粮谷类食物，如米、面、烤面包、烤馒头片、饼干等。各种糕点、薯类、根茎类蔬菜和一些水果中也含有较多碳水化合物，可根据孕妇的口味选用。食糖、蜂蜜的主要成分为简单碳水化合物，易于吸收，进食少或孕吐严重时食用可迅速补充身体需要的碳水化合物。必要时应寻求医生或营养师的帮助。

（二）妊娠中晚期

1. 铁的摄入和补充 从妊娠中期开始，孕妇血容量迅速增加，血红蛋白增加相对缓慢且增加量少，孕妇成为缺铁性贫血的高危人群。此外，胎儿体内铁的储备完全依赖母体从食物中获得并逐渐积累，因此孕妇宜从妊娠中期开始增加铁的摄入，必要时可在医生指导下补充小剂量的铁剂。维生素C可以促进铁的吸收和利用，因此应注意多摄入富含维生素C的蔬菜、水果，或在补充铁剂的同时补充维生素C。

妊娠中期和妊娠晚期每天铁的推荐摄入量比妊娠前分别增加4mg和9mg，达到24mg和29mg。由于动物血、肝脏及红肉中含铁量较为丰富，且铁的吸收率较高，妊娠中晚期每天增加20～50g红肉可提供铁1～2.5mg；每周摄入1～2次动物血和肝脏，每次20～50g，可提供铁7～15mg，以满足妊娠期增加的铁需要。

可提供24mg和29mg铁的妊娠中期和晚期一天食谱举例分别见表11-2-2和表11-2-3；妊娠中晚期一天食谱举例所提供的能量和营养素见表11-2-4。

表11-2-2　妊娠中期一天食谱举例

餐次	食物名称及主要原料重量
早餐	豆沙包：面粉40g，红豆沙15g
	蒸红薯：红薯100g
	煮鸡蛋：鸡蛋40～50g
	牛奶：250g
	水果：橙子100g
午餐	杂粮饭：大米50g，小米50g
	青椒爆猪肝：猪肝25g，青椒100g
	芹菜百合：芹菜100g，百合10g
	豆腐紫菜汤：豆腐100g，紫菜2g
晚餐	牛肉面：面粉80g，牛肉20g，大白菜100g
	滑藕片：莲藕100g
	烧鸡块：鸡块50g
	水果：香蕉150g
	酸奶：250g
	核桃：10g
全天	植物油25g，食用碘盐不超过6g

注：提供铁24mg，依据《中国食物成分表（2009）》计算。

表 11-2-3　妊娠晚期一天食谱举例

餐次	食物名称及主要原料重量
早餐	鲜肉包：面粉50g，猪肉15g
	蒸红薯蘸芝麻酱：红薯60g，芝麻酱5g
	煮鸡蛋：鸡蛋50g
	牛奶：250g
	苹果：100g
午餐	杂粮饭：大米50g，小米50g
	烧带鱼：带鱼40g
	鸭血菜汤：鸭血50g，大白菜50g，紫菜2g
	清炒四季豆：四季豆100g
	水果：鲜枣50g，香蕉50g
晚餐	杂粮馒头：面粉50g，玉米面30g
	虾仁豆腐：基围虾仁50g，豆腐80g
	山药炖鸡：山药100g，鸡50g
	清炒菠菜：菠菜100g
	水果：猕猴桃50g
	酸奶：250g
	核桃：10g
全天	植物油25g，食用碘盐不超过6g

注：提供铁29mg，依据《中国食物成分表（2009）》计算。

表 11-2-4　妊娠中晚期一天食谱举例所提供的能量和营养素

营养素	妊娠中期	妊娠晚期
能量（kcal）	2 100	2 250
蛋白质（g）	78	93
脂肪（g）	64	71
碳水化合物（g）	303	311
维生素A（μg RE）	1 026	963
硫胺素（mg）	1.2	1.3
维生素B_2（mg）	1.6	1.6
维生素C（mg）	198	284
烟酸（mg）	13.7	15.2
钙（mg）	1 041	1 150
铁（mg）	24.0	31.0
锌（mg）	13.0	14.0
硒（μg）	50.0	83.0

注：依据《中国食物成分表（2009）》计算。

2. 除摄入碘盐外，还需摄入哪些食物以提供110μg碘 加碘盐能确保有规律地摄入碘。以每天摄入6g盐计算（含碘量25mg/kg），每天从碘盐中摄入碘约120μg可基本满足一般女性的碘推荐摄入量。妊娠期碘的推荐摄入量比非妊娠期增加近1倍，食用碘盐仅可获得推荐量的50%左右，为满足妊娠期对碘的需要，建议孕妇每周摄入1～2次富含碘的海产品。海带（鲜，100g）、紫菜（干，2.5g）、裙带菜（干，0.7g）、贝类（30g）、海鱼（40g）均可提供110μg碘。

3. 妊娠期需适量增加奶、鱼、禽、蛋、瘦肉的摄入 妊娠中期孕妇每天需要增加蛋白质15g、钙200mg、能量300kcal，在妊娠前平衡膳食的基础上，额外增加200g奶，可提供5～6g优质蛋白质、200mg钙和120kcal能量，再增加鱼、禽、蛋、瘦肉共计50g左右，可提供优质蛋白质约10g，能量80～150kcal。

妊娠晚期孕妇每天需要增加蛋白质30g、钙200mg、能量450kcal，应在妊娠前平衡膳食的基础上，每天增加200g奶，再增加鱼、禽、蛋、瘦肉共计约125g。

同样重量的鱼类与畜禽类食物相比，提供的优质蛋白质含量相差无几，但鱼类所含脂肪和能量明显少于畜禽类。此外，鱼类尤其是深海鱼类，如三文鱼、鲱鱼、凤尾鱼等还含有较多n-3多不饱和脂肪酸，其中的二十二碳六烯酸（DHA）对胎儿脑发育和视力发育有益，每周最好食用2～3次。

4. 妊娠期一天食物量

（1）妊娠中期一天食物建议量：谷类200～250g，薯类50g，全谷物和杂豆不少于1/3；蔬菜类300～500g，其中绿叶蔬菜和红黄色等有色蔬菜占2/3以上；水果类200～400g；鱼、禽、蛋、肉类（含动物内脏）每天总量150～200g；牛奶300～500g；大豆类15g，坚果10g；烹调油25g，食盐6g。

（2）妊娠晚期一天食物建议量：谷类200～250g，薯类50g，全谷物和杂豆不少于1/3；蔬菜类300～500g，其中绿叶蔬菜和红黄色等有色蔬菜占2/3以上；水果类200～400g；鱼、禽、蛋、肉类（含动物内脏）每天总量200～250g；牛奶300～500g；大豆类15g，坚果10g；烹调油25g，食盐6g。

（三）妊娠期体重监测和管理

孕妇的体重是反映妊娠期营养状况的重要标志，妊娠期体重增长又与胎儿出生体重密切相关。妊娠期体重增长过多可能增加发生妊娠期糖尿病和出生巨大儿的风险，而妊娠期体重增长过少，除影响母体健康外，还可能导致胎儿营养不良、胎儿生长受限而出现低体重儿，增加成年后慢性病发生的风险。妊娠期适宜体重增长的目标，需要通过控制能量摄入和适量的身体活动来达到。因此，应适时监测妊娠期体重的变化。

妊娠早期体重变化不明显，可每月测量1次。妊娠中晚期应每周测量体重，并根据体重增长速度调整能量摄入和身体活动水平。体重增长不足者，可适当增加能量密度高的食物摄入；体重增长过多者，应在保证营养素供应的同时注意控制总能量的摄入，并适当增加身体活动。除了使用校正准确的体重秤，还要注意每次称重时间相对固定，且每次称重前均应排空大小便，脱鞋帽和外套，仅着单衣，以保证测量数据的准确性和监测的有效性。

中国营养学会在2021年9月1日正式发布《中国妇女妊娠期体重监测与评价》团体标准，依据中国成人体重指数（BMI）切点，分别给出了在不同妊娠前体重指数情况下，单胎妊娠妇女体重增长范围和妊娠中期、晚期每周体重增长推荐值，见表11-2-5。

表11-2-5　妊娠期妇女体重增长范围和妊娠中期、晚期每周体重增长推荐值

妊娠前按BMI（kg/m²）分类	总增长值范围（kg）	妊娠早期增长值范围（kg）	妊娠中期、晚期体重增长值（kg/周）
低体重（BMI＜18.5）	11.0～16.0	0～2.0	0.46（0.37～0.56）
正常体重（18.5≤BMI＜24.0）	8.0～14.0	0～2.0	0.37（0.26～0.48）
超重（24.0≤BMI＜28.0）	7.0～11.0	0～2.0	0.30（0.23～0.37）
肥胖（BMI≥28.0）	5.0～9.0	0～2.0	0.22（0.15～0.30）

注：双胎孕妇妊娠期总增重推荐值，妊娠前体重正常者为16.7～24.3kg，妊娠前超重者为13.9～22.5kg，妊娠前肥胖者为11.3～18.9kg。

（四）妊娠期如何进行适当的身体活动

若无医学禁忌，多数活动和运动对孕妇是安全的。妊娠中晚期建议每周进行150分钟中等强度的身体活动。中等强度的身体活动需要中等程度的努力并可明显加快心率，一般为运动后心率达到最大心率的50%～70%，主观感觉稍疲劳，但10分钟左右可得以恢复。最大心率可用220次/分减去年龄计算得到，如年龄30岁，最大心率为220–30=190（次/分），活动后的心率以95～133次/分为宜。常见的中等强度运动包括快走、游泳、打球、跳舞、孕妇瑜伽、各种家务劳动等。孕妇应根据身体状况和妊娠前的运动习惯，结合主观感觉选择活动类型，量力而行，循序渐进。

（五）尽情享受孕育新生命的快乐

妊娠期间身体内分泌及外形的变化、对孩子健康和未来的担忧、工作及社会角色等的调整，都可能影响孕妇的情绪，这时需要以积极的心态去面对和适应。孕育新生命是正常的生理过程，孕妇要积极了解妊娠期生理变化特点，学习孕育知识，定期进行妊娠期检查，出现不适时能正确处理或及时就医，遇到困难多与家人和朋友沟通，以获得必要的帮助和支持。适当进行户外活动和运动、向专业人员咨询等，均有助于释放压力，愉悦心情。

（六）母乳喂养需做哪些准备

母乳喂养对宝宝和妈妈都是最好的选择，绝大多数妇女可以而且应该用自己的乳汁哺育孩子，任何代乳品都无法替代母乳。成功的母乳喂养不仅需要健康的身体准备，还需要积极的心理准备。孕妇应尽早了解母乳喂养的益处、加强母乳喂养的意愿、学习母乳喂养的方法和技巧，为母乳喂养做好各项准备。

1. 思想和心理准备　母乳喂养可给孩子提供全面的营养和充分的肌肤接触，促进婴儿的体格和智力发育，对母体也有很多益处，有助于产后子宫和体重的恢复，降低乳腺癌的发病率。健康妇女都应选择母乳喂养，应纯母乳喂养至6个月，最好坚持哺乳至孩子满2周岁或以上。母乳喂养时间越长，母子双方受益越多。

2. 营养准备 妊娠期平衡膳食和适宜的体重增长使孕妇身体有适当的脂肪蓄积和各种营养储备，有利于产后泌乳。正常情况下，妊娠期增重中有3～4kg的脂肪蓄积是为产后泌乳储备的能量，母乳喂养有助于这些脂肪的消耗和产后体重的恢复。

3. 乳房护理 妊娠中期开始乳房逐渐发育，应适时更换胸罩，选择能完全罩住乳房并能有效支撑乳房底部及侧边、不挤压乳头的胸罩，避免过于压迫乳头妨碍乳腺的发育。妊娠中晚期应经常对乳头、乳晕进行揉捏、按摩和擦洗，以增强乳头、乳晕的韧性和对刺激的耐受性。用温水擦洗乳头，忌用肥皂、洗涤剂或酒精等，以免破坏保护乳头和乳晕的天然油脂，造成乳头皲裂，影响日后哺乳。乳头较短或内陷者，不利于产后宝宝吸吮，应从妊娠中期开始每天向外牵拉。

第三节 哺 乳 期

哺乳期是母体用乳汁哺育新生子代使其获得最佳生长发育并奠定一生健康基础的特殊生理阶段。哺乳期妇女（乳母）既要分泌乳汁、哺育婴儿，还需要逐步补偿妊娠、分娩时的营养素损耗并促进各器官、系统功能的恢复，因此比非哺乳期妇女需要更多的营养。哺乳期妇女的膳食仍是由多样化食物组成的营养均衡的膳食，除保证哺乳期的营养需要外，还通过乳汁的口感和气味，潜移默化地影响较大婴儿对辅食的接受和后续多样化膳食结构的建立。

基于母乳喂养对母亲和子代的诸多益处，WHO建议婴儿6月龄以内应纯母乳喂养，并在添加辅食的基础上持续母乳喂养到2岁甚至更长时间。乳母的营养状况是泌乳的基础，尤其是蛋白质营养状况，对泌乳有明显影响。哺乳期营养不足将会减少乳汁分泌量，降低乳汁质量，并影响母体健康。此外，产后情绪、心理、睡眠等也会影响乳汁分泌。

一、关键推荐

> 增加富含优质蛋白质及维生素A的动物性食物和海产品，选用碘盐。
> 产褥期食物应多样且不过量，重视整个哺乳期营养。
> 愉悦心情，充足睡眠，促进乳汁分泌。
> 坚持哺乳，适度运动，逐步恢复适宜体重。
> 忌烟酒，避免浓茶和咖啡。

二、实践应用

（一）如何合理安排产褥期膳食

有些产妇在分娩后的第1、2天可能感到疲劳无力或肠胃功能较差，可选择较清淡、稀软、易消化的食物，如面片、挂面、馄饨、粥、蒸或煮的鸡蛋及煮烂的肉菜，之后就可过渡到正常膳食。剖宫产手术的产妇，手术后约24小时之内胃肠功能恢复，可酌情给予术后流食1天，后给予半流食1～2天，再转为普通膳食。

剖宫产的母亲常常因为手术伤口的疼痛而影响食欲，或因惧怕胀气影响伤口愈合而不敢进食。其实，剖宫产的产妇对营养的要求比正常分娩的产妇更高。手术中的麻醉、开腹等治疗手段，对身体本身就是一次打击，产后身体会更虚弱，发生感染的风险也较高。因此，剖宫产者产后恢复会比顺产者慢些。一般剖宫产手术后产妇需要禁食6小时，可先进食少量清流质如萝卜汤等，帮助因麻醉而停止蠕动的胃肠道恢复正常运作功能，以肠道排气作为可以进食半流质或固体食物的标志。术后第1天，一般以稀粥、米粉、藕粉、果汁、鱼汤、肉汤等流质食物为主，分6～8次给予，避免牛奶、含糖类饮食，以免加重腹胀。在术后第2天，可吃些稀、软、烂的半流质食物，如肉末、肝泥、鱼肉、蛋羹、烂面烂饭等，每天吃4～5餐，保证能量和营养素的摄入。第3天开始，就可以采用普通饮食。此时要注意食物多样，荤素搭配，保证优质蛋白质、各种维生素和矿物质的平衡摄入。可以吃些清淡的荤食，如瘦牛肉、鸡肉、鱼等，搭配新鲜蔬菜烹饪，口味清爽、营养均衡。橙子、柚子、猕猴桃等水果含有丰富的维生素，也有开胃的作用，可适量选用。部分产妇剖宫产后害怕影响伤口愈合，不敢正常排便，肠内容物停留过久，水分被过度吸收造成大便干结，更容易引起或加重便秘。除了多饮水和食用富含膳食纤维的食物外，还要注意适当运动或正常排便。

产褥期可比平时多吃些鸡蛋、禽肉类、鱼类、动物肝脏、动物血等以保证供给充足的优质蛋白质，并促进乳汁分泌，但不应过量；还必须重视蔬菜水果的摄入，详见表11-3-1。

表11-3-1　产褥期一天膳食搭配举例

餐次	食物名称
早餐	菜肉包子，小米红枣稀饭，拌海带丝
早点	牛奶
午餐	豆腐鲫鱼汤，炒黄瓜，米饭
午点	苹果
晚餐	炖鸡汤，虾皮炒小白菜，米饭
晚点	牛奶、煮鸡蛋

（二）充足的优质蛋白质和维生素 A 的食物举例

哺乳期妇女膳食蛋白质在一般成年女性基础上每天应增加25g。鱼、禽、肉、蛋、奶及大豆类食物是优质蛋白质的良好来源，哺乳期应适当增加摄入。表11-3-2列举了可提供25g优质蛋白质的食物组合。最好一天选用3种以上，数量适当，搭配合理，以获得所需要的优质蛋白质和其他营养素。此外，哺乳期妇女的维生素A推荐量比一般成年女性增加600µg RAE，而动物肝脏富含维生素A，若每周增选1～2次猪肝（总量85g），或鸡肝

（总量40g），则平均每天可增加摄入维生素A 600μg RAE。

表11-3-2 获得25g优质蛋白质的食物组合举例

组合一		组合二		组合三	
食物及重量	蛋白质含量	食物及重量	蛋白质含量	食物及重量	蛋白质含量
牛肉50g	10.0g	瘦猪肉50g	10.0g	鸭肉50g	7.7g
鱼50g	9.1g	鸡肉60g	9.5g	虾60g	10.9g
牛奶200g	6.0g	鸡肝20g	3.3g	豆腐80g	6.4g
合计	25.1g	合计	25.0g	合计	25.0g

注："组合一"既可提供25g优质蛋白，还可提供216mg钙，满足哺乳期妇女对钙的需要。若不增加牛奶，则应考虑每天补钙200mg。"组合二"既可提供25g优质蛋白，还可提供维生素A 2100μg RAE，每周一次相当于每天增加维生素A 300μg RAE。

（三）充足钙的膳食方案举例

哺乳期妇女膳食钙推荐摄入量比一般女性增加200mg/d，总量为达到1000mg/d。奶类含钙高且易于吸收利用，是钙的最好食物来源。若哺乳期妇女每天比妊娠前多喝200ml牛奶，每天饮奶总量达500ml，则可获得约540mg的钙，加上所选用深绿色蔬菜、豆制品、虾皮、小鱼等含钙较丰富的食物，则可达到推荐摄入量。为增加钙的吸收和利用，哺乳期妇女还应补充维生素D或多做户外活动。可提供约1000mg钙的食物组合举例见表11-3-3。

表11-3-3 获得1000mg钙的食物组合举例

组合一		组合二	
食物及数量	含钙量（mg）	食物及数量	含钙量（mg）
牛奶500ml	540	牛奶300ml	324
豆腐100g	127	豆腐干60g	185
虾皮5g	50	芝麻酱10g	117
蛋类50g	30	蛋类50g	30
绿叶菜（如小白菜）200g	180	绿叶菜（如小白菜）250g	270
鱼类（如鲫鱼）100g	79	鱼类（如鲫鱼）100g	79
合计	1006	合计	1005

注："组合一"有1/2以上的钙来自牛奶，而牛奶中的钙易于吸收利用。若不习惯多饮牛奶，则应参照"组合二"增加其他含钙丰富的食物（如豆腐干、绿叶菜、芝麻酱等）的摄入，以保证获得足够的钙。此外，不习惯饮鲜奶或有乳糖不耐受的哺乳期妇女也可尝试用酸奶或低乳糖/无乳糖牛奶替代。

（四）如何增加泌乳量

1. 愉悦心情，树立信心 家人应充分关心哺乳期妇女，经常与哺乳期妇女沟通，帮助其调整心态，舒缓压力，愉悦心情，树立母乳喂养的信心。

2. 尽早开奶，频繁吸吮 分娩后开奶越早越好；坚持让孩子频繁吸吮（24小时内至少10次）；吸吮时将乳头和乳晕的大部分同时含入婴儿口中，既能使乳汁排出，又能有效刺激乳头上的感觉神经末梢，促进泌乳反射，使乳汁越吸越多。

3. 合理营养，多喝汤水 营养是泌乳的基础，而食物多样化是均衡营养的基础。为全面满足哺乳期妇女对能量、蛋白质、脂肪、碳水化合物、维生素及矿物质的营养需要，每天膳食中必须包含平衡膳食宝塔的各类食物，即粮谷类、蔬菜水果类、鱼、禽、蛋类、奶类及豆制品。除营养素外，哺乳期妇女每天摄入的液体量与乳汁分泌量也密切相关，所以还需注意液体的补充，由于乳汁中含有大量的水分，哺乳的新妈妈应特别注意补充液体，建议每天饮用8～12杯水。最好于每次哺乳后饮1杯水或果汁、奶等，但要避免饮用碳酸饮料、加甜味剂的果味饮料或咖啡、茶等，也不要饮酒或含酒精的饮料，因为甜味剂、咖啡、酒精等可能通过乳汁排出而被新生儿摄入，对新生儿尚未发育完善的代谢器官造成损害。还要多吃流质食物，如鸡汤、鲜鱼汤、猪蹄汤、排骨汤、菜汤、豆腐汤等，每餐都应保证有带汤水的食物。有调查显示，大豆、花生加上各种肉类，如猪肘子、猪排骨或猪尾煮汤，鲫鱼汤，黄花菜鸡汤，醋与猪蹄和鸡蛋煮汤等均能促进乳汁分泌。

4. 生活规律，保证睡眠 尽量做到生活规律，每天保证8小时以上睡眠，避免过度疲劳。

（五）哺乳期妇女一天食物建议量

谷类250～300g，薯类75g，全谷物和杂豆不少于1/3；蔬菜类500g，其中绿叶蔬菜和红黄色等有色蔬菜占2/3以上；水果类200～400g；鱼、禽、蛋、肉类（含动物内脏）每天总量为220g；牛奶400～500ml；大豆类25g，坚果10g；烹调油25g，食盐不超过6g。为保证维生素A的供给，建议每周吃1～2次动物肝脏，总量达85g的猪肝，或总量达40g的鸡肝。

（六）哺乳期如何科学喝汤

哺乳期妇女每天摄入的水量与乳汁分泌量密切相关，因此产妇宜多喝汤水。但汤水的营养密度不高，如果过量喝汤也会影响其他食物如主食和肉类等的摄取，造成贫血和营养不足等营养问题，因此应科学喝汤。

（1）餐前不宜喝太多汤。餐前多喝汤可能影响进食量甚至影响消化液分泌，所以餐前不宜喝太多汤。可在餐前喝半碗至一碗汤，待到八九成饱后再喝一碗汤。

（2）喝汤的同时要吃肉。为了满足产妇和婴儿的营养，应该连肉带汤一起吃。

（3）不宜喝多油浓汤。太浓、脂肪太多的汤不仅会影响产妇的食欲，还会引起婴儿脂肪消化不良性腹泻。煲汤的食材宜选择脂肪含量较低的肉类，如鱼类、瘦肉、去皮的禽类、瘦排骨等，也可喝蛋花汤、豆腐汤、蔬菜汤、面汤及米汤等。

（4）可根据产妇的需求，加入对补血有帮助的煲汤食材，如血制品、猪肝等。如果乳汁不够，还可加入对催乳可能有帮助的食材，如仔鸡、黄豆、猪蹄、花生、木瓜等。

根据哺乳期妇女一天各类食物摄入量的建议值，哺乳期妇女一天食谱举例见表 11-3-4。

表 11-3-4　哺乳期妇女一天食谱举例

餐次	食品名称	主要原料重量
早餐	肉包子	面粉 50g，猪肉 25g
	红薯稀饭	大米 25g，红薯 100g
	拌黄瓜	黄瓜 100g
早点	牛奶	牛奶 250g
	煮鸡蛋	鸡蛋 50g
	苹果	苹果 150g
午餐	生菜猪肝汤	生菜 100g，猪肝 20g，植物油 5g
	丝瓜炒牛肉	丝瓜 100g，牛肉 50g，植物油 10g
	大米饭	大米 100g
午点	橘子	橘子 150g
晚餐	青菜炒千张	小白菜 200g，千张 50g，植物油 10g
	香菇炖鸡汤	鸡肉 75g，香菇适量
	玉米面馒头	玉米粉 30g，面粉 50g
	蒸红薯	红薯 50g
晚点	牛奶煮麦片	牛奶 250g，麦片 25g

（七）如何科学运动和锻炼，恢复理想体重

产褥期的运动可采用保健操。产褥期保健操应根据产妇的分娩情况及身体状况循序渐进地进行。顺产产妇一般在产后第 2 天就可以开始，每 1～2 天增加 1 节，每节做 8～16 次。6 周后可选择新的锻炼方式，可以进行有氧运动，如走路、慢跑等。一般从每天 15 分钟逐渐增加至 30 分钟，每周坚持 4～5 次，形成规律。对于剖宫产的产妇，应根据身体状况进行有氧运动及力量训练。

第四节 母乳喂养

6月龄内是一生中生长发育的第一个高峰期，对能量和营养素的需要高于其他任何时期。但婴儿消化器官和排泄器官发育尚未成熟，功能不健全，对食物的消化吸收能力及代谢废物的排泄能力仍较低。母乳既可提供优质、全面、充足和结构适宜的营养素，满足婴儿生长发育的需要，又能完美地适应其尚未成熟的消化能力，并促进其器官发育和功能成熟。此外，6月龄内婴儿需要完成从宫内依赖母体营养到宫外依赖食物营养的过渡，来自母体的乳汁是完成这一过渡最好的食物，基于任何其他食物的喂养方式都不能与母乳喂养相媲美。母乳喂养能满足婴儿6月龄内全部液体、能量和营养素的需要，母乳中的营养素和多种生物活性物质构成一个特殊的生物系统，为婴儿提供全方位呵护，助其在离开母体保护后，能顺利地适应大自然的生态环境，健康成长。

6月龄内婴儿处于"生命早期1000天"机遇窗口期的第二个阶段，营养作为最主要的环境因素对其生长发育和健康至关重要。母乳中适宜水平的营养既能给婴儿提供充足而适量的能量，又能避免过度喂养，使婴儿获得最佳的、健康的生长速度，为一生的健康奠定基础。因此，对6月龄内的婴儿应给予纯母乳喂养。

针对我国6月龄内婴儿的喂养需求和可能出现的问题，基于目前已有的科学证据，同时参考WHO、UNICEF和其他国际组织的相关建议，提出的6月龄内婴儿母乳喂养关键推荐如下。

产后尽早开奶，坚持新生儿第一口食物是母乳。

坚持6月龄内纯母乳喂养。

顺应喂养，建立良好的生活规律。

出生后数日开始补充维生素D，不需要补钙。

婴儿配方奶是不能纯母乳喂养时的无奈选择。

监测体格指标，保持健康生长。

一、产后尽早开奶，坚持新生儿第一口食物是母乳

尽早开奶是纯母乳喂养成功的必要条件。泌乳活动是母子双方协同完成的过程。让新生儿尽早、持续地吸吮乳头，有利于刺激乳汁分泌，是保证成功开奶的关键措施。新生儿尽早吸吮乳头能刺激乳晕腺（蒙格马利腺）分泌婴儿特别敏感的气味，吸引婴儿通过鼻的嗅觉及面颊和口腔的触觉来寻找和接近乳头，通过吸吮刺激催乳素分泌，进而促进乳腺分泌乳汁。吸吮能帮助新生儿建立和强化吸吮、催乳素、乳腺分泌三者之间的反射联系，为纯母乳喂养的成功提供保障。

尽早开奶并确保第一口食物为母乳，有利于预防婴儿过敏，并减少新生儿黄疸、体重下降和低血糖的发生，是婴儿获得纯母乳喂养的必要保证。如果新生儿第一口食物不

是母乳，而是配方奶粉，其所摄入的异源蛋白质可能成为引起迟发型过敏反应的过敏原。因为新生儿肠黏膜发育及功能不成熟，肠道菌群屏障尚未建立，异源性大分子蛋白质很容易透过肠黏膜细胞间隙进入体内，致敏不成熟的免疫系统。初乳（分娩后7天内分泌的乳汁）富含营养和免疫活性物质，有助于肠道功能发展，并提供免疫保护，使婴儿获得更多营养和健康益处。婴儿出生时已具备良好的吸吮条件反射和吸吮能力，但胃容量小，肠黏膜发育不完善，消化酶不成熟。而母乳尤其是初乳，既能很好地满足新生儿的营养需要，又适合其消化和代谢能力，是新生儿自主获取液体、能量和营养素的最理想食物。

在开奶初期，出于对婴儿饥饿和低血糖的担心，母亲常常会放弃等待乳汁分泌而不能做到新生儿的第一口食物是母乳。实际上，普通足月新生儿出生时体内具有较为丰富的能量储备和血糖维持能力，可满足至少3天的代谢需求。开奶过程中不必担心新生儿饥饿，可密切关注婴儿体重，体重下降只要不超过出生体重的7%就应坚持纯母乳喂养。温馨的环境、愉悦的心情、精神鼓励、乳房按摩等辅助因素，有助于顺利开奶。准备母乳喂养应从妊娠期甚至备孕期开始。

（一）关键推荐

分娩后尽早让婴儿反复吸吮乳头。

婴儿出生后的第一口食物应该是母乳。

婴儿出生后体重下降只要不超过出生体重的7%就应坚持纯母乳喂养。

婴儿吸吮前不需要过分擦拭或消毒乳头。

温馨的环境、愉悦的心情、精神鼓励、乳房按摩等辅助因素，有助于顺利开奶。

（二）实践应用

1. 如何开奶 如果顺利分娩，母子健康状况良好，婴儿娩出后应尽快吸吮母亲乳头，刺激乳汁分泌并获得初乳。开奶时间越早越好，正常新生儿第一次哺乳应在产房开始。当新生儿娩出、断脐和擦干羊水后，即可将其放在母亲身边，与母亲皮肤接触，并开始让婴儿分别吸吮双侧乳头各3～5分钟，可吸吮出数毫升初乳。刚出生的足月婴儿已具备很强烈的觅食和吸吮反射能力，母亲也十分渴望看见和抚摸自己的婴儿，这种亲子接触有利于乳汁分泌。因此，新生儿的第一口食物应该是母乳。正常分娩的情况下，不宜添加糖水和奶粉，以避免降低新生儿吸吮的积极性，也可降低过敏风险。

分娩后7天内分泌的乳汁称为初乳。初乳呈淡黄色、黏稠，含有丰富的营养和免疫活性物质，有助于肠道功能的最初发展，并提供免疫保护，对婴儿十分珍贵。

2. 母乳哺喂方法 哺喂婴儿时，推荐母亲采取坐姿。两侧乳房轮流喂，吸尽一侧再吸吮另一侧。若一侧乳房奶量已能满足婴儿需要，应将另一侧乳汁用吸奶器吸出。完成喂奶后，不要马上把婴儿平放，应将婴儿竖直抱起，头靠在母亲肩上，轻拍背部，排出吞入胃内的空气，以防止溢奶。

3. 如何促进乳汁分泌　婴儿出生后应尽早让其勤吸吮母乳（每侧乳头每隔2～3小时要被吸吮一次）；必要时（如婴儿吸吮次数有限时）可以通过吸奶器等辅助手段，增加乳汁分泌。母亲良好的身体状况和营养摄入是乳汁分泌的前提，因此分娩后要合理安排产妇休息、饮食和婴儿喂哺，处理好休息、进餐与亲子接触、吸吮母乳之间的关系。精神放松、心情愉快是母乳喂养成功的重要条件，产妇应从生产的辛苦中多体会生育的幸福，享受哺喂和亲子互动。此外，在妊娠期就需要充分认识母乳喂养的重要性，并得到亲朋、家人的鼓励和支持，这也是成功母乳喂养的必需环境。

4. 如何判断乳汁分泌量是否充足　可以通过以下几种情况判断乳汁分泌是否充足：婴儿每天能够得到8～12次较为满足的母乳喂养；哺喂时，婴儿有节律地吸吮，并可听见明显的吞咽声。出生后最初2天，婴儿每天至少排尿1～2次；如果尿中有粉红色尿酸盐结晶，应在出生后第3天消失；从出生后第3天开始，每24小时排尿应达到6～8次。出生后每24小时至少排便3～4次，每次大便应多于一大汤匙。出生第3天后，每天可排软、黄便达4（量多）～10（量少）次。

二、坚持6月龄内纯母乳喂养

母乳是婴儿最理想的食物，纯母乳喂养能满足婴儿6月龄以内的全部液体、能量和营养素需求。按我国哺乳期妇女0～6月龄日平均泌乳量为750ml评估，其所含能量及各种营养素能满足6月龄内婴儿生长发育的营养需要。例如，母乳中的高脂肪含量（供能比为48%）能满足婴儿生长和能量储备的需要，所含二十二碳六烯酸（DHA）能满足婴儿视神经及脑发育的需要；其蛋白质含量不高，但以α-乳清蛋白为主，有最佳的必需氨基酸组成和最佳利用率，不会过多增加婴儿肠道渗透压和肾脏的负担。母乳中的乳糖和低聚糖可促进肠道益生菌在肠道定植和生长，有利于婴儿尽早建立健康的肠道微生态环境，促进免疫系统发育。母乳中的牛磺酸含量较多，为婴儿大脑及视网膜发育所必需，钙、锌、铜等矿物质含量更适合婴儿的需要。总之，6月龄内婴儿纯母乳喂养能保证其健康生长发育。

此外，母乳有利于肠道健康微生态环境的建立和肠道功能的成熟，降低感染性疾病和过敏发生的风险。母乳喂养可营造母子情感交流的环境，给婴儿最大的安全感，有利于婴儿的心理行为和情感发展。此外，母乳喂养非常有利于婴儿的智力发展。母乳是最佳的营养支持。多项Meta分析表明，母乳喂养儿的神经系统发育状况比配方奶粉喂养儿更好。母乳喂养经济、安全又方便，同时对母亲近期和远期健康都有益处。循证医学研究证据显示，母乳喂养可促进母亲产后体重恢复到妊娠前状态，可降低母亲2型糖尿病、乳腺癌和卵巢癌的发生风险。母乳喂养需要全社会的努力，专业人员的技术指导，家庭、社区和工作单位应积极支持，充分利用政策和法律保护母乳喂养。

（一）关键推荐

纯母乳喂养能满足6月龄内婴儿的全部液体、能量和营养素的需求，应坚持纯母乳喂养6个月。

按需喂奶，两侧乳房交替哺喂；每天6～8次或更多。

坚持让婴儿直接吸吮母乳，尽可能不使用奶瓶间接哺喂人工挤出的母乳。

特殊情况需要在满6月龄前添加辅食的，应咨询医生或其他专业人员后谨慎做出决定。

（二）实践应用

1. 如何判断母乳摄入量　婴儿摄乳量受到多种因素的影响，但主要取决于婴儿自身的营养需要。母乳喂养时，不需要将乳汁挤出称重来估计婴儿的摄乳量，可通过观察婴儿情绪或尿量来判断母乳摄入是否充足。一般来讲，如果婴儿每天能尿湿5～6个纸尿裤，就说明婴儿是能吃饱的。也可通过称量婴儿体重变化及婴儿摄乳前后的体重变化判断。婴儿体格生长可灵敏反映婴儿的喂养状态，可通过婴儿生长发育情况判定婴儿较长一段时期的摄乳量。定期测身长、体重、头围，标记在WHO儿童成长曲线上，就可判断婴儿的生长是否正常。只要婴儿生长发育正常，就说明其母乳量足够。

2. 需要间接哺乳的情况及间接哺乳的正确方法　虽然母乳充足，但有些情况下哺乳期妇女无法确保在婴儿饥饿时直接喂哺婴儿，如危重早产儿、哺乳期妇女上班期间等，这些情况下只能采用间接哺喂方式。需要间接哺乳时，建议乳母用吸奶泵定时将母乳吸出并储存于冰箱或冰盒内，一定时间内再用奶瓶喂给婴儿。吸出母乳的保存条件和允许保存时间见表11-4-1。

表11-4-1　吸出母乳的保存条件和允许保存时间

保存条件（温度要求）	允许保存时间
室温存放（20～30℃）	4小时
储存于便携式保温冰盒内（15℃以上温度）	48小时
储存于冰箱保鲜区（4℃左右）	24小时
冷冻（–15～–5℃低温冷冻）	3～6个月
低温冷冻（低于–20℃）	6～12个月

3. 母乳保存和使用时需要注意的事项

（1）保存母乳时，无论是室温、冷藏还是冷冻，均需使用一次性储奶袋或储奶瓶，或者使用经过严格消毒的储奶瓶。冷冻保存母乳时不要使用玻璃瓶，以防冻裂。保存母乳时，要详细记录保存时间。

（2）冷冻保存的母乳，使用前宜置于冰箱冷藏室解冻，注意在冷藏室的时间不要超过24小时。解冻的母乳不宜再次冷冻。

（3）保存的母乳使用前，先将储奶袋或储奶瓶置于温水中加热，再倒入喂养奶瓶。对存在中高营养风险的早产儿，可在储存母乳倒入喂养奶瓶时，加入母乳添加剂、混匀溶解后再喂哺婴儿。

4. 母乳喂养的误区　①吸出乳汁再用奶瓶喂哺，可以很容易判断婴儿摄乳量；②为了减少婴儿感染风险，喂奶前消毒母亲的乳头；③有些母亲的乳汁太稀、没有营养，故添加奶粉以补充营养；④母乳喂养过频会使婴儿发胖；⑤新生儿出生后暂时用奶粉喂养，等待乳汁分泌。

三、顺应喂养，建立良好的生活规律

婴儿快速生长发育需要较大量乳汁来满足能量和营养需求，因此必须通过较高频率的摄乳，才能实现足量饮食，新生儿出生时具备了良好的哺乳反射和饥饿感知，随着成长和智力发育，婴儿的胃内容物排空后会通过身体活动、面部表情、哭闹等行为来表现饥饿。随着婴儿胃容量的增加，婴儿每次摄入的乳量会逐步增多，胃排空时间相应延长，同时母亲的泌乳量也相应增加，此时哺喂次数则可减少，前后两次哺喂间隔可延长。正常情况下，婴儿会处于睡眠—饥饿—觉醒—哭闹—哺乳—睡眠的循环状态。哺喂间隔延长后，婴儿喂养的规律性和节奏感会更明显，对包括饮食在内的生活习惯的影响也会更明显，因此还需要特别关注培养规律哺乳和睡眠的习惯。减少睡眠时的哺乳次数可促进婴儿养成良好的睡眠习惯。由于婴儿存在个体差异，如胃容量、每次哺乳时摄入乳量、睡眠状态，顺应婴儿表现出的饥饿反应进行哺乳，可更好地兼顾足量摄乳、睡眠和生活规律多方面需要。

母乳喂养应顺应婴儿胃肠道成熟和生长发育过程，从按需喂养模式到规律喂养模式递进。婴儿饥饿是按需喂养的基础，饥饿引起哭闹时应及时喂哺，不要强求喂奶次数和时间，特别是3月龄以内的婴儿。婴儿生后2～4周就基本建立了自己的进食规律，家长应明确感知其进食规律的时间信息。随着月龄增加，婴儿胃容量逐渐增加，单次摄乳量也随之增加，哺喂间隔则会相应延长，喂奶次数减少，逐渐建立起规律哺喂的良好饮食习惯。如果婴儿哭闹明显不符合平日进食规律，应首先排除非饥饿原因，如胃肠不适等。非饥饿原因哭闹时，增加哺喂次数只能缓解婴儿的焦躁心理，并不能解决根本问题，应及时就医。

（一）关键推荐

母乳喂养应从按需喂养模式到规律喂养模式递进。

饥饿引起哭闹时应及时喂哺，不要强求喂奶次数和时间，但一般每天喂奶的次数可能在8次以上，生后最初会在10次以上。

随着婴儿月龄增加，逐渐减少喂奶次数，建立规律哺喂的良好饮食习惯。婴儿异常哭闹时，应考虑非饥饿原因，积极就医。

（二）实践应用

如何判断婴儿是否因饥饿哭闹？

婴儿生后最初几周内，鼓励母亲每24小时进行8～12次及以上喂养。婴儿饥饿的早期表现包括警觉、身体活动增加、面部表情增加；婴儿饥饿的后续表现才是哭闹。随婴儿生长进程，喂养次数可降至每24小时8次，最长夜间无喂养睡眠可达5小时。除了饥饿的表现外，婴儿胃肠道不适或身体其他不适，甚至婴儿情绪不佳也会表现出不同状态的哭闹，而非饥饿原因引起的哭闹显然无法通过哺喂得到完全安抚。

四、出生后数日开始补充维生素D，不需要补钙

维生素D的主要生理功能是维持血清钙和磷在正常范围内，维持神经肌肉功能正常和骨骼的健全，其被看作一种作用于钙和磷代谢的激素前体，是钙代谢的重要生物调节因子。维生素D可在日光中紫外线照射下由皮肤合成，也可以通过膳食补充。新生儿皮肤已具备合成维生素D的能力，由于存在内源性合成途径，母乳不是婴儿维生素D的主要供给途径，其含量也相对较低，全天泌乳总量中的维生素D不足2.5μg，故单纯依靠母乳喂养不能满足婴儿维生素D的需要。婴儿出生后生长发育极快，骨骼生长迅速，钙磷代谢活跃，需要充足的维生素D参与调节。而现代生活条件下，婴儿出生后往往可能得不到足够的日光照射机会，体内维生素D合成不足以满足生长发育的需要，很快会出现维生素D缺乏。研究证实，足月婴儿出生后需补充维生素D 10μg/d（400IU/d），才可维持血清25-(OH)D水平在50nmol/L以上，不出现临床维生素D缺乏表现。因此，婴儿出生后数日到14天内应开始补充维生素D 10μg/d（400IU/d）。纯母乳喂养能满足婴儿骨骼生长对钙的需求，不需要额外补钙。

母乳中维生素K含量低，不能满足婴儿的需求。足月顺产婴儿在母乳喂养的支持下，可以很快建立正常的肠道菌群，并获得稳定、充足的维生素K来源。但在婴儿正常的肠道菌群建立前，其维生素K需要可能得不到满足，尤其是剖宫产婴儿开奶延迟或得不到母乳喂养；或是早产儿、低出生体重儿，由于生长发育快，对维生素K的需要量增加，加之不能及时建立正常的肠道菌群，容易发生维生素K缺乏性出血性疾病。典型的新生儿出血症发生在生后2～5天，严重的可致死亡；迟发性新生儿出血症发生在全部或以母乳喂养为主并且出生时没有补充维生素K的婴儿，可表现为致命性的颅内出血。出生后及时补充维生素K可有效预防新生儿出血症的发生。尽管新生儿和婴儿的出血性疾病发生率并不太高，但此类疾病发病凶险、死亡率高。推荐新生儿出生后补充维生素K，特别是剖宫产的新生儿。

（一）关键推荐

婴儿出生后数日至14天内开始每天补充维生素D 10μg（400IU）。

纯母乳喂养的婴儿不需要补钙。

新生儿出生后应及时补充维生素K。

（二）实践应用

1. 如何给婴儿补充维生素 D 在婴儿出生后 2 周左右，采用维生素 D 油剂或乳化水剂，每天补充维生素 D 10μg（400IU），可在母乳喂养前将滴剂定量滴入婴儿口中，然后再进行母乳喂养。对于每天口服补充维生素 D 有困难者，可每周或者每月口服一次相当剂量的维生素 D。配方奶粉喂养的婴儿通过符合国家标准的配方食品能获得足量的维生素 D，不需要额外补充。每天 10μg（400IU）的维生素 D 可满足婴儿在完全不接触日光照射情况下的维生素 D 的需要量，因此这一补充量对北方地区、冬季或梅雨季节的婴儿都是基本充足的。

2. 6 月龄内婴儿通过阳光照射能否获得所需要的维生素 D 要让婴儿通过阳光照射获得足量维生素 D，需要做到以下几个方面：阳光充足，皮肤暴露范围足够，阳光暴露时间充足。显然这些要求受当地季节、居住地纬度、环境污染等条件的影响。即使季节、气候等允许，也会担心阳光中的高能蓝光可以透过晶状体，到达婴儿视网膜，对婴儿视觉产生不利影响；此外，婴儿皮肤娇嫩，过早暴露于日光照射也可能会对婴儿皮肤造成损伤。相比较而言，通过维生素 D 补充剂来补充，难度小，可靠性高，因此婴儿应该口服维生素 D 10μg/d。

3. 如何给新生儿和婴儿补充维生素 K 母乳中维生素 K 的含量较低，新生儿（特别是剖宫产的新生儿）肠道菌群不能及时建立，无法合成足够的维生素 K；大量使用抗生素的婴儿，肠道菌群可能被破坏，会面临维生素 K 缺乏风险。由专业人员给新生儿肌内注射维生素 K_1 5mg 一次，可有效预防新生儿维生素 K 缺乏性出血症。合格的配方奶粉中添加了足量的维生素 K_1，使用婴儿配方奶粉喂养的混合喂养儿和人工喂养婴儿，一般不需要额外补充维生素 K_1。

五、婴儿配方奶是不能纯母乳喂养时的无奈选择

由于婴儿患有某些代谢性疾病、母亲患有某些传染性或精神性疾病、乳汁分泌不足或无乳汁分泌等原因，不能用纯母乳喂养婴儿时，建议首选适合于 6 月龄内婴儿的配方奶喂养，在所有可获得的代乳品中，婴儿配方奶是较为适合婴儿营养需要和消化、代谢特点的食物。婴儿配方奶是根据营养学资料，经过一定配方设计和工艺处理而生产的一种食品，能基本满足 6 月龄内婴儿生长发育的营养需求。婴儿配方奶随营养学和食品工业的发展而得到不断改进，通过不断对人乳成分、结构及功能等的研究，以人乳为蓝本对动物乳成分进行改造，调整其营养成分的组成、含量和结构，添加婴儿必需的多种微量营养素，使产品的性能、成分及营养素含量接近人乳。尽管在营养成分含量、结构和状态方面婴儿配方奶不能与母乳相媲美，但比普通液态奶、成人奶粉、蛋白粉、豆奶粉等更适合婴儿，是因各种因素而无法母乳喂养婴儿的首选。任何婴儿配方奶都不能与母乳相媲美，只能作为纯母乳喂养失败后无奈的选择，或者 6 月龄后对母乳的补充。6 月龄前放弃母乳喂养而选择婴儿配方奶，对婴儿健康是不利的。

（一）关键推荐

任何婴儿配方奶都不能与母乳相媲美，只能作为母乳喂养失败后的无奈选择，或母乳不足时的补充。

以下情况很可能不宜进行母乳喂养或常规方法的母乳喂养，需要采用适当的配方奶喂养，具体患病情况、母乳喂养禁忌和适用的喂养方案，请咨询营养师或医生：①婴儿患病；②母亲患病；③母亲因各种原因摄入药物；④经过专业人员指导和各种努力后，乳汁分泌仍不足。

不宜直接用普通液态奶、成人奶粉、蛋白粉、豆奶粉等喂养6月龄内的婴儿。

（二）实践应用

1. 什么是婴儿配方奶 婴儿配方奶也常常称为婴儿配方食品，是以婴幼儿营养需要和母乳成分研究资料为指导，用牛奶或羊奶、大豆蛋白为基础原料，经过一定配方设计和工艺而生产的，用于喂养不同生长发育阶段的健康婴儿。由于婴儿配方食品多为乳粉（再冲调为乳液喂养婴儿）或可直接喂养婴儿的液态乳，所以又常称为婴儿配方乳或婴儿配方奶。由于经过了一定的配方设计（食物成分调整和营养素强化），在婴儿喂养中，婴儿配方奶比普通牛羊乳或其他一般普通食品更具优势。但必须强调的是，无论经过怎样的配方设计和先进研发，任何婴儿配方奶都不能与母乳相媲美。婴儿配方食品归根结底是一种食品，对于得不到母乳喂养的婴儿，其可以减少直接用牛羊乳喂养婴儿的缺陷。

2. 为什么婴儿配方奶不能与母乳媲美 虽然婴儿配方奶都经过一定的配方设计和工艺加工，保证了部分营养素的数量和比例接近母乳，但却无法模拟母乳中一整套完美独特的营养和生物活性成分体系，如低聚糖、乳铁蛋白和免疫球蛋白等，以及很多未知的活性成分。母乳喂养的婴儿可以随母乳体验母亲膳食中各种食物的味道，对婴儿饮食心理及接受各种天然食物有很大帮助，这也是配方奶无法模拟的。此外，母乳喂养过程和奶瓶喂养过程给予婴儿的心理和智力体验是完全不同。虽然婴儿配方奶能基本满足0～6月龄婴儿生长发育的营养需求，但完全不能与母乳相媲美。

六、监测体格指标，保持健康生长

身长和体重是反映婴儿喂养和营养状况的直观指标。疾病或喂养不当、营养不足会使婴儿生长缓慢或停滞。6月龄内婴儿应每半个月测一次身长和体重，病后恢复期可增加测量次数，并选用WHO的"儿童生长曲线"判断婴儿是否得到正确、合理的喂养。婴儿生长有其自身规律，过快、过慢生长都不利于远期健康。婴儿生长存在个体差异，也有阶段性波动，不必相互攀比生长指标。母乳喂养儿体重增长可能低于配方奶喂养儿，只要处于正常的生长曲线轨迹，即是健康的生长状态。

（一）关键推荐

身长和体重是反映婴儿喂养和营养状况的直观指标。

6月龄前婴儿每半个月测量一次身长和体重，病后恢复期可增加测量次数。

出生体重正常婴儿的最佳生长模式是基本维持其出生时在群体中的分布水平。

婴儿生长有自身规律，不宜追求参考值上限。

（二）实践应用

1. 如何测量婴儿（和幼儿）的体重和身长 体重是判定婴幼儿体格生长和营养状况的重要指标，也是婴幼儿定期健康体检的重要检查项目之一。在社区卫生服务中心等医疗机构都有专用的婴儿体重秤。专用婴儿体重秤的测量精度高，分辨率为5g。可以准确测量婴幼儿体重，及时发现体重变化。测体重时最好空腹，排空大小便，尽量脱去衣裤、鞋帽、尿布等，最好能连续测量两次，两次间的差异不应超过10g。在家中给婴幼儿称体重时，如有条件也最好使用专用婴儿体重秤；如条件有限，也可由家长抱着婴幼儿站在家用体重秤上称体重，再减去大人的体重，即为婴幼儿的体重。由于普通家用体重秤测量误差在100g左右，所以采用这种方法不能准确得知婴幼儿在短期内的体重增长，而只是适用于观察较长时间的体重变化。

2岁以下婴幼儿应躺着量身长，身长包括头、脊柱和下肢长的总和。社区卫生服务中心等医疗机构有专用的婴幼儿身长测量床。婴幼儿在测量身长前应先脱去鞋、袜、帽子、头饰、外衣裤。让婴幼儿仰躺在量床上，请助手或家长扶住婴幼儿头部，头顶住量床顶板，测量者注意让婴幼儿保持全身伸直，左手按直婴幼儿的双膝部，使两下肢伸直、并拢并紧贴量床的底板，右手推动量床测量滑板，使滑板紧贴婴幼儿的足底，并使量床两侧测量值一致，然后读取数值，精确到0.1cm。最好能连续测量两次，两次相差不能超过0.4cm。在家里测量时，可以让婴幼儿躺在桌上或木板床上，在桌面或床沿贴上一个软尺。在婴幼儿的头顶和足底分别放两块硬纸板，读取头板内侧至足板内侧的长度，即为婴幼儿的身长。

2. 如何评价婴儿（和幼儿）生长发育状况 婴儿正处在生长发育的高峰期，充足的营养是促进体格、智力和免疫功能发展的物质基础。生长是所有发展评价指标中最易于获得而又灵敏的指标。因此，注重婴儿期体格测量观察是保障婴儿获得正常生长的重要举措。生长发育指标主要包括体重、身长等。

评价婴儿（和幼儿）生长发育状况可参考WHO 2006年版儿童生长发育标准，利用Z评分指标进行评价，也可用国家卫生行业标准《5岁以下儿童生长状况判定》进行评价。

Z评分：实测值与参考人群中位数之间的差值和参考人群标准差相比，所得比值就是Z评分。

常用的Z评分指标有以下几种。

（1）年龄别身高（身长）Z评分：儿童身高/身长实测值与同年龄同性别参考儿童身高（身长）中位数之间的差值和参考人群标准差相比，所得比值就是年龄别身高（身长）Z评分。

（2）年龄别体重Z评分：儿童体重实测值与同年龄同性别参考儿童体重中位数之间的差值和同年龄同性别参考儿童体重标准差相比，所得比值就是年龄别体重Z评分。

（3）身高（身长）别体重Z评分：儿童体重实测值与同性别同身高（身长）儿童体重中位数之间的差值和同性别同身高（身长）儿童体重标准差相比，所得比值就是身高（身长）别体重Z评分。

（4）年龄别体重指数（BMI）Z评分：儿童BMI计算值与同年龄同性别儿童BMI中位数之间的差值和同年龄同性别儿童BMI标准差相比，所得比值就是年龄别BMI Z评分。

5岁以下儿童生长状况可按照表11-4-2进行判定。

表11-4-2 5岁以下儿童生长状况判定的Z评分界值

Z评分	年龄别身高（身长）Z评分	年龄别体重Z评分	身高（身长）别体重Z评分	年龄别BMI Z评分
>3	—	—	肥胖	肥胖
>2	—	—	超重	超重
<−2	生长迟缓	低体重	消瘦	消瘦
<−3	重度生长迟缓	重度低体重	重度消瘦	重度消瘦

3. 为什么婴幼儿的生长不宜追求参考值的上限 早期营养和生长对成年期慢性病风险具有重要影响。营养缺乏导致的低出生体重和出生后生长迟缓，以及过度喂养导致的超重、肥胖，都具有明显的远期健康危害。因此，在儿童养育过程中，营养和生长发育方面传统上追求的"多、高、大、快"，在体格、智力和免疫功能等方面带来一定近期效益的同时，也增加了远期健康危害的风险。

每个婴儿的出生体重不同，由于遗传和环境因素的影响，出生后婴儿的增长速度和生长轨迹都不可能完全一样。在喂养得当、营养充分、健康良好的情况下，儿童的生长发育水平有一定的分布范围。生长曲线和参考值是基于大部分儿童的生长发育数据推算的范围，是群体研究结果。每个儿童都会有自己的生长曲线，其曲线一般都会处于推荐的参考值范围内，但并不是每个儿童的生长曲线一定处于平均水平或上游水平。参考值的上限指的是同龄儿童中处于上游2%或3%的水平，显然不是所有的儿童都处于这样的水平。大部分儿童的生长指标会比较接近均值或中位数（P_{50}）水平，但均值或中位数水平也不是每个儿童的生长目标。因此，评价某个儿童的生长时，应将其现在的情况与以往的情况进行比较，尤其是以出生时的状况为基准，观察其发展动态才更有意义。总之，不要将某个婴儿的生长指标与参考值的高限相比，也不要与平均水平相比，更不要与邻家孩子相比。因此，在儿童喂养实践中，应权衡利弊，帮助儿童实现其固有生长轨迹，获得不快也不慢的健康生长，谋求近期健康效益和远期健康结局之间的平衡。在这个过程中，母乳喂养的婴儿体重增长可能低于配方奶喂养的儿童，但是这种生长模式有利于儿童一生的健康。母乳喂养是成本-效益最佳的选择。

早产和宫内发育迟缓导致的低出生体重、消瘦和生长迟缓，都会造成智力和免疫功能损伤。为增加早产儿和低出生体重儿的生存机会、减轻智力和免疫功能损伤，需要通过强化营养实现追赶生长，使婴儿从较低的身高、体重水平，在相对较短的时间内，追赶到相对较高的水平，但这种追赶生长是成年期慢性病风险的重要因素。因此，追赶生长应适度，以实现利弊平衡。

第五节　婴幼儿喂养

7~24月龄婴幼儿是指满6月龄（出生180天后）至2周岁内（24月龄内）的婴幼儿。

对于7~24月龄婴幼儿，母乳仍然是重要的营养来源，但单一的母乳喂养已经不能完全满足此阶段婴幼儿对能量及营养素的需求，必须引入其他营养丰富的食物。与此同时，7~24月龄婴幼儿胃肠道等消化器官的发育、感知觉及认知行为能力的发展，也需要其有机会通过接触、感受和尝试，逐步体验和适应多样化的食物，从被动接受喂养转变到自主进食。这一过程从婴儿7月龄开始，到24月龄时完成。这一年龄段婴幼儿的特殊性还在于，父母及喂养者的喂养行为对其营养和饮食行为有显著的影响。顺应婴幼儿需求喂养，有助于健康饮食习惯的形成，并具有长期而深远的影响。

7~24月龄婴幼儿处于"生命早期1000天"机遇窗口期的第三阶段，此阶段营养需求的特点是，生长发育迅速，代谢旺盛，消化吸收功能尚不够完善，需要全面和足够的营养素。但营养素的吸收和利用受到一定限制，且容易因为喂养不当而引起消化功能紊乱和营养不良。因此，在儿童期的各个阶段，婴幼儿时期的营养尤为重要。适宜的营养和喂养不仅关系到近期的生长发育，也关系到长期的健康。

针对我国7~24月龄婴幼儿营养和喂养的需求，以及可能出现的问题，基于目前已有的证据，同时参考WHO等的相关建议，继续母乳喂养，满6月龄起添加辅食，提出以下6条7~24月龄婴幼儿的喂养推荐。

> 继续母乳喂养，满6月龄起添加辅食。
> 从富含铁的泥糊状食物开始，逐步添加达到食物多样化。
> 提倡顺应喂养，鼓励但不强迫进食。
> 辅食不加调味品，尽量减少糖和盐的摄入。
> 注重饮食卫生和进食安全。
> 定期监测体格指标，追求健康生长。

一、继续母乳喂养，满6月龄起添加辅食

母乳仍然可以为满6月龄（出生180天）后婴幼儿提供部分能量，优质蛋白质、钙等重要营养素，以及各种免疫保护因子等。继续母乳喂养仍然有助于促进母子间的亲密连接，促进婴幼儿发育。因此，7~24月龄婴幼儿应继续母乳喂养。不能母乳喂养或母乳不足时，需要以配方奶作为母乳的补充。

婴儿满6月龄时，胃肠道等消化器官已相对发育完善，可消化母乳以外的多样化食物。同时，婴儿的口腔运动功能，味觉、嗅觉、触觉等感知觉，以及心理、认知和行为能力也已准备好接受新的食物。此时开始添加辅食，不仅能满足婴儿的营养需求，也能满足其心理需求，并促进其感知觉、心理及认知和行为能力的发展。

（一）关键推荐

婴儿满6月龄后仍需继续母乳喂养，并逐渐引入各种食物。

辅食是指除母乳和（或）配方奶以外的其他各种性状的食物。

有特殊需要时须在医生的指导下调整辅食添加时间。

不能母乳喂养或母乳不足的婴幼儿，应选择配方奶作为母乳的补充。

（二）实践应用

1. 满6月龄继续母乳喂养的益处　婴儿满6月龄后仍然可以从继续母乳喂养中获得能量及各种重要营养素，还有抗体、母乳低聚糖等各种免疫保护因子。7～24月龄婴幼儿继续母乳喂养可显著减少腹泻、中耳炎、肺炎等感染性疾病；继续母乳喂养还可减少婴幼儿食物过敏、特应性皮炎等过敏性疾病；此外，母乳喂养婴儿到成人期时，身高更高，肥胖及各种代谢性疾病的发生率明显降低。与此同时，继续母乳喂养还可增进母子间的情感连接，促进婴幼儿神经、心理发育，母乳喂养时间越长，母婴双方的获益越多。因此，7～24月龄婴儿应继续母乳喂养，并可持续到2岁或以上。

2. 母乳喂养量　为了保证能量及蛋白质、钙等重要营养素的供给，7～9月龄婴儿每天的母乳量应不低于600ml，每天应保证母乳喂养不少于4次；10～12月龄婴儿每天母乳量约600ml，每天应母乳喂养4次；13～24月龄幼儿每天母乳量约500ml。对于母乳不足或不能母乳喂养的婴幼儿，满6月龄后需要继续以配方奶作为母乳的补充。

3. 辅食添加　WHO推荐，在婴儿出生的前6个月纯母乳喂养，满6月龄（出生180天）起，在继续母乳喂养的基础上添加辅食。以满足其生长发育对营养的需要。足月出生的婴儿，4～6月龄时体重可达到出生时的2倍，满12月龄时达到出生时的3倍，满24月龄时达到出生时的4倍；身长也在满12月龄时增加50%，在13～24月龄间可再增加39%，大约达到成人身高的一半。新生儿大脑重量约为成人的25%，满24月龄时可达到成人的80%。婴幼儿快速生长需要较高的能量、蛋白质、铁、锌、维生素A、维生素D、长链多不饱和脂肪酸、胆碱等。据估算，对于继续母乳喂养的7～12月龄婴儿，其所需要的部分能量，以及99%的铁、75%的锌、80%的维生素B_6、50%的维生素C等必须从添加的辅食中获得。因此，婴儿满6月龄时必须尽快引入各种营养丰富的食物。

研究还发现，出生17～26周的婴儿对不同口味的接受度最高，而出生26～45周的婴儿对不同质地食物的接受度较高。适时添加与婴幼儿发育水平相适应的不同口味、不同质地和不同种类的食物，可以促进婴幼儿味觉、嗅觉、触觉等感知觉发育，锻炼其口腔运动能力，包括舌的活动、啃咬、咀嚼、吞咽等，并有助于其神经心理及语言能力的发展。4～6月龄婴儿已能扶坐，俯卧时能抬头、挺胸、用两肘支撑起胸部，能有目的地将手或玩具放入口内，伸舌反射消失，当小勺触及口唇时婴儿张嘴、吸吮，可以吞咽稀糊状的食物，开始添加辅食是适宜的。

如何选择辅食？普通鲜奶、酸奶、奶酪等的蛋白质和矿物质含量远高于母乳，会增加婴幼儿肾脏负担，故不宜喂给7～12月龄婴儿，13～24月龄幼儿可以将其作为食物多样化的一部分而逐渐尝试，但建议以少量进食为宜，不能以此完全替代母乳和（或）配方奶。普通豆奶粉、蛋白质粉的营养成分不同于配方奶，也与鲜奶等奶制品有较大差异，不建议作为婴幼儿食物。无乳糖大豆基配方奶可作为婴幼儿慢性迁延性腹泻时的治疗饮食，但应在医生指导下应用。

二、从富含铁的泥糊状食物开始，逐步添加达到食物多样化

7～12月龄婴儿所需能量的1/3～1/2来自辅食，13～24月龄幼儿所需能量的1/2～2/3来自辅食。我国7～24月龄婴幼儿缺铁性贫血的发生率仍处于较高的水平，并存在明显的地区差异。虽然母乳中的铁吸收率可以达到50%，但由于母乳铁含量低，6月龄内婴儿主要依靠胎儿期肝脏储存铁维持体内铁需要，而满6月龄后亟须从辅食中获得铁。由于生长越快，血容量扩张也越快，对铁的需要量也越高。据估算，7～12月龄婴儿铁的需要量高达8～10mg/d，极易因铁摄入不足而造成铁缺乏甚至缺铁性贫血。而婴幼儿体内来自辅食的铁高达99%，因而婴儿最先添加的辅食应该是富铁的高能量食物，如强化铁的婴儿米粉、肉泥等。在此基础上逐渐引入其他不同种类的食物以提供不同的营养素。

辅食添加的原则：每次只添加一种新食物，由少到多、由稀到稠、由细到粗，循序渐进。从一种富铁泥糊状食物开始，如强化铁的婴儿米粉、肉泥等，逐渐增加食物种类，逐渐过渡到半固体或固体食物，如烂面、肉末、碎菜、水果粒等。每引入一种新的食物应适应2～3天，密切观察是否出现呕吐、腹泻、皮疹等不良反应，适应一种食物后再添加其他新的食物。

婴幼儿辅食量一般以其所需能量来衡量。母乳提供能量为67kcal/100ml。7月龄婴儿的胃容量为230～250g，9月龄时为250～280g，12月龄时为280～320g。为平衡婴幼儿的能量需要量及胃容量，除母乳外，7～9月龄婴儿需要每天从辅食中获得200kcal能量，约占全天总能量的33%；10～12月龄婴儿需要300kcal，占全天总能量的45%；13～24月龄幼儿需要550kcal，占全天总能量的62%。理想的辅食应达到每100ml或100g提供的能量在80kcal以上。WHO推荐，7～24月龄婴幼儿应摄入足量的动物性食物，每天500ml奶、1个鸡蛋、15～75g肉禽鱼类。不同种类的食物提供不同的营养素，只有多样化的食物才能提供全面而均衡的营养。

1. 谷物类　米粉、厚粥、软饭、面条等含有大量的碳水化合物，可以为婴幼儿提供能量，但除了强化婴儿米粉外，一般缺乏铁、锌、钙、维生素A等营养素。

2. 动物性食物　鸡蛋、瘦肉、肝脏、鱼类等富含优质蛋白质、铁、锌、维生素A等，是婴幼儿不可缺少的食物。

3. 蔬菜和水果　是维生素、矿物质及纤维素的重要来源之一，具有多样的口味和质地，有助于婴幼儿学习和适应食物不同的味道、质地等。

4. 豆类 是优质蛋白质的补充来源。

5. 植物油和脂肪 提供能量及必需脂肪酸。

（一）关键推荐

随母乳量减少，逐渐增加辅食量。

首先添加强化铁的婴儿米粉、肉泥等富铁的泥糊状食物。

每次只引入一种新的食物，逐步达到食物多样化。

从泥糊状食物开始，逐渐过渡到固体食物。

辅食应适量添加植物油。

（二）实践应用

1. 7～9月龄婴儿如何添加辅食 7～9月龄属于辅食添加的开始阶段，主要是让婴儿适应新的食物并逐渐增加进食量。添加辅食应在婴儿健康且情绪良好时开始，遵照辅食添加原则，循序渐进。

为了保证母乳喂养，建议刚开始添加辅食时，先母乳喂养，婴儿半饱时再喂辅食，然后再根据需要哺乳。随着婴儿辅食量增加，满7月龄时，多数婴儿的辅食喂养可以成为单独一餐，随后过渡到辅食喂养与哺乳间隔的模式。每天母乳喂养4～6次，辅食喂养2～3次。不能母乳喂养或母乳不足时应选择合适的较大婴儿配方奶作为补充。合理安排婴儿的作息时间，包括睡眠、进食和活动时间等，尽量将辅食喂养安排在与家人进食时间相近或相同时，以便以后婴儿能与家人共同进餐。

刚开始添加辅食时，可选择强化铁的婴儿米粉，用母乳、配方奶或水冲调成稍稀的泥糊状（能用小勺舀起而不会很快滴落）。婴儿刚开始学习接受小勺喂养时，由于进食技能不足，只会舔吮，甚至将食物推出、吐出，需要慢慢练习。可以用小勺舀起少量米糊放在婴儿一侧口角让其吮舔。切忌将小勺直接塞进婴儿口中，令其有窒息感，从而产生不良的进食体验。第一次只需尝试一小勺，第一天可以尝试1～2次。第二天视婴儿情况增加进食量或进食次数。观察2～3天，如婴儿适应良好就可再引入一种新的食物，如肉泥等富铁食物。在婴儿适应多种食物后可以混合喂养，如米粉拌蛋黄、肉泥蛋羹等。

我国婴幼儿食物过敏的发生率仍在不断增加，预防和阻断食物过敏可减少特应性皮炎、哮喘、过敏性鼻炎等过敏性疾病的发生。研究证实，在婴儿满4月龄前过早添加辅食会增加食物过敏的风险。但延迟添加易过敏食物，如鸡蛋、鱼、坚果、豆类、小麦、海鲜等，并不能预防婴幼儿食物过敏的发生，反而可能增加食物过敏的风险。在给7～9月龄婴儿引入新的食物时应特别注意观察是否有食物过敏现象。如在尝试某种新食物的1～2天内出现呕吐、腹泻、湿疹等不良反应，须及时停止喂养，待症状消失后再从小量开始尝试。如仍然出现同样的不良反应，应尽快咨询医生，确认是否为食物过敏。对于婴儿偶尔出现的呕吐、腹泻、湿疹等不良反应，不能确定与新引入的食物相关时，不能简单地认为婴儿不适应此种食物而不再添加。婴儿患病时也应暂停引入新的食物，已经适应的食物可以继续喂养。

　　7～9月龄婴儿需每天保持600ml以上的奶量，并优先添加富铁食物，如强化铁的婴儿米粉等，逐渐达到每天1个蛋黄和（或）鸡蛋（如果蛋黄适应良好，就可尝试蛋白）和50g肉禽鱼类，其他谷物类、蔬菜、水果的添加量根据婴儿需要而定。如婴儿对蛋黄或鸡蛋过敏，在回避鸡蛋的同时应再增加30g肉类。如婴儿辅食以谷物类、蔬菜、水果等植物性食物为主，需要额外添加5～10g油脂，推荐以富含α-亚麻酸的植物油为首选，如亚麻籽油、核桃油等。7～9月龄婴儿的辅食质地应该从刚开始的泥糊状，逐渐过渡到9月龄时带有小颗粒的厚粥、烂面、肉末、碎菜等。

　　2. 10～12月龄婴儿吃多少　10～12月龄婴儿已经尝试并适应多种食物，这一阶段应在继续扩大婴儿食物种类的同时，增加食物的稠厚度和粗糙度，并注重培养婴儿对食物和进食的兴趣。

　　10～12月龄婴儿的辅食质地应该比前期加厚、加粗，带有一定的小颗粒，并可尝试块状的食物。绝大多数婴儿在12月龄前萌出第一枚乳牙，可以帮助婴儿啃咬食物。此时婴儿的乳磨牙均未萌出，但婴儿牙床可以磨碎较软的小颗粒食物。尝试颗粒状食物可促使婴儿多咀嚼，有利于牙齿的萌出。

　　合理安排10～12月龄婴儿的睡眠、进食和活动时间，每天哺乳3～4次，辅食喂养2～3次。辅食喂养安排在家人进餐的同时或在相近时间，逐渐达到与家人同时进食一日三餐，并在早餐和午餐、午餐和晚餐之间，以及临睡前各加餐一次。

　　10～12月龄婴儿应保持每天600ml的奶量；保证摄入足量的动物性食物，每天1个鸡蛋加50g肉禽鱼类；一定量的谷物类；蔬菜、水果的量依婴儿需要而定。继续引入新食物，特别是不同种类的蔬菜、水果等，增加婴儿对不同食物口味和质地的体会，减少将来挑食、偏食的风险。不能母乳喂养或母亲母乳不足的婴儿仍应选择合适的较大月龄婴儿配方奶作为补充。

　　特别建议为婴儿准备一些便于用手抓捏的"手抓食物"，鼓励婴儿尝试自喂，如香蕉块、煮熟的土豆块和胡萝卜块、馒头、面包片、切片的水果和蔬菜，以及撕碎的鸡肉等。一般在10月龄时尝试香蕉、煮熟的土豆等比较软的手抓食物，12月龄时可以尝试黄瓜条、苹果片等较硬的块状食物。

　　10～12月龄婴儿在添加新的辅食时，仍应遵循辅食添加原则，循序渐进，密切关注是否有食物过敏现象。

　　3. 13～24月龄幼儿如何喂养　13～24月龄幼儿已经大致尝试过各种家庭日常食物，这一阶段主要是学习自主进食，也就是学会自己吃饭，并逐渐适应家庭的日常饮食。幼儿在满12月龄后应与家人一起进餐，在继续提供辅食的同时，鼓励幼儿尝试家庭食物，并逐渐过渡到与家人一起进食家庭食物。随着幼儿自我意识的增强，应鼓励幼儿自主进食。满12月龄幼儿能用小勺舀起食物，但大多散落，18月龄时能吃到大约一半的食物，而到24月龄时能比较熟练地用小勺自喂，少有散落。

　　13～24月龄幼儿的奶量应维持在约500ml；每天1个鸡蛋加50～75g肉禽鱼类；每天50～100g的谷物类；蔬菜、水果的量仍然依幼儿需要而定。不能母乳喂养或母乳不足时，仍然建议以合适的幼儿配方奶作为补充，可引入少量鲜牛奶、酸奶、奶酪等，作为幼儿辅食的一部分。

4. 如何制作泥糊状的动物性食物

（1）肉泥：选用瘦猪肉、牛肉等，洗净后剁碎，或用食品加工机粉碎成肉糜，加适量的水蒸熟或煮烂成泥状。加热前先用研钵或匙把肉糜研压一下，或在肉糜中加入鸡蛋、淀粉等，可以使肉泥更嫩滑。将肉糜和大米按1∶1的比例煮烂成黏稠的粥也适合7月龄婴儿食用。

（2）肝泥：将猪肝洗净、剖开，用刀在剖面上刮出肝泥，或将剔除筋膜后的鸡肝、猪肝等剁碎或粉碎成肝泥，蒸熟或煮熟即可。也可将各种肝脏蒸熟或煮熟后碾碎成肝泥。

（3）鱼泥：将鱼洗净、蒸熟或煮熟，然后去皮、去骨，将留下的鱼肉用匙压成泥状即可。

（4）虾泥：将虾仁剁碎或粉碎成虾泥，蒸熟或煮熟即可。

以上制成的各种泥糊状的动物性食物可以单独吃，也可和菜泥等一起加入粥或面条中。

5. 如何制作泥糊状的植物性食物

（1）菜泥：选择菠菜、青菜等绿叶蔬菜，摘取嫩菜叶。水煮沸后将菜叶放入水中略煮，捞出剁碎或捣烂成泥状。

（2）土豆、胡萝卜泥：将土豆、胡萝卜洗净去皮，切成小块后煮烂或蒸熟，用匙压成泥状或捣烂。

（3）香蕉泥：香蕉剥皮，用不锈钢匙轻轻刮成泥状或捣烂。

（4）苹果泥：将苹果切成两半去核，用匙轻轻刮成泥状。

以上制作的水果泥可以直接食用。菜泥、土豆泥最好加入适量植物油，或与肉泥混合后喂养。

三、提倡顺应喂养，鼓励但不强迫进食

随着婴幼儿生长发育，父母及喂养者应根据其营养需求的变化，感知觉，以及认知、行为和运动能力的发展，顺应婴幼儿的需要进行喂养，帮助婴幼儿逐步达到与家人一致的规律进餐模式，并学会自主进食，遵守必要的进餐礼仪。

父母及喂养者有责任为婴幼儿提供多样化且与其发育水平相适应的食物，在喂养过程中应及时感知婴幼儿所发出的饥饿或饱足的信号，并做出恰当的回应。尊重婴幼儿对食物的选择，耐心鼓励和协助婴幼儿进食，但绝不强迫进食。

父母及喂养者还有责任为婴幼儿营造良好的进餐环境，保持进餐环境安静、愉悦，避免电视、玩具等对婴幼儿注意力的干扰。控制每次进餐时间不超过20分钟。父母及喂养者也应该是婴幼儿进食的榜样。

（一）关键推荐

耐心喂养，鼓励进食，但绝不强迫喂养。

鼓励并协助婴幼儿自己进食，培养进餐兴趣。

进餐时不看电视、不玩玩具，每次进餐时间不超过20分钟。

进餐时喂养者与婴幼儿应有充分的交流，不以食物作为奖励或惩罚。

父母应保持自身良好的进餐习惯，成为婴幼儿的榜样。

（二）实践应用

1. 顺应喂养（responsive feeding）　是在顺应养育（responsive parenting）模式框架下发展起来的婴幼儿喂养模式。顺应喂养要求父母负责准备安全、有营养的食物，并根据婴幼儿需要及时提供；父母应负责创造良好的进食环境；而具体吃什么、吃多少，则应由婴幼儿自主决定。在婴幼儿喂养过程中，父母应及时感知婴幼儿发出的饥饿或饱足的信号，充分尊重婴幼儿的意愿，耐心鼓励，但绝不能强迫喂养。

WHO推荐，7～24月龄辅食添加期婴幼儿通过顺应喂养，可增强婴幼儿对喂养的注意与兴趣，增进婴幼儿对饥饿或饱足的内在感受的体会和关注，激发婴幼儿以独特和有意义的信号与父母沟通交流，并促进婴幼儿逐步学会独立进食。婴幼儿有天生的感知饥饱及调节能量摄入的能力，但这种能力会受到父母不良喂养习惯等环境因素的影响。长期过量喂养或喂养不足可导致婴幼儿对饥饱感知能力的下降，并进而造成超重、肥胖或体重不足。

2. 如何进行顺应喂养　父母需要根据婴幼儿的年龄准备好合适的辅食，并按婴幼儿的生活习惯决定辅食喂养的适宜时间。从开始添加辅食起就应为婴幼儿安排固定的座位和餐具，营造安静、轻松的进餐环境，杜绝电视、玩具、手机等的干扰。喂养时父母应与婴幼儿保持面对面，以便于交流。

父母应及时回应婴幼儿发出的饥饿或饱足信号，及时提供或终止喂食，如当婴儿看到食物表现兴奋、小勺靠近时张嘴、舔吮食物等，表示饥饿；而当婴儿紧闭嘴、扭头、吐出食物时，则表示已吃饱。父母应以正面的态度，鼓励婴幼儿以语言、肢体动作等发出要求或拒绝进食的请求，增进婴幼儿对饥饿或饱足的内在感受，发展其自我控制饥饿或饱足的能力。父母应允许婴幼儿在准备好的食物中挑选自己喜欢的食物。对于婴幼儿不喜欢的食物，父母应反复提供并鼓励其尝试。父母应对食物和进食保持中立态度，不能以食物和进食作为惩罚和奖励。

父母应允许并鼓励婴幼儿尝试自己进食，可以手抓或使用小勺等，并建议特别为婴幼儿准备合适的"手抓食物"，鼓励婴幼儿在良好的互动过程中学习自我服务，增强其对食物和进食的注意与兴趣，并促进婴幼儿逐步学会独立进食。此外，父母的进食行为和态度是婴幼儿模仿的榜样，父母必须注意保持自身良好的进食行为和习惯。

3. 怎样合理安排婴幼儿的餐次和进餐时间　为培养婴幼儿良好的作息习惯，方便家庭生活，从开始就应将辅食喂养安排在家人进餐的同时或相近的时间。婴幼儿的进餐时间应逐渐与家人一日三餐的进餐时间一致，并在早餐和午餐、午餐和晚餐之间及临睡前各安排一次点心。

婴幼儿注意力持续时间较短，一次进餐时间宜控制在20分钟以内。进餐过程中应鼓励婴幼儿手抓食物自喂，或学习使用餐具，以增加婴幼儿对食物和进食的兴趣。进餐时看电视、玩玩具等会分散婴幼儿对进食和食物的兴趣，必须加以禁止。

4. 如何培养婴幼儿自主进食　据研究，婴儿需要尝试7～8次后才能接受一种新的食物，而幼儿需要尝试10～14次后才能接受新的食物。当婴幼儿拒绝某种新的食物时，父母或喂养者要有充分的耐心，反复尝试。反复鼓励婴幼儿尝试各种不同口味和质地的蔬菜和水果，这样可增加其在儿童和成人期的蔬菜和水果摄入量。

7～9月龄婴儿喜欢抓握，喂养时可以让其抓握、玩弄小勺等餐具；10～12月龄婴儿已经能捡起较小的物体，手眼协调熟练，可以尝试让其自己抓着香蕉、煮熟的土豆块或胡萝卜等自喂；13月龄幼儿愿意尝试抓握小勺自喂，但大多洒落；18月龄幼儿可以用小勺自喂，但仍有较多洒落；24月龄幼儿能用小勺自主进食并较少洒落。在婴幼儿学习自主进食的过程中，父母应给予充分的鼓励，并保持耐心。

5. 7～9月龄婴儿一日膳食安排　7～9月龄婴儿可尝试不同种类的食物，每天辅食喂养2次，母乳喂养4～6次，共600ml，鸡蛋1个。逐渐达到蛋黄或鸡蛋1个，肉禽鱼类50g；适量的强化铁婴儿米粉、厚粥、烂面等谷物类；蔬菜和水果以尝试为主。少数确认鸡蛋过敏的婴儿应回避鸡蛋，相应增加约30g肉类。7～9月龄婴儿应逐渐停止夜间喂养，白天的进餐时间逐渐与家人一致。大致可安排如下。

早上7点：母乳和（或）配方奶。

早上10点：母乳和（或）配方奶。

中午12点：各种泥糊状的辅食，如婴儿米粉、稠厚的肉末粥、菜泥、果泥、蛋黄等。

下午3点：母乳和（或）配方奶。

下午6点：各种泥糊状的辅食。

晚上9点：母乳和（或）配方奶。

夜间可能还需要母乳和（或）配方奶喂养1次。

6. 10～12月龄婴儿一日膳食安排　10～12月龄婴儿每天添加2～3次辅食，母乳喂养3～4次。每天奶量约600ml；鸡蛋1个，肉禽鱼类50g；适量的强化铁婴儿米粉、稠厚的粥、软饭、馒头等谷物类；继续尝试不同种类的蔬菜和水果，并根据婴儿需要增加进食量，可以尝试喂碎菜或自己啃咬香蕉、煮熟的土豆和胡萝卜等。停止夜间喂养，一日三餐时间与家人大致相同，并在早餐与午餐、午餐与晚餐中间，以及临睡前各安排一次点心。可安排如下。

早上7点：母乳和（或）配方奶，加婴儿米粉或其他辅食。以喂奶为主，需要时再加辅食。

早上10点：母乳和（或）配方奶。

中午12点：各种厚糊状或小颗粒状辅食，可以尝试软饭、肉末、碎菜等。

下午3点：母乳和（或）配方奶，加水果泥或其他辅食。以喂奶为主，需要时再加辅食。

下午6点：各种厚糊状或小颗粒状辅食。

晚上9点：母乳和（或）配方奶。

7. 13～24月龄幼儿一日膳食安排　13～24月龄幼儿应与家人一起进食一日三餐，并在早餐和午餐、午餐和晚餐之间，以及临睡前各安排一次点心。13～24月龄幼儿每天仍保持约500ml的奶量；鸡蛋1个，肉禽鱼类50～75g；软饭、面条、馒头、强化铁婴儿米粉等谷物类50～100g；继续尝试不同种类的蔬菜和水果，尝试啃咬水果片或煮熟的大块蔬菜，增加进食量。大致可安排如下。

早上7点：母乳和（或）配方奶，加婴儿米粉或其他辅食，尝试家庭早餐。

早上10点：母乳和（或）配方奶，加水果或其他点心。

中午12点：各种辅食，鼓励幼儿尝试成人的饭菜，鼓励幼儿自己进食。

下午3点：母乳和（或）配方奶，加水果或其他点心。

下午6点：各种辅食，鼓励幼儿尝试成人的饭菜，鼓励幼儿自己进食。

晚上9点：母乳和（或）配方奶。

四、辅食不加调味品，尽量减少糖和盐的摄入

辅食应保持原味，不加盐、糖及刺激性调味品，保持淡口味。淡口味食物有利于提高婴幼儿对不同天然食物口味的接受度，减少偏食挑食的风险。淡口味食物也可减少婴幼儿盐和糖的摄入量，降低儿童期及成人期肥胖、糖尿病、高血压、心血管疾病的发生风险。

强调婴幼儿辅食不额外添加盐、糖及刺激性调味品，也是为了提醒父母在准备家庭食物时应保持淡口味，既为适应婴幼儿的需要，也为保护全家人的健康。

（一）关键推荐

婴幼儿辅食应单独制作。

保持食物原味，不需要额外加糖、盐及各种调味品。

1岁以后逐渐尝试淡口味的家庭膳食。

（二）实践应用

1. 不用盐能满足婴幼儿钠和碘的需求吗　母乳中的钠含量可以满足6月龄内婴儿的需要，配方奶的钠含量高于母乳。7～12月龄婴儿可以从天然食物，主要是从动物性食物中获得钠，如1个鸡蛋含钠71mg，100g新鲜瘦猪肉含钠65mg，100g新鲜海虾含钠119mg，加上从母乳中获得的钠，可以达到7～12月龄婴儿钠的适宜摄入量350mg/d。13～24月龄幼儿开始少量尝试家庭食物，钠的摄入量将明显增加。

在食盐中加入强化碘是应对碘缺乏的重要措施。强调减少盐的摄入可能会同时减少碘的摄入，有引起碘缺乏的潜在风险。

0～6月龄婴儿碘的适宜摄入量为85μg/d，7～12月龄婴儿为115μg/d。1～3岁幼儿的碘推荐摄入量为90μg/d。当母亲碘摄入充足时，母乳碘含量可达到100～150μg/L，能满足0～12月龄婴儿的需要。7～12月龄婴儿可以从辅食中获得部分碘，而13～24月龄幼儿开始尝试成人食物，也会摄入少量的含碘盐，从而获得足够的碘。

2. 适合的辅食烹饪方法　辅食烹饪最重要的是要将食物煮熟、煮透，同时尽量保持食物中的营养成分和原有口味，并使食物质地适合婴幼儿的进食能力。辅食烹饪方法宜多采用蒸、煮，不用煎、炸。婴幼儿的味觉、嗅觉还在形成过程中，父母及喂养者不应以自己的口味来评判。在制作辅食时可以通过不同食物的搭配来增进口味，如番茄蒸肉末、牛奶土豆泥等，其中天然的奶味和酸甜味是婴幼儿最熟悉和喜爱的口味。

3. 适合13～24月龄幼儿的食物　添加辅食的最终目的是逐渐转变为成人的饮食模式，

因此鼓励13～24月龄幼儿尝试家庭食物，并在满24月龄后与家人一起进食。当然，并不是所有的家庭食物都适合13～24月龄的幼儿，如经过腌、熏、卤制的食物，重油、甜腻食物，以及辛辣刺激的高盐、高糖、刺激性的重口味食物均不适合。适合13～24月龄幼儿的家庭食物应该是少盐、少糖、少刺激的淡口味食物，并且最好是家庭自制的食物。

4. 避免高糖、高盐的加工食品 加工后的食品钠含量大大提高，并大多额外添加糖。例如，新鲜番茄几乎不含钠，100ml市售无添加番茄汁含钠20mg，而10g番茄沙司含钠量高达115mg，并且加入玉米糖浆、白砂糖等。100g新鲜猪肉含钠70mg，而市售100g香肠中含钠量超过2500mg。即使是婴儿肉松、肉酥等加工肉制品，100g中含钠量仍高达1100mg。

学会查看食品标签，可识别高糖、高盐的加工食品。按照我国的食品标签法，食品标签上需要标示每100g食物中的能量及各种营养素的含量，并标示其占全天营养素参考值的百分比（NRV%）。例如，钠的NRV%比较高，特别是远高于能量NRV%时，说明这种食物的钠含量较高，最好少吃或避免食用。从食品标签上的配料表中则可查到额外添加的糖。要注意的是，额外添加的糖除了标示为蔗糖（白砂糖）外，还有其他各种名称，如麦芽糖、果葡糖浆、浓缩果汁、葡萄糖、蜂蜜等。

研究表明，过量摄入钠与成人高血压、心脏病等密切相关。当成人钠的摄入量下降到每天2000mg以下时，降低血压的效应更明显。因而目前中国营养学会推荐，成人每天钠的摄入量应不超过2000mg（相当于5g食盐），7～24月龄婴幼儿的钠摄入量应不超过350～700mg/d，相当于盐0.9～1.8g/d。

7～24月龄婴幼儿的肾脏、肝脏等各种器官还未发育成熟，过量摄入钠可能会增加肾脏负担。有研究观察到，出生早期配方奶喂养婴儿的肾脏稍大于母乳喂养婴儿，推测与配方奶喂养婴儿钠摄入多、肾负荷过高有关。国外研究提示，1岁以上幼儿体内钠的来源主要是购买的商品化食品，如加工的肉制品、方便食品等。

食物中额外添加的糖，除了可增加能量外，不含任何营养素，被称为"空白能量"。这些糖的过量摄入不仅会增加婴幼儿龋齿的风险，也会增加婴幼儿额外的能量摄入，会增加儿童期、成年期肥胖的风险，并相应增加2型糖尿病、心血管疾病的风险。

五、注重饮食卫生和进食安全

婴幼儿免疫功能不全，皮肤和黏膜的屏障功能差，胃酸分泌少，杀菌能力低，白细胞吞噬能力低，血清中补体成分少，杀菌、溶菌和灭活病毒等能力均较差，若摄入不新鲜、不清洁的食物，容易导致消化系统感染性疾病。应给婴幼儿选择新鲜、优质、无污染的食物和清洁水制作辅食。制作辅食前须先洗手。制作辅食的餐具、场所应保持清洁。辅食应煮熟、煮透。制作的辅食应及时食用或妥善保存。进餐前洗手，保持餐具和进餐环境清洁、安全。

婴幼儿进食时一定要有成人看护，以防进食意外。整粒花生、坚果、果冻等食物不适合婴幼儿食用。

（一）关键推荐

选择安全、优质、新鲜的食材。

制作过程始终保持清洁卫生，生熟分开。

妥善保存和处理剩余食物。

饭前洗手，进食时应有成人看护，并注意进食环境安全。

（二）实践应用

1. 如何保持家庭自制婴幼儿辅食的安全卫生　家庭自制婴幼儿辅食时，应选择新鲜、优质、安全的原材料。辅食制作过程中必须注意清洁、卫生，如制作前洗手、保证制作场所及厨房用品清洁。必须注意生熟分开，以免交叉污染。按照需要制作辅食，做好的辅食应及时食用，未吃完的辅食应丢弃。多余的原料或制成的半成品，应及时放入冰箱冷藏或冷冻保存。

家庭中自制婴幼儿辅食时应做到以下几点。

（1）准备辅食所用的案板、锅铲、碗勺等炊具均应清洗干净。

（2）选择优质的原材料，应尽可能新鲜，并仔细择选和清洗。

（3）避免油炸、烧烤等烹饪方法，减少营养素的流失。

（4）单独制作，或在家庭烹饪食物投放调味品之前，选出部分适合婴幼儿的食物。

（5）现做现吃，没有吃完的辅食不宜再次喂给婴幼儿。

2. 容易导致进食意外的食物　鱼刺等卡在喉咙是最常见的进食意外。当婴幼儿开始尝试家庭食物时，由大块食物哽噎而导致的意外会有所增加。整粒花生、腰果等坚果，婴幼儿无法咬碎且容易呛入气管，禁止食用。果冻等胶状食物不慎吸入气管后，不易取出，也不适合2岁以下婴幼儿。婴幼儿进食时随意走动，易引起碰伤、烫伤，为保证进食安全，婴幼儿进食时应固定位置，必须有成人看护，并注意进食场所的安全。

3. 保证食物安全　最基本的做法是将食物煮熟。经过高温烧煮后，绝大多数的病原微生物可被杀灭。但煮熟后的食物仍有再次被污染的可能，因此准备好的食物应尽快食用。生吃的水果和蔬菜必须用清洁水彻底洗净，而给予婴幼儿食用的水果和蔬菜应去掉外皮、内核和籽，以保证食用安全。家庭自制辅食可以保证食物新鲜，不添加盐、糖等调味品，味道也更偏向于家常化，家长应学习烹制婴儿食物，保障安全和营养。WHO推荐的食品安全五大要点：①保持清洁；②生熟分开；③做熟；④保持食物的安全温度；⑤使用安全的水和原材料。

六、定期监测体格指标，追求健康生长

适度、平稳生长是最佳的生长模式。每3个月一次定期监测并评估7～24月龄婴幼儿的体格生长指标有助于判断其营养状况，并可根据体格生长指标的变化，及时调整营养和喂养。对于生长不良、超重肥胖，以及处于急慢性疾病期的婴幼儿，应增加监测次数，使

其达到健康生长的目标。

（一）关键推荐

体重、身长是反映婴幼儿营养状况的直观指标。
每3个月一次，定期测量身长、体重、头围等体格生长指标。
平稳生长是最佳的生长模式。

（二）实践应用

1. 如何绘制和评估婴幼儿的生长曲线　从婴儿出生起，就将其每次健康体检时所测得的身长、体重、头围等数据，按月龄标点在相应的WHO儿童生长标准表单上，如按年龄别身长、按年龄别体重、按年龄别头围，并将各个数据点连接成线，就是每个婴幼儿个体化的生长曲线。相比单次测量的体格生长指标，定期连续测量体格生长指标并绘制成生长曲线，可以更直观地反映婴幼儿的生长状况，也可以更及时地反映营养和喂养情况。

大多数婴儿在满6个月后，其生长曲线会处于相对平稳的水平，与WHO儿童生长标准的中位线平行。当婴幼儿的生长曲线在WHO儿童生长标准的第3和第97百分位之间（$P_3 \sim P_{97}$）或Z评分在−2与+2之间，并与儿童生长标准的中位线平行时，均为正常。而当婴幼儿生长曲线有明显下降或上升时，应及时了解其喂养和疾病情况，并做出合理调整。如体重生长曲线从P_{50}快速下降到P_{15}，说明近期体重增长缓慢，可能存在营养摄入不足，应进一步了解近期是否有疾病、喂养不良等；而当体重生长曲线从P_{50}飙升到P_{85}时，说明体重增长过快，同样需要寻找原因，减少过度喂养等不良喂养行为。

2. 特殊情况婴幼儿的生长评估　少数有特殊情况的婴幼儿，如早产/低出生体重儿、患有先天性遗传性疾病，以及各种严重急慢性疾病的患儿，其生长曲线均有其各自的特殊性，应由营养师或专科医生予以评估和解释，并加强对这部分婴幼儿的定期生长监测。研究表明，7～24月龄婴幼儿期生长过快，尤其是体重增长过快，会增加儿童期及成年期肥胖的风险，并增加糖尿病、高血压、心血管疾病的风险。而婴幼儿期生长过慢表明存在某些重要营养素缺乏的风险，并同样可增加成年期患糖尿病、高血压、心血管疾病的风险。

第六节　学龄前儿童

与婴幼儿相比，学龄前儿童体格发育速度相对减慢，进入稳步增长阶段。2～5岁是儿童生长发育的关键时期，也是良好饮食习惯培养的关键时期。足量食物，平衡膳食，规律就餐，不偏食不挑食，每天饮奶、多饮水，避免含糖饮料是学龄前儿童获得全面营养、健康生长、构建良好饮食行为的保障。

家长要有意识地培养孩子规律就餐、自主进食、不挑食的饮食习惯，鼓励每天饮奶，选择健康有营养的零食，避免含糖饮料和高脂肪的油炸食物。为适应学龄前儿童心理发育，鼓励儿童参加家庭食物选择或制作过程，增进儿童对食物的认识和喜爱。

此外，户外活动有利于学龄前儿童的身心发育和人际交往能力的培养，应多鼓励。

一、关键推荐

规律就餐，自主进食、不挑食，培养良好饮食习惯。

每天饮奶，足量饮水，正确选择零食。

食物应合理烹调，易消化，少调料、少油炸。

参与食物选择与制作，增进对食物的认知与喜爱。

经常参加户外活动，保障健康生长。

足量食物、平衡膳食、规律就餐是2～5岁儿童获得全面营养和消化吸收良好的保障，因此要注意引导儿童自主、规律进餐，保证每天不少于三次正餐和两次加餐，不随意改变进餐时间、环境和进食量；纠正挑食、偏食等不良饮食行为；培养儿童摄入多样化食物的良好饮食习惯。

目前，我国儿童钙摄入量普遍偏低，对于快速生长发育的儿童，应鼓励多饮奶，建议每天饮奶300～400ml或摄入相当量的奶制品。儿童新陈代谢旺盛，活动量大，水分需要量相对较多，建议2～5岁儿童每天水的总摄入量（即饮水和膳食中汤水、牛奶等总和）为1300～1600ml。饮水以白开水为主。零食应尽可能与加餐相结合，以不影响正餐为前提，多选用营养密度高的食物，如奶制品、水果、蛋类及坚果类等食物。鼓励儿童体验和认识各种食物的天然味道和质地，了解食物特性，增进对食物的喜爱。建议多采用蒸、煮、炖、煨等方式烹制儿童膳食，从小培养儿童淡口味，少放调料、少用油炸。

鼓励儿童经常参加户外游戏与活动，实现对其体能、智力的锻炼培养，使其维持能量平衡，促进皮肤中维生素D的合成和钙的吸收利用。此外，增加户外活动时间可有效减少儿童近视的发生。2～5岁儿童生长发育速度较快，身高、体重可反映儿童膳食营养摄入状况，家长可通过定期监测儿童的身高、体重，及时调整其膳食和身体活动，以保证其健康生长。

二、实践应用

（一）如何合理安排2～5岁儿童膳食

学龄前儿童的胃容量相对较小，肝脏中糖原储存量少，又活泼好动，容易饥饿。餐次应适应学龄前期儿童的消化能力。因此，学龄前期儿童以"三餐两点"制为宜，各餐营养素和能量应适宜分配，既保证营养需要，又不过多增加胃肠道的负担。

搭配：2～5岁儿童每天应安排早、中、晚三次正餐，在此基础上还至少有两次加餐。

一般分别安排在上、下午各一次，晚餐时间比较早时，可在睡前2小时安排一次加餐。加餐以奶类、水果为主，配以少量松软面点。晚间加餐不宜安排甜食，以预防龋齿。

儿童膳食注意要点：①两正餐之间应间隔4～5小时，加餐与正餐之间应间隔2～2.5小时；②加餐份量宜少，以免影响正餐进食量；③根据季节和饮食习惯更换并搭配食谱。

（二）如何引导儿童规律就餐、专注进食

由于2～5岁儿童注意力不易集中，易受环境影响，如进食时玩玩具、看电视、做游戏等都会降低其对食物的关注度，影响进食和营养摄入。①尽可能给儿童提供固定的就餐座位，定时定量进餐；②避免追着喂、边吃边玩、边吃边看电视等行为；③吃饭细嚼慢咽但不拖延，最好在30分钟内完成；④让孩子自己使用筷、匙进食，养成自主进食的习惯，这样既可增加孩子的进食兴趣，又可培养其自信心和独立能力。

（三）如何避免儿童挑食偏食

2～5岁儿童仍处于培养良好饮食行为和习惯的关键阶段，挑食偏食是常见的不良饮食习惯。由于儿童自主性的萌发，对食物可能表现出不同的喜好，出现一时性偏食和挑食，此时需要家长或看护人适时、正确地加以引导和纠正，以免形成挑食、偏食的不良习惯。家长良好的饮食行为对儿童具有重要影响，建议家长以身作则、言传身教，并与儿童一起进食，起到榜样作用，帮助孩子从小养成不挑食不偏食的良好习惯。应鼓励儿童选择多种食物，引导其多选择健康食物（表11-6-1）。对于儿童不喜欢吃的食物，可通过变更盛放容器或烹调方法（如将蔬菜切碎，将瘦肉剁碎，将多种食物制作成包子或饺子等），也可采用重复小份量供应的方法，鼓励儿童尝试并及时给予表扬，不可强迫喂食。增加儿童身体活动量，尤其是选择儿童喜欢的运动或游戏项目，能使其肌肉得到充分锻炼，增加能量消耗，增进食欲，提高进食量。此外，家长还应避免以食物作为奖励或惩罚的措施。

表11-6-1　2～5岁儿童各类食物每天建议摄入量

食物	建议摄入量（g/d）	
	2～3岁	4～5岁
谷类	85～100	100～150
薯类	适量	适量
蔬菜	200～250	250～300
水果	100～150	150
畜禽肉类、蛋类、水产品	50～70	70～105
大豆	5～15	15
坚果	—	适量
奶制品	500	350～500
食用油	15～20	20～25
食盐	<2	<3

（四）如何培养和巩固儿童饮奶习惯

我国2～3岁儿童的膳食钙每天推荐量为600mg，4～5岁儿童为800mg。奶及奶制品中钙含量丰富且吸收率高，是儿童钙的最佳来源。每天饮用300～400ml奶或相当量奶制品，可保证2～5岁儿童钙摄入量达到适宜水平。家长应以身作则常饮奶，鼓励和督促孩子饮奶，逐步养成每天饮奶的习惯。

如果儿童饮奶后出现胃肠不适（如腹胀、腹泻、腹痛），可能与乳糖不耐受有关，可采取以下方法加以解决：①少量多次饮奶或吃酸奶；②饮奶前进食一定量主食，避免空腹饮奶；③改吃无乳糖奶或饮奶时加用乳糖酶。

（五）如何培养儿童养成喝白开水的习惯

2～5岁儿童新陈代谢旺盛，活动量大，水分需要量也大，建议每天饮水以白开水为主，避免喝含糖饮料。儿童胃容量小，每天应少量多次饮水（上午、下午各2～3次），晚饭后根据情况而定。不宜在进餐前大量饮水，以免占据胃容量，冲淡胃酸，影响食欲和消化。

家长应以身作则养成良好的饮水习惯，并告知儿童多喝含糖饮料对健康的危害。同时家里常备凉白开水，提醒孩子定时饮用，家中不购买可乐、果汁饮料，避免将含糖饮料作为零食提供给儿童。由于含糖饮料对儿童有较大的诱惑，许多儿童容易形成对含糖饮料的嗜爱，需要给予正确引导。家庭自制的豆浆、果汁等天然饮品可适当选择，但饮后需及时漱口，以保持口腔卫生。

（六）如何为孩子正确选择零食

零食是2～5岁儿童营养的补充，是儿童饮食中的重要内容，零食应尽可能与加餐相结合，以不影响正餐为宜（表11-6-2）。零食选择应注意以下几方面：①选择新鲜、天然、易消化的食物，如奶制品、水果、蔬菜类、坚果和豆类食物；②少选油炸食品和膨化食品；③安排在两次正餐间，量不宜多，睡觉前30分钟不要吃零食。此外，还需注意吃零食前要洗手，吃完要漱口。

表11-6-2　推荐和限制的零食

推荐	限制
新鲜水果、蔬菜	果脯、果汁、果干、水果罐头
奶制品（液态奶、酸奶、奶酪等）	乳饮料，冷冻甜品类食物（冰淇淋、雪糕等），奶油，含糖饮料（碳酸饮料、果味饮料等）
馒头、面包	膨化食品（薯片、爆米花、虾条等），油炸食品（油条、麻花、油炸土豆等），含人造奶油的甜点
鲜肉鱼制品	咸鱼、香肠、腊肉、鱼肉罐头等
鸡蛋（煮鸡蛋、蒸蛋羹）	
豆制品（豆腐干、豆浆）	烧烤类食品
坚果类（磨碎食用）	高盐坚果、糖浸坚果

（七）注意零食的食用安全

避免进食整粒的豆类、坚果类食物，以防呛入气管发生意外，建议将坚果和豆类食物磨成粉或打成糊食用。对年龄较大的儿童，可引导孩子认识食品营养标签，学会辨识食品营养生产日期和保质期。

（八）如何正确烹调儿童膳食

学龄前儿童虽然20枚乳牙已经出齐，但是咀嚼能力仅为成人的40%，消化能力有限，尤其对固体食物还需要较长的时间适应，不宜过早食用家庭中的成人膳食，以免导致吸收功能紊乱，造成营养不良。随着年龄的增长，学龄前儿童胃容量也不断扩大，消化吸收能力逐渐向成人过渡，但消化系统尚未发育成熟，黏膜较薄且娇嫩，消化道壁的弹性较差，易损伤。胃液酸度较低，肠道消化酶的含量较成人少，胃肠道蠕动功能弱，消化食物的能力尚不能达到成人水平。由于这些特点，应给学龄前儿童提供营养丰富、清淡适口、易消化的食物。

从小培养儿童清淡口味，有助于形成一生的健康饮食习惯。制作时宜采用蒸、煮、炖、煨等烹调方式，尽量少用油炸、烤、煎等方式。对于3岁以下幼儿，膳食应单独加工烹制，并选用适合的烹调方式和加工方法，应将食物切碎煮烂，易于幼儿咀嚼、吞咽和消化，特别注意要完全去除皮、骨、刺、核等；大豆、花生等坚果类食物，应先磨碎，制成泥糊浆等状态再进食。

在为2～5岁儿童烹调加工食物时，应尽可能保持食物的原汁原味，让其首先品尝和接纳各种食物的自然味道。口味以清淡为好，不应过咸、油腻和辛辣，尽可能少用或不用味精或鸡精、色素、糖精等调味品。每人每次正餐烹调油用量不多于1瓷勺（10ml）。应少选用饱和脂肪较多的油脂，如猪油、牛油、棕榈油等。多选用富含必需脂肪酸（亚油酸和α-亚麻酸）的植物油，如大豆油、优质菜籽油等。长期过量食用钠盐会增加高血压、心脏病等慢性病风险。为儿童烹调食物时，应控制食盐用量，还应少选含盐高的腌制食品或调味品。可选择天然、新鲜香料（如葱、蒜、洋葱、柠檬、醋、香草等）和新鲜蔬果汁（如番茄汁、南瓜汁、菠菜汁等）进行调味。

（九）怎样让儿童参与食物的选择与制作

在保证安全的情况下，应鼓励儿童参与家庭食物的选择和制作，帮助儿童了解食物的基本常识和对健康的重要意义，增加对食物的认知，对食物产生心理认同和喜爱，减少对某些食物的偏见，从而学会尊重和爱惜食物。家长可带儿童去市场选购食物，辨识应季蔬果，尝试自主选购蔬菜。在节假日，带儿童去农田认识农作物，实践简单的农业生产过程，参与植物的种植，观察植物的生长过程，介绍蔬菜的生长方式、营养成分及对身体的益处，并亲自动手采摘蔬菜，激发其对食物的兴趣，享受劳动成果。让儿童参观家庭膳食制作过程，参与力所能及的加工活动如择菜，体会参与的乐趣。

（十）限制屏幕前时间，合理安排儿童的运动和户外活动

2~5岁儿童每天应进行至少60分钟的体育活动，最好是户外游戏或运动，除睡觉外，尽量避免让儿童有连续超过1小时的静止状态，看电视、玩平板电脑的累计时间每天不超过2小时。建议结合日常生活多活动（玩耍、散步、爬楼梯、收拾玩具等），适量做较高强度的运动和户外活动，包括有氧运动（骑自行车、快跑等），伸展运动，肌肉强化运动（爬攀爬架、玩健身球等），团体活动（跳舞、小型球类游戏等），减少静态活动（看电视，玩手机、电脑或电子游戏）。

（十一）超重/肥胖的干预

学龄前儿童的BMI在同年龄同性别标准参照值第85~96百分位数为超重，BMI≥同年龄同性别标准参照值第97百分位数为肥胖。可采用中国0~18岁儿童生长发育参照标准、WHO 5岁以下和5~19岁儿童生长发育标准、国际肥胖工作组2~18岁儿童BMI超重和肥胖标准进行判断。

超重/肥胖发生的原因包括遗传和环境两方面。肥胖有极强的遗传倾向性，可表现在食欲、消化吸收功能、脂肪代谢能力等各方面，家庭的不良饮食习惯也是导致肥胖呈现家族聚集性的原因之一。脂肪细胞在5.5岁时出现重聚现象，即BMI自1岁时逐渐降低，至5.5岁时达到最低点，之后逐渐上升。学龄前期是肥胖发生的关键时期，此期易发生肥胖，且伴随着脂肪细胞数量的增加。饮食摄入过多、高脂高糖食物摄入过多导致能量摄入大于能量消耗，是引起肥胖的重要因素，运动过少、静坐时间过长，也是引起肥胖的原因。

对于学龄前超重儿童，以建立健康的饮食模式和生活方式为核心进行管理与干预，使体重保持不增或缓慢增长，随着身高的增长，BMI将逐渐降低而无须特别限制进食或予以特殊饮食。若属于肥胖儿童，但无任何并发症，可采用平衡膳食，进行适宜的体力活动，建立健康的饮食模式和生活方式，定期监测身高和体重，保持体重不增或缓慢增长即可，在身高增长后，BMI将缓慢下降，而不应以减重为目的采用特殊治疗。若属于肥胖儿童且伴有高血压、高血脂、胰岛素抵抗等并发症，则需要采取减重措施。学龄前儿童减重的主要目标是改善合并症，尽快减重的目的是缓解合并症。减重措施包括行为治疗、家庭支持、心理支持，最终目标为BMI小于第85百分位数。减重速度每月不超过0.5kg，以缓慢减重为原则。有合并症的肥胖儿童要尽早开始治疗，家长的支持是干预的基础，包括家庭饮食调整、限制购买高能量食物、带孩子进行体力活动等。干预应考虑家庭情况、经济承受能力、家庭接受性、居住环境等具体情况，制定适宜的方案。

第七节　学龄儿童

学龄儿童是指从6岁到不满18岁的未成年人。学龄儿童正处于在校学习阶段，生长发育迅速，对能量和营养素的需要量相对高于成年人。充足的营养是学龄儿童智力和体格正

常发育，乃至一生健康的物质保障，因此更需要强调合理膳食、均衡营养。

保证儿童正常生长发育的营养主要来源于膳食摄入，因此膳食营养对儿童生长发育的影响极大。儿童营养包括膳食营养摄入、饮食行为和饮食环境。平衡膳食和膳食多样化是促进儿童正常生长发育的营养保障，食物品种不当、食物摄入量不足或过量，均可能影响儿童正常生长发育，导致儿童发生性早熟、生长迟缓、营养不良、超重/肥胖、微量营养素缺乏等健康问题。健康的饮食行为和良好的饮食环境是保证儿童良好营养状况不可忽视的环节，饮食无规律、暴饮暴食、偏食挑食、看电视时进食、频繁在餐馆就餐、就餐时训斥儿童等不良饮食习惯和饮食环境可导致儿童膳食不均衡，影响机体正常的消化和吸收功能，进而对儿童生长发育产生负面影响。

儿童每天的膳食应根据膳食平衡宝塔进行安排，若膳食营养素摄入不足，则需要补充营养素。学龄儿童的饮食自主性较强，受同伴和饮食环境影响较大，学业负担也对学龄儿童饮食的规律性、饮食量、食物品种、就餐地点造成较大的影响，行走中进食、不吃早餐、常吃快餐的现象较为普遍。平衡膳食对学龄儿童的生长发育十分重要，理想的平衡膳食为每餐平衡，即每餐的饮食包含儿童所需的各类营养素和多样化的食物品种。通常较易操作的平衡膳食是每天平衡，即每天的饮食满足儿童正常生长发育所需的各类营养，并做到膳食品种多样化。若无法达到每天平衡的状态，应及时调整，在3天或1周内达到膳食平衡。

良好饮食习惯的培养对于学龄儿童至关重要，其不仅有利于儿童期健康，且对成年期慢性病的预防也有积极的作用。家庭、学校和社会应共同努力，关注和开展学龄儿童的饮食教育，帮助他们从小养成健康的生活方式。

一、关键推荐

认识食物，学习烹饪，提高营养科学素养。
三餐合理，规律进餐，培养健康饮食行为。
合理选择零食，足量饮水，不喝含糖饮料。
不偏食节食，不暴饮暴食，保持适宜体重增长。
保证每天至少活动60分钟，增加户外活动时间。

学龄儿童期是学习营养健康知识、养成健康生活方式、提高营养健康素养的关键时期。了解和认识食物，学会选择食物、烹调和合理饮食的生活技能，将使儿童青少年终身获益。

学龄儿童的消化系统结构和功能还处于发育阶段。一日三餐的合理和规律是培养健康饮食行为的基本原则。应清淡饮食，少在外就餐，少吃高能量、高脂肪和高糖的快餐。

足量饮水可以促进儿童健康成长，还能提高学习能力，而经常大量饮用含糖饮料会增加龋齿和超重肥胖的风险。要合理选择零食，每天饮水800～1400ml，首选白开水，不喝或少喝含糖饮料，禁止饮酒。

学龄儿童的营养应均衡，以保持适宜的体重增长。偏食、挑食和过度节食会影响儿童青少年的健康，容易出现营养不良。暴饮暴食在短时间内会摄入过多的食物，加重消化系统的负担，增加发生超重肥胖的风险。超重肥胖不仅影响学龄儿童的健康，更容易延续到成年期，增加慢性病的发生风险。

充足、规律和多样的身体活动可强健骨骼和肌肉、提高心肺功能、降低慢性病的发生风险。要尽可能减少久坐、少动和视屏时间，开展多样化的身体活动，保证每天至少活动60分钟，其中每周至少3次高强度的身体活动、3次抗阻力运动和骨质增强型运动；增加户外活动时间，有助于维生素D体内合成，还可有效减缓近视的发生和发展。

二、实践应用

1. 如何认识食物

（1）从了解相关知识开始：学龄儿童应逐渐了解食物和营养的相关知识，学会选择与合理搭配食物，并养成健康的饮食行为。将营养健康知识融入学龄儿童的日常生活中，从认识食物开始，对他们进行饮食教育。家长应学习和掌握营养知识，改变自身不健康饮食行为，不把食物作为奖罚工具，通过言传身教引导和培养孩子选择食物的能力。

（2）学习烹饪及餐桌礼仪：鼓励学龄儿童参与食物的准备和烹调，学习餐桌礼仪，珍惜食物。

（3）享受食物：家长应该与孩子共同营造轻松快乐的就餐环境，享受家人、朋友、同学团聚的快乐。在进餐过程中，保持心情愉快，不要在进餐时批评孩子，以促进食物更好地消化吸收，享受食物的味道。愉悦的进餐环境还需要保持室内整洁、光线充足、空气流通、温度适宜、餐桌与食具清洁美观等。

2. 养成良好的饮食习惯

（1）饮食规律：饮食应多样化，保证营养齐全，并且做到清淡饮食。要经常吃含钙丰富的奶及奶制品、大豆及其制品等，以保证钙的足量摄入，促进骨骼的发育和健康。经常吃含铁丰富的食物，如瘦肉等，同时搭配富含维生素C的食物，如新鲜的蔬菜和水果，以促进铁在体内的吸收，保证铁的充足摄入和利用。经常吃维生素D含量丰富的食物，经常进行户外活动以促进皮肤合成维生素D，以利于钙的吸收和利用。

一日三餐的时间应相对固定，做到定时定量，进餐时细嚼慢咽。以早餐提供的能量占全天总能量的25%～30%、午餐占30%～40%、晚餐占30%～35%为宜。午餐在一天中起着承上启下的作用，要吃饱吃好，在有条件的地区，提倡吃"营养午餐"。晚餐要适量。要少吃高盐、高糖或高脂肪的快餐，如果要吃快餐，尽量选择搭配蔬菜、水果的快餐。

（2）吃好早餐：《中国居民2002年营养与健康状况调查》结果显示，儿童青少年一日三餐不规律、不吃早餐或不重视早餐的现象较突出。吃好早餐不仅有利于学龄儿童的健康，还可提高其学习效率。不吃早餐会影响学习成绩，影响营养摄入和健康，导致营养缺乏、肥胖，引起胃炎等。学龄儿童应每天吃早餐，早餐所用时间最好控制在15～20分钟，不宜过短或过长，并保证早餐营养充足。可结合本地饮食习惯，丰富早餐品种，保证早餐营养质量。一顿营养充足的早餐应包括以下三类及以上食物。

1）谷薯类：谷类及薯类食物，如馒头、花卷、面包、米饭、米线等。

2）肉蛋类：鱼禽肉蛋等食物，如蛋、猪肉、牛肉、鸡肉等。

3）奶豆类：奶及奶制品、豆类及其制品，如牛奶、酸奶、豆浆、豆腐脑等。

4）果蔬类：新鲜蔬菜水果，如菠菜、番茄、黄瓜、西蓝花、苹果、梨、香蕉等。

（3）天天喝奶：儿童期生长发育旺盛，为满足骨骼生长的需要，对钙的需要量较多；学龄儿童学习任务繁重，长期采取坐位，户外活动不足，加之有些儿童有偏素食的习惯，这些都会造成对钙的吸收利用率降低。钙缺乏主要表现为骨骼的改变。长期缺钙，并伴随蛋白质和维生素D缺乏，会影响骨骼和牙齿的发育，可引起生长迟缓。对学龄儿童的研究表明，钙摄入量达1000～1300mg/d时，有助于骨密度的最大化和骨盐的增长。但钙摄入过多可抑制铁的吸收，降低锌的生物利用率。奶及奶制品钙含量丰富，吸收率高，是儿童最理想的钙来源，可以选择鲜奶、酸奶、奶粉或奶酪。同时要积极参加活动，促进钙的吸收和利用。保证每天喝奶300ml或食用相当量奶制品，但也不宜超过600ml，如果学龄前及学龄儿童的膳食中没有奶类，钙的摄入量很难满足需求。

（4）足量饮水：每天少量多次、足量饮水。6～10岁儿童每天800～1000ml，11～17岁儿童每天1100～1400ml。天气炎热或运动时出汗较多，应增加饮水量。应少量多次饮水，不要感到口渴时再饮水，可以在每个课间饮水100～200ml。

3. 健康饮食行为

（1）合理选择零食：选择卫生、营养丰富的食物做零食，水果和能生吃的新鲜蔬菜含有丰富的维生素、矿物质和膳食纤维；奶类、大豆及其制品可提供丰富的蛋白质和钙；坚果，如花生、瓜子、核桃等富含蛋白质、多不饱和脂肪酸、矿物质和维生素E。谷类和薯类，如全麦面包、麦片、煮红薯等也可做零食，油炸、高盐或高糖食物不宜做零食。

零食的量以不影响正餐为宜，两餐之间可以吃少量零食，不能用零食代替正餐。正餐前、后30分钟内不宜吃零食，不要在看电视时吃零食，也不要边玩边吃零食，睡觉前30分钟内不吃零食。吃零食后要及时刷牙或漱口。

（2）不喝或少喝含糖饮料，更不能用饮料替代水：多数饮料添加了大量的糖，要尽量做到少喝或不喝含糖饮料，更不能用饮料替代饮用水；如果喝饮料，要学会查看食品标签中的营养成分表，选择碳水化合物或糖含量低的饮料。

（3）合理选择快餐：快餐是方便、快捷、美味和新奇的食品，如方便面、炸鸡等。所用食物原料以谷薯类、肉类和浅色蔬菜为主。烹调多用烤、炸、煎方式，营养特点是能量高、脂肪高，而无机盐和维生素含量低。长期食用快餐对身体健康不利：①容易引起肥胖；②维生素和矿物质摄入不足，引起多种营养素缺乏；③导致偏食、挑食，影响食欲；④容易摄入过多的食品添加剂（如色素、香料、防腐剂等）或油脂分解产物等物质，有害健康。选择快餐的原则：①吃快餐时，要注意均衡营养，选择有益于健康的食物，如蒸煮食品，牛奶、酸奶和鲜果汁等；②食用非营养快餐的频率尽可能低；③少选油炸食物、汽水和含糖高的甜饮料、糕点；④快餐前、后的正餐要注意补充蔬菜和水果的摄入量。

（4）不偏食节食、不暴饮暴食：要避免盲目节食，或采用极端的减肥方式控制体重。也要避免暴饮暴食，做到遵循进餐规律，减缓进食速度；低龄儿童可以用较小的餐具进餐，形成定量进餐的习惯。家长应自身养成合理饮食习惯，做到以身作则，对孩子健康的饮食行为给予鼓励。要早发现、早纠正儿童的偏食、挑食行为，调整食物结构，增加食物多样性，提高儿童对食物的接受程度。

（5）禁止饮酒：提高学龄儿童对饮酒危害的认识。禁止儿童尝试饮酒，加强对儿童聚会、聚餐的引导，避免饮酒。应鼓励其参与预防酒精滥用的社会活动，注意心理健康引导。

4. 积极进行身体活动　应每天累计进行至少60分钟中等强度到高强度的身体活动，以有氧运动为主，每次最好在10分钟以上。每周至少进行3次高强度活动（如长跑、游泳、打篮球等），3次抗阻力运动（如俯卧撑、仰卧起坐及引体向上等）和骨质增强型运动。做到运动强度、形式及部位的多样化，合理安排有氧和无氧运动、关节柔韧性活动、躯干和四肢大肌肉群的抗阻力训练、身体平衡和协调性练习等。同时，注意运动姿势的正确性，以及低、中和高强度身体活动之间的过渡环节。运动前充分做好准备活动，避免空腹运动，饭后1小时再进行运动，运动中和运动后注意补充水分。

制定适合学龄儿童生理特点的作息时间表和运动计划，保证其学习、运动和睡眠时间。鼓励家长与孩子一起进行形式多样的运动，为其提供必要的运动服装和器具等，培养运动兴趣。将运动生活化，如上下学步行、参加家务劳动等。充分利用在校期间的课间活动和体育课等时间，在户外阳光下活动。雾霾天或空气污染严重时，可在室内进行不明显增加呼吸和心率的运动，进行协调性和平衡性练习等（如仰卧起坐、瑜伽等），适当延长运动间隔，降低运动强度。

让学龄儿童了解久坐不动和长时间视屏带来的危害，提醒他们每坐1小时就应进行身体活动。不在卧室摆放电视机、电脑，减少使用手机、电脑和看电视的时间，每天不超过2小时，越少越好。保证充足的睡眠，小学生每天10小时，初中生每天9小时，高中生每天8小时。

5. 保持适宜的体重增长　学龄期儿童体重增长处于缓慢和稳定的阶段，体重每年增加不足2kg。体重反映了身体各部分和各组织重量的总和，其中骨骼、肌肉、内脏、脂肪和水分占主要成分。在构成体重的各成分中，骨骼生长发育受遗传因素影响较大，发育最为稳定，肌肉、内脏变化居中，而水分和体脂的变化最为活跃。体重的下降和增加受近期或远期营养的影响。体重是儿童生长发育重要的指标之一，可受营养等因素的影响，发生增加和降低的双向变化，常作为生长监测的指标。

适宜的体重增长是营养均衡的体现，可采用分性别和年龄的身高来判断学龄儿童的营养状况（表11-7-1）。

表11-7-1　我国7～18岁学龄儿童生长迟缓判断标准

年龄（岁）	身高（cm）		年龄（岁）	身高（cm）	
	男生	女生		男生	女生
7～	≤111.3	≤110.1	13～	≤136.9	≤138.8
8～	≤115.4	≤114.5	14～	≤141.9	≤142.9
9～	≤120.6	≤119.5	15～	≤149.6	≤145.4
10～	≤125.2	≤123.9	16～	≤155.1	≤146.8
11～	≤129.1	≤128.6	17～	≤156.8	≤147.3
12～	≤133.1	≤133.6			

树立科学的健康观念和体型认知，正确认识身高体重的合理增长及青春期体型变化。通过合理饮食和积极运动，预防营养不良或超重肥胖。

对于营养不良的儿童，要在保证能量摄入充足的基础上，增加鱼、禽、蛋、瘦肉、豆制品等富含优质蛋白质食物的摄入，经常食用奶及奶制品，每天吃新鲜的蔬菜和水果；保证一日三餐，纠正偏食、挑食和过度节食等不健康饮食行为，并保持适宜的身体活动。有些青春期女性为了追求"苗条"体型而盲目节食，这会导致新陈代谢紊乱，严重者甚至死亡。家长要对青春期女性加强引导，使其树立正确的体型认知，适应青春期体型变化，保持体重的合理增长。因过度节食出现消瘦或其他疾病时应及时就医。

已经超重肥胖的儿童，在保证正常生长发育的前提下，调整膳食结构、控制总能量摄入，减少高脂肪、高能量食物的摄入；做到食物多样，适当多吃杂粮、蔬菜、水果、豆制品；同时矫正不健康行为，合理安排三餐，避免零食和含糖饮料。同时，逐步增加运动频率和强度，养成运动生活化的习惯，减少久坐行为。

第十二章 常见妇幼人群营养性疾病

妊娠期由于遗传因素、母体激素水平、饮食和生活方式的改变，会引发许多疾病。妊娠期与营养因素相关的常见疾病包括妊娠呕吐、妊娠期糖尿病、妊娠期高血压、妊娠期血脂异常、妊娠期缺铁性贫血等，这些疾病均会对母体和胎儿造成一定的影响，严重者会导致不良的妊娠结局，如流产、早产、死胎、畸胎等。定期产检，及时发现妊娠期出现的各种疾病，给予相应的药物、营养和运动治疗，可起到控制病情并延缓疾病进展、减少并发症的作用。

婴幼儿营养状况与喂养方式、喂养行为、生活环境和家长的营养认知等因素有关。婴幼儿期应根据其不同阶段的生理、心理及生长发育特点，采用合理的喂养方式或进餐方式，提供充足的营养，培养婴幼儿良好的饮食习惯，为儿童青少年期和成年期的健康打下基础。食物过敏、由营养缺乏或营养过剩引起的营养不良，以及饮食行为问题在婴幼儿中最为常见。不合理的膳食结构可造成婴幼儿出现蛋白质-能量营养不良（protein-energy malnutrition，PEM）、维生素D缺乏/佝偻病、锌缺乏、铁缺乏和缺铁性贫血等。

第一节　妊娠前肥胖与多囊卵巢综合征

多囊卵巢综合征（polycystic ovary syndrome，PCOS）是育龄期妇女常见的一种复杂的内分泌及代谢异常所导致的疾病，其特点是稀发排卵或无排卵、雄激素过多和卵巢多囊样改变，临床表现为月经周期紊乱、不孕、多毛和（或）痤疮，多数患者伴有超重或肥胖。

PCOS全球总体发病率为5%～10%，我国有研究报道汉族19～45岁育龄妇女中的发病率为5.6%。PCOS的病因和发病机制尚未完全阐明，某种程度上受环境因素（如饮食因素、肥胖）影响而发病，也可能与调节促性腺激素分泌和作用、胰岛素分泌和作用、体重和能量调节，以及雄激素生物合成和作用方面的基因变异有关。

一、妊娠前肥胖、多囊卵巢综合征与围产结局

目前国内外已有一些研究显示PCOS和妊娠前肥胖均可增加不良妊娠结局的发生风险。PCOS不仅会影响患者的生殖功能，占无排卵性不孕的50%～70%，而且会增加不良妊娠结局的发生风险，这些不良妊娠结局包括流产、妊娠期糖尿病（GDM）、妊娠期高血

压、早产、巨大儿、大于胎龄儿、低出生体重儿、小于胎龄儿等。不良妊娠结局的发生可能与PCOS表型、胰岛素抵抗（insulin resistance，IR）、妊娠前BMI、妊娠期增重、炎症反应、不孕及多胎妊娠等因素相关。在PCOS和不良妊娠结局发生的研究中，PCOS与流产、GDM及妊娠期高血压的关系尤其受关注。PCOS患者的早期流产率也高达30%～50%，同时其代谢综合征的发生率高达43%～46%。

肥胖是PCOS的重要特征，41%～50%的PCOS患者存在超重或肥胖。肥胖本身可以导致月经失调、不孕、对促排卵药物反应不良、受孕率低，也是自然流产、妊娠并发症的高危因素之一。已有研究显示，妊娠前肥胖是许多不良妊娠结局的重要危险因素，包括GDM、妊娠期高血压、早产和巨大儿、围产儿死亡（包括死胎、死产及新生儿死亡）等。GDM是孕妇最常见的内分泌代谢性疾病之一，国内外研究结果一致提示，妊娠前肥胖能够增加GDM的发病风险，且随着肥胖程度的增加，GDM的发病风险也随之增加。近年来，随着妇女肥胖问题的凸显，肥胖所致阴道分娩条件的丧失使得剖宫产率明显上升。

二、多囊卵巢综合征患者的营养代谢特点

PCOS患者发生代谢综合征的概率较高，尤其是糖、脂代谢紊乱。主要包括以下几个方面。

（1）胰岛素抵抗（IR）：研究显示，65%～81%的PCOS伴IR患者存在糖脂代谢异常。IR影响葡萄糖的利用，导致血糖水平升高，进而导致内源性甘油三酯（TG）合成增加。IR抑制激素敏感性脂肪酶（hormone sensitive lipase，HSL）和胰岛素依赖性脂蛋白脂肪酶（lipoprotein lipase，LPL）的活性，导致脂肪动员增加，TG降解和利用减少，从而引起血中游离脂肪酸和TG水平升高。IR抑制了低密度脂蛋白胆固醇（low density lipoprotein cholesterol，LDL-C）的代谢，而且增强脂肪甘油三酯脂肪酶的活性，使高密度脂蛋白胆固醇（high density lipoprotein cholesterol，HDL-C）水平下降。

（2）肝脏性激素结合球蛋白（sex hormone binding globulin，SHBG）水平下降：SHBG可以特异性结合、转运性激素，调节和控制血液中有生物活性的睾酮水平，而PCOS患者血清SHBG水平下降，结合型睾酮水平降低，有生物活性的游离睾酮水平增加，导致胰岛素的清除减少，诱导机体产生IR，进一步加重糖脂代谢紊乱。

（3）高雄激素血症：PCOS患者的高雄激素状态在肥胖患者中表现更突出。PCOS患者体内过高的雄激素水平可以使SHBG水平下降，从而导致血脂代谢异常。雄激素还有抑制血液中LDL-C分解的作用，可以增强体内LPL及甘油三酯脂肪酶活性，导致血液中TG水平升高及HDL-C水平下降。

三、营养评估

1. 膳食调查　通过24小时膳食回顾法调查就诊患者近3天的饮食情况或通过膳食频率调查，重点了解患者平时能量及脂肪的摄入量是否超标，是否经常使用高升糖指数食物。

2. 体格测量　测量患者的身高、体重、腰围和臀围。

3. 体成分测量　采用人体成分分析仪测量患者的人体成分数据。测量其基础代谢率、总体水、细胞内液、细胞外液、体脂百分比、脂肪重量、去脂体重、肌肉重量。

4. 实验室检查　重点关注患者的血糖、血脂和肝功能等指标，如空腹血糖（fasting blood glucose，FPG）及空腹胰岛素（fasting insulin，FIN）、总胆固醇（total cholesterol，TC）、TG、LDL-C、HDL-C等。可用稳态模型计算胰岛素抵抗指数（HOMA-IR=FPG×FIN/22.5），评价外周组织胰岛素抵抗程度。

5. 疾病史　询问患者有无糖尿病、高血压、高脂血症和心血管疾病等代谢性疾病。

6. 身体活动　询问就诊患者每天的身体活动形式及活动时间。

四、多囊卵巢综合征及妊娠前肥胖女性妊娠期营养管理

PCOS孕妇属于高危妊娠，建议对PCOS孕妇进行筛查、检测和评估，并进行系统化及个体化的管理。建议从以下几个方面对PCOS孕妇进行管理。

（一）体重管理

对于PCOS及妊娠前肥胖孕妇的妊娠期增重，可根据中国营养学会发布的《中国妇女妊娠期体重监测与评价》（T/CNSS 009—2021）标准给予个体化的建议。该标准对不同妊娠前BMI孕妇的妊娠期体重增长推荐值不同：妊娠前低体重者（BMI＜18.5kg/m²）建议增重11.0～16.0kg；妊娠前正常体重者（18.5kg/m²≤BMI＜24.0kg/m²）建议增重8.0～14.0kg；妊娠前超重者（24.0kg/m²≤BMI＜28.0kg/m²）建议增重7.0～11.0kg；妊娠前肥胖者（妊娠前BMI≥28kg/m²）建议增重5.0～9.0kg。特别强调妊娠早期体重管理的重要性，尤其应避免早期增重过多，标准建议妊娠早期增重范围为0～2.0kg（适合不同体型的所有孕妇）。

（二）生活方式调整

对非妊娠期PCOS患者而言，国内外指南推荐无论是否肥胖，应将生活方式调整（life style modification，LSM）作为PCOS初始治疗的关键策略和一线治疗，尤其是对合并超重或肥胖的PCOS患者。LSM应在药物治疗之前和（或）伴随药物治疗时进行。生活方式干预包括饮食、运动和行为干预。妊娠期针对PCOS开展的生活方式干预性研究非常有限，理论上这一特殊时期调整生活方式的推荐也应该适用于PCOS患者。

目前在临床实践中，通常推荐偏瘦PCOS患者的膳食和运动参照一般孕妇，而对合并肥胖的PCOS患者，膳食和运动的推荐基本同肥胖孕妇，主要管理措施包括制订个体化的膳食、运动及体重增长计划，并建议定期随访。

1. 饮食干预

（1）限制总能量摄入：对于妊娠前肥胖孕妇，不论是否合并PCOS，控制总能量摄入均是营养管理的重点，做好妊娠期体重管理对于减少妊娠并发症非常关键。每天能量摄入推荐：轻体力活动超重者25～30kcal/（kg·d），轻体力活动肥胖者20～25kcal/

（kg·d）。妊娠中晚期根据孕妇增重情况，在此基础上增加200～450kcal/d，妊娠早期不低于1500kcal/d，妊娠中晚期不低于1800kcal/d。

（2）营养素和血糖指数的选择：国内外研究显示，在限制总能量的基础上，高蛋白/低碳水化合物饮食（蛋白质30%、碳水化合物40%、脂肪30%，MHCD）和低蛋白/高碳水化合物饮食（蛋白质15%、碳水化合物55%、脂肪30%，CHCD）相比，均可降低体重和雄激素水平，MHCD可明显增加胰岛素敏感性、减轻高胰岛素血症，继而减轻胰岛素抵抗；低血糖指数饮食亦可通过降低PCOS患者（无论是否肥胖）胰岛素、睾酮水平，改善多毛和痤疮。因此，在限制总能量的基础上，无论宏量营养素如何配比，均可使体重减轻并改善临床结局。

在限制总能量和减轻体重的前提下，宏量营养素比例和质量选择对PCOS患者的生育、代谢、心理的影响存在细微差别。低碳水化合物或低血糖指数饮食可更明显改善胰岛素抵抗、总胆固醇和高密度脂蛋白胆固醇，低血糖指数饮食明显改善月经周期和生活质量，高蛋白膳食可明显改善抑郁和增强自信心；反之，高碳水化合物饮食明显增加游离睾酮指数。有研究显示，肥胖PCOS患者使用限能量代餐可降低BMI，改善代谢及激素指标，增加受孕概率。

（3）维生素的补充：肥胖会增加孕妇脊柱裂及神经管畸形胎儿的发生风险，BMI≥40kg/㎡孕妇的胎儿患脊柱裂的风险是正常体重孕妇的5倍。妊娠前BMI与血清维生素D的浓度呈负相关，肥胖会增加维生素D缺乏的风险。《中国临床合理补充叶酸多学科专家共识》（2020）中指出，肥胖妇女应从可能妊娠或妊娠前至少3个月开始增补叶酸0.8～1.0mg/d，直至妊娠满3个月；妊娠期和哺乳期补充维生素D 400IU/d。

2. 运动　中等强度的运动对孕妇和胎儿无害。推荐每天进行30分钟中等强度的运动，每周至少5次。如果孕妇妊娠前无规律运动的习惯，建议循序渐进地进行锻炼，从每天不超过15分钟运动开始，每周3次，逐渐增加到每天30分钟；如果妊娠前有规律运动的习惯，妊娠期可以继续。避免久坐，鼓励孕妇把锻炼贯穿在日常生活中。

3. 行为干预　包括对肥胖认知和行为两方面的调整，是在临床医生、心理医生、护士、营养学家等团队的指导和监督下，使患者逐步改变易于引起疾病的生活习惯（如不运动、摄入酒精和吸烟等）和心理状态（如压力、沮丧和抑郁等）。行为干预能使传统的饮食控制或运动措施更有效。肥胖是一种较长期的膳食-活动失衡所致疾病，减重减脂也是一个长期过程，要坚定信念。

五、多囊卵巢综合征及妊娠前肥胖患者的随访管理

对于合并PCOS的肥胖孕妇，应每2～4周在妊娠期营养门诊复诊1次，复诊时间应根据患者体重增长情况及有无其他合并症而定，复诊时重点评估孕妇的膳食和运动执行情况、体重变化及胎儿生长发育情况，根据随访情况及时调整营养和运动治疗方案。

对PCOS患者应做好妊娠期内分泌代谢指标的监测，主要是对血糖和血脂的筛查及监测。妊娠后PCOS是GDM发生的高危因素，既往研究已证实妊娠早期FPG对于GDM的预测价值。因此，在妊娠早期进行糖尿病的筛查非常必要。建议对筛查出的糖尿病患者，应

及时给予膳食、运动及血糖监测等综合治疗，若膳食、运动治疗效果不理想，应及时使用胰岛素。若早期血糖正常，在孕24～28周可进行75g口服葡萄糖耐量试验，对确诊的GDM患者给予规范性治疗，以尽可能减少严重母儿并发症的发生。PCOS患者易合并脂代谢异常，在妊娠前可能已出现血脂异常，建议在妊娠早期对血脂进行筛查并加强监测。对于妊娠早期出现血脂异常者，应给予膳食、运动等生活方式的调整，并定期监测，防止发生严重高甘油三酯血症（空腹血浆TG＞11.4mmol/L）。

第二节　妊娠期甲状腺功能减退症

甲状腺是人体最大的内分泌腺，其主要功能是合成与分泌甲状腺激素。甲状腺激素几乎作用于所有的有核细胞，是生长、神经发育、生殖及能量代谢的重要调节因子。其主要生理功能包括促进新陈代谢，促进体内三大物质营养代谢。

甲状腺激素对胚胎的发育非常重要，尤其是神经系统的发育。胎儿神经系统的发育，如胼胝体、蛛网膜纹状体、大脑皮层、耳蜗大概在妊娠前半期即妊娠20周左右基本发育完成，而妊娠早期胎儿自身的甲状腺发育不全，不能分泌甲状腺激素，需依赖母体甲状腺激素，母体内主要起作用的是三碘甲腺原氨酸（T_3），但T_3不能通过胎盘，而甲状腺素（T_4）可通过胎盘，因此母体的T_4对胎儿生长发育起重要作用，特别是在妊娠前半期对胎儿影响更大。

由于雌激素和人绒毛膜促性腺激素（human chorionic gonadotropin，hCG）的影响，妊娠期甲状腺相关激素和甲状腺自身抗体水平会发生一些变化。妊娠早期，胎盘分泌hCG增加，hCG因其α亚单位与促甲状腺激素（thyroid stimulating hormone，TSH）相似，具有刺激甲状腺的作用。增多的甲状腺激素抑制TSH分泌，使血清TSH水平降低20%～30%。TSH水平下限较非妊娠妇女平均降低0.4mU/L，20%的妊娠妇女可以降至0.1mU/L以下，少数妊娠妇女TSH下限值甚至低于可检测水平（＜0.01mU/L）。一般hCG每增高10 000IU/L，TSH降低0.1mU/L。血清hCG水平升高及TSH水平降低发生在妊娠8～14周，妊娠10～12周是TSH下降的最低点。妊娠中期血清TSH逐渐升高，妊娠晚期甚至会高于普通人群，但是妊娠中期和晚期也有少数妇女TSH分泌受抑制。

在雌激素的刺激下，肝脏甲状腺素结合球蛋白（thyroxine binding globulin，TBG）生成增加，清除减少。TBG从妊娠6～8周开始增加，妊娠第20～24周达到顶峰，一般较基础值增加1.5～2倍，一直持续到分娩后数周。TBG增加带来总甲状腺素（total thyroxine，TT_4）浓度增加，可达妊娠前的1.5～2倍，所以TT_4在妊娠期不能反映循环甲状腺激素的确切水平。评估血清T_4水平的指标有TT_4、FT_4（游离甲状腺素）和FT_4指数（FT_4I）。FT_4一般的变化规律是在妊娠早期因hCG的作用而升高，可高于普通人群参考范围上限。妊娠中期和晚期FT_4逐渐下降，与普通人群相比，FT_4下限在妊娠中期下降约13%，在妊娠晚期下降约21%。

一、妊娠期甲状腺功能减退症的分类及其诊断标准

妊娠期甲状腺功能减退症包括妊娠期临床甲状腺功能减退症、妊娠期亚临床甲状腺功能减退症和妊娠期单纯低甲状腺素血症（isolated hypothyroxinemia，低 T_4 血症）。我国妊娠期甲状腺功能减退症的患病率在妊娠前20周为8.0%左右，其中妊娠期临床甲状腺功能减退症的患病率为1.0%左右，亚临床甲状腺功能减退症的患病率为5.0%左右，低 T_4 血症的患病率为2.0%左右。

妊娠期临床甲状腺功能减退症诊断标准：TSH＞妊娠期参考范围上限，且 FT_4 ＜妊娠期参考范围下限。妊娠期亚临床甲状腺功能减退症是指妊娠妇女血清 TSH 水平高于妊娠期特异的参考范围上限，而 FT_4 水平在妊娠期特异的参考范围内。低甲状腺素血症是指妊娠妇女甲状腺自身抗体阴性、血清 TSH 水平正常，且 FT_4 水平低于妊娠期特异性参考范围下限。

不同方法建立的妊娠期 TSH、FT_4 参考范围差异很大，所以要建立妊娠期特异、方法特异的参考范围。TSH 和 FT_4 的正常参考范围因不同地区及不同医院而不同，需根据不同试剂盒类型确定。

二、妊娠期甲状腺功能减退症对母体和胎儿的影响

妊娠期甲状腺功能状态与妊娠结局直接相关。国内研究表明，妊娠期甲状腺功能减退症会增加不良妊娠结局的发生风险，包括妊娠期高血压、贫血、GDM、胎盘早剥、胎膜早破、早产、胚胎停育、流产、胎儿宫内窘迫、低出生体重儿和产后出血等。妊娠期甲状腺功能减退症会损害后代的智力发育。目前没有证据表明妊娠期临床甲状腺功能减退症患者接受有效治疗会危害胎儿智力发育，胎儿也不需要任何额外的监测措施。一项病例对照研究发现，与正常甲状腺功能的妊娠妇女后代相比，未充分治疗的临床甲状腺功能减退症妊娠妇女的后代7～9岁时的智力商数（IQ）值降低了7分，运动能力、语言能力及注意力也受到影响，提示母体临床甲状腺功能减退症对后代认知功能有不良影响。

三、营养评估

1. **膳食调查** 通过24小时膳食回顾法调查就诊孕妇近3天的饮食情况，重点询问孕妇平时能量是否达标，脂肪的摄入量是否超标，碘摄入是否充足。

2. **体格测量** 测量患者的身高、体重、腰围、臀围，评价体重增长情况。

3. **实验室检查** 重点关注患者的内分泌代谢指标，包括 TSH、FT_4、FPG、TC、TG、LDL-C、HDL-C 等。

4. **疾病史** 询问患者有无糖尿病、高血压、高脂血症和心血管疾病等代谢综合征。

5. **身体活动** 询问就诊孕妇每天的身体活动形式及活动时间。

四、妊娠期甲状腺功能减退症的营养治疗

（一）补充适量碘盐

健康成人碘的推荐摄入量是150μg/d，由于妊娠期间甲状腺激素合成增加，肾脏碘排泄增加及胎儿碘需求增加，妊娠妇女的碘需要量比非妊娠妇女显著增加。WHO推荐妊娠期和哺乳期妇女碘摄入量为250μg/d，我国营养学会推荐妊娠期碘摄入量为230μg/d。根据不同的地区制定不同的补碘策略。在碘缺乏地区，如果每天食用含碘盐，妊娠期不用额外补充碘剂。如果不食用含碘盐，妊娠期每天需要额外补碘150μg/d。补碘以碘化钾为宜（或者含相同剂量碘化钾的复合维生素），开始补充的最佳时间是妊娠前至少3个月。因缺碘所致的甲状腺功能减退，需适量选用含碘高的海产品，如海带、紫菜、海鱼等。碘具有受热极易挥发的特性，不宜在阳光下暴晒，炒菜时也应注意，碘盐不宜放入沸油中，以免碘挥发而使碘的丢失增多。

（二）供给足量蛋白质

甲状腺功能减退时因小肠黏膜更新速度减慢，消化液分泌腺体受到影响，酶活力下降，易出现血清白蛋白降低。蛋白质推荐摄入量可按 1.2～1.5g/（kg·d）供给，并保证优质蛋白质，如蛋类、奶类、畜禽肉类、鱼虾类等食物的摄入量。

（三）限制脂肪和胆固醇摄入

甲状腺功能减退患者常有高脂血症，故应限制脂肪供给量。每天脂肪摄入量以占总能量的20%～25%为宜，并限制高脂肪食物（如肥肉、油炸食品、动物内脏、动物脑、鱼卵等）及高胆固醇食物（如蛋黄、奶油、动物脑髓和内脏等）的摄入。烹调油选用植物油，每天总量不超过25g。

（四）供给充足的维生素

应供给丰富的维生素，以保证妊娠期的营养需求，特别是叶酸、B族维生素、维生素C的补充。

（五）纠正贫血

贫血的患者应补充富含铁质的食物，如红肉、动物肝脏和血制品，并供给丰富的维生素C，以促进铁的吸收。必要时还应补充叶酸及铁剂。

五、妊娠期甲状腺功能减退患者的随访管理

对于合并妊娠期甲状腺功能减退的孕妇，应每2～4周在妊娠期营养门诊复诊1次，复诊时重点评估孕妇膳食的执行情况、体重变化及胎儿生长发育情况，并根据随访情况及

时调整营养治疗方案。

第三节 妊娠呕吐

妊娠期恶心呕吐是一种常见表现，发生率高。其中，恶心的发生率为50%～80%，呕吐和干呕的发生率为50%，再次妊娠时妊娠期恶心呕吐的发生率为15.2%～81%。几乎所有发生恶心呕吐的孕妇都是在妊娠9周前有明显的症状，通常于妊娠5～6周开始出现，8～10周达高峰，16～20周缓解，15%～20%的孕妇会持续到妊娠晚期才缓解，5%的孕妇会持续到分娩时。

妊娠剧吐是妊娠期恶心呕吐发展到极其严重时的状况。恶心呕吐的孕妇中通常只有0.3%～1.0%发展为妊娠剧吐，是否需要住院治疗常作为临床上判断妊娠剧吐的重要依据之一。妊娠剧吐尚缺乏公认定义，是基于典型临床表现无法由其他疾病解释的排除性临床诊断。最常使用的标准如下：不能被其他疾病解释的持续性呕吐，急性饥饿指标呈阳性（通常为尿酮体阳性），体重下降超过妊娠前体重的5%，可能伴有电解质、甲状腺功能和肝脏功能等的异常。

一、病因

妊娠期恶心呕吐的病因尚不清楚，很多理论被提出，包括激素刺激理论、进化适应理论和心理易感性理论。其发病的危险因素包括胎盘质量增大（如晚期葡萄胎或多胎妊娠）、家族史或既往妊娠有严重恶心呕吐病史、晕动病或偏头痛病史等。

二、妊娠期恶心呕吐对母胎的影响

（一）对母体的影响

妊娠剧吐对母体的影响较大，往往因孕妇对妊娠早期用药安全性的顾虑而延误就诊或治疗，从而导致孕妇严重脱水、酮症酸中毒等并发症，甚至危及孕妇生命，最终被迫终止妊娠。妊娠期恶心呕吐严重的并发症有韦尼克脑病、脾破裂、食管破裂、气胸及急性肾小管坏死等。一个与妊娠剧吐相关的心理疾病的系统回顾研究证明了妊娠剧吐孕妇的抑郁和焦虑评分更高。

（二）对胎儿的影响

妊娠期恶心呕吐对胚胎和胎儿的影响主要取决于病情的严重程度。轻度或中度呕吐对妊娠结局几乎没有影响，重度呕吐可能对胎儿产生影响，最常见的是低出生体重儿。目前关于妊娠期恶心呕吐对孕妇及胎儿远期健康的影响尚不清楚。

三、营养评估

(一)膳食调查

通过24小时膳食回顾法调查就诊孕妇近3天的饮食情况,重点询问孕妇平时能量、碳水化合物摄入量是否达标。

(二)体格测量

测量患者的身高和体重,询问近期有无体重减轻、口唇干裂、皮肤干燥、眼球凹陷及尿量减少等症状。

(三)实验室检查

(1)尿液检查:测定尿量、尿比重、尿酮,注意有无蛋白尿及管型尿。中段尿细菌培养以排除泌尿系统感染。

(2)血常规:妊娠剧吐的孕妇可因血液浓缩致血红蛋白水平升高,可达150g/L以上,血细胞比容达45%以上。

(3)生化指标:检测血清钾、钠、氯、肝酶、血清胆红素、血浆淀粉酶和脂肪酶、尿素氮、肌酐水平,判断有无电解质紊乱、肝肾功能损伤。

四、妊娠期恶心呕吐的营养管理

美国妇产科医师学会《妊娠期恶心呕吐诊治指南(2018版)》指出,治疗妊娠期恶心呕吐应从预防开始。若出现妊娠期恶心呕吐症状,建议早期治疗,可能有利于防止病情进展为妊娠剧吐(C级证据)。妊娠剧吐的临床治疗包括非药物治疗及药物治疗。妊娠期恶心呕吐的一线治疗方式为非药物治疗。

(一)一般处理及心理支持治疗

注意休息,尽量避免接触容易诱发呕吐的气味、热、潮湿及闪光等感觉刺激,避免进食易出现恶心呕吐的食物或添加剂。医务人员和家属应给予患者心理疏导,告知妊娠剧吐经积极治疗2~3天后,病情多迅速好转,仅少数孕妇出院后症状复发,需再次入院治疗。

(二)常规营养治疗

《妊娠期恶心呕吐诊治指南(2018版)》推荐妊娠前1个月开始补充维生素,可减少妊娠恶心呕吐的发生率和严重程度(A级证据)。生姜可减轻恶心症状(B级证据),建议服生姜胶囊250mg,每天4次。对于轻度和中度妊娠期恶心呕吐的饮食建议如下:①鼓励进食,以清淡易消化的食物为主,避免辛辣和油腻的食物。②少食多餐,避免暴饮暴食。避开妊娠反应对食物摄入的影响,不吐时让孕妇尽可能多地摄入食物,增加能量的同时摄入更多的营养素。③孕吐反应在晨起和饭后最为明显,可在起床前吃质地较硬的碳水化合物类食物。④吃饭时少喝汤类，在两餐间喝水或饮料。⑤多数孕妇在午后恶心、呕吐的现象消退，晚餐吃得丰富些，临睡前也可以吃少量食物。⑥每天应摄入含有130g碳水化合物的食物，以避免酮症发生。⑦可给予维生素B_6治疗，有助于缓解恶心反应。维生素B_6的安全有效剂量为10~25mg，3~4次/天，口服，可用作一线药物治疗（A级证据）。⑧放松心情，调节情绪，有助于减轻早孕反应。

（三）肠内营养支持治疗

对于出现妊娠剧吐的孕妇，必要的肠内或肠外营养支持有助于消除酮症，维持水电解质、酸碱平衡，保证能量供应，维持体重适宜增长，避免出现母婴不良妊娠结局。

《妊娠期恶心呕吐诊治指南（2018版）》指出，对药物治疗无效，而且不能维持体重的患者，肠内营养（鼻胃管或者鼻十二指肠管）应该作为提供营养的一线治疗方案（C级证据）。

根据妊娠期需要量的特点，强化乳清蛋白粉、维生素组件、微量元素组件等，补充孕妇维持日常生理功能所需的能量及营养成分，必要时添加肠道必需氨基酸谷氨酰胺，保护和修复因妊娠剧吐引起的胃黏膜损伤。国内文献报道，妊娠剧吐的孕妇可服用整蛋白型全营养配方肠内营养制剂，全营养配方三大营养素配比合理，能量密度较普通食物高，口感好，易被患者接受，临床实际操作时可根据患者耐受情况循序渐进地给予，从低浓度到高浓度，逐渐提高孕妇的全日能量供给。

（四）肠外营养支持

当患者不能耐受肠内营养和（或）体重明显降低时（＞5%），需及时给予肠外营养。由于其潜在的孕妇严重并发症，肠外营养只能在肠内营养治疗无效时作为最后的支持治疗。Folk等报道妊娠剧吐全胃肠外营养（total parenteral nutrition，TPN）时，与TPN直接相关的导管相关性脓毒血症的发生率达25%，其他危及生命的严重并发症如血栓形成和细菌性心内膜炎也各占3%。

对于不能耐受经口营养或管饲营养而出现脱水体征者，需给予静脉补液治疗或补充性肠外营养支持。目前尚无公认的最佳补液方案，美国、加拿大及英国的指南中均未给出具体的补液方案。中国《妊娠期剧吐的诊断及临床处理专家共识（2015）》中给出的补液建议：每天静脉滴注葡萄糖液、葡萄糖盐水、生理盐水及平衡液共3000ml左右，其中加入维生素B_6 100mg、维生素B_1 100mg、维生素C 2~3g，连续输液至少3天（视呕吐缓解程度和进食情况而定），维持每天尿量≥1000ml。可按照葡萄糖4~5g+胰岛素1U+10% KCl 1.0~1.5g配成极化液输注补充能量，但应注意先补充维生素B_1后再输注葡萄糖，以防止发生韦尼克脑病。目前实际临床操作一般为每天肌内注射维生素B_1制剂100mg，静脉注射最高剂量为每天2mg。

据国内文献报道，全胃肠外营养治疗妊娠剧吐的疗效较为显著，呕吐症状得到明显缓解，尿酮体转阴时间缩短，有利于母体及胎儿的健康。肠外营养配方可根据患者呕吐程度配制液量1500~2500ml、能量1500~2500kcal的全营养混合液（total nutrient admixture，TNA）。TNA液中除加入必需的葡萄糖、氨基酸、脂肪乳、水溶性和脂溶性维生素、多种微量元素外,可根据患者生化指标再加入适量的钠、钾、氯、钙、磷、镁电解质,并按正确的顺序配制成TNA。

营养底物建议选择长链脂肪乳,长链脂肪乳不会导致不良后果,且所含的必需脂肪酸对胎儿神经系统的发育是必需的。应选择平衡型氨基酸,以提供所有必需氨基酸,有条件的可以监测血浆氨基酸谱。妊娠期某些维生素和微量元素的需求增加尤其明显,如叶酸、烟酸、维生素 B_2、维生素 B_1、维生素 B_6、铬、碘、铁、锌等,TPN中给予常规量的水溶性维生素和多种微量元素,短期一般不会发生问题,但一些长期肠外营养患者,则需额外增加。

TNA建议由外周静脉连续输注,通常不推荐常规使用中心静脉置管输注,只有当需要长期静脉营养支持时,才谨慎采用经外周中心静脉导管(peripherally inserted central venous catheter,PICC)输注,并严格按照规范进行导管护理的操作。肠外营养输注期间应密切观察孕妇的反应,根据患者的呕吐恢复情况及进食量逐步递减TNA液量。

五、妊娠剧吐的预防及随访管理

妊娠剧吐患者临床表现多为良性,经过积极正确的治疗,病情很快改善并随着妊娠进展而自然消退,总体母儿预后良好。

出现妊娠期恶心呕吐的孕妇应定期在妊娠期营养门诊复诊,轻中度恶心呕吐者可每2～3周复诊一次,妊娠剧吐者复诊时间应根据患者具体情况而定,建议开始每周复诊一次,呕吐缓解后可改为2～3周复诊一次。复诊时重点评估孕妇膳食中碳水化合物的摄入量、体重变化及血尿化验指标(重点关注尿酮体、血电解质及肝肾功能指标)。

第四节 妊娠合并糖尿病

妊娠合并糖尿病包括妊娠前糖尿病(pregestational diabetes mellitus,PGDM)和妊娠期糖尿病(gestational diabetes mellitus,GDM)。2013年国际糖尿病联盟(International Diabetes Federation,IDF)对全球34个国家的47项流行病学数据进行统计分析,结果显示2013年全球20～49岁的妊娠妇女妊娠期高血糖的发生率高达16.9%,其中GDM占84%,PGDM占16%。IDF发布的数据显示我国妊娠期糖尿病的发病率为8.5%(发病率低于全球水平可能源于诊断标准不同或者数据来源差异),在全球范围内目前虽然处于相对较低的水平,但由于我国人口基数大,妊娠期高血糖患者人数高达130万,仅次于印度。

一、定义及诊断

参照中华医学会妇产科学分会产科学组/围产医学分会妊娠合并糖尿病协作组颁布的《妊娠合并糖尿病诊治指南(2014)》,符合以下两项中任意一项者,可确诊为PGDM。

(1)妊娠前已确诊为糖尿病的患者。

（2）妊娠前未进行过血糖检查的孕妇，尤其是存在糖尿病高危因素者，首次产前检查时需明确是否存在糖尿病，妊娠期血糖升高达到以下任何一项标准应诊断为PGDM：①空腹血浆葡萄糖（FPG）≥7.0mmol/L（126mg/dl）；②75g口服葡萄糖耐量试验（oral glucose tolerance test，OGTT），服糖后2小时血糖≥11.1mmol/L（200mg/dl）；③伴有典型的高血糖症状或高血糖危象，同时随机血糖≥11.1mmol/L（200mg/dl）；④糖化血红蛋白（glycosylated hemoglobin，HbA1c）≥6.5%［采用美国国家糖化血红蛋白标准化项目（National Glycohemoglobin Standardization Program，NGSP）/糖尿病控制与并发症试验（Diabetes Control and Complication Trial，DCCT）标化的方法］，但不推荐妊娠期常规用HbA1c进行糖尿病筛查。

GDM指妊娠期发生的糖代谢异常，妊娠期首次发现且血糖升高已经到糖尿病标准，应将其诊断为PGDM而非GDM。国内GDM诊断方法和标准主要参照《妊娠合并糖尿病诊治指南（2014）》，具体如下。

（1）推荐医疗机构对所有尚未被诊断为PGDM或GDM的孕妇，在妊娠24～28周及28周后首次就诊时行OGTT。

1）75g OGTT方法：OGTT前禁食至少8小时，试验前连续3天正常饮食，即每天进食碳水化合物不少于150g，检查期间静坐、禁烟。检查时，5分钟内口服含75g葡萄糖的液体300ml，分别抽取孕妇服糖前及服糖后1小时、2小时的静脉血（从开始饮用葡萄糖水计算时间），放入含有氟化钠的试管中，采用葡萄糖氧化酶法测定血糖水平。

2）75g OGTT的诊断标准：服糖前及服糖后1小时、2小时，3项血糖值应分别低于5.1mmol/L、10.0mmol/L、8.5mmol/L（92mg/dl、180mg/dl、153mg/dl）。任何一项血糖值达到或超过上述标准即诊断为GDM。

（2）孕妇具有GDM高危因素或者在医疗资源缺乏地区，建议妊娠24～28周首先检查FPG。FPG≥5.1mmol/L，可以直接诊断GDM，不必行OGTT；FPG<3.4mmol/L（80mg/dl），发生GDM的可能性极小，可以暂时不行OGTT。FPG≥4.4mmol/L且<5.1mmol/L时，应尽早行OGTT。

（3）孕妇具有GDM高危因素，首次OGTT结果正常，必要时可在妊娠晚期重复OGTT。

（4）妊娠早、中期随孕周增加，FPG水平逐渐下降，尤以妊娠早期下降明显，因此妊娠早期FPG水平不能作为GDM的诊断依据。

（5）未定期检查者，如果首次就诊在妊娠28周以后，建议首次就诊时或就诊后尽早行OGTT或FPG检查。

GDM的高危因素包括肥胖（尤其是重度肥胖）、一级亲属患2型糖尿病（type 2 diabetes mellitus，T2DM）、GDM史或巨大儿分娩史、多囊卵巢综合征、妊娠早期空腹尿糖反复阳性等。

二、对孕妇和胎儿的影响

PGDM和GDM对母儿不良结局的影响相似，但PGDM较GDM的影响更为严重，

GDM对母子健康的影响程度与病情程度及血糖控制等因素密切相关。

（一）对孕妇的影响

1. 子痫前期发生率增加 有研究报道妊娠期空腹血糖越高越容易发生子痫前期，具体机制不清，可能与胰岛素抵抗和高胰岛素血症有关。

2. 感染 易合并细菌或真菌性的泌尿系统感染，且由于血糖增高，影响白细胞的趋化和吞噬功能，从而导致抗感染能力减弱，感染不易控制。

3. 羊水过多 血糖控制不佳的孕妇，过多的母体血糖经过胎盘扩散进入胎儿体内，导致胎儿血糖升高，发生高渗性利尿，导致羊水过多。

4. 早产 GDM孕妇早产风险高于非GDM孕妇，其可能与羊水过多有关。高血糖伴严重产科并发症如重度子痫前期、酮症酸中毒、胎儿宫内窘迫等情况，需要提前终止妊娠，也增加了医源性早产的发生率。

5. 自然流产 PGDM患者自然流产发生率可高达15%～30%，流产的发生主要与受孕前后的血糖水平有关，妊娠早期糖化血红蛋白＞8.0%或平均血糖＞6.7mmol/L，流产发生率明显增加。

6. 酮症酸中毒 若血糖控制不理想，容易出现酮症，重者可导致酮症酸中毒，对母体和胎儿产生不利影响，严重者可引起胎死宫内。

7. 产伤及手术产率增加 GDM孕妇产程中容易出现宫缩乏力，且会增加巨大儿发生率，从而使产伤及手术产率显著增加。

8. 再次妊娠GDM复发 复发率可高达30%～70%，母体产后2型糖尿病发生风险增加，有研究显示，GDM孕妇产后多年发生2型糖尿病的风险是非GDM孕妇的7.5倍。

（二）对胎儿的影响

1. 胎儿畸形、流产率增加 研究显示，妊娠早期血糖异常可增加胎儿心血管及神经系统畸形的发生风险，甚至造成胎儿流产。有研究提示，PGDM患者胎儿畸形的发生率是正常妊娠的2～6倍，常为多发畸形，其中心血管及神经系统畸形最常见，是正常妊娠者的5倍。

2. 胎儿生长发育受限及宫内窘迫 长期高血糖可导致胎盘血氧供量下降，导致胎儿缺氧，出现宫内窘迫，甚至胎死宫内。

3. 巨大儿发生风险增加 PGDM及GDM孕妇血糖控制不佳时，由于母体高血糖使胎儿长期处于高血糖状态，刺激胎儿胰岛B细胞增生，胰岛素分泌增加，促进胎儿蛋白、脂肪合成并抑制脂肪分解，导致器官增生肥大，体重增长。

4. 新生儿低血糖 孕妇血糖控制不佳时，胎儿的胰岛细胞增生、肥大，胰岛素分泌增多。当胎儿出生离开母体后，来自母体的糖原中断，而高胰岛素血症仍存在。此外，新生儿出生最初几小时内肝糖原分解作用较弱，糖异生功能不完善，若不及时补充糖，出生后6小时内容易出现低血糖。

5. 新生儿呼吸窘迫综合征 主要发生在早产儿。糖尿病母亲高血糖刺激胎儿胰岛素分泌增加，形成高胰岛素血症，使胎儿肺表面活性物质产生及分泌减少，胎儿肺成熟延迟，引发新生儿呼吸窘迫综合征。

6. 对子代的远期影响 研究显示，妊娠合并糖尿病患者的子代青少年肥胖、糖耐量异常发生率明显增加，容易发生成年期代谢综合征，使得糖尿病、高血压、冠心病等代谢性疾病发生率增加。糖尿病孕妇的子代在其生育年龄也易发生GDM，对其胎儿产生不良影响，进而形成代际效应。

三、营养评估

1. 膳食调查 通过24小时膳食回顾法调查就诊孕妇近3天的饮食情况，重点评估孕妇平时脂肪、碳水化合物的摄入量是否超标。

2. 体格测量 测量患者的身高和体重，询问妊娠前体重和近期体重有无变化，计算妊娠前BMI，评估妊娠期增重是否合理。

3. 实验室检查 ①尿液检查：测定尿量、尿比重、尿酮，注意有无蛋白尿；②血常规：重点关注血红蛋白水平，确定有无贫血；③生化指标：主要是血糖指标，如空腹血糖、餐后血糖及糖化血红蛋白水平。

4. 身体活动 询问就诊孕妇每天的身体活动形式及活动时间。

5. 其他 询问就诊孕妇有无使用胰岛素等药物治疗。

四、妊娠合并糖尿病的医学营养治疗

妊娠合并糖尿病孕妇的营养治疗既要考虑能量平衡，又要考虑营养素达到妊娠需求，这样才能既有利于控制体重和血糖，又能满足孕妇的生理需求和胎儿的生长发育需求。因此，妊娠合并糖尿病医学营养治疗的目的是使糖尿病孕妇的血糖控制在正常范围，保证孕妇和胎儿的合理营养摄入，减少母胎并发症的发生。

为妊娠合并糖尿病的孕妇制订膳食计划时应实现个体化，应根据患者的血糖和增重情况，结合其文化背景、生活方式、经济条件和受教育程度进行合理的膳食安排和相应的营养教育。

（一）营养素摄入量推荐

1. 能量 《妊娠合并糖尿病诊治指南（2014）》指出，应根据妊娠前不同体重指数和妊娠期的体重增长速度确定不同妊娠期的能量需求水平（表12-4-1）。妊娠早期能量不需要增加，妊娠中期在早期的基础上每天增加300kcal，妊娠晚期平均每天增加450kcal，多胎妊娠应在单胎的基础上每天增加200～300kcal。虽然需要控制妊娠合并糖尿病孕妇每天摄入的总能量，但应避免能量限制过度，妊娠早期应保证不低于1500kcal/d，妊娠晚期不低于1800kcal/d。

表12-4-1 基于妊娠前体重指数推荐的孕妇每天能量摄入及妊娠期体重增长标准

妊娠前体重指数（kg/m²）	能量系数（kcal/kg 理想体重）	平均能量（kcal/d）	妊娠期体重增长值（kg）
＜18.5	35～40	2000～2300	12.5～18.0
18.5～24.9	30～35	1800～2100	11.5～16.0
≥25.0	25～30	1500～1800	7.0～11.5

资料来源：《妊娠合并糖尿病诊治指南（2014）》。

2. 碳水化合物 在合理控制总能量的基础上，适量的碳水化合物供给不仅有助于刺激胰岛素的分泌、提高胰岛素的敏感性、促进葡萄糖的利用、减少体内脂肪的分解、预防酮症的发生，还可减少蛋白质的分解，有利于蛋白质的合成代谢。推荐碳水化合物摄入量以占总能量的50%～60%为宜，保证一日三餐均有主食，每天碳水化合物不低于150g对维持妊娠期血糖正常更合适。等量碳水化合物可优先选择低血糖生成指数的食物，应尽量避免食用蔗糖等精制糖，以复杂碳水化合物为主。无论采用碳水化合物计算法、食品交换份法还是采用经验估算法，监测碳水化合物的摄入量都是血糖控制达标的关键策略（A级证据）。当仅考虑碳水化合物总量时，血糖指数和血糖负荷可能更有助于血糖控制（B级证据）。

3. 蛋白质 推荐饮食蛋白质摄入量以占总能量的15%～20%为宜，其中动物蛋白至少占1/3，以满足孕妇妊娠期生理调节及胎儿生长发育之需。妊娠中晚期胎儿生长发育迅速，应进一步增加蛋白质摄入量，根据《中国居民膳食营养素参考摄入量（2013版）》的推荐，妊娠中期蛋白质摄入量应在非妊娠期基础上平均增加15g，妊娠晚期平均增加30g。妊娠期蛋白质的食物来源应尽可能多样化，瘦肉、鱼虾类、蛋类、奶类及奶制品和大豆类及其制品是优质蛋白质食物的主要来源。

4. 脂肪 推荐脂肪摄入量以占总能量的25%～30%为宜。糖尿病孕妇饱和脂肪酸摄入量不应超过总摄入能量的7%（A级证据），应尽量避免饱和脂肪酸含量高的食物，如动物油脂（黄油、猪油）、肥肉、动物皮、动物内脏、椰奶、全脂奶制品等。建议烹调油选用单不饱和脂肪酸含量较高的橄榄油、山茶油等。糖尿病孕妇应减少反式脂肪酸的摄入量（B级证据），由此可降低低密度脂蛋白胆固醇、增加高密度脂蛋白胆固醇的水平（A级证据）。蛋糕、饼干、比萨、薯条、爆米花等食品中反式脂肪酸含量较高。

5. 膳食纤维 是存在于植物性食物中的不产生能量的多糖。水果中的果胶、海带和紫菜中的藻胶、某些豆类中的胍胶和魔芋粉等具有控制餐后血糖上升程度、改善葡萄糖耐量和降低血胆固醇的作用。《中国居民膳食指南（2016）》推荐每天应摄入25～30g膳食纤维。妊娠合并糖尿病的孕妇在日常饮食中可多选用富含膳食纤维的燕麦片、荞麦面等粗杂粮，以及新鲜蔬菜、水果、藻类等食物。

6. 维生素及矿物质 妊娠合并糖尿病孕妇在妊娠期对维生素和矿物质的需要量可参照中国营养学会对普通孕妇膳食营养素参考摄入量的推荐。妊娠期钙、磷、铁、硫胺素、叶酸、维生素B_{12}的需要量增加了33%～50%，锌、维生素B_2的需要量增加了20%～25%，维生素A、维生素C、硒、钾、生物素和烟酸的需要量增加了18%左右。因此，建议妊娠期有计划地增加富含维生素B_{12}、钙、钾、铁、锌、铜的食物，如瘦肉、家禽、鱼、虾、奶制品、新鲜水果和蔬菜等。若妊娠合并糖尿病的孕妇日常膳食摄入不能达到膳食营养素参考摄入量标准，可给予维生素和矿物质制剂补充。

（二）餐次的合理安排

妊娠合并糖尿病患者应做到少量多餐，一般推荐每天5～6餐，即三餐两点或三餐三点，以减少血糖波动，防止低血糖的发生。早、中、晚三餐的能量应控制在每天摄入总能量的10%～15%、30%、30%，上午9～10点、下午3～4点及睡前各加餐一次，每次加餐的能量可占总能量的5%～10%，有助于防止餐前过度饥饿，尤其适用于早餐能量仅为总能量10%的人群。

（三）运动治疗

1. 运动治疗的作用　运动治疗可降低妊娠期基础胰岛素抵抗，是GDM的综合治疗措施之一，每餐30分钟后进行中等强度的运动对母胎无不良影响。

2. 运动治疗的方法　选择一种低强度至中等强度的有氧运动（又称耐力运动），主要指由机体大肌肉群参加的持续性运动。步行是常用的简单有氧运动。

3. 运动的时间　可自10分钟开始，逐步延长至30分钟，其中可穿插必要的间歇，建议餐后运动。

4. 运动的频率　适宜的频率为3～4次/周。

5. 运动治疗的注意事项　①运动前行心电图检查以排除心脏疾病，并确认是否存在大血管和微血管并发症。②GDM运动治疗的禁忌证：1型糖尿病合并妊娠、心脏病、视网膜病变、多胎妊娠、宫颈功能不全、先兆早产或流产、胎儿生长受限、前置胎盘、妊娠期高血压等。③防止低血糖反应和延迟性低血糖：进食30分钟后再运动，每次运动控制在30～40分钟，运动后休息30分钟。血糖水平＜3.3mmol/L或＞13.9mmol/L者应停止运动。运动时应随身携带饼干或糖果，有低血糖征兆时可及时食用。④运动期间出现以下情况应及时就医：腹痛、阴道流血或流水、憋气、头晕眼花、严重头痛、胸痛、肌无力等。⑤避免在清晨空腹未注射胰岛素之前进行运动。

五、胰岛素和药物治疗

大多数GDM孕妇（85%以上）通过单纯的医学营养治疗即可将血糖控制在理想水平。对于不能达标的GDM孕妇，首先推荐应用胰岛素控制血糖，因为胰岛素是大分子蛋白，不通过胎盘，妊娠期应用不会对胎儿造成不良影响。GDM孕妇在接受饮食治疗3～5天后，测定24小时末梢血糖（血糖轮廓试验），包括夜间血糖、三餐前30分钟及三餐后2小时血糖及尿酮体。如果血糖控制不满意（空腹或餐前血糖≥5.3mmol/L或餐后2小时血糖≥6.7mmol/L），或控制饮食后出现饥饿性酮症，增加热量摄入后血糖又超标，应尽早使用胰岛素治疗。胰岛素治疗个体差异大，应根据孕妇的血糖监测结果选择个体化的胰岛素治疗方案。

对于胰岛素用量较大或拒绝应用胰岛素的孕妇，在知情同意的基础上，部分GDM孕妇可谨慎、合理地选择口服降血糖药物。美国食品药品监督管理局（FDA）在妊娠期药物安全性分级系统中提出，二甲双胍、格列本脲和阿卡波糖为B级推荐药物，其余口服降血糖药为C级推荐药物。

六、血糖监测

血糖监测是糖尿病患者管理的重要措施。妊娠合并糖尿病孕妇应按照医嘱定期监测血糖。新诊断的高血糖孕妇、血糖控制不良或不稳定者，以及妊娠期应用胰岛素治疗者，应每天监测血糖7次，包括三餐前30分钟、三餐后2小时和夜间血糖；血糖控制稳定者，每周应至少行血糖轮廓试验1次，根据血糖监测结果及时调整胰岛素用量；不需要胰岛素治疗的GDM孕妇，在随诊时建议每周至少监测1次全天血糖，包括末梢空腹血糖及三餐后2小时末梢血糖共4次。

GDM患者妊娠期应将血糖值在餐前及餐后2小时分别控制在≤5.3mmol/L（95mg/dl）、6.7mmol/L（120mg/dl），特殊情况下可测餐后1小时血糖［≤7.8mmol/L（140mg/dl）］；夜间血糖不低于3.3mmol/L（60mg/dl）；妊娠期HbA1c宜＜5.5%。

PGDM患者妊娠期血糖控制应达到下述目标：妊娠早期血糖控制勿过于严格，以防低血糖发生；妊娠期餐前、夜间血糖及FBG宜控制在3.3～5.6mmol/L（60～99mg/dl），餐后峰值血糖5.6～7.1mmol/L（100～129mg/dl），HbA1c＜6.0%。无论是GDM还是PGDM，经过饮食和运动管理，妊娠期血糖达不到上述标准时，应及时加用胰岛素或口服降血糖药物进一步控制血糖。

七、随访管理

出现妊娠合并糖尿病的孕妇应定期在妊娠期营养门诊复诊，新诊断的高血糖孕妇、血糖控制不良或不稳定者，以及妊娠期应用胰岛素治疗者，应每周复诊1次，血糖控制良好者可根据孕妇自身情况2～4周复诊一次。复诊时重点关注孕妇的血糖水平、体重变化、膳食结构、碳水化合物及膳食纤维摄入等情况。

现有的关于GDM的诊治标准都对产后随访进行了规范，推荐所有GDM妇女在产后6～12周进行随访。随访时应向产妇讲解产后随访的意义，指导其改变生活方式、合理饮食并适当运动，鼓励母乳喂养；应测量体重、体重指数、腰围与臀围比，同时了解产后的血糖恢复情况。建议所有GDM妇女产后行OGTT，测定空腹及服糖后2小时血糖水平，并按照2014年美国糖尿病协会的标准明确有无糖代谢异常及其种类。产后空腹血糖反复≥7.0mmol/L的产妇，应视为PGDM，建议转内分泌科接受专科治疗。

第五节 妊娠期铁缺乏及缺铁性贫血

贫血是妊娠期较常见的疾病，其中缺铁性贫血最常见。我国孕妇缺铁性贫血（iron

deficiency anemia，IDA）患病率为19.1%，妊娠早、中、晚期IDA患病率分别为9.6%、19.8%和33.8%，铁缺乏（iron deficiency，ID）发生率高达61.7%。

一、妊娠期铁缺乏和缺铁性贫血的定义

（一）妊娠合并贫血

WHO推荐，妊娠期血红蛋白（hemoglobin，Hb）浓度＜110g/L时，可诊断为妊娠合并贫血。根据Hb水平分为轻度贫血（100～109g/L）、中度贫血（70～99g/L）、重度贫血（40～69g/L）和极重度贫血（＜40g/L）。

（二）妊娠期铁缺乏

铁缺乏目前尚无统一的诊断标准。《妊娠期铁缺乏和缺铁性贫血诊治指南》建议血清铁蛋白浓度＜20μg/L时诊断为铁缺乏。

（三）妊娠期缺铁性贫血及其分期

妊娠期IDA是指妊娠期因铁缺乏所致的贫血，根据储存铁水平分为3期。

1. 铁减少期 体内储存铁下降，血清铁蛋白＜20μg/L，转铁蛋白饱和度及Hb正常。

2. 缺铁性红细胞生成期 红细胞摄入铁减少，血清铁蛋白＜20μg/L，转铁蛋白饱和度＜15%，Hb水平正常。

3. IDA期 红细胞内Hb明显减少，血清铁蛋白＜20μg/L，转铁蛋白饱和度＜15%，Hb＜110g/L。

二、妊娠期贫血对母儿健康的影响

妊娠合并贫血对母体、胎儿和新生儿均会造成近期和远期影响。

（一）对母体健康的影响

可增加妊娠期高血压、产后出血、产褥期感染和产后抑郁等疾病的发生风险，严重者可增加孕产妇死亡的风险。

（二）对胎儿健康的影响

孕妇贫血会影响胎儿的生长发育，使胎儿生长受限，甚至导致出生时低体重。严重贫血还可使死胎、死产、早产、新生儿窒息、新生儿缺血缺氧性脑病的发生风险增加。妊娠期母体严重缺铁也会影响胎儿出生时的铁储备，使婴儿也容易发生缺铁性贫血。缺铁也会影响含铁酶（血红素）的合成，进而影响脑内多巴胺D_2受体的产生，对胎儿及新生儿智力发育产生不可逆的影响。

三、妊娠期铁缺乏的病因

正常情况下，铁的吸收和排泄保持着动态平衡，人体一般不会缺铁，只有在铁的需要量增加、铁的摄入不足及疾病等情况下造成长期铁的负平衡时才会发生缺铁。妊娠期造成铁缺乏的主要原因如下。

（一）铁的需要量增加

由于胎儿生长发育需要及妊娠期血容量增加，妊娠期妇女对铁和叶酸、维生素 B_{12} 的需要量明显增加。尤其是从妊娠中期开始，妊娠期妇女需铁量突增，妊娠晚期达到高峰，妊娠后期的胎儿生长发育迅速，在此期间，如母体无适量铁储存，所需铁量则必须由膳食或通过铁制剂补充来满足。

孕妇对铁的生理需求量比月经期高3倍，妊娠期平均失血1300ml（约680mg），需每天补铁2.5mg。在妊娠的后3个月，每天需要补铁3～5mg。分娩和哺乳时会有较多的铁丢失，如补充不足均会导致铁的负平衡。

（二）铁的摄入不足或吸收不良

主要是因食物选择不当或不良的饮食习惯造成铁的摄入不足或吸收不良。孕妇膳食铁吸收率约为15%，妊娠早期的铁吸收率与非妊娠期妇女接近，约为10%，妊娠中晚期铁吸收率可比早期增加1～3倍，约为25%。

食物中的铁可分为血红素铁和非血红素铁，两种类型的铁吸收率不同、食物来源不同。血红素铁主要存在于动物性食物肉、鱼、禽的血红蛋白和肌红蛋白，可在肠道上皮细胞直接吸收，基本不受食物组成和胃酸影响，吸收率较高，为20%～30%。非血红素铁主要是三价铁，必须在胃酸作用下还原成二价铁才能被吸收，且它的吸收率受其他食物因素的影响甚多，主要存在于谷类、豆类、蔬菜、水果、蛋类、奶及奶制品中，通常占膳食总铁量的85%以上，其吸收率较低，一般为3%～8%。影响非血红素铁吸收的膳食因素有二：一是促进因素，如食物中的乳酸盐、柠檬酸、琥珀酸、氨基酸、脂肪、山梨醇、葡萄糖、蔗糖、果糖等都能使非血红素铁形成小分子的单体，从而阻止铁沉淀，使其成为易溶性物质。维生素C和肉、鱼、禽中的肉鱼禽因子（MFP factor）也是促进非血红素铁吸收的因素，而且作用很强。二是抑制因素，蔬菜和粮谷类中的磷酸盐、植酸盐、碳酸盐、草酸盐，茶叶和咖啡中的丹宁酸，麦麸中的膳食纤维均能与铁形成不溶性铁以抑制铁的吸收。蛋黄中的卵黄高磷蛋白可影响鸡蛋中铁的吸收率。

因此，素食或偏食（不爱吃肉、鱼、禽类）的孕妇容易因富含血红素铁的食物摄入较少而造成饮食中铁摄入不足。某些饮食习惯造成饮食中抑制铁吸收的膳食因素摄入过多也会影响铁的吸收，如进餐时喝茶或咖啡，喜食富含草酸的蔬菜（如菠菜、茭白、韭菜、苋菜、竹笋、甜菜、芹菜、青椒及甘蓝），摄入过多富含膳食纤维的食物或膳食纤维制剂。

（三）某些疾病

由于早孕反应导致恶心、呕吐或偏食、厌食，以及经常食用含铁低或不含铁的食物，都会导致妊娠期铁摄入不足。萎缩性胃炎、胃及十二指肠手术后胃酸分泌减少会影响铁的吸收，减重手术后妊娠的孕妇应受到重点关注。腹泻、消化性溃疡、痔疮出血等疾病也会造成铁的吸收不良或丢失增多。

四、营养评估

（一）膳食调查

通过24小时膳食回顾法调查就诊孕妇近3天的饮食情况，重点询问孕妇平时动物性食物，尤其是红肉的摄入情况，询问有无影响铁吸收的饮食习惯，如素食、经常喝茶或咖啡等。

（二）体格测量

记录孕妇的身高、妊娠前体重和现体重，评估孕妇体重增长情况，以判断能量摄入是否充足。

（三）实验室检查

1. 血常规 IDA患者的Hb、平均红细胞体积、平均红细胞血红蛋白含量和平均红细胞血红蛋白浓度均降低。

2. 血清铁蛋白 是一种稳定的糖蛋白，不受近期铁摄入影响，能较准确地反映铁储存量，是评估铁缺乏最有效和最容易获得的指标。建议有条件的医疗机构对所有孕妇检测血清铁蛋白。贫血患者血清铁蛋白<20μg/L时应考虑IDA。血清铁蛋白<30μg/L即提示为铁耗尽的早期，需及时治疗。但在感染时血清铁蛋白也会升高，可检测C反应蛋白以鉴别诊断。

3. 疾病及手术史 询问孕妇有无影响铁吸收的基础疾病或合并症，询问妊娠前是否做过胃肠道手术，有无常规补充铁剂。

五、妊娠期铁缺乏和缺铁性贫血的诊治及营养管理

（一）铁剂补充

一旦储存铁耗尽，仅通过食物难以补充足够的铁，通常需要补充铁剂。铁缺乏和轻、中度贫血者以口服铁剂治疗为主，重度贫血者可口服铁剂或注射铁剂治疗，还可以少量多次输注浓缩红细胞。极重度贫血者首选输注浓缩红细胞，待Hb达到70g/L、症状改善后，可改为口服铁剂或注射铁剂治疗。治疗至Hb恢复正常后，应继续口服铁剂3～6个月或至

产后3个月。

口服铁剂时，对于诊断明确的IDA孕妇，应补充元素铁100～200mg/d，治疗2周后复查Hb评估疗效，通常Hb水平2周后增加10g/L，3～4周后增加20g/L。非贫血孕妇如果血清铁蛋白＜30μg/L，应摄入元素铁60mg/d，治疗8周后评估疗效。为了避免食物抑制非血红素铁的吸收，建议进食前1小时口服铁剂，与维生素C共同服用，以增加吸收率。口服铁剂避免与其他药物同时服用。

（二）营养治疗

营养治疗的目的是通过合理饮食增加铁摄入，提供合成血红蛋白所必需的物质，并尽可能提高饮食中铁元素的吸收率。

1. 增加铁的供给量 血红素铁比非血红素铁更易吸收，因此应在全面均衡营养的基础上，增加富含血红素铁的动物性食物的摄入，如红色肉类、动物肝脏、动物血等，特别是红肉。根据中国营养学会《中国居民膳食营养素参考摄入量（2013版）》的推荐，妊娠早期、中期和晚期的膳食参考摄入量（RNI）分别达到20mg/d、24mg/d和29mg/d。妊娠中晚期应在妊娠早期均衡饮食的基础上每天额外增加20～50g的红肉，可提供铁1～2.5mg，每周摄入1～2次的动物血和肝脏，每次20～50g，可提供铁7～15mg，以满足妊娠期增加的铁需要。牛奶、蛋类并不是补铁的良好食物，牛奶含铁量不高，蛋类的含铁量尚可，但蛋黄中所含的卵黄高磷蛋白会干扰蛋类中铁的吸收。

2. 增加蛋白质、维生素B$_{12}$和叶酸的摄入 蛋白质不仅是合成血红蛋白的原材料，而且其在消化过程中所释放的胱氨酸、半胱氨酸、赖氨酸、组氨酸等氨基酸和多肽成分，以及高蛋白食物自身的"肉鱼禽因子"都有助于促进铁的吸收。妊娠期蛋白质可以按1～1.5g/（kg·d）供给，妊娠早期总量不低于55g/d，妊娠中期和晚期分别不低于70g/d和85g/d，且有1/3以上的蛋白质来自肉、鱼、禽类食物。维生素B$_{12}$和叶酸也是合成血红蛋白必需的物质，摄入量充足可保证红细胞的正常生成。维生素B$_{12}$主要存在于肝脏、肉类和海产品等动物性食物中，叶酸则广泛存在于各种动物性食物中，但以肝脏、酵母、蛋类、豆类中含量丰富。妊娠期遵医嘱每天常规补充单纯或复合叶酸制剂即可满足妊娠期叶酸的需求量。

3. 增加维生素C的供给量 维生素C具有酸性和还原性，能将三价铁还原为二价铁，并与铁螯合形成小分子可溶性铁螯合物而促进铁的吸收。研究表明，当铁与维生素C的重量比达到1∶5和1∶10时，铁吸收率分别提高3倍和6倍。将维生素C与含非血红素铁的食物一起食用可使铁的吸收率提高2～3倍，甚至更高。维生素C主要存在于新鲜的蔬菜和水果中，如菜心、西蓝花、青椒、草莓、猕猴桃、鲜枣等中维生素C含量丰富。维生素C在不适当的储存和烹调过程中极易被氧化、破坏，因此应注意蔬菜和水果的保鲜，减少烹调过程中的损失。

4. 注意饮食中干扰铁吸收的因素 食用草酸含量高的蔬菜时应先在沸水中焯一下再烹制，焯水可去除部分草酸，减少草酸摄入量。谷类食物中植酸含量较高，但发酵可减少植酸含量，因此主食可优先选择发面主食，如馒头、包子、发面饼等。茶和咖啡也会减少非血红素铁的吸收，因此进食时尽量不喝茶和咖啡，以餐后1小时饮茶和咖啡为宜。同时，铁剂不能与钙剂混用,服用钙制剂前后1小时内不可补铁,否则两者易反应生成难溶性的混合物,导致对铁的吸收率降低。

(三)随访管理

诊断妊娠期缺铁性贫血的孕妇应每2～4周到妊娠期营养门诊复诊一次,复诊时重点评估饮食中铁、蛋白质、维生素C、维生素B_{12}和叶酸的摄入情况,并根据孕妇营养治疗方案的执行情况及疗效调整营养治疗方案。

六、妊娠期铁缺乏和缺铁性贫血的预防

(一)筛查

所有孕妇应在首次产前检查时(最好在妊娠12周内)检查外周血血常规,每8～12周重复检查一次血常规。有条件者可检测血清铁蛋白。

在产检过程中若出现铁缺乏和缺铁性贫血,产科医生应及早给予补铁治疗,并转诊至妊娠期营养门诊,由营养师进行个体化的营养评估和干预治疗,协同产科医生做好铁缺乏和缺铁性贫血的诊治工作。

(二)健康教育

妊娠期健康教育,尤其是营养及妊娠期保健教育在妊娠期铁缺乏和缺铁性贫血的预防中起着重要的作用。孕妇学校健康教育人员对所有孕妇在妊娠早、中、晚期进行健康教育时均应重点强调缺铁性贫血的危害、饮食预防及营养治疗原则。

第六节 妊娠期高血压疾病

妊娠期高血压(gestational hypertension)是妊娠期特有的一种疾病,也是孕产妇死亡和围产儿死亡的首要因素。妊娠期高血压在我国的发病率为9.4%。孕妇年龄≥40岁、子痫前期病史、抗磷脂抗体阳性、高血压病史、肾脏病史、糖尿病史、初次产检时BMI≥28kg/m^2、子痫前期家族史(母亲或姐妹)、多胎妊娠、妊娠间隔≥10年、妊娠早期收缩压≥130mmHg或舒张压≥80mmHg,以上均为妊娠期高血压疾病的高危因素。

一、妊娠期高血压疾病的分类

中华医学会妇产科学分会更新发布了《妊娠期高血压疾病诊治指南(2020)》,以进一步规范和指导我国妊娠期高血压疾病的临床诊治。

该指南指出妊娠期高血压疾病为多因素发病,可基于孕妇的各种基础病理状况,也可受妊娠期环境因素的影响。妊娠期病情缓急不同,可呈现进展性变化,也可迅速恶化。

（一）妊娠期高血压

妊娠20周后首次出现高血压，收缩压≥140mmHg（1mmHg = 0.133kPa）和（或）舒张压≥90mmHg，于产后12周内恢复正常，尿蛋白检测阴性。收缩压≥160mmHg和（或）舒张压≥110mmHg为重度妊娠期高血压。

（二）子痫前期 - 子痫

1. 子痫前期（preeclampsia，先兆子痫）　妊娠20周后出现收缩压≥140mmHg和（或）舒张压≥90mmHg，且伴有下列任一项：尿蛋白≥0.3g/24h，或尿蛋白/肌酐比值≥0.3，或随机尿蛋白≥（＋）（无法进行尿蛋白定量时的检查方法）；无蛋白尿但伴有以下任何一种器官或系统受累：心、肺、肝、肾等重要器官，或血液系统、消化系统、神经系统的异常改变，胎盘、胎儿受到累及等。子痫前期也可发生在产后。当血压和（或）尿蛋白水平持续升高时，发生母体器官功能受损或胎盘、胎儿并发症是子痫前期病情进展的表现。子痫前期孕妇出现下述任一表现可诊断为重度子痫前期（severe preeclampsia）。①血压持续升高不可控制：收缩压≥160mmHg和（或）舒张压≥110mmHg；②持续性头痛、视觉障碍或其他中枢神经系统异常表现；③持续性上腹部疼痛及肝包膜下血肿或肝破裂表现；④转氨酶水平异常：血丙氨酸转氨酶（ALT）或天冬氨酸转氨酶（AST）水平升高；⑤肾功能受损：尿蛋白＞2.0g/24h；少尿（24小时尿量＜40ml，或每小时尿量＜17ml）或血肌酐＞106μmol/L；⑥低蛋白血症伴腹水、胸腔积液或心包积液；⑦血液系统异常：血小板计数呈持续性下降并低于$100×10^9$/L，微血管内溶血，表现有贫血、黄疸或血乳酸脱氢酶（LDH）水平升高；⑧心功能衰竭；⑨肺水肿；⑩胎儿生长受限或羊水过少、胎死宫内、胎盘早剥等。需在妊娠34周前因子痫前期终止妊娠者定义为早发子痫前期。

2. 子痫（eclampsia）　在子痫前期基础上发生了不能用其他原因解释的强直性抽搐，可发生在产前、产时和产后，也可发生在无临产子痫前期表现时。

（三）妊娠合并慢性高血压

孕妇存在各种原因的继发性或原发性高血压，各种慢性高血压的病因、病程和病情表现不一。例如，孕妇既往存在高血压或在妊娠20周前发现收缩压≥140mmHg和（或）舒张压≥90mmHg，妊娠期无明显加重或表现为急性严重高血压；或妊娠20周后首次发现高血压但持续到产后12周以后。

（四）慢性高血压伴发子痫前期

慢性高血压孕妇妊娠20周前无蛋白尿，妊娠20周后出现尿蛋白定量0.3g/24h或随机尿蛋白（＋），清洁中段尿并排除尿少、尿比重增高时的混淆；或妊娠20周前有蛋白尿，妊娠20周后尿蛋白定量明显增加；或出现血压进一步升高等上述重度子痫前期的任何一项表现。慢性高血压并发重度子痫前期的靶器官受累及临床表现时，临床均按重度子痫前期处理。

二、妊娠期高血压对孕妇和胎儿的影响

（一）对孕妇的影响

妊娠期高血压疾病是孕产妇围产期死亡的首要因素。妊娠期高血压疾病可使孕妇发生胎盘早剥的风险增加，约为正常孕妇的10倍。胎盘早剥可引起弥散性血管内凝血，产后出血率明显高于正常孕妇，导致产妇大出血和休克，也可发展至肾衰竭，继而导致死亡。此外，妊娠期高血压疾病孕妇还可并发心脏病和脑血管疾病，是产妇死亡的常见原因。

（二）对胎儿的影响

妊娠期高血压疾病对胎儿的影响程度主要取决于胎盘病变及功能异常的程度。妊娠期高血压疾病孕妇全身小动脉痉挛，胎盘微血管容易形成血栓，导致绒毛栓塞或坏死，胎盘、子宫血流量明显减少，胎盘功能受损，胎儿对氧气和营养物质的摄取量减少，影响宫内胎儿的生长发育，从而导致早产、低出生体重、小于胎龄儿和围产儿死亡。

三、营养评估

营养因素与妊娠期高血压疾病有着密切的关系。对于妊娠期营养门诊就诊的妊娠期高血压疾病孕妇，应从以下几个方面评估其营养状况。

（一）膳食调查

妊娠期高血压疾病患者能量、蛋白质、碳水化合物摄入量与正常孕妇相近，而总脂肪及饱和脂肪酸摄入量较正常孕妇多，钙、铁、维生素A、维生素D、维生素B_2的摄入量较少。通过24小时膳食回顾法调查就诊孕妇近3天的饮食情况，重点询问孕妇食盐及腌制食品、奶类及奶制品、肥肉、动物内脏、红肉及食用油的摄入情况。

（二）体格测量

记录孕妇的身高、妊娠前体重和现体重，评估孕妇体重增长情况。

（三）实验室检查

①血常规：查看患者近1～2周的血常规，记录血红蛋白、平均红细胞体积、平均红细胞血红蛋白含量和平均红细胞血红蛋白浓度水平，评估有无合并贫血；②血清白蛋白：查看患者近1～2周的血生化结果，记录总蛋白、血清白蛋白及血糖、血脂水平，评估有无因尿蛋白丢失出现低蛋白血症，以及有无合并妊娠期糖尿病或妊娠期血脂异常。

（四）身体活动

询问就诊孕妇每天的身体活动形式及活动时间。

四、妊娠期高血压疾病的营养治疗

《妊娠期高血压疾病诊治指南（2020）》指出妊娠期高血压疾病的治疗目的是预防重症子痫前期和子痫发生，降低母儿围产期并发症发病率和死亡率。治疗基本原则是休息、镇静、预防抽搐、有指征地降压和利尿、密切监测母儿情况，适时终止妊娠。应根据病情的轻重缓急和分类进行个体化治疗，对不同妊娠期高血压疾病孕妇进行分层、分类管理：①妊娠期高血压，休息、镇静、监测母胎情况，酌情降压治疗；②子痫前期，预防抽搐，有指征地降压、利尿、镇静，密切监测母胎情况，预防和治疗严重并发症，适时终止妊娠；③子痫，治疗抽搐，病情稳定后终止妊娠，预防并发症；④妊娠合并慢性高血压，以降压治疗为主，注意预防子痫前期的发生；⑤慢性高血压并发子痫前期，兼顾慢性高血压和子痫前期的治疗。

营养治疗是妊娠期高血压疾病重要的基础治疗手段。调整膳食结构是妊娠期高血压疾病营养防治的重点。

（一）控制总能量摄入

妊娠前和妊娠期能量摄入过高易致肥胖，而超重/肥胖是妊娠期高血压疾病的重要危险因素，所以预防妊娠期高血压疾病最重要的营养因素就是预防妊娠前超重/肥胖及妊娠期体重增长过多。妊娠期要适当控制食物的总能量，保证妊娠期体重增长在合理的范围内，尤其是双胎、巨大儿、妊娠期糖尿病孕妇，应注意合理控制体重。

（二）限制脂肪摄入量，减少饱和脂肪酸摄入量

脂肪供能比应为20%～30%，减少饱和脂肪酸摄入量，饱和脂肪酸供能比应<7%，尽量避免食用富含饱和脂肪酸的食物，如肥肉、动物油脂、动物内脏等，同时应适当增加不饱和脂肪酸的摄入量。

（三）增加优质蛋白质摄入量

妊娠期高血压疾病患者因尿中排出蛋白质导致血清总蛋白或白蛋白降低，贫血和低蛋白血症较常见。适当增加优质蛋白质摄入，使优质蛋白占蛋白质总量的50%以上，不仅可以纠正低蛋白血症，还可以纠正贫血。鱼类、去皮禽类和畜类瘦肉、脱脂奶类、蛋类、大豆制品等含丰富的优质蛋白质，且脂肪含量低，在补充优质蛋白质的同时不会增加饱和脂肪的摄入量。

（四）减少盐的摄入量

建议妊娠期高血压疾病患者每天食盐的摄入量应少于5g，少吃或避免吃腌制食品，如咸菜、咸鱼、咸肉、咸蛋、酱菜、腐乳等，以及高钠的加工食品或零食。

（五）补充足够的钙、镁和锌

适当增加钙、维生素D、镁、锌摄入量可降低妊娠期高血压疾病的发病率。与正常孕

妇相比，妊娠期高血压患者钙和维生素D的摄入量较少，血锌水平较低。牛奶、奶制品及大豆制品含丰富而易吸收的钙质，是补钙的良好食物。豆类、绿叶蔬菜、水果含丰富的镁，海产品如鱼、牡蛎及动物内脏含锌丰富，是补锌的良好来源。

五、妊娠期高血压疾病的随访管理及预防

确诊妊娠期高血压疾病的孕妇应每2～4周到妊娠期营养门诊就诊一次，复诊时重点评估孕妇体重增长情况，饮食中钙、铁、维生素D、镁和锌的摄入情况，以及血糖、血脂、血红蛋白和血清白蛋白水平。

加强教育，提高公众对妊娠期高血压疾病的认识；加强医务人员培训，注意识别子痫前期的高危因素；应在妊娠前、妊娠早期和对任何时期首诊的孕妇进行高危因素的筛查、评估和预防，妊娠期高血压疾病特别是重度子痫前期孕妇，计划再生育者有复发风险，再次妊娠的妊娠前检查非常重要。

《妊娠期高血压疾病诊治指南（2020）》对于低钙摄入人群（＜600mg/d），推荐口服钙补充量至少为1g/d，以预防子痫前期。

妊娠期高血压疾病患者产后6周血压仍未恢复正常时，应于产后12周再次复查血压，以排除慢性高血压，必要时建议内科诊治。鼓励妊娠期高血压疾病患者产后养成健康的饮食和生活习惯，如规律的体育锻炼、控制食盐摄入（＜5g/d）、戒烟等。鼓励超重/肥胖孕妇产后将BMI控制在18.5～25.0kg/m²，腹围＜80cm，以减小再次妊娠时妊娠期高血压疾病的发生风险，并利于长期健康。

第七节　妊娠期血脂异常

正常妊娠时，妊娠期女性的肠道对脂肪的吸收明显增加，使其呈现一种持续性高脂状态，以帮助其在妊娠期储备足够能量以保证胎儿的生长发育需求，以及母体生产时消耗和产后哺乳脂肪储存的需要，因此妊娠期会出现生理性高脂血症。妊娠期TG、TC、HDL-C、LDL-C、ApoA、ApoB均呈不同程度的升高。多项研究提示，妊娠期血浆TG与TC从孕9～13周开始逐渐上升，孕31～36周达高峰，并维持至分娩，产后24小时内明显下降，4～6周后逐渐恢复至妊娠前水平。整个妊娠期以TG、TC的变化尤为显著，早期血脂改变不明显，妊娠晚期TG水平可升高2～4倍，TC水平可升高25%～50%。

一、妊娠期血脂异常的定义

妊娠期血脂水平升高不仅可满足胎儿正常发育，还可为妊娠、分娩及产后哺乳储备能量。因此，一定程度的血脂升高具有积极作用。但当孕妇的血脂水平过高时，称为妊娠期高脂血症，则属于病理表现。目前，妊娠期高脂血症的定义及其诊治标准在国内外尚未统一，《中国成人血脂异常防治指南（2016年修订版）》中明确了我国人群的血脂成分合适水

平及异常切点的建议，见表12-7-1。

表 12-7-1　中国人群血脂合适水平和异常分层标准

分层	血脂水平（mmol/L）				
	TC	LDL-C	HDL-C	非HDL-C	TG
理想水平		<2.6		<3.4	
合适水平	<5.2	<3.4		<4.2	<1.7（150）
边缘升高	≥5.2且<6.2	≥3.4且<4.1		≥4.1且<4.9	≥1.7且<2.3
升高	≥6.2	≥4.1		≥4.9	≥2.3
降低			<1.0		

二、妊娠期血脂异常与妊娠期并发症

（一）妊娠期血脂异常与妊娠期高血压

妊娠期高血压发病机制目前尚不完全清楚，近年研究显示，脂质代谢异常与其发病关系密切。妊娠期高血压的病理生理改变主要是小动脉痉挛及动脉粥样硬化，而造成这种血管功能异常的原因为氧化应激反应。血脂作为脂质过氧化底物，过多地存在于子痫前期患者体内，其促进脂质过氧化物的产生，使细胞膜、线粒体损害，脂质、蛋白交联，细胞膜和各种酶的功能异常，从而造成内皮细胞损伤、血管功能异常，这是妊娠期高血压尤其是子痫前期发病的高危因素。

预测妊娠期高血压的方法是近年来的研究热点，预测指标主要包括血脂、血管内皮生长因子、可溶性类FMS、酪氨酸激酶-1、胎盘生长因子及尿酸等。已有研究表明，妊娠早期，当TC≥6.0mmol/L、TG≥1.7mmol/L、LDL-C≥4.17mmol/L、HDL-C<1.1mmol/L时可预测子痫前期的发生。

（二）妊娠期血脂异常与妊娠期糖尿病

妊娠期糖尿病（GDM）在糖代谢紊乱的同时常伴有脂代谢紊乱，GDM患者在各妊娠期TG水平均升高，而其他血脂代谢指标变化尚存在争议。

妊娠期脂代谢异常主要是因为雌激素升高和胰岛素抵抗。正常妊娠时妊娠早期雌激素介导的血脂合成起主导作用，雌激素升高，富含TG的VLDL1和生成LDL-C的VLDL2均增多，妊娠期TG和LDL-C均升高。Li等研究发现妊娠早期TG升高与GDM风险增加有关。研究发现游离脂肪酸水平升高可加重胰岛素抵抗，TG升高也可能导致胰岛素抵抗，故妊娠早期TG较高的孕妇胰岛素抵抗可能较正常孕妇重，这些孕妇更容易发展成GDM。而妊娠期糖尿病的胰岛素抵抗状态导致体内胰岛素、胰高血糖素水平升高，脂肪动员作用增强，非酯化脂肪酸增多，非酯化脂肪酸进入肝脏，在肝糖原储备充足的情况下合成TG增多，故妊娠期糖尿病患者在糖代谢紊乱的同时也会加重血脂代谢紊乱。

（三）妊娠期血脂异常与高脂性胰腺炎

妊娠期严重高脂血症（空腹血浆 TG ＞ 11.4mmol/L）会诱发高脂性胰腺炎，可危及母儿生命。妊娠期胰腺炎有 56% 是由高脂血症诱发。高脂性胰腺炎 75% 发生在妊娠中晚期，母儿死亡率可分别高达 7.5%～ 21%、19%～ 20%。其发生机制可能与 TG 产生过量的游离脂肪酸（FFA）有关，FFA 对毛细血管和腺泡细胞具有高度毒性。此外，血液黏稠度增加和血中游离的脂肪颗粒均可引起静脉血管栓塞，导致胰腺微循环障碍，如胰腺小动脉和微循环的急性脂肪栓塞，而成为急性胰腺炎的诱发因素。

除此之外，妊娠期出现血脂异常的孕妇在产后发生心血管疾病的危险也显著增加。同时，高脂血症也增加了早产儿、巨大儿及小于胎龄儿的风险。

三、营养评估

（一）膳食调查

不合理的饮食结构（高能量、高脂和高糖饮食）、过度饮酒与血脂异常有关，尤其是高甘油三酯血症与饮食关系最为密切。通过 24 小时膳食回顾法调查就诊孕妇近 3 天的饮食情况，重点询问孕妇平时动物性食物、高脂肪食物及甜食的摄入情况，以及是否有饮酒的习惯和酒精的摄入量。

（二）体格测量

记录孕妇的身高、妊娠前体重和现体重，评估孕妇体重增长情况。

（三）实验室检查

查看患者近期 1～ 2 周和建档时的血脂指标情况，包括 TC、TG、LDL-C 及 HDL-C 水平，同时关注血糖指标中空腹血糖、餐后血糖及糖化血红蛋白水平。

（四）身体活动

询问就诊孕妇每天的身体活动形式及活动时间。

四、妊娠期血脂异常的营养治疗

生活方式干预在妊娠期血脂异常的治疗中占据最重要的位置。《中国成人血脂异常防治指南（2016 年修订版）》指出，血脂异常与饮食和生活方式有密切关系，饮食治疗和改善生活方式是血脂异常治疗的基础措施。无论是否选择药物调脂治疗，都必须坚持控制饮食和改善生活方式。

（一）控制总能量摄入

妊娠前超重/肥胖、妊娠早期体重增重过多均为妊娠期高脂血症的危险因素。在孕周不变的条件下，孕妇体重和BMI越高，TG水平越高。因此，对于出现血脂异常的超重或肥胖孕妇，应限制每天总能量摄入，以控制体重增长在合理范围内，减少妊娠合并症的出现。营养师应根据孕妇的孕周、增重情况、体力活动情况给予合理的能量推荐。

（二）充足的碳水化合物

建议每天摄入的碳水化合物供能比例占总能量的50%～65%。选择使用富含膳食纤维和低升糖指数的食物，每天饮食应包含25～30g膳食纤维（其中7～13g为水溶性膳食纤维）。碳水化合物以谷类、薯类和全谷物为主，其中添加糖摄入不应超过总能量的10%（对于肥胖和高甘油三酯血症者要求比例更低）。

（三）限制脂肪和胆固醇摄入

建议每天摄入的脂肪比例不应超过总能量的20%～30%，胆固醇小于300mg。脂肪总量和质量均会对血脂产生影响，一定要严格控制每天脂肪摄入总量，尤其是高甘油三酯血症者应尽可能减少每天摄入脂肪总量。应优先选择富含n-3多不饱和脂肪酸的食物（如深海鱼、鱼油、植物油）。减少饱和脂肪酸（如肥肉、动物油、奶油糕点、棕榈油）和反式脂肪酸的摄入量，饱和脂肪酸应小于总能量的10%，而高胆固醇血症者饱和脂肪酸摄入量应小于总能量的7%；反式脂肪酸摄入量应小于总能量的1%。减少高胆固醇食物的摄入，如蛋黄、动物内脏、鱼子、鱿鱼、蟹黄等。每天烹调油应少于30g，尽量选择少油的加工烹调方式，如蒸、煮、炖、焖、汆、凉拌等。

（四）保证蛋白质供应

建议每天蛋白质供能比例以15%～20%为宜，其中植物来源的蛋白质至少占50%。大豆蛋白为优质蛋白质，同时大豆类（黄豆、黑豆、青豆）富含植物固醇及卵磷脂，有利于血脂健康。

（五）补充外源性植物化学物

补充外源性植物化学物有利于血脂控制，如植物固醇/烷醇（2～3g/d），水溶性/黏性膳食纤维（10～25g/d）可降低血清LDL-C水平，但应长期监测其安全性。

（六）适量身体活动

孕妇运动前需充分评估安全性。如无运动禁忌，建议孕妇进行规律的中等强度的有氧运动，每周5～7天，每次30分钟。

妊娠期高脂血症的治疗指征及降脂目标目前尚缺乏循证医学的证据和诊疗指南。一旦妊娠期妇女达到高脂血症的诊断标准，应在不影响胎儿生长发育的前提下最大限度地进行生活方式干预。若生活方式干预无效，尤其对家族性高胆固醇血症或出现严重的代谢综合征等疾病的孕妇，应在营养治疗的基础上选择降脂药物进行降血脂治疗，以降低孕妇及胎儿不良妊娠结局的发生率。

五、妊娠期血脂异常的随访及疗效观察

妊娠期血脂异常的孕妇应在首次就诊妊娠期营养门诊2周后复诊，复诊时重点评估孕妇体重增长情况，饮食中脂肪、糖类的供能比例，以及高脂肪、高糖类食物及酒精的摄入量。建议患者接受饮食与运动治疗1个月后复查血脂，之后根据患者依从性和血脂控制情况决定复诊时间。

第八节　妊娠期便秘

便秘是由多种病因所引起的常见临床症状，其中无明显器质性病变或继发于代谢病、系统性疾病或药物因素而以功能性改变为特征的便秘称为功能性便秘（functional constipation，FC）。由于妊娠相关的解剖和生理变化，这一现象在妊娠期更为常见，且妊娠前便秘的女性往往在妊娠时症状加重。妊娠期便秘是仅次于恶心的常见妊娠期胃肠道疾病，多达一半的女性在妊娠期会发生便秘，再次妊娠时便秘的发生率高于初次妊娠。

一、妊娠期便秘的病因

引起妊娠期便秘的发病原因很多，大致包括以下几种。

（一）解剖和生理因素

妊娠期，随着孕周的增加，胎儿不断生长，增大的子宫对腹腔脏器造成压迫，同时引起乙状结肠机械性功能障碍，使肠道蠕动减慢，导致便秘。膈肌、腹肌运动减弱也将引起排便动力的缺乏。妊娠晚期，胎头入盆后，直肠受到的机械性压力越来越明显，粪便运转速度减慢，导致不能正常排便。除了解剖学因素外，妊娠期的性激素水平变化也促进了便秘的发生。孕激素分泌增多致使胃动素及胃酸分泌减少，从而导致胃肠道平滑肌张力减低，蠕动能力减弱。结肠平滑肌收缩力的降低延长了结肠转运粪便的时间。此外，雌孕激素水平的升高引起醛固酮激素分泌增加，导致对结肠内水分的重吸收增加，致使大便干结，加重便秘。

（二）饮食和运动因素

如果孕妇膳食纤维摄入不足，就会影响肠道内粪便体积，从而对肠壁刺激的推动作用减弱，导致便秘。妊娠期缺乏体力活动、卧床休息时间延长、久坐不动也是导致便秘的高危因素。

（三）心理因素

妊娠后的不良心理反应如紧张、焦虑等，可导致交感神经兴奋，减弱胃肠蠕动，容易

导致便秘。

（四）药物影响

合并缺铁性贫血的孕妇一般在治疗时需要补充铁剂，铁剂会导致大便水分减少，形成便秘。

二、妊娠期便秘的临床表现及诊断

妊娠期便秘表现为排便次数减少，粪便干硬和（或）排便困难。排便次数减少是指每周排便＜3次；排便困难包括排便费力、排出困难、排便不尽感、排便费时和需要用手法辅助排便。

妊娠便秘的诊断采用罗马Ⅲ标准，即至少12周内有以下两项或两项以上者，可以是不连续的：①＞1/4的排便需屏气用力；②＞1/4的粪便中有硬块或坚硬；③＞1/4的排便有排不尽的感觉；④＞1/4在排便时有肛门直肠梗阻感；⑤＞1/4在排便时需用手法协助排便；⑥＞1/4每周排便次数少于3次。

三、妊娠期便秘的危害

妊娠期便秘的类型和严重程度往往因人而异，影响可大可小。虽然妊娠期便秘很少会危及母亲和胎儿的生命安全，但会导致明显的不适和痛苦，降低孕妇的生活质量。严重的便秘表现为经常几天没有大便，甚至1~2周不能顺利排便，可能会导致孕妇腹痛、腹胀、肠道梗阻，以致发生早产、流产等不良事件，危及母婴健康。

妊娠晚期，便秘可能会影响分娩过程。分娩时，堆积在肠管中的粪便妨碍胎儿下降，导致产程延长，甚至难产和产后大出血，还可导致生殖系统疾病。

因便秘造成的排便困难和疼痛会给孕妇的心理造成严重的负担，增加其焦虑、紧张的不良情绪，而妊娠期的这些负性情绪是导致产后抑郁的重要因素，甚至可引发心理、生理应激，增加不良妊娠结局的发生风险。

四、营养评估

1. **膳食调查**　通过24小时膳食回顾法调查就诊孕妇近3天的饮食情况，重点询问孕妇平时粗粮、蔬菜、水果及饮水量的摄入情况，评估饮食中膳食纤维摄入量是否达标。

2. **体格测量**　记录孕妇的身高、妊娠前体重和现体重，评估孕妇体重增长情况。

3. **实验室检查**　查看患者近期1~2周血红蛋白、血糖和血脂指标情况，评估有无其他合并症。

4. **身体活动**　询问就诊孕妇每天的身体活动形式及活动时间。

5. **药物**　询问有无使用导致便秘的药物。

五、妊娠期便秘的营养治疗

妊娠期便秘的治疗原则是根据便秘程度、病因及类型而采用个体化的综合治疗，以恢复正常排便。目前，国内外指南、专家共识推荐妊娠期便秘的主要治疗措施为非药物与药物干预。轻度便秘可采用改变饮食结构、调整生活方式和增加运动量等非药物干预方式。当非药物干预无法改善便秘症状时，则需结合病情选择适宜的药物进行干预。

（一）增加膳食纤维摄入

多项研究证实，增加膳食纤维可改善便秘症状谱，包括排便频率、粪便性状、排便疼痛和结肠转运时间等。可溶性膳食纤维的持水性比不溶性膳食纤维强，而且可完全被细菌酵解，其发酵性可通过增加菌群数量而增加粪便重量，刺激排便。因此，推荐使用可溶性膳食纤维，不溶性膳食纤维是否有通便作用尚存在争议。但需注意，部分便秘患者增加膳食纤维后可能加重腹胀、腹痛、肠鸣等不适，是由增多的膳食纤维导致肠道气体产生增加所致。

中国营养学会推荐健康成人膳食纤维适宜摄入量为25g/d。粗粮、带皮水果和新鲜蔬菜是膳食纤维的良好食物来源。便秘的孕妇应多吃富含膳食纤维的食物。有研究表明，在膳食中增加海带、豆类、香蕉、火龙果的摄入也可改善孕妇便秘。

（二）多饮水

研究认为，除非患者脱水，否则增加饮水量不会影响结直肠功能和缓解便秘。然而，每天摄入2L水会增强膳食纤维的通便作用，因此多项便秘指南推荐水的摄入量为1.5～2.0L/d。建议妊娠期便秘的孕妇可参照《中国孕期妇女平衡膳食宝塔》的推荐，每天摄入充足的水分，饮水量1500～1700ml/d。

（三）补充富含B族维生素的食物

富含B族维生素的食物可促进消化液的分泌，维持和促进肠蠕动，有利于排便，如粗粮、酵母、豆类及制品等，必要时每天可补充生理推荐量的B族维生素混合制剂。

（四）禁忌食物

禁忌烟酒和辛辣刺激性食物，如火锅、香料等。多食产气食物以促进肠蠕动，如洋葱、萝卜、蒜苗等。

（五）使用特殊医学用途配方食品

1. 可溶性膳食纤维 如低聚果糖、低聚半乳糖和菊粉制品。便秘患者常伴有肠道菌群的改变，如乳酸菌减少，产甲烷菌、条件致病菌和真菌增多等。这类可溶性膳食纤维能促进肠内益生菌生长繁殖，从而改善肠道功能，恢复肠道微生态平衡。

2. 益生菌制剂 益生菌是一类能对宿主产生有利作用的微生物，常见的有乳酸菌和双歧杆菌等。益生菌定植在肠道内，其代谢产物乳酸、乙酸、短链脂肪酸等可以降低肠道pH，增加肠蠕动，缩短粪便在结肠内的潴留时间，从而对便秘有一定的治疗效果。

（六）适当增加运动

研究发现，规律的体育运动可缩短肠道传输时间、利于通便，有氧运动如步行、骑车等对改善便秘有效。美国运动医学院建议，在没有并发症的情况下，孕妇每天应该进行30分钟的适度运动，如散步、抬腿等活动方式已被证明能够改善肠道功能。

六、妊娠期便秘患者的随访及疗效观察

妊娠期便秘的孕妇应在首次就诊妊娠期营养门诊1～2周后复诊，复诊时重点评估孕妇体重增长情况、饮食中是否富含膳食纤维、食物及水分的摄入量。之后，根据患者便秘改善情况决定复诊时间。

第九节　妊娠期体重增长异常

妊娠期增加的体重包括两大部分：一是妊娠产物，包括胎儿、胎盘和羊水；二是母体组织的增长，包括血液和细胞外液的增加、子宫和乳房的发育增大，以及母体为分娩和泌乳而储备的脂肪及其他营养物质。孕妇妊娠期必要性的体重增长为6～7.5kg，妊娠期约有4kg的脂肪储备，妊娠期体脂的增加是为产后泌乳做能量储备。一般来说，妊娠早期胎儿生长发育相对缓慢，孕妇体重变化不大，自妊娠中期开始，胎儿生长发育逐渐加速，母体生殖器官的发育也相应加快，孕妇体重增长速度快，故应重视此阶段的体重增长管理。

妊娠期适宜的体重增长是成功妊娠最基本的条件，也是反映孕妇营养状况最实用的直观指标。妊娠期体重的适宜增长对保证胎儿的生长发育、减少妇女妊娠期和分娩时并发症的风险，以及使产后母体体重恢复至妊娠前水平均极为重要。因此，所有的孕妇均应按照《中国孕期妇女膳食指南（2016）》的要求合理膳食，进行适量身体运动，维持妊娠期适宜增重。

一、妊娠期体重增长异常对母体的影响

妊娠期体重增长过多或过少都会影响母体和胎儿近期及远期的健康，并与新生儿体重、妊娠并发症等不良妊娠结局密切相关。

妊娠期体重增长过多或过快，对母体和胎儿的健康均有潜在的负面影响。对于母体而言，可增加妊娠期糖尿病、妊娠期高血压、妊娠期高脂血症等妊娠合并症的风险，会导致分娩时产程延长、子宫破裂、胎儿宫内窘迫、颅骨过度重叠、胎头严重水肿、剖宫产等风险增加，也可增加产后胎盘滞留、体重滞留及慢性代谢性疾病的发生风险。对于胎儿而

言，妊娠期母亲体重增长过多增加了巨大儿发生率，分娩时胎儿易发生臂丛神经损伤、锁骨骨折、新生儿宫内窒迫等并发症，还会增加儿童期肥胖的发病风险，以及成年后发生慢性代谢性疾病的风险。

妊娠期体重增长过少或过慢与妊娠期贫血、流产、羊水缺乏症、胎膜早破、胎儿宫内生长发育受限、早产儿、低出生体重儿、围产期死亡危险性增加等有关。研究发现，低出生体重儿成年后患心脏病、2型糖尿病、高血压等慢性病的风险增加。

二、妊娠期增重推荐

妊娠期体重增长不足和过多对母体及子代健康的不良影响日益明确，应给予孕妇适宜增重值的推荐并做好妊娠期体重管理工作。

美国医学研究院（Institute of Medicine，IOM）在1990年推出第一个按妊娠前BMI推荐的妊娠期适宜增重值。按妊娠前BMI推荐妊娠期增重是由于妊娠前体重不同的孕妇妊娠期体重增长的适宜值也不相同，除了妊娠期增重以外，妊娠前体重和身高也是影响妊娠结局的重要因素。经过近20年对1990年妊娠期适宜增重推荐值的临床应用，积累了大量的妊娠期增重和子代出生结局的数据，IOM于2009年采用WHO关于用BMI判定肥胖的切点，推出了更新版的妊娠期适宜体重推荐值（表12-9-1）。IOM 2009版妊娠期适宜增重推荐值增加了妊娠前BMI分组，并对妊娠中晚期增重的速度提出了建议值，为临床上妊娠期体重管理提供了较为明确的科学依据。由于中国和美国人群在遗传特征（身高、体重等）、膳食结构、妊娠期并发症和不良分娩结局等方面存在较大差异，且中国和美国对成人BMI分组判定标准不同，以美国人群数据建立的妊娠期适宜增重推荐值可能不适合直接用于指导我国女性。

表12-9-1　美国IOM 2009版推荐妊娠期适宜体重增长值及增长速度

妊娠前BMI（kg/m²）	总增长值范围[a]（kg）	妊娠中晚期增重速度（kg/周）
<18.5（低体重）	12.5～18	0.51（0.44～0.58）
18.5～24.9（正常体重）	11.5～16（16.7～24.3）	0.42（0.35～0.50）
25.0～29.9（超重）	7～11.5（13.9～22.5）	0.28（0.23～0.33）
≥30.0（肥胖）	5～9（11.3～18.9）	0.22（0.17～0.27）

a 括号内数值为双胎孕妇妊娠期总增重范围推荐值。

为研究适合中国妇女的妊娠期体重增长值，由中国营养学、围产医学、妇幼保健、流行病学、卫生统计学等专业的著名专家组成了"妊娠期妇女体重增长推荐值"研究工作组。专家组对国内外文献进行了系统检索和分析，并整合了包含10万余例妊娠期妇女的数据库，提出了《妊娠期妇女体重增长推荐值标准》（表12-9-2）。

表 12-9-2　妊娠期妇女体重增长值和妊娠中晚期每周体重增长推荐值

妊娠前BMI（kg/m²）	总增长值范围（kg）	妊娠早期增长值（kg）	妊娠中晚期每周体重增长值及范围（kg）
<18.5（低体重）	11.0～16.0	0～2.0	0.46（0.37～0.56）
18.5～24.0（正常体重）	8.0～14.0	0～2.0	0.37（0.26～0.48）
24.0～28.0（超重）	7.0～11.0	0～2.0	0.30（0.22～0.37）
≥28.0（肥胖）	5.0～9.0	0～2.0	0.22（0.15～0.30）

注：妊娠早期增重应不超过2.0kg。

《妊娠期妇女体重增长推荐值标准》制定过程仅分析了单胎正常妊娠妇女体重的增长，样本多为汉族妇女。对于身高低于140cm，或体重大于130kg，或患有疾病的妇女，妊娠体重增长范围及管理应由临床医生视具体情况而定。对于多胎妊娠的情况，目前国内外尚缺乏大样本的研究资料，现多参照IOM 2009版推荐的双胎孕妇妊娠期的总增重推荐值范围。

三、营养评估

1. 膳食史调查　通过24小时膳食回顾法调查就诊孕妇近3天的饮食情况，评估体重增长过快或过多者膳食总能量、脂肪及碳水化合物摄入量是否超标，体重增长过少或过慢者是否存在膳食总能量和营养素摄入不足的情况。

2. 体格测量　记录孕妇的身高、妊娠前体重和现体重，评估孕妇体重增长情况。

3. 实验室检查　查看患者近1～2周血红蛋白、血糖和血脂指标情况，评估有无其他合并症。

4. 体力活动　询问就诊孕妇每天体力活动的形式及时间。

四、妊娠期体重增长异常的管理

做好妊娠期体重管理，对保证母胎健康、减少不良妊娠结局极为重要。妊娠期体重增长异常主要与膳食和身体活动因素有关。对于体重增长异常的孕妇，需要给予个体化的营养和运动治疗方案，要求孕妇做好体重监测工作，以便及时根据体重增长情况调整营养和运动治疗方案。

（一）营养治疗

营养治疗是做好妊娠期体重管理的基础，营养治疗的目的是满足妊娠期营养需求，维持妊娠期体重适宜增长，保证胎儿的正常生长发育，减少孕妇妊娠期和分娩时合并症的发生，促进产后母体体重尽快恢复至妊娠前水平。

1. 能量　妊娠期能量摄入过多导致的能量过剩是妊娠期体重增长过多的重要因素。因此，对于体重增长过多或过快的孕妇，应适当控制其每天总能量摄入，一般根据孕妇的身高、孕周、增重及体力活动情况，参照中国营养学会《中国居民膳食营养素参考摄入量

（2013版）》进行个体化的能量推荐。对于体重增长过少或过慢的孕妇，要保证每天总能量摄入充足。《中国居民膳食营养素参考摄入量（2013版）》推荐妊娠中晚期每天能量摄入比妊娠前分别增加300kcal和450kcal，多胎妊娠应在单胎的基础上每天增加200～300kcal。每天总能量应保证妊娠早期不低于1500kcal，妊娠中晚期不低于1800kcal。

2. 碳水化合物　以占总能量的50%～65%为宜，以保证胎儿生长发育的需求。对于体重增长过少或过慢的孕妇，要保证碳水化合物的摄入量，必要时可适当增加。对于体重增长过多或过快的孕妇，应控制碳水化合物的摄入量，多选择富含膳食纤维的粗杂粮及薯类食物，增加粗纤维的蔬菜摄入，以增加饱腹感，减少能量摄入。同时，减少精制糖摄入，避免含糖饮料及高糖类零食，尽量避免放糖、勾芡等烹调方式，控制水果摄入量，每天200～350g，于两餐之间食用为宜。

3. 脂肪　以占总能量的20%～30%为宜。脂肪摄入应优先选择富含n-3多不饱和脂肪酸的食物（如深海鱼、鱼油、植物油），减少饱和脂肪酸（如肥肉、动物油、奶油糕点、棕榈油）和反式脂肪酸的摄入量。每天烹调油应少于30g，尽量选择少油的烹调方式，如蒸、煮、炖、焖、汆、凉拌等。对于体重增长过多或过快的孕妇，可推荐食用低脂或脱脂奶制品替代全脂奶制品。

4. 蛋白质　充足的蛋白质摄入对胎儿的发育至关重要，适量增加蛋白质的摄入，推荐占总能量的15%～20%，其中优质蛋白质至少占1/3。《中国居民膳食营养素参考摄入量（2013版）》建议妊娠早期不需增加膳食蛋白质，妊娠中晚期分别增加15g/d和30g/d。鱼、禽、蛋、瘦肉是优质蛋白质的主要食物来源，在提供同等量的优质蛋白质时鱼虾类所含脂肪和能量明显少于畜禽类，因此对于体重增长过多或过快的孕妇，建议多食用鱼虾类而少食用畜禽类，畜肉可优先选择脂肪含量低的牛肉。

5. 维生素和矿物质　对于妊娠期体重增长异常但无妊娠合并症的孕妇，可参照中国营养学会《中国居民膳食营养素参考摄入量（2013版）》给予每天维生素和矿物质摄入量的建议。对于出现妊娠合并症的孕妇，应根据疾病的具体情况给予相应的增加或减少。

6. 餐次　体重增长过少或过慢的孕妇应少量多餐，每天5～6餐，每天2～3次加餐，加餐可选择能量密度大、富含优质蛋白质的食物，如坚果、蛋、奶制品等，以提高每天总能量摄入，保证体重合理增长。

（二）身体活动

妊娠期适量的身体活动可增加能量消耗，使能量摄入与消耗达到一个合理水平，对控制妊娠期体重合理增长有益。若无医学禁忌，妊娠期可规律进行适度的运动。妊娠中晚期可每天进行30分钟中等强度的身体活动。中等强度身体活动的运动心率一般为最大心率（最大心率=220–年龄）的50%～70%，主观感觉稍疲劳，但10分钟左右可得以恢复。应根据孕妇的身体状况和妊娠前的运动习惯，结合主观感觉，量力而行，循序渐进。推荐的运动形式包括散步、游泳、慢跑和跳舞，避免负重锻炼。

（三）体重监测

妊娠早期体重变化不大，可每月测量一次。妊娠中晚期至少每周测量一次体重，妊娠晚期理想状态应每天测量一次体重。测量体重时要使用校正准确的体重秤，称重应选择在同一时间点，注意每次称重前排空大小便，脱鞋帽和外套，仅着单衣，以保证测量数据的准确性和监测的有效性。

五、妊娠期体重增长异常患者的随访及疗效观察

妊娠期体重增长异常的孕妇应在妊娠期营养门诊首次就诊1～2周后复诊，重点评估孕妇膳食总能量、碳水化合物、脂肪和蛋白质的摄入情况，根据孕妇的体重监测记录及时调整能量摄入和身体活动水平。之后，根据孕妇的体重增长情况每2～4周于妊娠期营养门诊复诊一次。

第十节　婴幼儿蛋白质 - 能量营养不良

蛋白质 - 能量营养不良（PEM）是由不同原因引起的蛋白质和（或）总能量长期摄入不足，不能维持正常新陈代谢而导致自身组织消耗的营养缺乏性疾病，多见于3岁以下婴幼儿。

从全球范围看，儿童PEM仍常见。根据WHO的数据，2019年全球5岁以下儿童生长迟缓者1.44亿，消瘦者4700万，其中严重消瘦者1430万。营养不良是影响儿童生存及发展的重要原因，发展中国家50%以上的儿童死亡与营养不良相关。随着我国居民营养状况的改善，儿童营养不良发病率较20～30年前已有明显改善，但在边远地区发病率仍然较高。

PEM常同时伴有多种微量营养素缺乏，可导致儿童生长迟缓、免疫力下降，并影响儿童智力、学习能力的发展，对其成年后的健康及发展有着长期和深远的不利作用。

一、婴幼儿PEM的病因与高危因素

婴幼儿生活中的各类不良事件均能造成PEM，根据有无基础疾病，引起PEM的原因可分为原发性和继发性两大类。

1. 原发性营养不良（食物供给不足）　包括贫困、战争、灾荒等原因导致食物匮乏及各种原因导致的食物提供不恰当。随着我国经济文化的发展，因食物匮乏所致的儿童营养不良已显著减少，家长喂养知识缺乏、不恰当的喂养已成为婴幼儿营养不良的主要原因，相关喂养不当包括奶类供给不足，固体食物能量过低（如长期食用米粉、面汤、稀粥等），不良饮食习惯形成（如零食多、饮水多、果汁多）。

2. 继发性营养不良（基础疾病原因）　导致能量和（或）蛋白质摄入量减少，或需要量增多，或引起营养素吸收、利用障碍的疾病，均可继发营养不良。可导致婴幼儿营养不良的疾病众多，如宫内发育迟缓、慢性感染性疾病、心肺疾病、食物过敏或不耐受、消化道畸形等。

二、婴幼儿PEM的发展过程

体重不增常常是PEM的早期表现，继而出现体重逐渐下降，表现为消瘦。皮下脂肪减少是营养不良的常见症状，减少从腹部开始，其次为躯干、胸背、腰部，然后为四肢、臀部，最后为面颊部。营养不良早期，身高不受明显影响，随着病情加重，生长减慢，身高逐渐低于正常。营养不良随着持续时间的延长，可累及全身各系统并出现症状，患儿可表现为精神萎靡、反应差、表情淡漠或抑郁与烦躁交替；食欲减退甚至无食欲、呕吐、腹泻或便秘；头发干枯变脆、易脱落；体温偏低，呼吸浅表；免疫力下降、反复感染等。合并血浆白蛋白明显下降时可出现凹陷性水肿，合并心功能下降时心音低钝、血压偏低。严重营养不良时常可见多种营养素缺乏，如锌、铁、维生素A等缺乏，表现出相应的临床症状。

重度营养不良在临床上可分为能量缺乏为主型和蛋白质缺乏为主型。能量摄入严重不足会导致婴幼儿极度消瘦，为消瘦衰弱型营养不良；以蛋白质严重缺乏为主表现为水肿型，又名恶性营养不良；两者同时存在为消瘦-水肿型。

三、婴幼儿PEM的营养评估

（一）体格生长评价

1. 评价目的　体格评价是筛查营养不良简单而直接的依据，评价结果可提示儿童是否存在营养不良及营养不良的严重程度。

2. 评价指标与标准　判断营养不良的指标包括体重（年龄别体重，W/A）、身高或身长［年龄别身高（长），$H(L)/A$］、身高（长）别体重$[W/H(L)]$，WHO建议采用中位数与标准差（s）或标准差比值法（Z值）进行判断，界值点为中位数$-2s$或Z值< -2。

3. 分型与分度　营养不良可分为低体重、生长迟缓和消瘦三种类型。低体重是指体重低于同年龄、同性别参照人群的均值$-2s$；生长迟缓是指身高（长）低于同年龄、同性别参照人群的均值$-2s$；消瘦是指体重低于同性别、同身高（长）参照人群的均值$-2s$，三者可不一致。又以均值$-ns$决定营养不良的严重程度，各指标$\leqslant -2 \sim -3s$为中度，$< -3s$为重度（表12-10-1）。

营养不良不同分型可以协助判断营养不良的持续时间。例如，体重主要反映近期营养状况，低体重常提示营养不良发生处于近期急性状态；消瘦常为因各种因素导致的儿童相对短时间能量及宏量营养素的不足而发生体重明显丢失，但身高（长）尚未受影响，提示急性营养不良状态；生长迟缓以身高（长）受影响为主，常提示是一个进行性累积的过程，蛋白质-能量摄入不足可能持续较长时间，属于持续营养不良状态。需要注意的是影响骨骼生长发育的因素较为复杂，不能简单地将生长迟缓显示出的儿童矮身材均归因于营养不良。

表 12-10-1 营养不良分型与分度

分型	分度		状态
	中度	重度	
低体重（$W/A < -2s$）	$\leq -2 \sim -3s$	$< -3s$	近期营养不良
生长迟缓（$H/A < -2s$）	$\leq -2 \sim -3s$	$< -3s$	持续营养不良
消瘦（$W/H < -2s$）	$\leq -2 \sim -3s$	$< -3s$	急性营养不良

（二）临床表现

1. 病史　喂养史、出生史、生长发育史、疾病史对于全面正确评价婴幼儿的营养状况十分重要。婴幼儿营养不良病史询问应包括以下几点。

（1）平时及近期的喂养及进食（包括水）情况，母乳喂养史，有无拒食、吞咽困难等喂养困难史。

（2）有无呕吐、腹泻及持续时间、频率。

（3）胎龄与出生体重，近期体重变化。

（4）家庭养育情况。

（5）传染病接触史。

（6）预防接种情况。

（7）发育史，达到特定发育里程碑（翻身、坐、爬、站）的月龄。

2. 临床症状　主要表现为体重不增或下降、消瘦、身高增长缓慢。长时间的营养不良伴有各系统功能不良、功能减退的症状，如食欲减退、消化不良、精神萎靡、无力、活动量减少、反复感染等。

3. 体格检查　应重视全身体格检查，注意各系统受影响表现出的体征。

（1）一般情况：精神状态、反应性、面部表情等。

（2）皮肤及皮下组织：毛发、面色、皮肤水肿情况、皮下脂肪厚度、感染体征等。

（3）五官检查：眼角膜损伤提示维生素 A 缺乏可能，耳、口腔、咽喉部感染体征。

（4）循环系统体征：脉搏、心音、体温等。

（5）呼吸系统体征：呼吸节律、呼吸道感染体征等。

（6）腹部体征：腹胀情况、肠鸣音、肝脏大小、黄疸等。

4. 膳食调查与分析　通过膳食调查了解婴幼儿进食，包括奶类及辅食添加的具体情况，重点关注能量、蛋白质的量及质量、食物种类及来源。

5. 实验室检查　不是诊断营养不良的准确指标，对婴幼儿营养不良的诊断无特异性及必要性，但实验室检查指标可帮助临床医生了解营养不良儿的病情进展，了解全身各系统的功能状态，并协助监测患儿对治疗的反应。

（1）血清白蛋白：敏感性较低，正常值在 35～55g/L，轻中度营养不良时变化不大。严重营养不良，尤其是水肿型营养不良时血清白蛋白浓度显著降低，可至 25g/L 以下。

（2）其他血清蛋白浓度：血清前白蛋白、血浆视黄醇结合蛋白、甲状腺结合前蛋白、转铁蛋白等较为敏感，在营养不良早期即可下降，但在急性炎症等应激状态下也可降低，特异性不高。

（3）微量营养素水平：营养不良的婴幼儿常因食物不足而同时存在多种微量营养素缺乏的情况，可通过监测相应营养素水平加以判断。

（4）胰岛素样生长因子（IGF-1）：IGF-1反应灵敏，是诊断营养不良的较好指标，但在生长激素缺乏、肝功能异常等情况下也可降低。

（5）尿羟脯氨酸指数：尿羟脯氨酸的排出量与儿童生长速度相关，在营养不良儿童尿中排出减少。3月龄至10岁儿童尿羟脯氨酸指数＞2.0为正常，＜2.0提示生长缓慢，1.0～2.0为不足，＜1.0为缺乏。

（6）其他：肝肾功能、血糖、电解质等，营养不良合并其他系统功能改变或电解质紊乱时有相应指标的变化。

四、婴幼儿PEM的诊断

婴幼儿PEM的诊断主要依靠体格生长评价，根据生长指标可诊断PEM并进行分型与分度。

婴幼儿PEM的鉴别诊断主要是对导致继发性营养不良的可能病因进行辨别，如口腔先天性畸形、消化道畸形影响进食；食物过敏、食物不耐受影响食物吸收利用；慢性、反复感染性疾病增加能耗等。详细的病史询问和仔细的体格检查有助于病因的鉴别诊断、及时进行专科转诊与处理。

五、婴幼儿PEM的管理

PEM的治疗包括治疗原发病、控制感染与其他合并症，实施营养干预、补充富含能量及蛋白质的食物，恢复婴幼儿的机体成分，促进其体重及身高的增长。而对其全面的管理还需重视儿童进食行为与家长喂养行为的干预，并进行定期监测与随访。

1. 治疗原发病因 主要是治疗引起营养不良的慢性病（如心肺疾病、肝肾疾病等），处理先天性畸形，有时需要转诊至相应的专科进行治疗。

2. 控制感染及其他合并症 如治疗存在的感染性疾病，纠正低血糖、水电解质紊乱、酸中毒等合并症。

3. 营养干预 是PEM治疗与管理的核心，应按营养不良严重程度采取相应措施。

中度营养不良：根据婴幼儿的膳食情况予以调整，母乳喂养儿应坚持母乳喂养，母乳喂养儿奶量不足或人工喂养儿可考虑采用高蛋白高能量的奶制品；指导固体食物的添加与制作，保证高能量高营养密度辅助食物的供给，加强蛋白质、能量和相应营养素的补充。可从每天热量60～80kcal/kg、蛋白质3g/kg开始，逐渐增加至每天热量120～150kcal/kg、蛋白质3.5～4.5g/kg，体重接近正常后，恢复至膳食推荐量。

重度营养不良：以增加营养素/能量的密度比为治疗的原则。按WHO建议，能量补充计算可分三步进行。第一步需维持现有体重，即获得的食物能量需至少达到现有体重的能量需要量；第二步逐渐增加能量使体重达其实际身高（长）/体重的P_{50}或均值，又因营养不良儿多有感染，能量需要较正常儿增加8kcal/kg；第三步能量摄入量按实际年龄/体重的P_{50}或均值计算。蛋白质从$1\sim2$g/（kg·d）逐渐增加至$3\sim4.5$g/（kg·d）。

4. 营养行为干预　重点围绕家长不恰当的喂养方式、家长与婴幼儿间的喂养互动、幼儿不良的饮食行为进行相应的改进指导。

5. 随访监测　绘制生长曲线监测治疗效果，治疗后$4\sim6$个月体重应逐渐恢复正常，身长的追赶需要更长时间，同时应关注身长别体重变化，避免出现超重肥胖。

六、婴幼儿PEM的预防

1. 保证母亲营养　改善母亲妊娠期、哺乳期营养可促进母乳喂养的实施，对预防婴儿早期营养不良有重要作用。

2. 合理添加辅食　加强营养与喂养的家庭宣教，普及婴幼儿合理喂养的知识，改善家长喂养方法及营养养护行为。

3. 生长监测　定期健康检查，利用生长曲线进行动态监测，以便尽早发现生长不良，及时予以营养干预，避免营养不良的发生。

4. 加强对住院婴幼儿营养问题的关注　常规对住院儿童进行营养风险的筛查，对发生的营养问题及时干预，减少疾病所致营养不良的发生。

第十一节　婴幼儿超重肥胖

超重（overweight）或肥胖（obesity）是由多种原因引起的机体脂肪成分过多的状态。超重肥胖已成为全球面临的最常见公共卫生问题之一，无论是发达国家还是发展中国家，儿童超重肥胖检出率均持续居高不下。婴幼儿期是儿童超重肥胖的常见时期。

一、超重肥胖发生的高危因素

目前普遍认为肥胖是多基因参与并与环境因素相互作用的结果。

1. 遗传因素　迄今已发现200余个基因位点与肥胖发生相关，遗传背景在肥胖的发生发展中具有重要作用，双亲肥胖的儿童肥胖发生率为80%，双亲之一肥胖的儿童肥胖发生率为40%～50%，双亲正常体型的儿童肥胖发生率约为14%。

2. 环境因素　宫内营养与儿童肥胖发生相关，宫内生长与发育不良或宫内营养过剩对生后肥胖均有推动作用，即小于胎龄儿、大于胎龄儿罹患超重肥胖的可能性更高。不健康的生活方式是各年龄期儿童超重肥胖的重要原因，不恰当的喂养（如摄入过多蛋白质、进食过多精细食物、蔬菜水果摄入过少等）、减少体力活动（如家人一直抱着、过早引入电子产品、户外活动过少等）、家长的错误认知（如不了解婴幼儿正常体型变化等）是婴幼儿超重肥胖发生的重要危险因素。

二、婴幼儿超重肥胖的识别

婴幼儿超重肥胖主要根据体格评价结果进行判断，病史询问与收集有助于了解超重肥胖的高危因素并实施相应的干预措施，临床表现有助于鉴别与继发性肥胖相关的原发性疾病。

（一）体格评价

1. 体格指标 可采用身高（长）/体重或BMI作为判断超重肥胖的体格指标，前者推荐用于＜2岁儿童，后者推荐用于≥2岁儿童青少年。

2. 评价标准 不同专业组织评价肥胖的标准略有不同，如根据WHO的推荐，对于2岁以上儿童，第85百分位≤体重指数/年龄（BMI/年龄）＜第95百分位为超重，体重指数/年龄（BMI/年龄）＞第95百分位为肥胖。根据我国《儿童营养性疾病管理技术规范》，评价标准如下。

（1）超重：$\bar{x}+1s$≤体重/身高（长）＜$\bar{x}+2s$，或$\bar{x}+1s$≤体重指数/年龄（BMI/年龄）＜$\bar{x}+2s$。

（2）肥胖：体重/身高（长）≥$\bar{x}+2s$，或体重指数/年龄（BMI/年龄）≥$\bar{x}+2s$。

（二）病史

应详细询问患儿喂养史、出生史、生长发育史和家族史等。

1. 喂养史 包括出生后的喂养方式，辅食添加情况，通常的进食过程（如饥饿、饱足信号的表达，每餐进食速度、喂养速度），日常膳食调查与分析，也应询问家庭成员进食习惯。

2. 出生史 胎龄、出生体重，了解宫内生长发育状况，母亲妊娠期糖尿病病史等。

3. 生长发育史 生长史：了解各月龄段体重、身长的增长速度；发育史：询问了解达到特定发育里程碑（如翻身、坐、爬、站、抓物）的月龄。

4. 养育环境 如生活习惯、睡眠、户外活动、体力活动等情况。

5. 家族史 家庭三代人超重肥胖、高血压、高血脂、2型糖尿病等发生情况。

（三）临床表现

婴幼儿超重肥胖以体重持续快速增长为主要临床表现，皮下脂肪分布均匀，除腹部脂肪明显过多外，重度肥胖者可见胸部、臀部、大腿、背部脂肪堆积，男孩因会阴部脂肪堆积过多，可表现出隐匿性包茎。在体格检查时，应注意全身各系统体征，以判断是否存在原发疾病。例如，Prader-Willi综合征（PWS）患儿，除以肥胖为主要表现外，可见特殊面容（杏仁形眼裂、上唇薄、嘴角向下）、小手和小脚、肌张力低下等特征。

（四）实验室检查

单纯性肥胖儿童的实验室检查以监测肥胖并发症为主要目的，如筛查2型糖尿病及糖调节异常、血脂、肝肾功能、肝脏 B 超等，开始筛查的年龄或指征目前尚无指南规范或专家共识可循。对于超重肥胖婴幼儿，临床先予干预措施、密切随访，对肥胖状态持续、难以纠正的婴幼儿，应注意原发疾病的探查及代谢性问题的实验室检查。此外，需要注意的是，超重肥胖婴幼儿体重增长过快，铁、钙等微量营养素摄入有可能不足，应加强对微量营养素的评估与监测。对于怀疑有原发疾病者，应进行相应的辅助检查以明确病因。

三、婴幼儿超重肥胖的管理

改进饮食和行为习惯，帮助患儿建立良好的生活方式是婴幼儿超重肥胖的干预核心，干预目标以在保证身长（高）正常增长速度的基础上减慢体重增长速度为宜。

（一）营养干预

1. 婴儿期　指导家长避免过度喂养，喂养时注意观察婴儿饱足的表现，及时停止喂养。鼓励但不强迫进食，不以各种方式诱骗、迫使婴儿完成提供的食物量，添加辅食后逐渐增加食物种类，同时注意食物的能量和营养密度，不额外添加糖等增加能量的调味品。提倡并教育家长实施顺应喂养，帮助家长识别婴儿不同的生理、心理需求，减少因哭闹而引起的安抚性喂养。婴儿阶段不建议特别限制能量摄入，以纠正不合理不恰当的喂养行为为主。

2. 幼儿期　均衡膳食、膳食品种多样化，尽可能提供自然、健康的食物，对市售成品食物应注意查看食物标签，识别并减少高糖高能食物购买。提供品种丰富的蔬菜、水果，少吃快餐，少喝果汁，不喝含糖饮料。在每天摄入正常生长发育所需适量肉、蛋、奶等蛋白质类食物的前提下，可适当减少总热量的摄入。合理安排每天进餐的时间和餐次，避免频繁提供食物，并创设安静和谐的进餐环境和氛围，鼓励幼儿学习自主进食，避免为幼儿准备过多食物，减少食物诱惑，不追逐喂养，不强迫进食，避免食物奖励，减少外出就餐。如小儿进食快、进食量大，可通过使用体积较小的餐具、减少食物的每份体积等方法逐渐减少进食量。

（二）活动干预

以鼓励身体活动、减少静态时间为原则，提供家庭可操作的各类活动建议。

1. 加强家庭运动练习　婴幼儿期也是儿童大运动、精细动作发展的重要阶段，应提供足够的活动空间，根据不同年龄段的运动发展特点，提供新生儿抚触、主被动操、亲子游戏等，以不同的方式促进婴幼儿运动能力的发展。0～12 月龄儿童的大运动发展包括头部的控制、翻身、坐、爬、站立和步行；12～36 月龄的儿童主要训练跑、跳、平衡、手眼协调、手足配合等能力。

2. 自主活动安排　给婴儿提供每天多次进行身体活动的机会，活动方式可以多种多样，特别鼓励自主或在家长引导下采用互动式地板游戏进行活动。对于尚不能自主行动的婴儿，可在每天清醒时进行至少 30 分钟的俯卧位活动，受限时间（如坐在手推童车 / 婴儿车、高脚椅中，或缚在看护者的背上）每次不超过1小时。2岁内婴幼儿不建议观看或使用电子屏幕，2岁以上幼儿观看或使用电子屏幕的时间每天应小于1小时。坐着时，鼓励与看护人一起阅读和讲故事。1岁以上幼儿每天应有≥3小时的各种强度的身体活动，如户外的散步、玩耍、跑、跳等。

（三）定期监测与随访

在干预初期应每月进行1次监测和随访，指导家长记膳食日记和体力活动日记，对饮食和活动情况进行定期分析和指导。当BMI维持不增或呈现连续下降趋势时可2～3个月随访1次，直至恢复正常生长。

四、婴幼儿超重肥胖的预防

1. 胎儿期预防 已有研究显示母亲糖尿病、营养不良、吸烟是儿童肥胖发生的危险因素，应对母亲的生活方式予以关注及指导。注意妊娠期营养均衡，尤其是妊娠后期，应避免体重增长过快，提倡高蛋白、低脂肪、富含纤维素和维生素的饮食，对患有糖尿病的孕妇，要注意监测和控制血糖。

2. 加强喂养指导 支持、保护和促进母乳喂养，鼓励母亲尽可能延长母乳喂养的时间。指导养育者实施顺应喂养，提供种类丰富的食物，不强迫喂养，避免过度喂养，鼓励婴幼儿尽早学习自主进食，在生命早期即开始培养良好的饮食行为及习惯。

3. 生活方式指导 教育家长引导婴幼儿逐渐建立规律的生活，保证每天足够的体力活动，在幼儿期保证一定量的运动及户外活动；保证睡眠时间和质量。

4. 生长监测 定期进行健康检查，利用生长曲线进行动态监测，教育家长了解婴幼儿正常的生长模式，以便尽早发现体重的过度增加，及时干预。

第十二节　婴幼儿慢性腹泻

腹泻病是一组由多病原、多因素引起的以大便次数增多和大便性状改变为特点的消化道综合征，腹泻病不仅是6月龄至2岁婴幼儿的常见病，也是导致其营养不良、生长障碍的主要原因之一。临床上常将连续病程在2周以内定义为急性腹泻，病程在2周至2个月定义为迁延性腹泻，病程在2个月以上者定义为慢性腹泻，也有国外学者将病程连续2周以上的腹泻统称为慢性腹泻或难治性腹泻。迁延性腹泻和慢性腹泻在临床诊疗上的原则、措施一致。

一、婴幼儿慢性腹泻的病因与高危因素

慢性腹泻病因较为复杂，感染、食物过敏、酶缺陷、免疫缺陷、药物因素、先天性畸形都可引起，而以急性腹泻未彻底治疗或治疗不当、迁延不愈较为常见。人工喂养、营养

不良婴幼儿慢性腹泻更多见，主要原因包括以下几点。

（1）重度营养不良时胃黏膜萎缩，胃液酸度降低，胃杀菌屏障作用明显减弱，有利于胃液和十二指肠液中的细菌和酵母菌大量繁殖。

（2）营养不良时十二指肠、空肠黏膜变薄，肠绒毛萎缩、变性，双糖酶尤其是乳糖酶活性降低，小肠吸收功能明显减弱，引起各种营养物质的消化吸收不良。

（3）营养不良婴幼儿常有肠动力的改变，食欲减退，消化不良。

（4）肠道菌群紊乱，有益菌被破坏，病原菌定植、侵袭增多。

（5）免疫功能下降，消化道黏膜分泌性抗体、机体吞噬细胞功能、补体水平均降低，增加感染概率的同时也影响了食物的口服耐受。

因此，营养不良患儿腹泻时常迁延不愈，而持续腹泻又加重了营养不良，两者互为因果，易造成恶性循环。

二、婴幼儿慢性腹泻的诊断

根据病史、临床表现和大便特征、实验室检查及腹泻病程可做出婴幼儿慢性腹泻临床诊断。为进一步制定干预和治疗措施，应注意与不影响小儿生长发育及生理功能的生理性腹泻、功能性腹泻相鉴别。

（一）病史

除了详细询问现病史，如腹泻发生时间、伴随症状、是否与进食特定食物有关、发病以来的药物使用情况外，还应询问喂养史、症状发生以来体重变化情况，以判断患儿营养状况变化。

（二）临床表现

大便次数与性状的明显变化，可伴有或不伴有溢乳、呕吐、腹痛等症状。长期腹泻患儿可有不同程度的脱水或营养不良表现，如眼窝、前囟凹陷，尿少、泪少，体格检查可见皮肤黏膜干燥、弹性下降，皮下脂肪菲薄，甚至可能出现血容量不足的末梢循环改变。

（三）实验室检查

1. 一般实验室检查　如大便常规、pH，血常规。

2. 还原糖、乳糖耐受检测　鉴别碳水化合物、乳糖的吸收。

3. 食物过敏原检测　查找可能的过敏原。

4. 细菌培养　疑似感染性腹泻迁延时可通过细菌培养了解病原菌。

5. 其他　如十二指肠液检查，分析pH、胰蛋白酶、糜蛋白酶等以判断对蛋白质的消化吸收能力，测定脂肪酶、胆盐浓度以了解脂肪消化吸收状况等。

（四）鉴别诊断

慢性腹泻以排便次数增多及性状变化为主要表现，应注意与以下婴幼儿期常见的排便问题相鉴别。

1. 生理性腹泻 多见于6月龄以内的母乳喂养婴儿，生后不久即开始腹泻，除大便次数增多外，无其他症状，食欲好，生长速度正常。近年来认为此类腹泻可能与乳糖不耐受或吸收不良有关。因生长发育、生理功能不受影响，无须干预。

2. 功能性腹泻 是儿童功能性胃肠病（FGID）的一种，发生于6～60月龄儿童，也是该年龄段儿童慢性腹泻的常见原因之一。根据罗马Ⅳ诊断标准，符合以下所有条件者可诊断儿童功能性腹泻：①每天无痛性排便4次或以上，为不成形便；②症状持续超过4周；③在6～60月龄出现症状；④如果热量摄入充足，不出现生长迟缓。饮食是儿童功能性腹泻发生的重要因素，患儿常有饮食过多且摄入过多果汁、低脂高碳水化合物病史，治疗也以饮食干预为主，无须其他治疗措施。

三、婴幼儿慢性腹泻的管理与干预

应采用综合措施，在积极寻找病因、针对病因进行治疗的同时采取营养干预，防治营养不良、促进机体恢复健康。

（一）病因治疗

应在专科进行病因治疗，切忌滥用抗生素。

（二）营养干预

1. 饮食干预 母乳喂养儿继续母乳喂养，人工喂养儿应调整饮食，保证摄入足够热量。饮食干预可分为以下几步：①慢性腹泻怀疑或确诊乳糖酶缺乏者，应采用去乳糖饮食，如人工喂养儿选择无乳糖奶粉，母乳喂养儿可添加乳糖酶；②应用去乳糖饮食无法改善腹泻时，还需考虑食物过敏的可能性，改用深度水解蛋白配方粉或氨基酸配方粉，辅食中去除疑似的食物过敏原；③怀疑或考虑肠黏膜损伤时，应选择要素饮食，即采用由氨基酸或短肽、葡萄糖、中链甘油三酯、多种维生素和微量元素组成的特殊配方食物。

2. 静脉营养 不能耐受经口喂养者，可采用静脉营养，推荐方案如下：脂肪乳剂每天2～3g/kg，复方氨基酸每天2～2.5g/kg，葡萄糖每天12～15g/kg，电解质及各种微量元素适量，液体量每天120～150ml/kg，热量每天50～90kcal/kg，病情好转后改为口服，热量及蛋白质供给参照营养不良治疗。

3. 微量营养素补充 慢性腹泻时各种营养素的吸收均受到影响，应补充各种维生素、微量元素，如锌、铁、复合维生素B族、维生素A、维生素C等，这也有助于肠黏膜的修复。

（三）药物使用

1. 微生态调节剂 用于改善肠道菌群，如双歧杆菌、乳酸杆菌等益生菌制剂。

2. 肠道黏膜保护剂 能吸收病原体和毒素，维持肠细胞的吸收和分泌功能，与肠道黏膜糖蛋白相互作用增强屏障功能，如蒙脱石散。

四、婴幼儿慢性腹泻的预防

1. 合理喂养　提倡母乳喂养，人工喂养儿应根据具体情况选择合适的代乳品。适时添加辅食，遵循辅食添加原则，注意添加过程中小儿的大便变化，及时调整种类及量。

2. 养成良好的卫生习惯　注意奶制品的清洁保存，奶具、餐具、玩具的清洁卫生，食物储存、制备清洁卫生，各类用具定期消毒等。

3. 感染性疾病抗生素的合理应用　避免滥用抗生素，即使没有消化道症状的肠道外感染（如败血症、肺炎等），需要使用抗生素尤其是广谱抗生素时，也应加用微生态制剂，防止肠道菌群失调。

第十三节　婴幼儿铁缺乏与缺铁性贫血

铁缺乏（ID）是指体内总铁含量降低的状态，包括铁减少期、红细胞生成缺铁期、缺铁性贫血3个发展阶段，各阶段具有不同的铁代谢特点。缺铁性贫血（IDA）是由于体内铁缺乏，最终导致血红蛋白（Hb）合成减少所致的一类贫血，红细胞呈小细胞低色素性改变，具有血清铁蛋白、血清铁和转铁蛋白饱和度降低、总铁结合力增高等铁代谢异常的特点，是铁缺乏发展最为严重的阶段。

缺铁性贫血是全球性的营养问题，婴幼儿是缺铁性贫血的高发人群，据WHO估计，全球5岁以下儿童贫血患病率大约为42%，其中半数以上为缺铁性贫血。根据中国居民营养与健康状况监测数据，1992～2005年，我国儿童贫血率为16%～23%，此后儿童贫血率降至2013年的10.9%，其中以婴幼儿缺铁性贫血占大多数。尽管缺铁性贫血患病率已显著降低，但铁缺乏（不伴贫血的ID）仍十分常见。

一、婴幼儿铁缺乏的危害

铁是人体必需的微量营养素，不仅是合成血红蛋白和肌红蛋白所需的重要物质，也是铁依赖酶发挥功能所必需的辅助因子，其参与机体内转运氧、呼吸、形成神经递质、激素和DNA合成等过程，也为神经细胞生长、分化、突触形成和髓鞘化所必需。大量研究表明，严重缺铁所导致的缺铁性贫血是造成早产和新生儿死亡的重要原因，而即使是不伴贫血的铁缺乏，也可对儿童的认知、学习能力和行为发育等造成不可逆转的损害。人体不同年龄段对铁的营养需求不同，生命早期对铁的需求是所有年龄段中最重要的，此期大脑经历了关键的发育阶段。铁营养对生命早期大脑及行为发育具有重要作用，铁缺乏可改变脑结构（如大脑髓鞘化、树突的分化）、神经递质（多巴胺和单胺类神经递质）功能和神经代谢，从而影响感觉、运动、认知、语言等发育。

早期发现、早期干预铁缺乏对保护儿童健康特别是婴幼儿健康具有十分重要的意义。

二、婴幼儿铁缺乏的病因与高危因素

1. 先天储铁不足　胎儿铁来自母体，尤以妊娠最后3个月储存最多，早产、双胎或多胎、胎儿失血和母亲严重缺铁均可导致胎儿储铁减少。

2. 铁摄入不足　是婴幼儿发生缺铁性贫血的最主要原因。婴幼儿以奶类食品为主，母乳尽管铁吸收率高，但含铁量低。长期单纯母乳喂养而未及时添加富含铁的食物，或未使用铁强化配方奶，以植物性食物为主的饮食结构均可导致铁缺乏。

3. 铁需要量增加　早产儿、双胎或多胎儿、低出生体重儿出生后追赶生长，各种营养素需要量增加，是铁缺乏的高危人群。

4. 铁吸收减少或消耗增加　不合理的饮食搭配可影响铁的吸收，消化道疾病（如慢性腹泻）或反复感染不仅减少铁的吸收，而且可致铁消耗量增加。

5. 铁丢失过多　正常婴儿每天排泄铁量相对较成人多，其他如严重消化道过敏、肠道寄生虫病、肠息肉等疾病可造成长期慢性失血，导致铁丢失更多。

三、婴幼儿铁缺乏与缺铁性贫血的诊断

通过病史询问、临床表现、实验室检查诊断铁缺乏、缺铁性贫血。

（一）病史

应重点询问与铁缺乏相关的高危因素。

（二）临床表现

铁缺乏及轻度缺铁性贫血可无特异临床表现，中重度缺铁性贫血婴幼儿的临床表现与贫血的程度及进展有关。

1. 一般表现　易疲劳，不爱活动、不活泼。缺铁性贫血者皮肤、黏膜苍白，以唇、口腔黏膜及甲床明显。

2. 消化系统　可出现食欲减退、偏食挑食、异食癖等症状，有的可有呕吐、腹泻、口腔炎、舌炎，严重者可发生萎缩性胃炎或吸收不良综合征。

3. 神经系统　可出现行为、认知方面的变化，包括烦躁、注意力不集中等。

4. 免疫功能　易发生反复感染。

5. 心血管系统　明显贫血时可有心率增快、心脏扩大。

6. 髓外造血表现　病情重的婴幼儿可有肝、脾和淋巴结肿大。

（三）实验室检查

不同铁缺乏阶段可出现不同的铁代谢变化，铁减少期组织储存铁耗竭，骨髓含铁血黄素消失，血清铁蛋白下降，血清转铁蛋白受体升高；红细胞生成缺铁期血清铁降低，血清转铁蛋白增加，转铁蛋白饱和度降低，红细胞游离原卟啉增加；缺铁性贫血期出现红细胞

计数和血红蛋白降低，以后者为显著，呈小细胞低色素性贫血。

（四）诊断标准

1. 铁缺乏诊断标准

（1）有导致缺铁的高危因素，如喂养不当、生长发育过快、胃肠道疾病和慢性失血等。

（2）血清铁蛋白＜15μg/L，伴或不伴血清转铁蛋白饱和度降低（＜15%）。

（3）血红蛋白正常，且外周血成熟红细胞形态正常。

2. 缺铁性贫血诊断标准

（1）血红蛋白降低，符合WHO儿童贫血诊断标准，即6个月至6岁＜110g/L，由于海拔对血红蛋白值的影响，海拔每升高1000m，血红蛋白上升约4%。

（2）外周血红细胞呈小细胞低色素性改变：平均红细胞容积＜80fl，平均红细胞血红蛋白含量＜27pg，平均红细胞血红蛋白浓度＜310g/L。

（3）具有明确的缺铁原因：如铁供给不足、吸收障碍、需求增多或慢性失血等。

（4）铁剂治疗有效：铁剂治疗4周后血红蛋白应上升20g/L以上。

（5）铁代谢检查指标符合缺铁性贫血诊断标准：下述4项中至少满足2项，但应注意血清铁和转铁蛋白饱和度易受感染和进食等因素影响，并存在一定程度的昼夜变化。①血清铁蛋白（serum ferritin，SF）降低（＜15μg/L），建议最好同时检测血清C反应蛋白，尽可能排除感染和炎症对血清铁蛋白的影响；②血清铁（serum iron，SI）＜10.7μmol/L（60μg/dl）；③总铁结合力（total iron-binding capacity，TIBC）＞62.7μmol/L（350μg/dl）；④转铁蛋白饱和度（transferrin saturation，TS）＜15%。

（6）骨髓穿刺涂片和铁染色：骨髓可染色铁显著减少甚至消失、骨髓细胞外铁明显减少（0～±）（正常值：+～+++）、铁粒幼细胞比例＜15%仍被认为是诊断缺铁性贫血的金标准。但骨髓穿刺为侵入性检查，一般情况下不需要进行该项检查；对于诊断困难或诊断后铁剂治疗效果不理想的患儿，有条件者可以考虑进行，以明确或排除诊断。

（7）排除其他小细胞低色素性贫血：尤其应与轻型地中海贫血鉴别，注意鉴别慢性病贫血、肺含铁血黄素沉着症等。

凡符合上述诊断标准中的（1）和（2），即存在小细胞低色素性贫血者，结合病史和相关检查排除其他小细胞低色素性贫血，可拟诊为缺铁性贫血。如铁代谢检查指标同时符合缺铁性贫血诊断标准，则可确诊为缺铁性贫血。基层单位如无相关实验室检查条件可直接开始诊断性治疗，铁剂治疗有效可诊断为缺铁性贫血。骨髓穿刺涂片和铁染色为侵入性检查，不作为缺铁性贫血常规诊断手段，在诊断困难和治疗无效时可考虑进行。

（五）鉴别诊断

1. 地中海贫血　轻型地中海贫血婴幼儿血红蛋白浓度偏低或为正常低限，无特殊临床表现，常与轻度缺铁性贫血混淆。来自地中海贫血高发地区、家族史阳性，血常规筛查红细胞数增加，血红蛋白电泳中血红蛋白A2及血红蛋白F增高可协助鉴别，地中海贫血基因检测可确诊。

2. 慢性病和感染性贫血　多为正细胞性贫血，偶可为轻度小细胞贫血，血清铁和总铁结合力下降，血清铁蛋白升高，骨髓中铁幼粒细胞增多。

四、婴幼儿铁缺乏与缺铁性贫血的治疗

（一）病因治疗

尽可能查找导致缺铁的原因和基础疾病，并采取相应措施去除病因，如纠正偏食等不良进食习惯、治疗慢性失血性疾病等。

（二）饮食干预

合理喂养，安排富含铁、维生素C的食物。肝脏、动物血、牛肉、瘦肉等含铁丰富，且血红素铁含量高，是膳食铁的最佳来源；鱼类、蛋类含铁总量及血红素铁含量均低于肉类，但仍优于大部分植物性食物；新鲜绿叶蔬菜含铁量较高，且富含促进铁吸收的维生素C，可作为膳食铁的补充；强化铁的辅助食品也可提供非血红素铁。

（三）铁剂治疗

尽量予以口服铁剂治疗。

对于缺铁而尚未发生缺铁性贫血者，饮食干预和病因治疗是主要手段，对于缺铁性贫血应及时予以铁剂治疗。因缺铁性贫血是婴幼儿小细胞低色素性贫血的最常见原因，在铁代谢指标尚不完备的情况下，拟诊缺铁性贫血后即可采用口服铁剂进行诊断性治疗。

1. 口服铁剂　按元素铁计算补铁剂量，每天补充元素铁$2 \sim 6mg/kg$，分$2 \sim 3$次服用，餐间服用铁剂可增加铁的吸收率，而随餐服用可减少胃肠道不良反应，增加依从性。在血红蛋白恢复正常后继续补铁2个月，恢复机体储存铁水平。对于单纯缺铁而无贫血者可予小剂量补铁，元素铁$1mg/kg$，每天1次。循证医学资料表明，间断补充元素铁每次$1 \sim 2mg/kg$，每周$1 \sim 2$次或每天1次亦可达到补铁的效果，疗程$2 \sim 3$个月，因此可在口服较困难的儿童中采用间断补铁的方式口服补铁。

铁剂治疗$12 \sim 24$小时后细胞内含铁酶开始恢复，烦躁等症状减轻，食欲增加，网织红细胞于用药$2 \sim 3$天后开始上升，$5 \sim 7$天达高峰，$2 \sim 3$周后下降至正常。治疗$1 \sim 2$周后血红蛋白逐渐上升，4周后应上升20g/L以上。补铁后如未出现预期的治疗效果，应考虑诊断是否正确，患儿是否按医嘱服药，是否存在影响铁吸收或导致铁继续丢失的原因，并进一步检查。

2. 其他营养素　可同时口服维生素C促进铁吸收，必要时还可同时补充其他维生素，如维生素B_2、叶酸、维生素B_{12}。

五、婴幼儿铁缺乏与缺铁性贫血的预防

1. 妊娠期预防　加强妊娠期营养，摄入富铁食物，铁缺乏孕妇及时补充铁剂，必要时可延续至产后。WHO建议在贫血患病率较高的地区（＞40%），妇女妊娠期补充铁元素60mg/d、叶酸400μg/d。

2. 产时预防　新生儿娩出时延迟结扎脐带，可使其多获得脐血，增加体内铁量。如延迟3分钟结扎脐带，可多获得20～30ml/kg的血液灌注，相当于获得30～35mg铁。

3. 早产儿和低出生体重儿　提倡母乳喂养，2～4周龄开始补铁，剂量为1～2mg/（kg·d）元素铁，直至纠正年龄1周岁，补充量包括强化铁配方奶、母乳强化剂、食物和铁制剂中的铁元素含量。

4. 足月儿　建议母乳喂养儿在4月龄后按每天剂量1mg/kg补充铁元素直至摄入含铁丰富的食物；混合喂养、人工喂养婴儿，应采用铁强化配方奶，并及时添加富含铁的食物，1岁以内应尽量避免单纯牛乳喂养。

5. 幼儿　注意食物的均衡和营养，纠正厌食和偏食等不良习惯；鼓励进食蔬菜和水果，促进肠道铁吸收；尽量采用铁强化配方奶，不建议单纯牛乳喂养。

6. 定期筛查与监测　结合血红蛋白检测和高危因素评估定期监测婴幼儿铁营养状况，早期发现铁缺乏和缺铁性贫血。

第十四节　婴幼儿锌缺乏

锌缺乏（zinc deficiency）是体内因长期缺乏锌元素所引起的以食欲减退、生长发育迟缓、异食癖及皮炎为主的临床表现。

锌是人体必需的微量元素，食物中的锌多与动物蛋白质同时摄入，因此锌是一种与营养不良发生相关的重要营养素。锌几乎参与人体内所有的代谢过程，对儿童的体格生长、免疫、中枢神经系统发育均具有重要作用。但锌缺乏难以测量，目前锌缺乏的流行率是根据每个国家食品供应机构预测的国家锌摄入不足的风险估计的，代表的是锌摄入量不足的风险，估计全球有25%的人群存在锌缺乏的风险，而婴幼儿是易发生锌缺乏的主要人群。

一、婴幼儿锌缺乏的高危因素

1. 摄入不足　长期摄入不足是导致锌缺乏的主要原因。2岁以下婴幼儿，因生长快速，对锌的需要量相对较高，是锌缺乏的高危人群。母乳中的锌吸收率较高，且初乳的锌含量高，但随哺乳期的延长，母乳中锌含量逐步下降，如辅食以未强化锌的植物性食物为主，则容易造成6月龄后婴儿锌缺乏。

2. 储存不足　胎儿体内锌的储存主要在宫内的后3个月，母亲妊娠期缺锌、早产/低

出生体重、双胎/多胎致使胎儿期储存锌不足，而追赶性生长又使锌需要量增加，造成婴儿出生早期即出现锌缺乏。

3. 吸收不良或消耗量增加 长期而反复腹泻、肠道和肝脏疾病等可导致锌丢失增加而吸收减少。创伤、营养不良、术后、急性感染等情况发生时锌消耗量增加。

4. 遗传性疾病 基因突变可导致锌吸收障碍和乳汁分泌不足，从而导致肠病性肢端皮炎（AE）和暂时性新生儿锌缺乏（TNZD）。

5. 药物影响 因病情需要使用利尿剂、类固醇等药物，或长期接受肠外营养等，可发生医源性锌缺乏。

二、婴幼儿锌缺乏的诊断

锌缺乏主要根据高危因素、膳食调查分析、临床表现、血清锌浓度测定及补锌后的反应进行综合判断。

（一）病史

重点询问易引起锌缺乏的高危因素，并对患儿的日常膳食状况进行调查与分析。

（二）临床表现

儿童轻中度的锌缺乏可表现为生长缓慢、反复感染、轻微皮疹、食欲下降、味觉异常、脱发等，但上述症状均缺乏特异性，临床识别困难。严重者可有皮肤干燥、皮疹、脱发或毛发稀黄、口腔溃疡、伤口迁延不愈等表现，但除疾病因素、遗传因素所致外，儿童严重锌缺乏较少见。

（三）实验室检查

1. 血清锌 可部分反映人体锌营养状况，但该指标缺乏敏感性，轻度锌缺乏时仍可保持正常。目前建议10岁以下儿童的血清锌水平正常值下限为10.07μmol/L（65μg/dl）。

2. 餐后血清锌浓度反应试验（PICR） 较一次血清锌测定准确。正常最低值为11.47μmol/L（75μg/dl）。测定时以空腹血清锌浓度（A_0）作为基础水平，然后予以标准饮食（按全天总热量的20%计算，其中蛋白质占10%～15%，脂肪占30%～35%，碳水化合物占50%～60%），2小时后复查血清锌（A_2），按公式PICR=（A_0-A_2）/A_0×100%计算，若PICR＞15%，则提示缺锌。此结果较一次血清锌测定更接近人体内锌营养状况。

（四）诊断

主要依据锌缺乏高危因素、临床表现，参考血清锌水平拟诊锌缺乏。因锌缺乏的症状常缺乏特异性，建议对存在锌缺乏高危因素、生长速度减慢的婴幼儿试验性补锌，如补充锌治疗1个月，患儿生长及其他症状改善，则回顾性诊断锌缺乏。

三、婴幼儿锌缺乏的治疗

1. 调整饮食 增加含锌食物的摄入，动物性食物的锌含量高，且具有高生物活性。牛肉、瘦猪肉、肝脏等是最容易获得的富锌食物，鱼类的锌含量不及瘦肉的1/2，牡蛎等贝类食物的锌含量高但不易获得。

2. 去除病因 寻找引起锌缺乏的原发疾病并积极治疗。

3. 补充锌剂 可选择葡萄糖酸锌、硫酸锌、甘草锌等，以元素锌计算。治疗锌缺乏的口服锌剂量为元素锌1mg/（kg·d），疗程1～2个月。如锌缺乏高危因素长期存在，则建议小剂量长期口服元素锌5～10mg/d。

四、婴幼儿锌缺乏的预防

1. 科学喂养 提倡母乳喂养，母乳不足或不能母乳喂养时，强调选择强化锌的配方奶。添加辅食后，应注意及时选择强化锌的婴儿食品或肉类、肝脏等富含锌的动物性食物。增加肉类、动物肝脏等富锌食物摄入是预防锌缺乏的重要措施。强化锌的食品也有助于增加锌摄入，预防锌缺乏。

2. 预防性补充锌剂 腹泻时补充锌，有积极的锌缺乏预防和辅助腹泻治疗的作用。WHO建议，腹泻患儿在口服补液盐治疗的同时应补充锌元素，剂量如下：＜6月龄，10mg/d，＞6月龄，20mg/d，持续10～14天。另有专家建议，对于存在锌缺乏高危因素的下呼吸道感染患儿，在抗生素治疗的同时补充锌制剂。

3. 健康宣教 对家长开展有关锌营养知识的健康教育，避免错误信息的影响。

第十五节 婴幼儿维生素D缺乏/佝偻病

维生素D是脂溶性维生素，因抗佝偻病作用被发现，为类固醇类激素。维生素D具有广泛的生理作用，除了有利于骨骼健康外，维生素D营养状况与人体免疫功能异常、心血管疾病、代谢性疾病、自身免疫性疾病、肿瘤等密切相关。目前将维生素D营养状况分为四个级别：缺乏、不足、充足和中毒，血清25-(OH)D＜30nmol/L为维生素D缺乏，30～50nmol/L为维生素D不足，50～250nmol/L为维生素D充足，＞250nmol/L为维生素D中毒。维生素D缺乏是全球性的健康问题，估计全世界约有10亿人维生素D缺乏或不足，涉及不同年龄段。婴幼儿因生长发育快、户外活动较少，是维生素D缺乏的高危人群。

维生素D缺乏性佝偻病是因缺乏维生素D引起体内钙磷代谢异常，导致生长期的骨组织矿化不全，产生以骨骼病变为特征的全身性慢性营养性疾病。维生素D缺乏是我国婴幼儿佝偻病的主要发病原因之一，而维生素D和钙与维持骨骼健康密不可分，临床上有时无法鉴别佝偻病的病因是维生素D缺乏还是钙缺乏，而两者共同缺乏也很常见。为此，在维生素D缺乏性佝偻病的基础上提出了营养性佝偻病（nutritional rickets）的概念，描述发生在婴幼儿阶段的源于2种营养素（维生素D和钙）缺乏所发生的佝偻病。

一、婴幼儿维生素D缺乏的高危因素

1. 胎儿期储存不足　胎儿通过胎盘从母体获得维生素D并储存于体内，母亲长期在室内工作生活、未及时补充维生素D，或罹患营养不良、慢性腹泻、肝肾疾病等均会导致胎儿维生素D和钙储备减少。此外，早产或双胎、多胎婴儿宫内维生素D和钙储备亦不足。

2. 缺少日光照射　日光照射皮肤合成维生素D是机体维生素D的主要来源。日光紫外线不能通过普通玻璃，婴幼儿室外活动少，维生素D生成不足；高层建筑物阻挡日光照射，大气污染（如烟雾、尘埃）可吸收部分紫外线，冬季日光照射减少，均可影响皮肤合成维生素D。

3. 摄入不足　天然食物维生素D含量少，如奶类（包括人乳及牛、羊乳等）、禽蛋黄、肉类等含量较少，谷类、蔬菜、水果几乎不含维生素D。未及时补充维生素D制剂或添加维生素D强化食品，是维生素D缺乏的高危因素之一。

4. 疾病因素　慢性腹泻等消化道疾病可影响维生素D的吸收利用；肝肾疾病可影响维生素D羟化过程，导致1, 25-(OH)$_2$D生成不足；某些药物（如苯妥英钠、苯巴比妥）可加速肝脏分解维生素D等，上述因素均可导致体内维生素D不足。

二、婴幼儿维生素D缺乏的诊断

（一）病史

重点询问高危因素。

（二）临床表现

维生素D缺乏性佝偻病的临床症状和体征常在维生素D缺乏后数月出现，在围产期就发生维生素D缺乏的婴儿佝偻病临床表现会较早出现。佝偻病主要表现为生长最快部位的骨骼改变，亦可影响肌肉和神经兴奋性的改变，因此随年龄不同，临床表现不同。重症患儿可能出现消化和心肺功能障碍，并可影响行为发育和免疫功能。临床上佝偻病可分为初期（早期）、活动期（激期）、恢复期和后遗症期。

1. 初期（早期）　多见于6个月以内（特别是3个月以内）婴儿。可有多汗、易激惹、烦躁、夜惊、枕秃等非特异性神经精神症状，此期常无骨骼病变。

2. 活动期（激期）　出现典型骨骼改变。

（1）颅骨软化：为6月龄以内婴儿主要的骨骼变化，检查者双手固定婴儿头部，手指轻压枕骨或顶骨，可有压乒乓球样的感觉，此后即使病情继续进展，颅骨软化也会消失。

（2）方颅：为7～12月龄佝偻病婴儿常见的骨骼变化，表现为额骨和顶骨双侧对称性隆起，自上向下观察可见前额突出，重者也可呈鞍状、十字状颅形。

（3）胸廓畸形：1岁左右婴幼儿沿肋骨方向于肋骨与肋软骨交界处可扪及半圆形隆起，从上至下呈串珠样突出，以第7~10肋最明显，称为"肋骨串珠"；膈肌附着处的肋骨受膈肌牵拉而内陷，胸廓的下缘形成一水平凹陷，称为肋膈沟或哈里森沟（Harrison groove）。需要注意的是：①婴儿肋骨发育存在生理性外翻的过程，随着年龄增长，形态会逐渐接近成人，"肋骨外翻"不是佝偻病的体征；②"鸡胸"可发生在多种疾病，"漏斗胸"属于先天胸部发育畸形，两者均不是佝偻病的特征性体征。

（4）四肢：多见于6月龄以上婴幼儿，手腕、足踝部可形成钝圆形环状隆起，呈"手镯""足镯"样变化。婴儿站立或行走后双下肢负重造成下肢弯曲，可出现股骨、胫骨、腓骨弯曲，形成膝内翻（"O"形腿）或膝外翻（"X"形腿），偶见"K"形下肢畸形。需要注意的是，在儿童骨骼正常发育过程中，可有下肢生理性弯曲和正常的姿势变化，应予以鉴别。

（5）其他：婴儿会坐或站立后，因韧带松弛可致脊柱畸形，包括脊柱后凸或侧弯，重症者骨盆前后径变短形成扁平骨盆。

除了骨骼改变外，程度较重的佝偻病患儿可全身肌肉松弛，肌张力降低，肌力减弱。

3. 恢复期　经治疗后，初期或活动期的临床症状与体征逐渐减轻、消失。

4. 后遗症期　多见于2岁以上儿童，表现为不同程度的骨骼畸形残留。

（三）辅助检查

佝偻病不同时期血生化及骨骼X线表现不同，25-(OH)D和1, 25-(OH)$_2$D水平及骨骼X线表现被视为诊断金标准。

1. 血生化　初期血钙、血磷正常或稍低，甲状旁腺激素（PTH）升高，碱性磷酸酶（AKP）正常或稍高，血25-(OH)D降低。活动期血钙正常低值或降低，血磷明显下降，AKP、PTH升高，血25-(OH)D、1, 25-(OH)$_2$D显著降低。恢复期血钙、血磷、AKP、25-(OH)D逐渐恢复正常。后遗症期血生化正常。

2. 骨骼X线片　多选择腕骨摄片。初期表现为长骨干骺端无异常或见临时钙化带模糊、变薄，干骺端稍增宽。活动期X线检查显示长骨干骺端增宽，临时钙化带消失，呈毛刷状或杯口状改变，骨骺软骨盘加宽（>2mm），骨质稀疏，骨皮质变薄。治疗2~3周后长骨干骺端临时钙化带重现，逐渐致密、增宽，骨骺软骨盘<2mm，提示进入恢复期。后遗症期X线检查提示长骨干骺端病变消失。

目前佝偻病的临床表现总体偏轻，可具有初期的某些临床症状和较轻的活动期骨骼体征，而不具有典型的骨骼X线特征性表现，故不推荐为了诊断佝偻病而行X线检查，仔细询问病史，明确高危因素是做出诊断的关键。

（四）鉴别诊断

1. 与具有佝偻病样骨骼体征但不是佝偻病的相关疾病鉴别

（1）软骨发育不全：为遗传性软骨发育障碍性疾病，出生时即可见四肢短、头大、前额突出等骨骼变化，根据特殊体态（不匀称性矮小）及骨骼X线可鉴别，基因检测可明确诊断。

（2）黏多糖贮积症：黏多糖代谢异常时可累及多器官，可出现多发性骨发育不全，如头大、头形异常、脊柱畸形、胸廓扁平等临床表现，骨骼X线变化及尿中黏多糖测定可协助鉴别，基因检测可明确疾病及其类型。

（3）脑积水：生后数月起病者，头围及前囟进行性增大，前额突出，头颅影像学检查可做出诊断。

2. 与其他不同病因的各类佝偻病鉴别

（1）低血磷抗维生素D佝偻病：最常见的遗传性佝偻病，多在步行学习阶段被发现，血生化检查显示血钙正常、血磷明显降低、尿磷增加，按常规剂量维生素D治疗佝偻病无效时应注意与该疾病鉴别。基因检测可明确疾病类型。

（2）维生素D依赖性佝偻病：为常染色体隐性遗传性疾病，佝偻病症状严重，血生化检查显示血钙、血磷明显降低，碱性磷酸酶明显升高及继发性甲状旁腺功能亢进。

（3）肾性佝偻病：慢性肾功能不全导致钙磷代谢紊乱，血钙低、血磷高，甲状旁腺功能继发性亢进，骨骼呈佝偻病样改变，多于幼儿后期症状渐明显。

三、婴幼儿佝偻病的治疗

婴幼儿佝偻病的治疗目的在于控制活动期症状和体征，防治骨骼畸形。

1. 补充维生素D 以每天口服用药为首选，一般不建议大剂量冲击用药。治疗佝偻病的维生素D最小推荐剂量是2000IU（50μg）/d，幼儿建议使用3000～6000IU（75～150μg）/d，至少应用3个月，有时可能需要更长疗程，3个月后改为预防量400～800IU/d。只有口服用药依从性差或无法口服时，才采用大剂量冲击疗法，此时对婴幼儿推荐5万～15万IU一次（＜3月龄婴儿不建议采用）。无论采用何种给药方法，均需要在用药1个月后评估疗效。不建议常规采用活性维生素D治疗营养性佝偻病，当神经兴奋性增高的相关临床症状明显时，可酌情短期应用活性维生素D以快速提升血钙，缓解临床症状。

2. 补充钙剂 提倡维生素D和钙同时补充。2016年发布的《营养性佝偻病防治全球共识》建议在营养性佝偻病治疗期间，无论年龄段和体重，钙元素量应达到500mg，包括膳食钙及补充钙剂。因此，膳食不能达到充足钙含量时，应额外补充钙剂。

四、婴幼儿营养性佝偻病的预防

1. 户外活动 指导家长尽早携带婴儿进行户外活动，并逐渐延长时间，母亲妊娠期也应增加户外活动，以保证维生素D的合成。

2. 补充维生素D 哺乳期妇女应达到至少400～800IU/d的维生素D摄入要求，以保证胎儿宫内的储存。足月新生儿出生后即开始补充维生素D 400IU/d至2岁，早产儿、低出生体重儿、双胎儿生后即应补充维生素D 800IU/d，3个月后改为400IU/d。

3. 摄入高钙食物 奶制品是婴幼儿膳食钙的主要来源，母乳喂养钙吸收率高，应鼓励母乳喂养，母乳不足时以配方奶进行补充，参考膳食推荐量保证各年龄段奶量充足。

第十六节 婴幼儿食物过敏

食物过敏是指人体对食物中抗原物质产生的由免疫介导的不良反应，可以由IgE或非IgE介导，表现为一组症候群，可累及皮肤、消化系统、呼吸系统、心血管系统等。食物过敏是婴幼儿期常见的变态反应性疾病，随年龄增长，发病率逐渐降低。临床上90%以上的婴幼儿食物过敏与牛奶、鸡蛋、大豆、小麦、花生、鱼、虾和坚果有关，虽然牛奶和鸡蛋过敏大部分可随年龄增长而呈现自愈趋势，但花生、坚果、海产品类过敏可持续数年，直至成年期。

随着人们对食物过敏认知度的不断增强，自述或家长报告的食物过敏患病率为9.1%～34.9%。受各种因素影响，家长报告的食物过敏患病率高于实际患病率，被食物激发试验所确诊的约为10%。

一、婴幼儿食物过敏的病因与高危因素

1. 遗传因素 是食物过敏的易感因素。目前确认的高危人群为特应性疾病（包括哮喘、过敏性鼻炎、特应性皮炎、食物过敏）家族史阳性者（至少一位一级亲属患过敏性疾病），以及曾发生食物或环境过敏原致敏的儿童。

2. 环境因素 目前已知剖宫产、过早或过晚引入固体食物、添加过多维生素制剂、烟草烟雾暴露、抗酸剂的使用等均可增加食物过敏的发生风险。

二、食物过敏的发病机制

食物过敏的免疫学机制十分复杂，尚不完全清楚，目前主要分为IgE介导型、非IgE介导型和混合型三类。

1. IgE介导型 IgE介导的食物过敏多在进食后很快发生。食物特异性的IgE抗体与组织的肥大细胞和嗜碱性粒细胞上的IgE受体结合，形成致敏状态。当再次暴露于相同的食物蛋白质时，食物蛋白质通过与致敏肥大细胞或嗜碱性粒细胞表面抗原特异性IgE抗体交叉结合，激活信号转导系统，导致炎性介质释放，这些介质作用于效应组织或器官，从而出现相应的症状，可累及皮肤、胃肠道、呼吸道、心血管系统等。

2. 非IgE介导型 非IgE介导的食物过敏与T淋巴细胞活化有关，常先累及胃肠道，表现为食物蛋白质诱导的肠病或小肠结肠炎。

3. 混合型 特应性皮炎和嗜酸性粒细胞性胃肠疾病可能同时涉及IgE介导及细胞介导两种机制，为混合型。

三、婴幼儿食物过敏的临床表现

食物过敏通常表现为一组症候群，临床表现多变而缺乏特异性，重症者甚至可发生严重过敏反应，危及生命。

1. 皮肤症状 是食物过敏最常见的临床表现。皮肤症状具有多样性的特点，有的呈现红疹、红斑、渗出、结痂、苔藓样变等湿疹样变（特应性皮炎），有的则以水肿性红斑、风团或口周、眼周等部位肿胀为主。

2. 消化系统症状 食物过敏引起的消化系统症状绝大多数为非IgE介导的免疫反应，包括一系列的胃肠道疾病，如口腔过敏综合征、嗜酸性粒细胞性食管炎及胃肠炎、食物蛋白质诱发的肠病及小肠结肠炎。几乎所有消化道症状均可在食物过敏中出现，如拒食、呕吐、腹痛、腹泻、便秘、便血、生长迟缓等。

3. 呼吸系统症状 可表现为非感染性的流涕、喷嚏、慢性咳嗽、喘息等，严重者可出现急性喉水肿或气道阻塞。

4. 心血管系统症状 婴幼儿较少见，更多见于年长儿，表现为进食后血压下降、心律失常等。

5. 严重过敏反应 指在接触过敏原后数分钟至数小时内迅速发生的危及生命的严重症候群，进展快速，累及两个或两个以上系统，须进行急救。严重过敏反应的危险信号包括消化道症状（突发痉挛性腹痛、剧烈呕吐、腹泻等）、皮肤及黏膜症状（突发全身性荨麻疹、瘙痒、面部潮红、发绀等）、呼吸系统症状（喘鸣、哮喘、呼吸费力、持续剧烈咳嗽等）、心血管系统症状（低血压、心律失常、晕厥等）等。

四、婴幼儿食物过敏的诊断

主要根据病史、体格检查、实验室检查对婴幼儿食物过敏进行诊断，口服食物激发试验是确诊食物过敏的金标准。

（一）病史

采集病史时应重点询问以下内容：①诱发症状的可疑食物；②可疑食物的摄入量；③摄入食物至症状出现的时间；④在其他时间进食相同食物是否出现相同症状；⑤最后一次发病距就诊的时间；⑥症状出现的频率；⑦有无其他因素影响；⑧用药情况；⑨有无食物受污染可能。

（二）体格检查

应重点检查累及的器官系统，同时全面体格检查，注意有无涉及其他系统的体征。

（三）辅助检查

1. 嗜酸性粒细胞检测 外周血、局部体液（鼻分泌物、皮疱液、支气管肺泡液等）或胃肠黏膜中的嗜酸性粒细胞增高可辅助诊断过敏性疾病。

2. 血清特异性IgE（sIgE）检测　血清sIgE测定可协助诊断IgE介导的过敏，通常血清sIgE水平越高，患儿对相应过敏原发生过敏反应的可能性越大，但sIgE指标并不能反映过敏症状的严重程度。此外，对于T细胞、嗜酸性粒细胞介导的免疫反应，sIgE检测阴性也不能排除过敏的可能。

3. 皮肤点刺试验（SPT）　是筛查过敏原诱发IgE介导的速发型过敏反应最常用的方法，皮肤点刺试验阴性可基本排除该过敏原诱发的IgE介导的过敏反应，而阳性者则需进一步确诊。因皮肤点刺试验为体内检查，可能出现严重过敏反应，必须于具备急救设施的医院内在专科医护人员监督下操作。

4. 食物回避试验　可在常规饮食2周后，根据婴幼儿病史、SPT结果将可疑食物完全从其饮食中排除2～4周，其间家长记录婴幼儿摄入食物的种类、量及有关的症状。对于疑似非IgE介导的食物蛋白质诱发的胃肠道疾病，因肠道黏膜受损，饮食回避时间应适当延长至4～6周，必要时进行要素饮食。若在食物回避过程中症状明显改善或消失，则为食物回避试验阳性。

5. 口服食物激发试验（OFC）　食物回避试验阳性者需进行口服食物激发试验以确诊食物过敏。OFC为体内试验，可能诱发严重过敏反应，必须于具备急救设施的医院内在专科医护人员的监测下进行。一旦食物诱发出相关临床表现，应立即停止激发，并确认为阳性。

6. 消化内镜检查　用于高度怀疑食物过敏导致的消化道症状而普通评估尚无法诊断时。

五、婴幼儿食物过敏的治疗

食物过敏治疗的策略包括饮食管理、对症治疗和特异性免疫治疗，因涉及的临床表现多样，往往需要多学科协作。此外，营养和喂养问题在食物过敏中多发，应进行系统的饮食管理。

（一）饮食管理

1. 回避食物过敏原　是目前治疗食物过敏唯一有效的方法。所有引起过敏症状的食物均应从婴幼儿食物中排除，鉴于食物过敏随年龄增长有自愈可能，建议定期进行监测，可每3～6个月进行重新评估，以调整回避性饮食治疗方案，但对于发生过严重过敏反应的患儿，饮食回避的时间应延长。需要注意的是，食物回避不仅仅是回避可见的自然食物，应指导家长查看食品标签，避免为儿童购入含有过敏食物的市售食品，如对鸡蛋过敏时，除了回避鸡蛋外，含有鸡蛋的面包、饼干等都应回避。母乳喂养儿出现食物过敏时应继续母乳喂养，同时回避引起婴儿过敏的食物。

2. 食物替代品　对于人工喂养的婴幼儿，配方粉是其重要的食物。对牛奶过敏的患儿，可选用氨基酸配方粉或深度水解蛋白配方粉。氨基酸配方粉不含牛奶蛋白，理论上是牛奶过敏患儿的理想替代食物。因深度水解蛋白配方粉口感更好，价格易被家长接受，同时＞90%的患儿可耐受，故一般建议牛奶过敏患儿首先选用深度水解蛋白配方粉；若患儿不能耐受深度水解蛋白配方粉或存在多种食物过敏，可改用氨基酸配方粉。对于因过敏症状严重、食物蛋白质介导的肠病等出现生长障碍者，建议首选氨基酸配方粉。当考虑经济原因时，若患儿≥6月龄且无豆蛋白过敏，可选用豆蛋白配方进行替代治疗。90%以上牛奶蛋白过敏的婴幼儿对其他动物来源的奶制品存在交叉过敏，因此不建议使用羊奶等动物奶进行替代。

3. 辅食添加　对于食物过敏婴幼儿的辅食添加，目前尚无证据表明延迟添加辅食或限定辅食添加种类可对儿童的过敏起到预防或治疗作用，因此对发生过敏反应的婴儿可与普通婴儿一样进行辅食添加。单一食物的逐渐引入可以帮助了解婴儿是否对某种食物过敏，建议在辅食添加过程中记录膳食摄入情况，坚持每次仅添加一种新食物且持续3～5天或5天以上的原则，同时注意观察食物添加过程中婴儿的反应，以便找到引发过敏的食物，明确食物过敏原后再予以回避，而不必因为担心过敏而延迟添加辅食。随着食物添加种类的增加，应注意食物的多样化，保证食物的日常摄入以保持其耐受性。

4. 营养监测　对于因过敏而必须限制多种食物的婴幼儿，可能会继发生长不良、微量营养素缺乏等问题，应对其进行各类营养素的监测，帮助家长调整儿童膳食，适当补充营养制剂，保证婴幼儿正常生长发育。

（二）对症治疗

结合患儿临床表现，皮肤科、呼吸科、消化科等专科医生应对患儿进行对症处理，常用药物包括糖皮质激素、白三烯受体拮抗剂、肥大细胞稳定剂、抗组胺药、肾上腺素等，药物使用以控制症状为主，故主张短期使用。

（三）特异性免疫治疗

食物过敏的免疫治疗多采用口服及舌下免疫疗法，目前均处于研究阶段，尚未在临床常规开展。

六、婴幼儿过敏性疾病的预防

因过敏性疾病具有明显的遗传倾向，针对具有过敏遗传背景的高风险婴幼儿可进行一些干预，以预防过敏性疾病，预防策略可早至母亲妊娠期开始。

1. 母乳喂养　坚持母乳喂养至少4～6个月是预防婴幼儿过敏的措施，母亲妊娠期应均衡膳食、丰富食物种类，为产后母乳喂养做好准备。

2. 选择部分水解蛋白配方粉　对于不能纯母乳喂养的过敏高风险婴儿，建议选择部分水解蛋白配方粉替代普通奶粉。不建议将部分水解蛋白配方粉作为普通健康婴儿的初始配方奶粉，因其在免疫、代谢及内分泌等方面的长期影响还需进一步的研究。

3. 补充益生菌等　有些研究建议母亲和婴儿补充益生菌（如鼠李糖乳杆菌LGG、动物双歧杆菌Bb-12）、益生元等预防过敏，但这样的建议还存在争论，目前比较明确的是补充益生菌可以预防湿疹，而益生菌或其他营养补充剂用于过敏尚不作为常规推荐策略。

4. 环境 母亲吸烟、妊娠期接触二手烟、婴儿接触二手烟是儿童发生过敏的高风险因素，因此在环境设置的预防上，强调母亲戒烟并尽量减少接触吸烟的环境，在家庭中也如此，应保护婴幼儿远离二手烟、三手烟的环境。

5. 有关预防的其他问题 目前没有证据表明妊娠期或产后进行易过敏食物回避或限制可以减少婴儿食物过敏的发生，因此母亲妊娠期和产后无须进行食物回避和限制，仅在婴儿确实出现过敏反应而怀疑食物过敏时才需进行食物回避。

第十七节 婴幼儿饮食行为问题

饮食行为包含进食行为、喂养行为、食物选择及进食氛围，婴幼儿饮食行为处于发展和学习中，是从被动进食过渡至主动进食的过程，婴幼儿期是饮食行为形成的关键时期。有关婴幼儿饮食行为问题目前没有统一的定义，涵盖了包括喂养不当、挑食、喂养困难等的描述，涉及的问题范围广而复杂，既包括轻度的偏食挑食，也包括严重的喂养障碍。轻微饮食行为问题虽对婴幼儿生长发育无明显影响，但往往会引起家长焦虑，而中重度的饮食行为问题可对婴幼儿营养状况及生长发育产生不利影响，应予关注，尽早发现、尽早干预。

婴幼儿饮食行为问题可发生于各年龄段，以2～6岁最为常见，根据父母的反馈进行统计，其发生率可高达60%，而根据专业人员评估的发生率为25%～30%，其中3%～10%为严重的喂养障碍。此外，饮食行为问题在有神经发育障碍性疾病患儿中发生率更高，可达80%。

一、饮食行为问题发生的高危因素

（一）自身因素

婴幼儿的不同特点会影响其进食中的行为表现。

1. 生物因素 遗传和生理因素在进食行为上也有体现，有些婴幼儿天生对进食有兴趣，而有些婴儿天生对食物缺乏兴趣，这种差异与生俱来，并且在人群中呈正态分布。

2. 气质类型 不同气质类型的婴幼儿在进餐过程中可有不同饮食行为，如难养型气质婴幼儿更容易出现饮食行为问题。

3. 进食技能发育不良 由于口腔感觉、运动发育的问题或延迟学习新进食技能可导致婴儿出现不同程度的进食困难，因咀嚼、吞咽功能不佳而出现挑食、偏食。

4. 不良的进食经历 因疾病或喂养不当遭受进食时的痛苦，会使婴幼儿产生不愉快的进食记忆，即使在疾病恢复或喂养行为改善后，仍可能使婴幼儿因进食时唤起痛苦记忆而拒绝进食。

5. 器质性疾病 可能影响食物摄取、消化、转运、吸收的疾病都可能导致婴幼儿饮食行为的异常，如口腔、喉及气管、食管等畸形、解剖结构异常可造成进食困难。器质性消化系统疾病、心肺功能不全、神经肌肉性疾病等均可导致喂养困难。

（二）食物因素

婴幼儿对新食物的适应需要一个过程，一般而言，需要15～20次的尝试才能接受，这种"拒新"易被误解为"挑食"。提供的食物质地、性状与婴幼儿发育程度不符合时可造成婴幼儿对食物的拒绝，而食物的来源、品种、搭配及制作不当也可引起婴幼儿进食问题。

（三）家庭环境因素

婴幼儿良好进食行为的发展有赖于家长恰当的喂养行为，不恰当的喂养行为是造成喂养过程中婴幼儿-家长喂养互动不良的关键因素，无论是溺爱型的喂养模式，还是控制型、忽视型的喂养模式，均可造成婴幼儿不当的饮食行为。

二、婴幼儿饮食行为问题的评估

因饮食行为问题尚无统一规范化的定义和诊断标准，临床主要根据全面评估对饮食行为问题进行分类，予以相应干预策略。临床评估包括病史采集、体格检查、应用饮食行为量表评估、进食过程观察等，通过评估排除器质性疾病也是评估目的之一。

1. 病史采集 应详细询问婴幼儿主要的饮食行为表现，包括出现时间及持续时间、程度、伴随症状，也应了解婴幼儿母亲妊娠期病史、出生史、生长发育史、既往疾病史、家庭主要养育者与婴幼儿的关系、家庭养育环境等。

2. 体格检查 应进行全面系统的体格检查，还需重点评估口腔结构与功能，并进行神经心理行为检查。

3. 应用饮食行为量表评估 应根据患儿年龄选择恰当的饮食行为量表及喂养人喂养量表进行评估，以了解婴幼儿及养育者两者的行为。

4. 进食过程观察 进食过程观察是饮食行为评估的重要方法，现场观察或通过视频了解婴幼儿进餐情况。观察内容包括婴幼儿进餐姿势、位置、进食技能、情绪状态、对外界环境的反应，同时应注意家长与婴幼儿在进餐中的交流方式。

5. 器质性疾病警示征象 以下症状常提示饮食行为问题可能由器质性疾病造成，需进行及时转诊：吞咽困难、吞咽功能失调、进食时明显疼痛/哭闹、呕吐及腹泻、生长迟缓、营养不良、慢性循环-呼吸道症状（如发绀）等。

6. 实验室检查 体格检查及生长发育正常但有饮食行为问题的患儿，往往不需要进行实验室检查。怀疑器质性疾病者应转诊至相关专科，进行相关实验室检查明确诊断。

三、饮食行为问题的分类

目前常将饮食行为问题分为食欲缺乏、挑食、恐惧进食、不良进食习惯四大类，各类均有其特征性表现。

（一）食欲缺乏

1. 家长错误理解 又称父母不恰当期望或父母过度关心，此类婴幼儿进食量与其身体正常生长速度相当，而家长认为婴幼儿进食量少，家长的担心很可能导致强迫喂养。

2. 精力旺盛的食欲缺乏 这类婴幼儿似乎胃口小，很容易吃饱，进食时容易分心。拒食往往发生在学习自主进食阶段，这类婴幼儿警觉、活泼、好奇心强，对环境的兴趣大于对食物的兴趣，部分可出现体重增长不足。

3. 精神不振的食欲缺乏 这类婴幼儿表情淡漠，看上去对食物缺乏兴趣。他们可能被忽视，养育者常意识不到婴幼儿存在生长或喂养问题，平时与养育者之间的微笑、咿呀和目光接触也不易被察觉。这类婴幼儿常有明显的体重下降和营养不良，而营养状况不佳又会进一步导致厌食。

（二）挑食

1. 家长错误理解 婴幼儿在进食技能发育过程中对新食物的不愿意尝试属于正常的"拒新""厌新"行为，是一种自我保护，家长因不了解此正常的发育过程而易误认为婴幼儿"挑食"。

2. 轻度挑食 很多婴幼儿有轻度或一过性挑食或存在食物偏好，从长时间看，婴幼儿能接受各类食物，不完全回避某一种类、质地的食物，但反复多次暴露并不能改变婴幼儿对食物的接受度。这类婴幼儿无医学与体格生长问题，但因挑食而易发生家庭进餐氛围不和谐。

3. 中重度挑食 婴幼儿可接受的食物品种常为10～15种或更少，可有感觉性食物厌恶，表现为完全回避某一类或某些特定质地、特定味道的食物，食物谱狭窄可导致营养素摄入不均衡而出现明显的生长受限。部分婴幼儿除了挑食外，还存在对声音、光线、皮肤接触等的过激反应。

（三）恐惧进食

1. 家长错误理解 健康婴儿可出现功能性胃肠功能紊乱，如过度哭闹，被家长错误地认为是对进食的恐惧。

2. 创伤后 经历创伤后的婴幼儿通过哭闹、拱起身子或紧闭双唇来拒绝喂食，有的看见食物、餐具甚至餐椅即哭闹不安。通常他们曾有创伤经历，如窒息或插管或经历过强迫喂养。当完全清醒时，这类婴幼儿拒绝喂养，不过，当他们将要睡着时可能会接受奶瓶喂食。

（四）不良进食习惯

不良进食习惯包括追喂、边吃边玩、进食时间过长、幼儿期仍夜间进食等。

四、饮食行为问题的管理与干预

以行为矫正为主要措施进行婴幼儿饮食行为及家长喂养行为的干预，培养并促进婴幼儿进食技能发展。存在严重饮食行为问题的婴幼儿常需多学科合作共同解决问题，除了行为干预外，需对伴发的营养问题（如生长不良、营养素不均衡等）进行干预，对原发性器质性疾病进行病因治疗，对口腔感觉、运动功能不良或患有神经发育障碍性疾病的婴幼儿进行进食技能的综合康复训练。

饮食行为干预原则：教育家长在喂养中保持喂养权责分明，逐渐引导并建立进餐规则。内容包括：①安排规律进食，每餐间隔2～3小时，让婴幼儿体验饥饿，获得饱感；②进食时间限于30分钟以内；③家长对婴幼儿进食保持中立态度；④避免进食时用电视、电话、玩具等分散婴幼儿注意力；⑤提供新的食物时要多次尝试（8～15次）；⑥提供与年龄相符的食物种类与质地；⑦家长对饮食保持恰当期望，不强迫喂养，允许婴幼儿吃饱后停止进食；⑧鼓励婴幼儿自主进食，允许与年龄相符的"狼藉"。

五、饮食行为问题的预防

对家长、养育者进行健康教育，将顺应喂养应用于家庭是实现成功喂养、促进婴幼儿正常饮食行为发展的有效措施。

第十三章

临床应用示范病例分享

第一节　多囊卵巢综合征与妊娠前肥胖

一、病例介绍

患者36岁，产后3年，新生儿出生体重3500g，妊娠前65kg，分娩前78kg，产后哺乳期70kg，哺乳期结束后体重逐年增加，最重为90kg。月经量逐渐变少，月经周期延长，一般3～4个月来潮一次，量少，后到妇科内分泌科就诊，诊断为多囊卵巢综合征（PCOS），胰岛素抵抗。服用二甲双胍，每次500mg，每天2次，有胃肠道反应，易腹泻，食欲有所下降，体重降为86kg，停服二甲双胍后体重维持不变，自行继续减重失败。

家族中父亲患有糖尿病，母亲患有高血压。

二、营养评估

（一）体格检查

身高154cm，现体重86kg，BMI 36.3kg/m^2，无水肿，无胸腔积液、腹水，皮肤有弹性。

（二）实验室检查

于月经期第3天检测。促黄体生成素（LH）9.4mIU/ml；卵泡刺激素（FSH）6.54mIU/ml；空腹胰岛素15.49μIU/ml；睾酮（T）0.8ng/ml；雌二醇（E$_2$）74pg/ml；泌乳素（PRL）18.02ng/ml；维生素D[25-（OH）D]15nmol/L；空腹血糖6.61mmol/L；甘油三酯3.56mmol/L；胆固醇5.42mmol/L。

（三）饮食史

（1）一日正餐3次，加餐1次。

（2）进食情况：主食300g；蔬菜200g；水果500g；肉类300g；蛋类60g；奶类100g；大豆类10g；坚果类30g；薯片，1～2次/周，每次50～100g；甜糕点，2～3次/周，每次100～150g。

（3）偶尔喝含糖饮料。

（4）经常吃外卖，3～4次/周。

（5）进餐速度快，口味重（辣/咸），暴饮暴食，夜间加餐。

（6）无食物过敏及不耐受。

膳食评价：蔬菜不足，水果、肉类过量，奶类不足，零食不健康，饮食质量不佳。

三、运动情况

每天活动量5000～6000步；运动形式为散步。

四、营养诊断

肥胖，PCOS，空腹血糖受损，维生素D缺乏，高脂血症。

五、营养治疗

（一）营养治疗方案

1. 饮食医嘱 通过体成分测定及与患者沟通，采用"低能量低碳水高蛋白"膳食，每天辅助代餐一次，用代餐粉1袋（70kcal）替代晚餐的主食；建议第一阶段3个月，减重约10%（8～9kg），之后3个月每月减2～4kg，持续减重时间至少半年。

具体饮食建议如下所示。

早餐：豆浆（或豆腐脑）400ml（无糖），鸡蛋1个，杂粮制品（以米面生重50g计算），烫拌蔬菜100g。

午餐：杂粮饭或杂粮馒头（以米面生重50g计算），绿叶蔬菜或瓜茄类250g，鱼虾瘦肉类150g。

晚餐：代餐粉1袋，绿叶蔬菜或瓜茄类250g，鱼虾瘦肉类100g。

加餐：低糖水果1个（约200g），脱脂牛奶1杯（约250g）。

全日烹调用油20g；盐6g；不加糖。

2. 能量水平 1400kcal。

3. 三大营养素分配比例及选择要点 碳水化合物：蛋白质：脂肪=40%：28%：32%。其中碳水化合物主要建议来源为低升糖指数的全谷类或杂豆类食物，如燕麦、玉米、红豆、绿豆等；蛋白质来源的食物主要为高蛋白低脂肪的肉类，如牛肉、瘦猪肉、去皮禽肉、鱼虾等，以及大豆制品，如豆浆、豆腐脑、豆腐等，保证优质蛋白质占蛋白质总量的50%以上；脂肪以植物油为主要来源，如大豆油、玉米油等，搭配使用一部分单不饱和脂肪酸含量较高的橄榄油或山茶油，以及n-3多不饱和脂肪酸含量高的油（如亚麻籽油）。

4. 与疾病相关的营养素补充量及食物来源，需限制或减少的膳食营养素成分 减重过程中建议每天补充复合维生素一片，因维生素D缺乏较严重，同时每天补充400IU维生素D。食物建议每天鸡蛋一个（不弃蛋黄），增加海鱼和菇类食物，减少外卖次数，减少盐、油的摄入量，增加蔬菜及奶制品、豆制品摄入量，减少水果和零食摄入量。

5. 餐次分配及特殊要求　早餐：中餐：晚餐：加餐=25%：35%：25%：15%。吃饭顺序：先吃蔬菜类食物，再吃肉类、豆制品等高蛋白食物，最后吃主食，细嚼慢咽，一顿饭吃足20分钟以上。

6. 运动建议　每天保证30～60分钟的有氧运动，如快走、骑车、健身操、游泳等，一周至少150分钟的中等强度运动；间隔一天抗阻训练，包括上肢、腹部核心、下肢等部位的运动，如举哑铃、拉弹力带、平板支撑、卷腹运动、深蹲等。

（二）疗效观察

营养治疗前后体格测量指标及生化指标变化见表13-1-1。

表13-1-1　营养治疗前后体格测量指标及生化指标变化

	减重前	减重1个月	减重2个月	减重5个月
体重（kg）	86	81.5	78.9	70.3
骨骼肌（kg）	23.6	23.3	24.1	21.9
体脂肪（kg）	42.9	38.8	34.6	29.7
体重指数（kg/m²）	36.8	34.6	33.5	30.2
体脂比例（%）	49.9	47.6	43.8	42.2
身体总水分（L）	31.7	31.4	32.6	29.8
蛋白质（kg）	8.5	8.4	8.7	7.9
无机盐（kg）	2.92	2.91	3.03	2.89
肌肉量（kg）	40.7	40.2	41.7	38.2
去脂体重（kg）	43.1	42.7	44.3	40.6
左上肢肌肉（kg）	2.31	2.24	2.22	1.89
右上肢肌肉（kg）	2.3	2.24	2.24	1.95
躯干部肌肉（kg）	19.9	19.5	19.2	17.3
左下肢肌肉（kg）	6.47	6.34	6.68	6.18
右下肢肌肉（kg）	6.55	6.45	6.76	6.28
腰臀比	0.92	0.91	0.87	0.84
内脏脂肪等级	20	18	16	14
基础代谢率（kcal/d）	1 301	1 293	1 327	1 247
骨矿物质含量（kg）	2.43	2.48	2.56	2.41
InBody评分	55	59	65	65

六、临床结局

减重第3个月，月经自然来潮，此后每个月比较准时，子宫内膜厚度从0.5cm上升为0.7cm，减重5个月，复测实验室指标均有改善，空腹胰岛素水平明显下降，空腹血糖、甘油三酯、胆固醇均下降，维生素D水平上升，具体见表13-1-2。

表13-1-2 减重前与减重5个月后的实验室指标

激素及生化指标	减重前	减重后
LH（mIU/ml）	9.4	4.01
FSH（mIU/ml）	6.54	3.44
空腹胰岛素（μIU/ml）	15.49	5.98
T（ng/ml）	0.8	0.5
E_2（pg/ml）	74	43
PRL（ng/ml）	18.02	14.6
25-(OH)D（nmol/L）	15	31
空腹血糖（mmol/L）	6.61	5.6
甘油三酯（mmol/L）	3.56	1.25
胆固醇（mmol/L）	5.42	4.89

第二节　妊娠前肥胖及妊娠早期体重增长异常

一、病例介绍

患者40岁，孕11周，身高163cm，妊娠前体重80kg，现体重83kg，因妊娠期体重增长过快，血脂偏高，经产科医生推荐到妊娠期营养门诊进行饮食指导干预体重。

患者既往孕2产1（G2P1），3年前顺产第一胎4200g，有妊娠期糖尿病史，第一胎妊娠前体重65kg，至分娩前体重达到90kg，此后一直未能回到妊娠前体重，属于生育性肥胖。

家族中母亲有糖尿病、高血压病史。

二、营养评估

（一）体格检查

身高163cm，妊娠前体重80kg，现体重83kg，妊娠前BMI 30.1kg/m²。无水肿，无胸腔积液、腹水，皮肤弹性好。

（二）实验室检查

甘油三酯3.4mmol/L；胆固醇7.3mmol/L；空腹血糖5.4mmol/L；血红蛋白131g/L；糖化血红蛋白5.5%；25-(OH)D 32nmol/L。

（三）饮食史

（1）一日正餐3次，加餐2次。

（2）进食情况：主食350～400g；蔬菜250～300g；水果600～800g；肉类150g；蛋类60g；奶类200g；大豆类5g；坚果类25g；零食60g（糕点）。

（3）经常喝含糖饮料，约200ml/d。

（4）经常吃外卖，3～4次/周。

（5）进餐速度快；口味重（辣/咸）；夜间加餐。

（6）无食物过敏及不耐受史。

根据上述情况，本例患者膳食评价：蔬菜、牛奶不足，主食及水果过量，外卖过多，含糖饮料过多，零食不健康。

三、运动情况

每天活动量3000～4000步；运动形式为散步。

四、营养诊断

本例患者妊娠前肥胖，妊娠期体重增长过快，高脂血症。

五、营养治疗

（一）营养治疗方案

1. 饮食医嘱 计算妊娠前BMI（kg/m^2）=80÷1.63^2=30.1，以便确定整个妊娠期体重增长的范围。根据中华人民共和国卫生行业标准，中国单胎妊娠期妇女体重增长推荐值，妊娠前BMI≥28kg/m^{2}的孕妇整个妊娠期的总增重应为5～9kg。

孕11周属妊娠早期，体重应增长＜2kg，本例患者目前体重已经增长3kg，属于体重增长过快。其标准体重（kg）=身高（cm）-105=163-105 = 58。

本例孕妇属于轻体力劳动者，每天能量摄入25kcal/kg×58kg=1450kcal，考虑到胎儿发育需求，采用妊娠早期推荐每天最低热量标准（1500kcal）。确定全天主食数量和种类并进行餐次食物分配，根据主、副食及植物油的数量和餐次比例设计一周食谱。

2. 妊娠早期能量建议 1500kcal。

3. 三大营养素分配比例及选择要点 饮食处方举例（1500kcal）见表13-2-1。

表 13-2-1 妊娠早期肥胖孕妇一日食谱

餐次	食物名称	原料名称	数量（g）
早餐	低脂奶	低脂牛奶	200
	玉米面鸡蛋饼	玉米面	50
		鸡蛋	50
	植物油	橄榄油	5
	炒生菜	生菜	50
早点	猕猴桃	猕猴桃	100
午餐	米饭	大米	70
	清蒸鲈鱼	鲈鱼	75
	鸭血豆腐	鸭血	30
		豆腐	50
	菠菜汤	菠菜	150
	植物油	大豆油	10
午点	银耳莲子红枣羹	银耳（干）	10
		红枣（干）	15
		莲子（干）	5
晚餐	燕麦片粥	燕麦片	75
	青椒炒肉片	青椒	100
		瘦猪肉	20
	素炒西蓝花	西蓝花	100
	植物油	橄榄油	10
其他	盐	加碘盐	6

注：数量是食物可食部分生重。

该食谱热量为1504kcal，蛋白质为73g，脂肪为48g，碳水化合物为216g，三大产热营养素比例分别为蛋白质占19%，脂肪占29%，碳水化合物占52%，符合标准。膳食纤维为20.4g，钙为984mg，铁为31mg，锌为12mg，维生素A为2180μg RAE，维生素E为17mg，维生素B_1为0.9mg，维生素B_2为1.3mg，维生素C为237mg，除了维生素B_1略微低于推荐量，其余营养素全部达到妊娠早期推荐标准。蛋白质52%来源于动物蛋白，属于优质蛋白；动物性脂肪与植物性脂肪之比为1：3。

4. 缺乏营养素的合理补充及膳食调整 因维生素D缺乏，建议每天补充400IU维生素D。食物中建议每天补充鸡蛋一个（不弃蛋黄），增加海鱼和菇类食物，增加蔬菜及奶制品、豆制品摄入量，选用低脂奶，减少水果和零食摄入量，选择糖分较少的水果，减少外卖饮食次数及甜饮料的饮用次数，减少油腻荤汤及盐、油的摄入量。

5. 餐次分配及特殊要求 三餐三点供能分别占26%、4%、35%、6%、26%、4%。少吃多餐，主食粗细搭配。

发放肥胖孕妇体重增长曲线表，要求其每周自行称重一次，具体称重要求为晨起、空腹、排空尿液，着单衣称重记录，自行绘制体重增长曲线，每隔一个月到妊娠期营养门诊随访一次。

6. 运动建议　身体条件允许时建议每天散步6000～8000步，间隔两天做一套孕妇体操，每次半小时；坚持做轻微家务劳动，如买菜、购物、洗碗、扫地等。

（二）疗效观察

孕15周随访：该孕妇1个月后（孕15周）再次到妊娠期营养门诊随访，营养师查看每周体重曲线记录，发现饮食管理后其体重在第1周下降了0.5kg，第2周持平，第3周增长0.2kg，第4周增长0.3kg，体重增长基本符合肥胖孕妇的增加标准。

营养师调查其饮食状况，发现饮食得到明显改善，烧菜用油量减少，油煎炸食物及荤汤摄入量明显减少，水果食用量减少，自诉增加了全谷类食物后饥饿感明显减轻。每天运动达到6000～8000步，增加了日照时间。

孕24周随访：该孕妇24周时空腹血糖降为5.1mmol/L，糖化血红蛋白为5.2%；该孕妇属于轻体力劳动者，妊娠中期热量计算25kcal/kg×58kg＋300kcal=1750kcal，考虑到胎儿发育需要，妊娠中晚期最低能量不宜低于1800kcal。因此改进食谱方案，给予1800kcal一周食谱推荐。在1500kcal食谱基础上增加低脂牛奶250ml，肉类50g，主食50g（粗细搭配）。复查甘油三酯为2.4mmol/L，胆固醇为7.0mmol/L，空腹血糖为5.1mmol/L，均有所下降，25-(OH)D为42nmol/L，有所上升。

建议孕24周后定期监测血糖。

孕38周随访：复查甘油三酯为3.5mmol/l，胆固醇为7.6mmol/L，空腹血糖为4.8mmol/L，糖化血红蛋白为5.0%，25-(OH)D为70nmol/L。

该孕妇不同妊娠期生化指标变化见表13-2-2。

表13-2-2　不同妊娠期生化指标变化

生化指标	妊娠早期（孕11周）	妊娠中期（孕24周）	妊娠晚期（孕38周）
空腹血糖（mmol/L）	5.4	5.1	4.8
甘油三酯（mmol/L）	3.4	2.4	3.5
胆固醇（mmol/L）	7.3	7.0	7.6
糖化血红蛋白（%）	5.5	5.2	5.0
25-(OH)D（nmol/L）	32	42	70

六、临床结局

该孕妇一直定期到妊娠期营养门诊随访，孕后期血糖和体重控制较为理想，至分娩前体重达到88kg，合计增长8kg，符合肥胖孕妇妊娠期体重增长范围，38^{+5}周顺产男婴2930g，产后空腹血糖4.1mmol/L，餐后2小时血糖6.2mmol/L，均为正常。

第三节　素食者妊娠期糖尿病

一、病例介绍

患者42岁，孕30周，身高156cm，妊娠前体重49.5kg，现体重61kg，因孕26周测定OGTT发现血糖异常后于妊娠期营养门诊就诊。

患者既往孕3产1（G3P1），妊娠前体型正常，妊娠期糖尿病，妊娠期增重过多，否认肝炎、结核、糖尿病、高血压等慢性病史，否认外伤手术史，否认药物食物过敏史；配偶体健。曾诊断缺铁性贫血（具体不详）。

家族中母亲患有2型糖尿病、冠心病。

二、营养评估

（一）体格检查

身高156cm，妊娠前体重49.5kg，现体重61kg，妊娠前BMI 20.3kg/m²。双下肢踝关节轻度水肿，无胸腔积液、腹水，皮肤弹性良好，眼睑稍显苍白。

（二）辅助检查

OGTT试验：空腹血糖5.30mmol/L；服糖后1小时血糖12.35mmol/L；服糖后2小时血糖10.91mmol/L；糖化血红蛋白5.5%；血红蛋白92g/L；血清铁12.6μg/L；甘油三酯5.2mmol/L，总胆固醇7.9mmol/L，高密度脂蛋白胆固醇2.5mmol/L，低密度脂蛋白胆固醇4.9mmol/L；血25-(OH)D$_3$ 12.55ng/ml；尿葡萄糖（＋）；尿酮体（－）。

孕23周B超显示胎儿偏小1周。

（三）饮食史

（1）一日正餐3次，加餐1～2次。

（2）进食情况：主食200g；蔬菜300g（以根茎类为主）；水果500～600g；蛋类100g；坚果类30～50g；烹饪油35g；零食50～100g（油炸食品、芝麻糊类、甜食）。

（3）偶尔喝含糖饮料。

（4）不吃外卖。

（5）进餐速度快，口味重（甜/咸），暴饮暴食，夜间加餐。

（6）对芒果过敏。

三、运动情况

每天2000～4000步活动量；运动形式为太极拳、散步。

四、营养诊断

妊娠期糖尿病：孕26周行OGTT试验明确诊断。

妊娠期轻度贫血：血红蛋白92g/L。

妊娠期增重过多：孕26⁺周增重11.5kg。

妊娠期维生素D缺乏：血25-(OH)D$_3$＜20ng/ml。

高脂血症：血脂指标高出高限2～4倍。

五、营养治疗

（一）营养治疗方案

1. 饮食医嘱　素食糖尿病饮食（妊娠期）。

计算妊娠前BMI（kg/m²）=49.5÷1.56²=20.3，属于正常范围，标准体重（kg）=身高（cm）–100=56。

妊娠26⁺周。推荐摄入能量为25～30kcal/（kg·d）+300kcal，总能量为1700～1980kcal，胎儿偏小，但体重已增加11.5kg，取妊娠中期中间值1850kcal。

具体方案：谷薯类250g；蔬菜类500g（含菌菇类）；蛋类100g（鸡蛋白2～3个，蛋黄1个）；豆类75g；水果类200g；坚果20g，食用油25g；食盐6g。

2. 能量水平　1850kcal，食谱见表13-3-1。

表13-3-1　素食一日参考食谱

餐次	食物
早餐	黑豆浆250ml，水果玉米1根（200g），鸡蛋白2个，拌莴笋丝（莴笋100g）
	餐后：多维片1片
加餐	水果（柚子100g），坚果（核桃1个，瓜子1把）
中餐	杂粮米饭（大米80g、小米20g），苦瓜炒鸡蛋（鸡蛋50g、苦瓜100g），拌海带（水发海带100g）
加餐	水果（草莓100g），红枣2个，铁剂150mg
晚餐	杂粮米饭（大米80g、红豆20g），豆花（150g），拌黄瓜（100g），素炒空心菜（100g）
加餐	黄豆浆250ml，粗粮饼干20g
	全天烹调油20g，盐4～6g，水1500～1700ml

3. 三大营养素分配比例及选择要点　三大营养素占总能量比例：蛋白质、脂肪、碳水化合物分别为19%、28%、55%。

4. 食物选择注意事项　①谷类粗细搭配，食物多样化（每天12种以上）。谷薯类粗细搭配，全谷物和杂豆类不少于1/5；根茎类蔬菜如土豆、山药、藕、红薯等都应算作主食。②不偏食，作为肉类的代替品，豆类增加到50～80g。大豆富含优质蛋白、不饱和脂肪酸、B族维生素等。适当选择一部分发酵豆制品，如少量腐乳、臭豆腐、纳豆等，补充维生素B_{12}。③适当摄入坚果、海藻和菌菇类。坚果每天10g，藻类和菌菇类含较高的矿物质和黏多糖类。④餐餐有蔬菜，天天吃水果。该孕妇要保证足量的蔬菜，深色蔬菜占一半以上，血糖控制早期暂停水果，2周后水果每天200g左右，优先选择低升糖指数水果，不喝果汁。⑤摄入适量蛋类。蛋黄是卵磷脂、维生素A和维生素B_2的良好来源，建议该孕妇每天摄入1个蛋黄，2～3个蛋白，增加优质蛋白质的供应。⑥合理选择植物烹饪油。建议选择大豆油、菜籽油、胡麻油、紫苏油等富含ω-3不饱和脂肪酸的烹饪油，交替更换食用，但不煎炸食物，控制油脂类摄入。

5. 与疾病相关的营养素补充量及食物来源，需限制或减少的膳食营养素成分

（1）优质蛋白质：妊娠中晚期蛋白质推荐摄入量分别增加15g/d和30g/d。应保证优质蛋白质不少于总摄入蛋白质的1/2，该孕妇优质蛋白质来源食物主要为蛋类和豆制品等。

（2）脂肪：应适当限制摄入过多饱和脂肪酸，注意隐形油脂，如牛油果、芝麻糊、芝麻酱、沙拉酱等。

（3）维生素及矿物质：素食者在妊娠期容易缺乏铁、锌、维生素A、维生素D、维生素B_{12}、DHA等，膳食摄入不足时，必要时可以通过药物和补充剂补充。由于明确为维生素D缺乏状态，给予每天补充维生素D 1000～1500IU，增加晒太阳的时间，1个月后复查。

（4）膳食纤维：推荐每天摄入25～30g，叶菜类、粗粮等富含膳食纤维，可增强饱腹感，平稳血糖，预防便秘，应保证每天足够摄入。

6. 餐次分配及特殊要求

（1）进餐顺序：进餐时先喝少量汤，再吃蔬菜，再吃蛋、豆类，主食放在最后，进餐顺序的改变有助于减少血糖波动。

（2）餐次分配：每天4～6餐，定时定量，将豆类和蛋类等提供优质蛋白的食物均匀分配到各餐。

（3）食物选择原则：避免隐形脂肪含量较高的食物，如油炸面食、沙拉酱、甜面酱、麻酱、芝麻糊、爆米花、方便面、薯片、牛油果等食品；避免含糖高的食物，如蜜饯、含糖较高的饮料、蛋糕、点心、奶油面包、蜂蜜、糖果、巧克力等。

（4）烹调方式：以蒸、煮、炖、焯等为主，虽然为素食，但也要控制烹饪油的过量摄入，避免油炸、油煎食物。

（二）妊娠期营养门诊随访

1. 孕29周　妊娠期营养门诊随访，查看体重曲线记录，饮食管理后其体重在营养治疗第1周下降0.7kg，第2周下降0.1kg，第3周保持，体重增长符合增重标准。实验室复查：甘油三酯5.9mmol/L，胆固醇8.3mmol/L，空腹血糖5.1mmol/L，有所下降；餐后2小时血糖7.3mmol/L，不达标。其膳食日记如表13-3-2所示。

表13-3-2 患者膳食日记

日期	餐次	就餐时间	谷类	奶类	蛋类	豆类	肉类	蔬菜	水果	油脂	运动
9月30日	早	9:00	饼1个	无	鸡蛋1个	黄豆燕麦豆浆 蛋白粉1勺	无	芹菜叶	苹果1个	芝麻丸、核桃	慢走+爬楼梯30分钟
	午	13:00	米饭半碗 玉米	无	半个鸡蛋	黄豆燕麦豆浆	无	莲藕、花菜、黄瓜、绿叶菜	苹果半个	菜籽油	慢走+爬楼梯30分钟
	晚	19:00	面	无			无	绿叶菜			站桩30分钟
10月1日	早	6:30	粗粮	无		豇豆 蛋白粉1勺	无		苹果一块		散步+爬楼梯1小时
	午	14:00	蛋炒饭 饼干	无	鸡蛋1个	花生	无	紫菜、莴笋、豌豆、胡萝卜、西葫芦		菜籽油	散步2.5小时
	晚	19:00	粗粮稀饭1碗、凉面	无			无	绿叶菜		菜籽油	
10月2日	早	8:40	无糖汤圆	无	荷包蛋1个	蛋白粉1勺	无	绿叶菜	奇异果、苹果各1个		散步30分钟
	午	12:00	自助餐（饭菜）	无			无				散步2小时
	晚	19:00	米饭小半碗 花卷1块	无	鸡蛋半个		无	花菜、青椒、绿叶菜	苹果1个		
10月3日	早	9:00	南瓜燕麦片 半个月饼	无	鸡蛋1个	蛋白粉1勺	无	绿叶菜	地瓜1块	芝麻丸	
	午	13:00	米饭1碗	无	鸡蛋半个	豆腐	无	茄子、豇豆	苹果半个		散步3小时
	晚	19:30	米饭 饼干	无	鸡蛋1个		无	豆芽、包菜、绿叶菜			
10月4日	早	9:10	小米藜麦粥1.5碗、花卷	无			无	番茄、黄瓜、莴笋、黑木耳、绿豆汤、绿叶菜	猕猴桃		
	午	14:00	花卷1个 饼干	无		蛋白粉1勺	无	绿叶菜		芝麻丸	
	晚	19:30	面 饼干	无			无	紫菜		芝麻丸	
10月5日	早	9:00	花卷1个	无	荷包蛋1个	燕麦豆浆 蛋白粉1勺	无	绿叶菜	苹果1个		散步2小时
	午	12:00	米饭	无		豆腐 花生	无	绿叶菜、丝瓜			
	晚	19:00	米饭	无		青豆	无	绿叶菜、番茄、青椒		芝麻丸	

膳食日记评价：粗杂粮摄入不足，烹饪油种类合适，但用量稍多；隐形油脂和糖摄入过量，包括芝麻丸、蛋炒饭、汤圆、加糖的银耳汤等。碳水化合物摄入总量过量是导致血脂继续上升和餐后血糖控制不佳的主要原因。

2. 孕32周 B超显示，胎儿大小符合孕周，羊水偏多。实验室复查: 25-(OH)D 32ng/ml，明显上升。肝肾功能正常，甘油三酯4.1mmol/L，胆固醇6.2mmol/L，空腹血糖4.9～5.3mmol/L，餐后2小时血糖5.8～6.7mmol/L，基本达标，糖化血红蛋白5.3%。建议维生素D补充量改为维持剂量400IU，饮食中适当增加优质蛋白质摄入，经计算该孕妇膳食每天摄入蛋白质总量应为70g，故给予每天10～15g乳清蛋白作为补充；在血糖稳定的情况下，每天摄入低升糖指数水果200～250g，继续控制油脂摄入，全天膳食能量1950～2000kcal。

六、临床结局

（一）孕39周

孕妇定期到妊娠期营养门诊随访，妊娠晚期血糖稳定，空腹血糖波动于4.5～5.3mmol/L，餐后2小时血糖波动于5.9～6.7mmol/L；体重增长合理，36周后双下肢轻度水肿，至分娩前体重63kg，共增重13.5kg，符合正常孕妇体重增长范围，孕39⁺⁶周剖宫产一女婴3360g。

（二）产后第2天

晨空腹血糖4.9mmol/L，餐后2小时血糖6.3mmol/L。营养师床旁查体和问诊，术后6小时已排气，伤口无发热、渗出和红肿，未下床活动，双下肢轻度水肿，术后8小时开始泌乳，给予哺乳期素食的饮食指导。

（三）产后42天

产妇营养门诊复查，纯母乳喂养，母乳充足；产后42天体重59kg，BMI 24.2kg/m²，属于超重，建议逐渐减重至48～55kg；实验室检测：糖耐量实验示空腹血糖5.5mmol/L，服糖后2小时血糖7.3mmol/L，血糖正常；血脂正常；血红蛋白105g/L，给予铁剂补充；嘱其1个月后复查血常规，每年复查一次糖耐量。

第四节 妊娠期糖尿病

一、病例介绍

患者34岁，孕27周，发现血糖升高5天，妊娠前体重90kg，妊娠前属于肥胖体型，孕8周时于营养科就诊，自觉食欲较好，后于营养科进行规律复诊，绘制孕周与体重增长评价曲线，均未超过上限值。

患者为妊娠前肥胖体型，既往孕1产0（G1P0），否认肝炎、结核、糖尿病、高血压等慢性病史，否认外伤手术史，否认药物食物过敏史；配偶体健。

家族中父亲有高血压病史。

二、营养评估

（一）体格检查

身高168cm，妊娠前体重90kg，现体重90.7kg，妊娠前 BMI 31.9kg/m²。无水肿，无胸腹水，皮肤弹性好。

（二）实验室检查

OGTT：空腹血糖5.22mmol/L；服糖后1小时血糖10.54mmol/L；服糖后2小时血糖10.85mmol/L；血红蛋白132g/L；血清铁55μg/dl；血清铁饱和度13.77%；铁结合力399.4μg/dl；糖化血红蛋白4.8%；总胆固醇4.43mmol/L；甘油三酯1.06mmol/L；血钙2.47mmol/L；尿葡萄糖（−）；尿酮体（−）。

（三）饮食史

（1）一日正餐3次，无加餐。

（2）进食情况：主食量200g；蔬菜250g；水果500g；肉类250g；蛋类50g；奶类500g；大豆类5g；坚果类20g；零食150g。

（3）偶尔喝含糖饮料。

（4）不经常吃外卖。

（5）进餐速度快，口味重（辣/咸）。

（6）无食物过敏及不耐受。

根据上述情况，本例患者膳食评价：蔬菜摄入不足，肉类及水果摄入过量，零食不健康。

三、运动情况

每天活动量2000～6000步；运动形式主要为晚餐后散步，无规律运动习惯。

四、营养诊断

本例患者妊娠前肥胖，妊娠期糖尿病。

五、营养治疗

（一）营养治疗方案

1. 饮食医嘱 糖尿病饮食（妊娠期）。

计算妊娠前BMI（kg/m²）=90/1.68²=31.9，其标准体重（kg）=身高（cm）–105 = 168–105=63。

妊娠27周加5天临近妊娠晚期，该孕妇为轻体力劳动者，推荐摄入能量为25～30kcal/（kg·d）+450kcal，总能量为2025～2340kcal，取妊娠晚期能量最低值2025kcal。

2. 妊娠期糖尿病能量建议 该孕妇妊娠晚期的能量建议为2025kcal。

3. 三大营养素分配比例及选择要点 饮食指导方案（2025kcal）见表13-4-1。

表13-4-1 妊娠期糖尿病饮食指导方案

食物种类	食物交换份数	食物种类	食物交换份数
谷薯类	10	奶类	3
蔬菜类	1.5	豆类	1
肉类	3.5	水果类	1
蛋类	1	油脂（含坚果）	2

注：每天食用盐6g。

该食谱总能量为2019kcal，蛋白质为90g，脂肪为65g，碳水化合物为268g，三大产热营养素占总能量的比例分别为蛋白质占18%、脂肪占28%、碳水化合物占54%，优质蛋白质占总蛋白质的58%，符合标准。

选择食物时应注意：主食应粗细搭配，全谷类及杂豆类不少于1/3，避免粥类；增加叶菜类摄入，叶菜类在蔬菜中的比例应为2/3以上；每天补充鸡蛋一个；选择食用去皮禽类与精瘦肉，鱼虾每周应摄入2～3次；避免食品中的添加糖，可选择无糖酸奶、无糖豆浆等；避免饮用含糖饮料；水果应于两餐之间食用，每次100g左右，优先选择低升糖指数水果；减少油脂较多的食物，坚果每天摄入不超过10g。

4. 与疾病相关的营养素补充量及食物来源，需限制或减少的膳食营养素成分

（1）推荐每天碳水化合物不低于150g，这对维持妊娠期血糖正常更为合适。应尽量避免食用蔗糖等精制糖，选择等量碳水化合物食物时可优先选择低血糖生成指数食物。

（2）保证富含优质蛋白质的食物，如肉类、蛋类、奶制品、豆制品。

（3）脂肪：应适当限制饱和脂肪酸含量高的食物，不应超过总摄入能量的7%；单不饱和脂肪酸如橄榄油、山茶油等，应占脂肪供能的1/3以上；鱼类尤其是深海鱼类的脂肪中饱和脂肪酸含量较低，并可提供ω-3多不饱和脂肪酸，这对孕20周后胎儿脑和视网膜的功能发育极为重要，可作为动物性食物的首选。

（4）妊娠期叶酸、铁、维生素D的需求量增加了1倍，钙、磷、维生素B_1、维生素B_6的需要量增加了33%～50%，锌、维生素B_2的需要量增加了20%～25%，维生素A、维生素B_{12}、维生素C、硒、钾、生物素、烟酸和每天总能量的需要量增加了18%左右。因此，建议妊娠期适当增加瘦肉、禽类、鱼类、奶制品、新鲜蔬菜水果等。

（5）膳食纤维：推荐每天摄入25～30g，其富含于叶菜类、粗粮等食物中，膳食纤维具有增强饱腹感、平稳血糖、预防便秘等作用，应保证每天足够摄入。

5. 餐次分配及特殊要求 每天3次正餐加3次加餐，定时定量；细嚼慢咽，避免进食过快；加餐食物优先选择能量较低的食物，避免选择薯片、蛋糕、蜜饯、巧克力、含糖饮料等高能量食物；避免睡前1小时内进餐；避免在外就餐。《中国2型糖尿病膳食指南（2017）》推荐进餐时优先吃蔬菜，再吃肉、蛋，主食放在最后，进餐顺序的改变有助于减少血糖波动。食物烹调方式以蒸、煮、炖、焯等为主，避免油炸、油煎、烤、熏制食物。

发给患者血糖、体重及饮食记录表，每2周到营养科门诊随诊，以便随时调整饮食。

6. 运动建议　每餐30分钟后进行中等强度的运动，可自运动10分钟开始，逐步延长至30分钟，可穿插必要的间歇，最好是户外活动，以接触阳光，如散步、做操等，有利于维持体重的适宜增长和自然分娩，改善维生素D的营养状况，促进胎儿骨骼发育和母亲自身的骨骼健康。血糖水平<3.3mmol/L或>13.9mmol/L时应停止运动；注意在运动中携带糖果，当发生眩晕、心悸、出汗等低血糖反应时及时补充；运动期间如出现腹痛、阴道流血、憋气、胸痛、肌无力等，应及时就医。

（二）疗效观察

该孕妇自觉执行饮食运动指导方案，规律复诊。回顾其膳食日记，针对发现的饮食问题与饮食误区给予指导改正；回顾其血糖记录，均在血糖控制标准范围内，见表13-4-2。

表13-4-2　空腹血糖及餐后2小时血糖值

孕周	空腹血糖（指尖血，mmol/L）	餐后2小时血糖（指尖血，mmol/L）
28	5.1	7.1
29	4.9	6.1
31	4.5	6.8
33	4.9	5.9
35	4.4	5.5

该孕妇整个妊娠期体重增加1.25kg，经过营养治疗后，尿酸水平也随之降低。该孕妇于妊娠早期规律就诊于营养科，能够按照妊娠期饮食指导方案执行，整个妊娠期未发生贫血，糖化血红蛋白值在就诊过程中也呈下降趋势。该孕妇不同妊娠期生化指标变化见表13-4-3。

表13-4-3　不同妊娠期生化指标变化

生化指标	妊娠早期（孕8周）	妊娠中期（孕21周）	妊娠晚期（孕36周）
空腹血糖（mmol/L）	5.55	5.22	4.26
糖化血红蛋白（%）	5.4	4.8	–
血红蛋白（g/L）	142	120	136
尿酸（μmol/L）	380	–	360

六、临床结局

妊娠期自测血糖，空腹血糖4.4～5.1mmol/L，餐后2小时血糖5.5～7.1mmol/L。妊娠期体重共增长1.25kg。孕39周临产，左枕前位顺娩一足月活女婴，体重3120g。产后3天于营养科复诊，给予哺乳期饮食指导。两年后患者于营养科就诊复查，减重效果尚可。减重过程中查出早孕，停止减重，给予二胎妊娠期营养指导，其间于营养科规律复诊，妊娠26周行OGTT，结果为空腹血糖4.62～7.45mmol/L，餐后2小时血糖6.89～7.45mmol/L，自然临产，以右枕前位助娩一足月活男婴，体重3240g。

患者在第一次妊娠中，通过整个妊娠期规律复诊，对妊娠期营养相关知识有了一定的认识与了解，在整个妊娠期中能做到较好的自我管理，从而在第二次妊娠时，经过规律复诊与自我管理，26周的OGTT正常。

第五节　妊娠期合并肾病综合征

一、病例介绍

患者28岁，因"停经27^{+2}周，胃痛伴腹胀、腹泻、嗳气20余天"于2020年11月2日入院。妊娠期未建卡，未产检，孕4个多月至今感胎动。孕5个多月开始大便经常呈水样便，继之为红色血样便，20余天前自觉胃痛，轻微呕吐，伴腹胀、嗳气、腹泻，为水样便，呈红色，次数不详，双下肢水肿明显，就诊于当地县医院，考虑低蛋白血症、肾病综合征，予以头孢噻肟抗感染、补液等治疗，为进一步治疗转至笔者所在医院。

1. 入院检查　查肾功能：尿素13.2mmol/L，肌酐88μmol/L，尿酸505μmol/L，计算肾小球滤过率为85.5ml/min，提示肾功能轻度受损；肝功能：总蛋白43.1g/L，白蛋白9.0g/L，前白蛋白87.80g/L，提示重度低蛋白血症；血常规：血红蛋白132g/L。消化内科会诊后考虑肾病综合征、肠道功能紊乱。大便镜检：未见真菌孢子及虫卵，TB-SPOT阴性。临床予输注白蛋白以纠正低白蛋白血症，予呋塞米利尿，予双歧杆菌调节肠道菌群，予甲泼尼龙治疗肾病综合征。

2. 入院1周　出现咳嗽，胸部CT示双肺纹理增多。腹腔及左侧胸腔中量积液，考虑低蛋白血症所致。实验室检查：降钙素原0.8μg/L，C反应蛋白13mg/L，考虑肺部感染，予头孢曲松抗感染。

3. 入院3周　咳嗽、双肺哮鸣音较前无明显改善，患者出现呼吸浅快，动脉血气分析、电解质全套提示代谢性酸中毒失代偿期。因病情需要终止妊娠，于2020年11月20日以臀位（LSA）顺娩一活女婴。

产后诊断：①肾病综合征；②低蛋白血症伴水肿；③肺部感染；④代谢性酸中毒失代偿期；⑤腹泻待诊；⑥胎儿生长受限；⑦臀位（单臀）；⑧早产；⑨G4P4 29^{+5}周宫内孕，LSA位顺产一活婴；⑩早产儿；⑪新生儿重度窒息；⑫小于孕龄儿。

既往史：G4P4，否认葡萄胎、宫外孕史；否认高血压、心脏病、糖尿病等病史；否认肝炎、结核等传染病史；否认药物、食物过敏史；否认手术史、外伤史；否认输血史；预防接种史不详。

二、营养评估

（一）体格检查

身高165cm，妊娠前体重60kg，妊娠前BMI 22.0kg/m²，双睑水肿、生殖器和双下肢水肿（图13-5-1）；腹腔大量积液，胸腔少量积液。

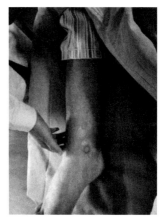

（二）实验室检查

肾功能（2020年11月19日）：尿素7.1mmol/L，肌酐54μmol/L，尿酸376μmol/L。

肝功能（2020年11月18日）：总蛋白33.6g/L，白蛋白11.6g/L，前白蛋白146.0g/L。

血常规（2020年11月18日）：血红蛋白121g/L。

图13-5-1　患者双下肢水肿

（三）膳食调查（产后）

（1）一日正餐3次，加餐1次。
（2）进食情况：主食150g；蔬菜150g；水果100g；肉类75g；蛋类25g。
（3）进餐速度快，优质蛋白质摄入较少，暴饮暴食，喜食谷类。
（4）无食物过敏及不耐受。
（5）患者为藏族，不食鱼虾。

三、运动情况

妊娠早中期每天活动量2000～6000步，妊娠晚期及产后卧床；运动形式主要为家务活动，无规律运动习惯。

四、营养诊断

肾病综合征：肾功能受损和蛋白尿；低蛋白血症。
低白蛋白血症伴水肿：白蛋白9.0g/L；生殖器水肿，双下肢凹陷性水肿。
腹泻：水样便，3～14次/天。

五、营养治疗

1. 饮食医嘱 肾病综合征饮食（哺乳期妇女）。

标准体重（kg）=身高（cm）-105=60。

推荐摄入能量为30～35kcal/（kg·d）+500kcal（哺乳期妇女），为2300～2600kcal。

（1）膳食营养：谷薯类2.5份，蔬菜类1份，水果类1份，肉类1.5份，蛋类1份，豆类0.5份，食用油（包括坚果）1.5份，共计9份。提供能量约810kcal，蛋白质约30g。低盐（＜3g/d）饮食。

（2）肠内营养：肾病专用配方制剂，150ml，每6小时1次，肾病专用低钾低磷乳清蛋白，益生菌+谷氨酰胺1袋，每天3次，提供能量约760kcal，其中蛋白质30g。

2. 能量水平 1600kcal，蛋白质1g/（kg·d）。

3. 营养要点

（1）能量：30～35kcal/（kg·d），当体重下降或出现其他营养不良表现时，还应增加能量供给。

（2）蛋白质：根据患者的肾功能状况，蛋白质推荐摄入量为0.8～1.0g/（kg·d），当合并高分解代谢急性疾病时，蛋白质推荐摄入量可逐渐增加到1.2～1.3g/（kg·d）。其中至少50%来自优质蛋白质。

（3）碳水化合物：在合理摄入总能量的基础上适当提高碳水化合物的摄入量，碳水化合物供能比例应为55%～65%。

（4）脂肪：每天脂肪供能比例为20%～30%。

（5）维生素及矿物质：钠摄入量应低于2000mg/d，磷摄入量应低于800mg/d，钙摄入量不应超过2000mg/d。当患者出现高钾血症时应限制钾的摄入。当出现贫血时，应补充含铁量高的食物。其他微量元素的量以维持血液中正常范围为宜，避免发生血液电解质异常。适量补充天然维生素D，以改善矿物质和骨代谢紊乱。必要时可选择推荐摄入量范围内的多种维生素制剂，以补充日常膳食之不足，防止维生素缺乏。

（6）膳食纤维：根据每天摄入能量，推荐膳食纤维摄入量为14g/1000kcal。

4. 膳食营养 在适当限制蛋白质摄入的同时保证充足的能量摄入，以防止营养不良。选择多样化、营养合理的食物。定时定量进餐，均匀分配三餐食物中的蛋白质。可在三餐间加餐，占总能量的5%～10%。

（1）谷薯类：限制米类、面类等植物蛋白质的摄入量，可选用马铃薯、白薯、藕、山药、粉条等富含淀粉的食物替代普通主食，也可选用低磷、低钾、低蛋白质的米类、面类食品替代普通主食。

（2）优质蛋白质：选择适量肉类、蛋类或大豆制品等作为蛋白质的主要来源。慎选动物肝脏、干豆类、各种含磷的加工食品等。该患者胃肠道功能较差，暂未给予奶类，大豆类食物可选择豆腐，蛋类可选择蛋羹，以降低胃肠道负担。

（3）蔬菜水果类：当病情需要限制含钾高的食品时，应慎选水果和绿叶蔬菜。

（4）油脂（坚果）：建议花生油、菜籽油、大豆油等交替食用。坚果类每天不超过

10g，当病情需要限制含磷高的食物时，应慎选坚果类食物。

5. 肠内营养　患者目前处于腹泻状态，经口摄食不足，肠内营养有利于防止肠道黏膜萎缩，改善肠黏膜屏障功能，防止菌群移位，保证适量优质蛋白质和低磷低钾食物摄入；加用益生菌和谷氨酰胺后，可减少菌群失调和感染，对减轻腹泻有一定作用。

六、临床结局

患者经过产后10天左右的医学营养治疗，食欲明显改善，腹泻症状完全缓解，生殖器和下肢水肿明显减轻，血清总蛋白基本维持稳定，血清白蛋白从11.6g/L增加到14.6g/L（表13-5-1），尿素和肌酐都有明显下降（表13-5-2），由于扩容，血红蛋白下降明显。该患者于2020年11月30日转至其他医院肾病科继续治疗。

表13-5-1　营养治疗前后血清蛋白变化

	血清总蛋白（g/L）	血清白蛋白（g/L）	血清前白蛋白（g/L）
11月18日	33.6	11.6	146
11月23日	31	13.1	141
11月26日	32.8	14.2	161
11月28日	31.2	13.8	144
11月29日	32.4	14.6	150

表13-5-2　营养治疗前后尿素、血肌酐和血红蛋白变化

	尿素（mmol/L）	肌酐（μmol/L）	血红蛋白（g/L）
11月19日	7.1	54	121
11月23日	4.4	43	100
11月26日	3.4	35	96
11月28日	3.2	28	93
11月29日	3.2	27	93

第六节　婴幼儿营养不良

一、病例介绍

男婴，9月龄。因3个月体重不增于儿童营养门诊就诊。患儿自6月龄至今体重不增，目前体重6.90kg。平时食欲可，母乳喂养，现母乳每天7～8次，其中夜间3次；6月龄开始添加辅食，已添加米粉、谷物、蔬菜、水果，尚未添加动物性食物。患儿对食物接受良好，无拒食、呛咳，无呕吐、腹泻、血便，两便正常，睡眠良好，近1个月喜抱少动。

患儿为G2P2足月顺产儿，单胎，出生体重3.4kg，无窒息史。

出生后一直母乳喂养，定期体检，发育状况与同龄儿相当，按月龄段完成预防接种。5月龄时轮状病毒肠炎15天，其间体重曾有下降。无其他疾病史。

否认家族遗传性疾病史，有一姐，一直体健。

二、营养评估

（一）体格检查

身长71.1cm，评价：中−；体重6.90kg，评价：下；体重/身长评价：下；头围44.8cm，评价：中−。

生长曲线分析：从出生至3月龄，体重及身长增长速度与标准曲线平行，维持在$P_{50} \sim P_{85}$；3～6月龄间体重增长速度落后于标准曲线，降至$P_3 \sim P_{15}$，身长维持与标准曲线平行的增长速度；6～9月龄间体重未增，身长增长速度减缓，低于标准曲线，降至$P_{15} \sim P_{50}$。

腹部皮下脂肪厚度为3mm。

神志清，精神不佳，皮肤弹性差，皮下脂肪薄，毛发稀黄，面色苍黄，乳牙萌出2枚，咽部未见异常，心肺听诊未发现异常，腹软，肝肋下1cm，质地软，脾肋下未触及，四肢、脊柱未见畸形，外生殖器未见异常。

（二）实验室检查

血红蛋白85g/L，平均红细胞容积71.2fl，平均红细胞血红蛋白含量23pg，平均红细胞血红蛋白浓度287g/L。

（三）饮食史

（1）每天母乳7～8次，辅食不固定次数。

（2）母乳喂养，每天7～8次，其中夜奶3次，日间哺乳每次10～20分钟，夜间哺乳每次2～3分钟，每次均只吸吮一侧乳房，日间喂哺中母亲仍有较明显涨奶感。估算奶量600～700ml/d。

（3）辅食不固定，平均量估算为米粉10g；谷物（以稀饭为主）15g；蔬菜泥15g；水果50g。

（4）营养补充剂。每天维生素D 400IU。

根据上述情况，患儿膳食评价：奶量基本充足，辅食提供的蛋白质、能量不足，辅食中缺乏高蛋白高脂肪食物。进餐安排不合理、不规律。

三、其他情况

诊室观察可见患儿警觉，牙牙学语，可模仿部分成人动作，独坐稳，可手膝爬，可扶站，判断目前发育正常。

四、营养诊断

能量-蛋白质营养不良（低体重、消瘦），贫血。

五、营养治疗

（一）营养治疗方案

1. 饮食医嘱　该患儿9月龄，按照7～12月龄婴儿能量平均需要量80kcal/（kg·d）可初步计算该婴儿生长及营养不良治疗中追赶生长需要提供的食物能量。目前婴儿体重6.90kg，维持该体重下的正常生长所需的基础能量供给为6.90kg×80kcal/（kg·d）=552kcal/d，此为起始能量供给量；目前患儿消瘦，其身高相应的平均体重为8.60kg，根据该期望体重计算出的能量需要量可以补偿患儿既往累计缺乏的部分，被称为目标能量供给量，为8.60kg×80kcal/（kg·d）=688kcal/d；而根据9月龄男婴的平均体重8.90kg计算出的能量需要量为8.90kg×80kcal/（kg·d）=712kcal/d，此为该患儿的理想能量供给量。蛋白质的量可根据蛋白质能量比例10%～15%提供，计算量为18～26g/d。

2. 目前能量建议　能量552～712kcal/d；蛋白质能量比例10%～15%。

3. 食物来源的分配要点　7～12月龄婴儿饮食的基本原则为坚持母乳喂养，保证辅食营养密度。该患儿添加的辅食种类还很少，且添加的辅食供能低，应保证奶量在600～700ml或以上，目前母乳量可达到此目标量，100ml母乳可供能65kcal，600～700ml母乳可供能390～455kcal。因此，在治疗过程中仍应强调母乳的供给，同时尽快添加动物性食物，优先添加猪肉、牛肉、动物肝脏等，逐渐增加量；米粉用挤出的母乳冲调以增加能量，蔬菜中加入植物油以提高能量。鉴于患儿目前辅食种类较少，辅食次数不固定，第1个月以增加辅食种类及固定次数为干预目标，在随访过程中逐步调整食谱（表13-6-1）。

表13-6-1　营养不良婴儿辅食食谱示例

餐次	食物名称	原料名称	数量（g）
第一次辅食	米粉糊	婴幼儿米粉	15
		母乳	50
	蛋黄泥	蛋黄	35
	蒸胡萝卜	胡萝卜	15
	香蕉	香蕉	20
第二次辅食	牛肉油菜烂面条	宝宝面	20
		牛肉	15
		油菜	20
		植物油	3

注：数量是食物可食部分生重。

该辅食食谱能量为323.70kcal，加上每天母乳600ml时，每天能量可达713kcal，蛋白质为19g，脂肪为36g，碳水化合物为80g，三大产热营养素比例分别为蛋白质占11%、脂肪占46%、碳水化合物占46%，符合婴幼儿宏量营养素供能标准。钙含量为279mg，铁含量为4.2mg，锌含量为4.15mg，维生素A含量为297μg RAE，维生素B_1含量为0.25mg，维生素B_2含量为0.52mg，维生素C含量为35.45mg，铁不能达到营养素推荐量的80%，其余微量营养素可达到膳食推荐量的80%以上。

4. 餐次安排　保持目前日间母乳量，减少夜间喂哺，根据患儿夜间饥饿情况逐步断离；固定辅食次数为2~3次。

5. 营养素补充　按照缺铁性贫血以铁剂治疗，考虑到追赶生长需要，同时补充维生素AD、复合维生素B、锌剂等营养补充剂。

（二）随访计划

每月随访1次直至体重增长至与身长相当的水平，后改为2~3个月随访一次，以监测是否能维持正常生长速度。

（三）营养管理目标

每月体重增长超过该月龄段平均增长速度，1个月内体重恢复至正常范围，2~3个月内体重恢复至与身长相当的水平（即体型匀称），同时身长生长速度维持在同龄儿正常生长速度。

六、疗效观察

（1）10月龄随访：该患儿治疗1个月后随访，体重增长400g，身长增长0.9cm，年龄别体重、身长别体重的评价仍为下。调查其饮食状况，餐次已规律，每天4次母乳，其中日间3次，每次吸吮时间延长，可以吸吮双侧乳房，夜奶1次，吸吮时间较短，单侧喂哺。母亲曾将母乳挤出，双侧奶量180ml，据此估算每天母乳总量600~650ml。辅食固定在2次，已加肉类，但辅食摄入量尚不能达到食谱推荐中的量且每天波动大。复查血常规，血红蛋白上升至102g/L。嘱再增加辅食1次，以增加辅食的暴露次数，引导患儿接受，逐渐调整食物性状，向软烂小块状、丁状食物过渡，夜间如果可以安稳睡眠，可以尝试断夜奶。

（2）11月龄随访：10~11月龄间体重增长500g，身长增长0.8cm，年龄别体重、身长别体重的评价达中下。这个月家长辅食固定在3次，患儿辅食摄入量增加，大部分时间可以完成食谱中推荐的量，母乳次数与量和上个月相似。复查血常规，血红蛋白上升至116g/L。嘱继续保证目前饮食状况及营养素补充。患儿精神状态明显好转，活动量增加明显。

（3）12月龄与13月龄随访：每月的体重和身长均有明显增长，13月龄时年龄别体重、身长别体重的评价达中下。患儿的食欲较为稳定，夜奶断离，每天3次母乳（总量约500ml），辅食种类已较为丰富，每天可进食谷类75g、蔬菜120g、水果100g、肉类50g、鸡蛋1个。13月龄停止服用铁等营养补充剂，保留维生素AD每天1粒，随后延长随访间隔2～3个月1次。

（4）15月龄与18月龄随访：体重和身长维持正常生长速度。15月龄时因母亲工作后母乳分泌量明显减少开始添加配方奶粉，患儿顺利接受，食欲稳定，每天3次奶固定在500ml，辅食已转换为小块状、团状食物，每天可进食谷类100g、蔬菜150g、水果100g、肉类50g、鸡蛋1个。

该患儿随访过程中的体格生长变化见表13-6-2。

表13-6-2 营养不良婴幼儿随访中的体格生长变化

随访	年龄	身长（cm）	身长评价	体重（kg）	体重评价	体重/身长评价
第1次	10月龄	72.0	下	7.30	下	下
第2次	11月龄	72.8	中下	7.80	中下	中下
第3次	12月龄	73.8	中下	8.50	中下	中下
第4次	13月龄	75.2	中下	8.90	中下	中下
第5次	15月龄	77.5	中下	9.60	中下	中下
第6次	18月龄	81.6	中下	10.25	中下	中下

七、临床结局

患儿结束营养专科的随访后，定期体检，进行常规儿童保健，生长速度良好，24月龄体检时体重11.50kg，评价为中下；身长88.1cm，评价为中上；体重/身长评价为中下，血常规检查血红蛋白125g/L，维持在正常水平。

第七节　婴幼儿超重肥胖

一、病例介绍

男孩，18月龄，身长85.6cm，体重15.60kg。因持续体型肥胖1年余由儿童保健门诊转至儿童营养专科就诊。

患儿出生后体型逐渐肥胖。生后纯母乳喂养至6月龄，后改为配方奶粉喂养，同时逐渐添加各类辅食。一直食欲好，现奶粉每天3次，共700ml，其中夜奶1次，辅食3～4次，进食快，每次进食5～10分钟，对甜食更有兴趣，喜欢各类水果和小零食。平时两便正常，睡眠良好，日常活动以坐为主。

患儿为G1P1剖宫产儿，单胎，出生体重4.2kg，无窒息史。母亲有妊娠期糖尿病史。

出生后患儿定期体检，体格评价身长波动于中+、中上，体重波动于中+至上。发育状况与同龄儿相当，按年龄段完成预防接种。

否认出生后特殊疾病史。

家族中父亲成年后体型肥胖，祖母体型肥胖、罹患2型糖尿病。

二、营养评估

（一）体格检查

身长85.6cm，评价：中上；体重15.60kg，评价：上；体重/身长评价：上；BMI 21.29kg/m^2，评价：上；头围48.9cm，评价：中上。

生长曲线显示患儿从出生至3月龄间，体重及身长增长速度与标准曲线平行，维持在P_{50}；3月龄起体重增长速度明显高于标准曲线，并随月龄增加更加显著，同期身长增长速度亦超过标准曲线，但增幅不及体重。

腹部皮下脂肪厚度为30mm。

神志清，精神反应佳，皮下脂肪厚，面色红润，乳牙16枚，咽部未见异常，心肺听诊未发现异常，腹软，肝脾肋下未触及，四肢、脊柱未见畸形，外生殖器未见异常。

（二）实验室检查

1. 血常规 未见异常。

2. 25-(OH)D$_3$ 43nmol/L。

（三）饮食史

1. 次数安排 同家人进食正餐3次，喂奶3次，另有1～2次点心、水果。

2. 奶制品 配方奶粉喂养，每天3次，其中夜奶1次，每次200～250ml，每次喝奶约5分钟完成。

3. 每天辅食种类及量（估算） 谷物（以稀饭为主）约200g；蔬菜（碎状）约100g；水果（以果汁为主）200～250ml；鸡蛋1.5～2个；动物性食物（碎状为主）100g。

4. 营养补充剂 每天维生素D 400IU。

根据上述情况，患儿膳食评价：奶量过多且有夜间进食，奶制品喂养不当，辅食中谷类、动物性食物过多，水果提供的方式不合适，此外辅食性状以液体、半固体为主，不符合18月龄幼儿口腔技能发展要求。

三、其他情况

诊室观察：患儿不喜动，见到食物即表示兴趣，可表达单词，偶有短语，独走稳。

四、营养诊断

该患儿诊断为肥胖。

五、营养治疗

（一）营养治疗方案

1. 饮食医嘱 该患儿18月龄，根据中国营养学会推荐，每天能量需要量为900kcal，以保证其生长需要，同时减缓体重增长速度为原则，以保证基本能量需要供给及平衡膳食为主导，安排进食，并根据患儿对食物的接受及自主进食技能的发展，逐渐调整饮食，达到能量摄入和消耗之间的平衡。

2. 能量建议 900kcal/d，实施时在目前基础上逐渐减少每天摄入量，从而减少能量摄入。

3. 食物来源及分配要点 奶制品仍是各营养素的重要来源，推荐摄入量为400～600ml/d，其他饮食的每天合适摄入量为谷类50～100g、蔬菜类100～150g、水果类50～150g、蛋类25～50g、鱼禽畜肉类50～75g、油脂5～15g（表13-7-1）。

表13-7-1 肥胖幼儿辅食食谱示例

餐次	食物名称	原料名称	数量（g）
早餐	蒸百合南瓜	百合	10
		南瓜	30
	猪肉小白菜馄饨	馄饨皮	20
		猪肉	10
		小白菜	20
早点	奶制品	配方奶	200
	苹果	苹果	50
午餐	烩饭	大米	30
		油菜	25
		猪瘦肉	15
		胡萝卜	15
	清炒豌豆虾仁	虾仁	40
		豌豆	5
	植物油	大豆油	5
午点	奶制品	配方奶	200
	草莓	草莓	50
晚餐	红薯蒸饭	大米	20
		红薯	4
	彩椒莴苣炒鸡蛋	鸡蛋	50
		彩椒	20
		莴苣	30
	植物油	花生油	5
晚点	奶制品	配方奶	120

注：数量是食物可食部分生重。

该食谱能量为824kcal，蛋白质为34g，脂肪为28g，碳水化合物为111g，三大产热营养素比例分别为蛋白质占17%、脂肪占32%、碳水化合物占55%，钙含量为545mg，铁含量为9.7mg，锌含量为5.7mg，维生素A含量为542μg RAE，维生素B_1含量为0.86mg，维生素B_2含量为0.73mg，维生素C含量为110.01mg，各营养素均可达到膳食推荐量。安排的食谱与目前患儿的饮食相比，减少每天总奶量至520ml，减少了谷物、动物性食物的提供量，增加了蔬菜提供量，调整了水果的供给方式。

4. 餐次安排 断夜奶，调整为日间总餐次5～6次，其中配方奶2～3次。

5. 食物性状 改为小块状、条状，接近成人食物性状。

6. 饮食技能 安排的馄饨、蒸蔬菜等食物更方便幼儿自主进食，在喂养时鼓励幼儿自主进食，减慢喂养速度。

7. 营养素补充 患儿25-(OH)D_3低于正常范围，予以维生素D 800IU/d。

8. 活动计划 增加自由身体活动时间，户外活动平均每天3小时，减少静坐时间，每次静坐少于1小时。

（二）随访计划

增加随访频次直至体型恢复正常，初时每月1次，维持BMI呈现下降趋势后2～3个月随访1次。

（三）营养管理目标

在身长增长速度维持稳定的基础上，体重增长速度逐渐减慢，2～3个月内BMI维持目前值，3～6个月BMI呈现下降趋势。

六、疗效观察

19月龄随访：该患儿治疗1个月后随访，体重增长400g，身长增长0.4cm，年龄别体重、身长别体重的评价仍在上。调查其饮食状况，餐次已规律并成功断离夜奶，总奶量减少至520ml。在其他食物上，量比较难以控制，虽可以咀嚼水果，但家长仍继续提供较多的果汁，同时家长觉得幼儿想吃，每餐总会超过推荐量。对家长进行顺应喂养技巧教育，注意观察幼儿对食物的饥饱信号和进食速度减慢的信号，避免过度喂养。同时鼓励多外出，增加运动量。

20月龄随访：治疗第2个月随访时，患儿体重增长开始减慢，19～20个月间体重增长200g，身长增长1.4cm。此时患儿奶量稳定在480～520ml，家长减少了其他食物的供给量，患儿可接受并无明显饥饿表现，总的摄入量和推荐量相似，同时运动量有所增加，幼儿户外活动的增加也减少了家庭中食物的暴露，复查25-(OH)D_3为87.4nmol/L，恢复至正常，维生素D补充量减至400IU/d。

21～22月龄随访：继续保持体重增长减缓的趋势，同时身长维持良好的增长速度，BMI持续下降。患儿奶量稳定在480～500ml，其他食物摄入量基本在各类食物的推荐量，计算其3天膳食的平均量，提示平均摄入量为谷类70g、蔬菜类120g、水果类100g、蛋类

50g、鱼禽畜肉类60g、油脂10g。随后，减少随访频率至2~3个月1次。

24~36月龄随访：患儿体重保持平缓增长，同时身长继续维持良好的增长速度，BMI继续下降，于27月龄时BMI达到中上，提示肥胖改善。患儿食量随年龄有所增长，在2周岁后调整配方奶为普通奶制品，每天摄入450ml，其他食物摄入量有所增加，在随访时给予合适比例的推荐，保证每天供给量以植物性食物增加为主，并适当增加全谷类食物，每天谷薯杂豆类75~125g、蔬菜类100~200g、水果类100~200g、蛋类50g、鱼禽畜肉类50~75g、油脂10~20g。该患儿随访中的体格生长变化见表13-7-2。

表13-7-2　肥胖婴幼儿随访中的体格生长变化

随访	月龄	身长（cm）	身长评价	体重（kg）	体重评价	体重/身长评价	BMI（kg/m²）	BMI评价
第1次	19	86.0	中上	16.00	上	上	21.60	上
第2次	20	87.4	中上	16.20	上	上	21.20	上
第3次	21	88.2	中上	16.00	上	上	20.56	上
第4次	22	89.6	中上	16.20	上	上	20.18	上
第5次	24	91.5	中上	16.50	上	上	19.71	上
第6次	27	94.5	中上	16.55	上	上	18.53	中上
第7次	30	97.4	中上	16.85	中上	中上	17.76	中上
第8次	33	100.1	中上	17.55	中上	中上	17.51	中上
第9次	36	102.6	中上	18.20	中上	中上	17.28	中上

七、临床结局

为保持适宜的生长速度和体型，该患儿一直在儿童营养专科进行随访，每3个月复诊1次。至4岁时其体重19.7kg，评价为中上，身高108.8cm，评价为中上；体重/身高评价为中上，BMI 16.6kg/m²，评价为中上。

第八节　婴幼儿慢性腹泻

一、病例介绍

女婴，10月龄，因反复腹泻3个月至儿童营养门诊就诊。患儿3个月前起腹泻，病情反复、迁延不愈，每天大便5~8次，以稀便为主，进食后常有排便，有时含有不消化食物，无脓血便。食欲可，奶粉喂养，辅食以稀粥为主，小便正常。曾于腹泻开始后1周左右行病毒检测，诊断为"轮状病毒性肠炎"，予补液、口服蒙脱石混悬液、益生菌治疗，其间大便次数有所减少，后又增多。目前口服蒙脱石混悬液、培菲康（双歧杆菌嗜酸乳杆菌肠球菌三联活菌）。

患儿为G1P1足月顺产儿，单胎，出生体重3.1kg，无窒息史。母亲妊娠期无特殊疾病史。

患儿出生后母乳喂养至2个月，后混合喂养，4月龄后人工喂养，6月龄起添加辅食，腹泻前已添加米粉、稀饭及多种蔬菜、水果。定期体检提示发育状况与同龄儿相当，麻风疫苗未接种，其他疫苗按年龄段完成预防接种。

否认出生后特殊疾病史。

否认家族性遗传疾病史。

二、营养评估

（一）体格检查

身长71.0cm，评价：中下；体重7.05kg，评价：中下；头围44.5cm，评价：中上；体重/身长评价：中下。生长曲线分析：从出生至6月龄间，体重及身长增长速度与标准曲线平行，维持在P_{50}左右；6月龄至今，体重、身长增长速度明显低于标准曲线，以体重增长速度减慢更为明显。

腹部皮下脂肪厚度为5mm。

神志清，精神反应一般，皮下脂肪薄，面色红，乳牙4枚，咽部未见异常，心肺听诊未发现异常，腹软，肝脾肋下未触及，四肢、脊柱未见畸形，外生殖器未见异常。

（二）实验室检查

1. 血常规 未见异常。

2. 大便常规与隐血 大便稀，白细胞+，隐血阴性。

3. 乳糖耐受试验 阳性。

（三）饮食史

（1）每天奶制品6次，其中夜奶1次，辅食2～3次。

（2）奶制品为婴儿2段配方奶粉，每天喂养总量800ml。

（3）每天辅食种类及量（估算）：米粉约15g；谷物（以稀粥为主）约50g；蔬菜（碎状）约10g。

（4）营养补充剂：每天维生素D 400IU。

三、其他情况

诊室观察：患儿认生明显，有时可以模仿简单动作，可听懂自己的名字，可自如地坐爬转换，可扶站，判断目前发育正常。

四、营养诊断

小儿腹泻病（慢性），乳糖不耐受。

五、营养治疗

（一）营养治疗方案

1. 饮食医嘱　选择合适的食物，将普通配方奶粉改为无乳糖奶粉，保证目前奶量800ml/d甚至更多；辅食逐渐增加量。

2. 餐次安排　可按目前餐次安排，即奶粉5～6次，辅食2～3次。

3. 营养素补充　维生素AD、锌元素。

（二）药物治疗

给予蒙脱石混悬液、益生菌继续口服。

（三）其他治疗

给予儿童中医保健。

（四）随访计划

每周随访1次直至腹泻治愈，治愈后2～4周复诊以指导饮食。

（五）营养管理目标

患儿体重逐渐增加。

六、疗效观察

1. 症状　腹泻逐渐好转，1个月后腹泻痊愈。

2. 体格生长　体重以每月400g速度增长并维持3个月。

第九节　婴幼儿铁缺乏症

一、病例介绍

女孩，1岁，因体检发现血红蛋白低1天至儿童营养专科进行专科管理。患儿于12月龄常规体检时发现血红蛋白低，为98g/L。出生后一直母乳喂养，6月龄后添加辅食，现已添加各类食物，平日同成人共同进食，固体食物以谷物、蔬菜、水果为主，两便正常，睡眠良好。

患儿为G2P1足月顺产儿，单胎，出生体重3.4kg，无窒息史。母亲妊娠期曾贫血，经铁剂治疗后纠正。

患儿出生后母乳喂养至今，6月龄起添加辅食，添加过程顺利。定期体检提示发育状况与同龄儿相当，按年龄段完成预防接种。

否认出生后特殊疾病史，否认家族性遗传疾病史。

二、营养评估

（一）体格检查

身长76.8cm，评价：中上；体重9.80kg，评价：中上；头围46.0cm，评价：中上；体重/身长评价：中上。

神志清，精神反应一般，皮下脂肪中等，面色偏苍白，乳牙8枚，咽部未见异常，心肺听诊未发现异常，腹软，肝脾肋下未触及，四肢、脊柱未见畸形，外生殖器未见异常。

（二）实验室检查

血常规：血红蛋白98g/L，平均红细胞容积69.8fl，平均红细胞血红蛋白含量22.1pg，平均红细胞血红蛋白浓度289g/L。

（三）饮食史

（1）每天母乳喂养3～4次，辅食2～3次。

（2）母乳估算量约500ml/d。

（3）每天辅食种类及量（估算）：谷物（以烂饭为主）约100g；蔬菜约150g；水果约150g；鸡蛋1个；动物性食物（以鱼、虾为主）20g。

（4）营养补充剂：每天维生素D 400IU。

三、其他情况

诊室观察：患儿可喊人，可听懂简单指令，可指认常见物品多个，可表演"欢迎""再见"，可喊"爸爸""妈妈"，判断目前发育正常。

四、营养诊断

该患儿诊断为缺铁性贫血。

五、营养治疗

（一）营养治疗方案

饮食医嘱：增加红肉、动物肝脏等含铁动物性食物的供给量，指导家长合理安排辅食；同时提供维生素C含量高的水果蔬菜。

（二）药物治疗

给予铁剂治疗，补充铁元素40mg/d。

（三）其他治疗

补充维生素C。

（四）随访计划

1个月后随访以观察铁剂治疗是否有效，如有效血红蛋白可增长20g/L，继续指导用药2个月；如无效，予以转诊血液科排除其他贫血。

六、疗效观察

1个月后血红蛋白117g/L；3个月后血红蛋白129g/L。

第十节　婴幼儿锌缺乏

一、病例介绍

女孩，2岁，因食欲减退、生长缓慢3个月由儿童保健门诊转至儿童营养专科门诊就诊。患儿3个月来食欲减退、食量较前明显减少，对食物无明显喜好，生长速度较前明显减慢，3个月体重增长200g，身长增长1.8cm。患儿目前自主进食、规律进食、每次进食时间10~20分钟，无进食后呕吐，无腹泻、便秘，两便正常，睡眠良好。

患儿为G1P1足月顺产儿，单胎，出生体重3.05kg，无窒息史。母亲妊娠期无特殊疾病史。

患儿出生后母乳喂养至12月龄，6月龄起添加辅食，添加过程顺利。定期体检，体格生长评价多在中+至中上，发育状况与同龄儿相当，按年龄段完成预防接种。

患儿于4个月前曾腹泻1个月。

否认家族性遗传疾病史。

二、营养评估

（一）体格检查

身长90.3cm，评价：中上；体重11.2kg，评价：中下；头围48.5cm，评价：中上；体重/身长评价：中下。

神志清，精神反应良好，皮下脂肪较薄，面色红润，乳牙16枚，咽部未见异常，心肺听诊未发现异常，腹软，肝脾肋下未触及，四肢、脊柱未见畸形，外生殖器未见异常。

（二）实验室检查

1. 血常规 各指标在正常范围。

2. 微量元素筛查 各指标在正常范围。

（三）饮食史

（1）每天奶制品3次，辅食3次。

（2）奶制品为配方奶，每次100～150ml，每天总奶量350ml。

（3）每天辅食种类及量（估算）：谷物约50g；蔬菜约70g；水果约100g；鸡蛋0.5～1个；动物性食物（以鱼虾为主）20～30g。

（4）营养补充剂：每天维生素D 400IU。

三、其他情况

诊室观察：患儿活泼好动，可表达简单句，可提问"这是什么"等简单问题，可模拟打电话，可双脚跳。家长反馈，平时患儿自主进食，可表达两便便意。根据上述情况综合判断，患儿目前发育正常。

四、营养诊断

该患儿诊断为锌缺乏。依据：症状出现前迁延性腹泻史，膳食中富锌食物少。

五、营养治疗

（一）营养治疗方案

饮食医嘱：提供高锌食物，指导合理喂养。增加红肉、贝类等含锌食物提供量，鼓励患儿自主摄取。

（二）药物治疗

锌剂治疗，补充锌元素20mg/d。

（三）随访计划

2～4周后随访，以观察锌剂治疗是否有效，可辅助明确诊断，并确定疗程。

六、疗效观察

1周后症状即明显缓解，2周复诊时体重增长250g，确定补锌2个月。2个月后体重增长至12.1kg，予停锌剂治疗。

第十一节 婴幼儿维生素D缺乏/佝偻病

一、病例介绍

男婴，4月龄，因夜间哭闹明显1个月至儿童营养专科就诊。患儿于1个月前开始夜间频繁哭闹、烦躁不安，入睡困难，入睡后常惊醒。出生后母乳喂养，食欲良好，平时间断补充维生素D 400IU/d，两便正常。

患儿为G2P1足月顺产儿，单胎，出生体重2.25kg，无窒息、颅内出血等不良出生史。否认母亲妊娠期特殊疾病史。

患儿出生后纯母乳喂养，定期体检未发现明显异常，按年龄段完成预防接种。

患儿出生后因"足月小样儿"住院5天。

否认家族性遗传疾病史。

二、营养评估

（一）体格检查

身长61.0cm，评价：中下；体重6.80kg，评价：中下；头围40.6cm，评价：中下；体重/身长评价：中上。

神志清，易激惹，皮下脂肪丰满，面色红润，枕部颅骨软，乳牙未萌出，咽部未见异常，心肺听诊未发现异常，腹软，肝脾肋下未触及，四肢、脊柱未见畸形，外生殖器未见异常。

（二）实验室检查

1. 25-$(OH)D_3$ 34.5nmol/L。

2. 左腕平片 提示活动性佝偻病。

（三）饮食史

（1）母乳喂养，每天7次，较为规律。

（2）每天维生素D 400IU，断续服用。

三、其他情况

诊室观察：患儿可翻身，可抓物，社交发音多，可识别家人，判断目前发育正常。

四、营养诊断

患儿诊断为维生素D缺乏性佝偻病。

五、营养治疗

（一）营养治疗方案

1. 药物治疗　诊断明确，补充维生素D为主要治疗方法，给予维生素D 2000IU/d，同时补充钙剂。

2. 饮食治疗　不是主要的治疗方法，但应关注母亲的营养健康，指导母亲合理膳食。

（二）随访计划

每月随访直至症状、体征消失，25-(OH)D$_3$浓度稳定。

六、疗效观察

1个月后：哭闹、烦躁不安明显缓解，睡眠仍不安稳，颅骨软消失，继续原有剂量的营养治疗。

2个月后：睡眠安稳，体格检查未见异常；25-(OH)D$_3$ 50.5nmol/L，继续原有剂量的营养治疗。

3个月后：无阳性症状、体征；X线片提示佝偻病恢复期；25-(OH)D$_3$ 65.5nmol/L，给予维生素D 400IU/d。

第十二节　婴幼儿食物过敏

一、病例介绍

女婴，6月龄，因皮疹5个月、反复便血3个月由儿童保健门诊转至儿童营养专科进行营养管理。患儿满月后皮肤出现红色皮疹，逐渐增多，自面部开始渐至全身，有痒感。3个月前开始大便常夹带血丝，量少，无规律，大便稀，每天2～3次。患儿出生后一直母乳喂养，尚未添加辅食，无呕吐、吞咽困难。母亲饮食规律，摄食丰富，无偏食挑食。

患儿为G1P1足月顺产儿，单胎，出生体重3.3kg，无窒息史。母亲妊娠期无特殊疾病史。

患儿出生后纯母乳喂养，满月及3月龄体检提示体格生长正常、发育状况与同龄儿相当，疫苗按年龄段完成预防接种。

否认出生后特殊疾病史。

家族中父亲过敏性鼻炎，否认其他家族性遗传性疾病史。

二、营养评估

（一）体格检查

身长63.5cm，评价：中上；体重7.80kg，评价：中上；头围41.5cm，评价：中上；体重/身长评价：中上。

神志清，精神反应一般，全身皮肤干燥，散在湿疹，面部尤甚，皮下脂肪丰满，面色红，乳牙未萌出，咽部未见异常，心肺听诊未发现异常，腹软，肝脾肋下未触及，四肢、脊柱未见畸形，外生殖器未见异常。

（二）实验室检查

1. **血常规**　血红蛋白112g/L，嗜酸性粒细胞比例14.2%。
2. **大便常规与隐血**　大便稀，白细胞+，隐血阳性。
3. **食物过敏原检测**　鸡蛋+++，牛奶++，小麦++。

（三）饮食史

（1）母乳喂养，母亲每天食物种类丰富，牛奶、鸡蛋等高蛋白食物均有摄取。

（2）辅食尚未添加。

（3）营养补充剂：每天补充维生素AD。

三、其他情况

诊室观察：患儿可自由翻滚，可直背坐片刻，双手抓取玩具把玩，开始认生，发音多，判断目前发育正常。

四、营养诊断

患儿诊断为食物过敏症。

五、营养治疗

（一）营养治疗方案

1. 饮食管理 对过敏的食物进行限制，由于患儿目前仅母乳喂养，嘱母亲限制进食过敏食物，包括鸡蛋、牛奶、小麦制品（如面包、馒头、面条等）；在随访过程中对辅食添加给予合适的建议并进行营养管理，对鸡蛋、牛奶、小麦制品的添加适当延迟，对于其他食物，在添加时延长每种食物的观察期至7～10天。

2. 营养素补充 每天给予维生素AD。

（二）其他治疗

外用药物改善湿疹症状、缓解痒感。

（三）随访计划

2～4周随访以观察干预效果；定期监测体格生长情况与食物过敏症状，以协助家长合理选择食物，进行营养管理。

（四）营养管理目标

体格生长正常，各营养素状况良好。

六、疗效观察

1. 症状 2周后未再见便血，1个月后湿疹有所改善。

2. 体格生长 一直维持于中至中上。

3. 辅食添加监测与管理 指导辅食添加顺序，延迟鸡蛋、小麦制品添加时间，其他食物正常添加。其中，在添加鳕鱼和虾时因湿疹明显增加，故及时中止，其他食物的添加过程均顺利。

第十三节　婴幼儿饮食行为问题

一、病例介绍

男孩，2岁6个月，因食欲不佳1年余就诊。患儿1岁后食欲一直不佳，食量小，对食物缺乏兴趣，饥饿感少见，饥饿时可主动要求进食。平时喂养为主，可自主进食，但会洒落食物，家人常追喂并以手机等逗引进食。无明显偏食、挑食，无进食后呕吐、吞咽困难，无腹泻、便秘，两便正常，睡眠良好，活动量大。

患儿为G1P1足月顺产儿，单胎，出生体重2.85kg，无窒息史。母亲妊娠期无特殊疾病史。

患儿出生后母乳喂养至1岁，定期体检，体格生长正常、发育状况与同龄儿相当，按年龄段完成疫苗预防接种。

否认出生后特殊疾病史。

否认家族性遗传性疾病史。

二、营养评估

（一）体格检查

身长92.0cm，评价：中上；体重13.0kg，评价：中下；头围48.5cm，评价：中下；体重/身长评价：中下。

生长曲线：出生后至2岁，患儿体重、身长增长速度平稳，一直波动于P_{15}～P_{50}，2岁至今身长增长稍高于标准曲线至P_{50}以上，体重增长速度与标准曲线平行。

神志清，精神反应佳，皮下脂肪中等，面色红，乳牙20枚，咽部未见异常，心肺听诊未发现异常，腹软，肝脾肋下未触及，四肢、脊柱未见畸形，外生殖器未见异常。

（二）实验室检查

（1）血常规正常。

（2）微量营养素均在正常范围。

（三）饮食史

（1）每天奶制品2～3次，其他基本为成人饮食，同成人共同进餐2次，零食不规律，随时可获得。

（2）每天进食种类及量（估算）：幼儿奶粉350ml，分2次；酸奶120g；谷物150g；蔬菜150g；水果250g；鸡蛋1个；动物性食物100g。

（3）营养补充剂：每天维生素D 400IU。

根据上述情况评价患儿膳食，膳食种类和量可达该年龄段儿童膳食推荐量，水果量较多。进餐安排不合理、不规律。

三、其他情况

患儿已上托班，托班老师反映其表现良好，可自主进食，进餐过程中可不离开餐桌，其他日常活动良好，活泼好动。

四、营养判断

饮食行为问题：①食欲缺乏——家长错误理解；②不良进食习惯。

五、营养干预

（一）营养行为干预原则

行为干预，指导喂养者实施家庭行为干预措施。

（二）具体方案

1. 家长宣教 使家长理解儿童正常的体格生长变化过程，明确患儿营养状况良好。

2. 与家长一起制订干预目标 明确喂养权责，指导饮食行为培养，纠正不恰当的喂养行为，培养患儿自主进食，纠正不良饮食行为。

（三）随访计划

每1～2个月随访1次，直至喂养关系良好，患儿饮食行为明显改善。

（四）营养管理目标

体格生长正常，各营养素状况良好。

六、疗效观察

1个月后：家长能接受患儿进食量符合其生长规律与特点，患儿精神佳、体格生长良好，食欲正常、进食量正常。规律安排进食，其中有一半为自主进食。

3个月后：追喂现象消失，患儿大部分为自主进食，体格生长正常，家长焦虑缓解。

第五篇

妇幼营养门诊

第十四章 妇幼营养门诊的背景及意义

第一节 开展妇幼营养门诊的背景

一、提高妇女儿童营养健康水平是人类发展的共同目标

2021年8月25日，国务院常务会议审议通过了《中国儿童发展纲要（2021—2030年）》。其中，"儿童与健康"策略措施第十条提出了改善儿童营养状况的要求，关注儿童生命早期1000天营养，开展妊娠前、孕产期营养与膳食评价指导。实施母乳喂养促进行动，强化爱婴医院管理，加强公共场所和工作场所母婴设施建设，6个月内婴儿纯母乳喂养率达到50%以上。普及为6月龄以上儿童合理添加辅食的知识技能。开展儿童生长发育监测和评价，加强个性化营养指导，保障儿童营养充足。加强食育教育，引导科学均衡饮食、吃动平衡，预防控制儿童超重和肥胖。加强学校、幼儿园、托育机构的营养健康教育和膳食指导。加大碘缺乏病防治知识宣传普及力度。完善食品标签体系。

2021年9月8日，国务院发布《中国妇女发展纲要（2021—2030年）》。其中主要目标，第一条为妇女全生命周期享有良好的卫生健康服务，妇女人均预期寿命延长，人均健康预期寿命提高。第七条为普及健康知识，提高妇女健康素养水平。第八条为改善妇女营养状况，预防和减少孕产妇贫血。具体的策略措施中第十条提出了提高妇女营养水平。持续开展营养健康科普宣传教育，因地制宜开展营养和膳食指导，提高妇女对营养标签的知晓率，促进妇女学习掌握营养知识，均衡饮食、吃动平衡，预防控制营养不良和肥胖。面向不同年龄阶段妇女群体开发营养健康宣传信息和产品，提供有针对性的服务。开展孕产妇营养监测和定期评估，预防和减少孕产妇缺铁性贫血。预防控制老年妇女低体重和贫血。

妇女儿童的生存、健康状况能反映一个国家人口的总体素质和文明程度，也是社会公平正义的重要标志。从这个角度看，提高妇幼卫生与营养水平既事关对人类最基本的生存与健康需求的满足，又是提升一个国家整体人口素质、人力资源水平及发展潜力的有效途径，更是促进经济社会协调发展的重要手段。

在我国医疗卫生体制改革的大背景下，为妇女儿童提供安全有效、方便价廉的基本妇幼卫生与营养服务，是整体公共卫生与基本医疗服务框架设计的重要组成部分；政府应提供切实有效的措施，加大保障力度，确保全体妇幼人员的基本卫生营养需求得到满足，从

而促进国民健康水平的提高，实现健康公平。

妇幼营养改善对中国经济发展具有促进作用。女性是劳动力的重要组成部分，中国女性的劳动参与率、就业人数占比、劳动力总数占比一直居于世界前列。中华人民共和国成立至今，奋斗在各行各业的女性对中国经济腾飞做出了巨大贡献，而营养健康状况的提升促进了女性人群劳动力水平的提升。同时，妇女营养水平对下一代的人力资本水平具有至关重要的作用。Doyle 等指出，越早对人进行投资，其回报率越高。在妊娠早期至妊娠晚期，对人力资本进行投资具有最高的回报率；另外，女性营养不良也会产生代际传递。女性营养不良不仅会导致自身年老后营养不良，还会导致下一代低出生体重等问题，进而导致幼年及青春期发育不良，使身体和智力发育不足，从而导致成年后生产水平不足，同时也导致女性妊娠期营养不良的恶性循环。

二、中国妇幼人群营养失衡现状

（一）中国居民营养不均衡问题仍然存在

中国居民生活水平虽在逐年提高，但营养不均衡问题仍然存在。《中国居民营养与慢性病状况报告（2015 年）》显示，虽然我国居民营养不良状况及贫血状况有显著改善，但是脂肪摄入量增加，平均膳食脂肪供能比例为 32.9%，超过了《中国居民膳食指南（2016）》推荐的 25%～30% 的合理膳食的上限。钙、维生素 A、维生素 D 等部分营养素缺乏依然存在。2012 年我国居民平均每天烹调用盐为 10.5g，较 2002 年下降 1.5g，仍远高于膳食指南推荐的 6g 的标准。超重肥胖问题凸显，2012 年我国 18 岁及以上成人超重率为 30.1%，肥胖率为 11.9%，与 2002 年相比，分别上升了 7.3% 和 4.8%。6～17 岁儿童青少年超重率为 9.6%，肥胖率为 6.4%，与 2002 年相比，分别增加了 5.1% 和 4.3%，其中，农村增长幅度高于城市。

（二）育龄妇女营养失衡

育龄妇女超重率 30%，肥胖率 11%；妊娠前超重率 14%，肥胖率 4%；妊娠期增重 16kg，超标 47%；产后体重滞留 3～5kg，滞留率 30%。新生儿平均出生体重 3307g，巨大儿出生率 8%；已形成未来成人肥胖"大军"的巨大潜在人群，肥胖防治形势和任务异常艰巨。

由于很多妊娠期妇女及其家庭缺乏对膳食管理的正确认知，导致目前面临能量过剩和部分微量营养素不足的双重挑战。我国妊娠期妇女突出的营养问题包括钙、铁、维生素 A、叶酸等微量营养素缺乏仍较普遍，而能量、蛋白质等摄入过多导致妊娠期体重过多增长及妊娠期糖尿病发病率和巨大儿出生率趋高。特别是二孩、三孩政策放开后，高龄高危孕妇比例增加，妊娠期营养管理显得更加重要。

（三）儿童营养状况不容乐观

2012 年发布的《中国 0—6 岁儿童营养发展报告》显示，我国儿童营养状况存在显著的城乡差异和地区差异，贫血普遍存在，超重肥胖日益严重，2010年全国5岁以下儿童超重和肥胖发生率已达到7.1%，其中城市发生率8.5%，农村发生率6.5%。儿童营养改善仍面临巨大的困难与挑战。与此同时，国务院颁布的《中国儿童发展纲要（2011—2020）》对婴幼儿的纯母乳喂养率、贫血患病率、生长迟缓率、低体重率、超重/肥胖率等营养和喂养指标也提出了更高要求。

三、妇幼营养的发展

（一）妇幼营养是临床营养的重要分支

早在20世纪80年代，营养学专家就开始致力于妇幼营养方面的研究。1988年中国福利会国际和平妇幼保健院成立了第一个专门针对孕妇的营养门诊。1989年儿童营养专家苏祖斐教授在《营养学报》上发表宣言：组织起来，勇敢地迎接妇幼营养艰巨任务的挑战。自此，妇幼营养被正式提出，成为临床营养学的一个重要分支。

近年来，我国提出了一系列妇幼人群健康及营养的目标，《"健康中国2030"规划纲要》提出要对重点区域、重点人群实施营养干预。健康中国建设主要指标包括人均预期寿命、婴儿死亡率、5岁以下儿童死亡率、孕产妇死亡率等。

（二）生命早期1000天营养健康行动

为贯彻落实《"健康中国2030"规划纲要》，提高国民营养健康水平，国务院办公厅于2017年6月30日印发并实施了《国民营养计划（2017—2030年）》，提出七大策略、六项重大行动，以提高人群营养健康水平。其中之一是生命早期1000天营养健康行动，保障孕产妇健康、婴幼儿正常发育生长。行动包括开展妊娠前和孕产期营养评价与膳食指导。推进县级以上妇幼保健机构对孕妇进行营养指导，将营养评价和膳食指导纳入妊娠前和妊娠期检查。开展孕产妇营养筛查和干预，降低低出生体重儿和巨大儿出生率。建立生命早期1000天营养咨询平台。实施妇幼人群营养干预计划。继续推进农村妇女补充叶酸预防神经管畸形项目，积极引导围妊娠期妇女加强包含叶酸、铁在内的多种微量营养素的补充，降低孕妇贫血率，预防儿童营养缺乏。在合理膳食基础上，推动开展孕妇营养包干预项目。

第二节　开展妇幼营养门诊的意义

综上所述，各级妇幼保健机构开展妇幼营养门诊，既是国家层面的要求，也是现代化医院管理的重要内容，最终目的是满足妇幼人群健康需求，具有重要意义。

一、开展妇幼营养门诊是营养工作的重要组成部分

对于妇幼营养保健工作者来说，营养工作的内容可包括营养宣教、营养查房、营养会诊、营养科研、营养教学、营养门诊等。其中妇幼营养门诊是营养工作的重要组成部分，营养宣教是普适性的，是针对大众常见营养问题的一种一对多的宣讲；而营养门诊是普及和宣传营养知识的另一个重要窗口，由营养师针对不同营养状态、不同疾病状况的个体进行营养监测、营养评价及营养指导，是一对一的个性化指导。随着生活水平的提高，人们对营养越来越重视，妇幼人群属于特殊人群，孕产妇处于"一个人吃，两个人补"的阶段，而婴幼儿处于生命早期发展阶段，生理上及营养要求上与成人有许多不同的特点。大众对妇幼人群营养的关注度较高，妇幼人群的治疗依从性较好，便于营养治疗效果的体现，有利于营养门诊工作顺利开展。

营养咨询的目的一方面是对亚健康妇幼人群进行饮食指导，加强人群保健意识，纠正不合理的饮食行为；另一方面针对营养失衡、营养不良的个体具体情况给予相应的饮食干预方案，定期随访营养治疗效果。最终使被指导者获得正确的营养知识、合理安排膳食，实现平衡膳食和合理营养，学会如何正确选择食品及膳食补充剂，促进母婴健康，改善临床结局。

二、开展妇幼营养门诊可将生命早期营养的理念具体落地

近年来，国内外专家通过大量流行病学研究后形成了新的医学理论：生命早期营养与成年后慢性病的关系（Developmental Origins of Health and Disease，DOHaD）理论，该理论认为，除了成人期的生活方式和基因遗传外，生命早期的环境因素包括营养也会影响成人非传染性慢性病的发生风险。

有学者把从母亲妊娠到孩子2岁这个阶段称为生命的可塑窗口期，这个时期如果营养不良或者营养过剩，可造成组织器官发育不可逆的改变，影响成年后的健康。近些年来这些理论不断完善，早在2006年，联合国营养执行委员会就正式提出，从母亲妊娠到孩子2岁是通过营养干预来降低慢性病的窗口期。

随着围产医学研究的深入，胎儿宫内合理营养被认为是降低成年期慢性病风险的一级预防措施。2005年，我国首次引进DOHaD理论；2008年，中国DOHaD联盟成立；2009年，卫生部启动围产营养项目，首次将营养学与围产医学紧密结合，并逐步对全国妇幼营养工作进行规范化和统一管理。2011年，卫生部围产营养项目逐渐覆盖全国，每个省都至少有1家围产营养门诊。

围产营养门诊通过调整孕产妇个体化营养规划和健康生活方式，倡导围产期合理膳食，提供胎儿宫内适宜营养，实现妊娠期体重合理增长，以促进疾病预防和良好妊娠结局。而儿童营养门诊也是通过对婴幼儿母乳喂养状况、辅食添加情况及生长发育情况的评估，给予针对性营养指导来实现婴幼儿合理的营养摄入，促进生长发育。因此，妇幼营养门诊的开设实际上可将生命早期营养的理念具体落地，将营养干预的关口前移，最大限度

地提高出生人口健康素质，为预防成年期慢性病打下良好基础。

三、开展妇幼营养门诊是实施个性化营养干预的有效途径

不同个体的健康与营养状况存在差异，同一个体在不同生理、病理状态下对营养素的需求也会发生改变，对营养素的利用能力存在差异，在相同营养水平下，不同个体的营养效应有差别。因此，在规划个体营养需求时，要充分考虑个体健康状况及营养素需求差异，适度满足个体能量、营养，在平衡膳食模式下进行食物的个体化选择，促进健康转化。

妇幼营养门诊接诊的患者往往有不同的营养问题，如到围产营养门诊就诊的孕妇可能是由于患有妊娠期糖尿病、妊娠期贫血或妊娠期高血脂，还有些是由于大于胎龄儿或小于胎龄儿等；而儿童营养门诊接诊的患儿有超重肥胖的，也有发育不良的，或者存在便秘、腹泻等消化道问题。不同营养性疾病的营养干预方式差别很大。例如，血脂偏高的孕妇在蛋白质营养方案中要减少畜肉类摄入，增加水产类、大豆类蛋白比例；糖代谢异常的孕妇选择碳水化合物时，应在限制总量的前提下，增加全谷类食物比例，避免精细粮、谷类制品和过甜的水果；水肿的孕妇要保证能量充足供给及优质蛋白质的摄取，低盐饮食，不选含钠高的食物（如腌制食物或罐头食品等）；贫血时对铁元素需求增加，甲状腺功能亢进时对钙元素需求增加，患有肾病时应限制蛋白质摄入量等。对于超重肥胖儿童，应考虑是否存在辅食过度添加、被动运动或主动运动不足的情况；对于消瘦及营养不良儿童，应考虑是否存在奶类及辅食摄入不足、食欲不佳，有无合并贫血、锌缺乏等问题。

因此，只有在妇幼营养门诊，营养师才能一对一地询问就诊者的膳食情况，并进行体格检查，给予准确的营养评价，并实施个性化的营养指导方案，同时实现随访，根据患者营养改善情况再次给予指导。

这样的个性化指导在群体性营养科普宣教中是难以实现的，因此妇幼营养门诊的开设是实施个性化营养干预的有效途径。

四、开展妇幼营养门诊可满足妇幼人群对营养诊疗日益增长的需求

随着生活水平的提高，人们对自身营养与健康的关注度逐年提高，大众对膳食的认知实现了从"吃得饱"到"吃得好"的重大转变。但是居民膳食结构仍然不尽合理，微量营养素缺乏和营养失衡并存的现象依然存在，高血压和糖尿病等慢性病的患病率明显增加，因此如何"吃得健康"是我国居民面临的共同问题，特别是妇幼人群，处在特殊的生理时期，对妊娠期孕妇而言，除满足其由生理性变化所致营养需求增加外，还应提供胎儿发育生长所必需的营养。婴儿出生后，产妇的营养不仅直接关系自身康复，还将影响乳汁分泌和乳汁质量，从而影响婴儿生长发育与健康。孕产妇对营养素的需求往往高于普通人群，也更容易出现营养失衡现象。

近年来，妇幼营养门诊接诊的患者除了临床医生的转诊之外，有不少是自行挂号就诊的。例如，妊娠前超重肥胖的孕妇，希望妊娠期能够在营养师指导下，合理调节饮食和运动，将体重增长控制在合理范围内；妊娠前消瘦的女性希望合理营养，适当增重，体重适宜后再妊娠；也有孕妇及儿童家长希望检测是否营养素缺乏。这些现象在一些经济发达的大中城市日渐增多，说明妇幼人群对营养知识、营养测评、营养指导的需求日益增长。

普通的临床门诊难以实现这样的营养诊疗要求，因此妇幼营养门诊的开设可以满足妇幼人群对营养诊疗日益增长的需求。

五、开展妇幼营养门诊可对有营养性疾病或具有高危因素的妇幼人群实现系统化管理

围产期保健是降低婴儿及母亲发病率和死亡率、保障母婴健康及安全分娩的重要措施，而围产营养是围产期保健的重要内容。

目前我国妇幼人群相关营养性疾病包括以下几种：孕产期贫血、妊娠合并糖尿病、钙与维生素D不足、妊娠期高血压疾病、大于胎龄儿、胎儿宫内发育受限、妊娠剧吐、便秘、产后肥胖、产后缺乳等；婴幼儿及儿童则主要存在缺铁性贫血、维生素D缺乏性佝偻病、蛋白质-能量营养不良、维生素A缺乏、儿童肥胖与代谢综合征、食物不耐受与食物过敏、儿童糖尿病等。

具有营养性疾病高危因素的妇幼人群包括妊娠前消瘦（BMI＜18.5kg/m²）、妊娠前肥胖（BMI＞28.0kg/m²）、妊娠前多囊卵巢综合征（PCOS）、双胎妊娠、年龄＞35岁、第一胎为巨大儿、妊娠期体重增长过快、妊娠期体重增长不足、早产儿、低体重出生儿、家长喂养不当儿童、感染性疾病儿童等。

因此，妇幼营养门诊应进行系统营养管理的疾病及营养高危人群主要有以下几种（以妇女营养门诊为例）。

（一）妊娠期贫血

2012年我国孕妇贫血患病率为17.2%，其中城市为17.0%，农村为17.5%。而《中国居民2002年营养与健康状况调查》显示我国孕妇贫血患病率为28.9%，其中城市为25.3%，农村为30.4%，10年间我国孕妇贫血患病率下降了11.7%。我国孕妇贫血患病率总体上显著降低，而且多以轻度贫血为主，但城市之间存在巨大差别，南方地区如广东、广西、江西等贫血患病率均高于46%。《国民营养计划（2017—2030年）》提出，2030年要将孕妇贫血患病率降至13%以内，这对妇幼保健机构及营养门诊而言都是相当大的挑战，需要各地加强对贫血的监测及管理，对贫血及铁蛋白偏低的孕妇及时给予系统化营养管理，以减少贫血发生率。

（二）妊娠合并糖尿病

妊娠前糖尿病和妊娠期糖尿病（GDM）的发生率逐年升高。据报道，GDM在我国的

发生率已达18.9%，成为妊娠期最常见的合并症之一，且呈现发病年轻化趋势，形势不容乐观。营养治疗在GDM防治中起关键作用，研究显示，70%～85%的GDM孕妇仅需通过饮食、运动治疗就能使血糖控制在正常范围，从而最大限度地减少妊娠并发症的发生，获得良好的妊娠结局。因此，国内外的权威指南一致建议，一旦确诊GDM，应立即对患者进行营养治疗和运动指导。GDM孕妇应在营养门诊接受系统、全面的有关糖尿病知识的教育，掌握控制饮食、合理用药、监测血糖和尿糖的方法，掌握合理运动的有关知识，定期检查眼底、肾功能、血压并进行胎儿发育监测。

有随访条件的营养门诊应全程管理糖尿病孕妇，直至产后。GDM母儿远期患糖尿病的风险均明显升高，而产后生活方式指导能显著降低上述风险。国际妇产科联盟（FIGO）相关指南提出，应关注GDM孕妇产后随访问题。产后是对母儿近远期并发症干预的重要时期。产后管理不仅需要处理母儿在围产期出现的各种并发症，还包括对母儿远期发生肥胖、代谢综合征、糖尿病、高血压和心血管疾病的早期预防。FIGO相关指南建议可以把对GDM患者的随访工作与儿童保健结合起来，这是非常值得借鉴的。

（三）妊娠期体重增长失衡人群

2013年中国疾病预防控制中心营养与健康所对全国妊娠期妇女妊娠期增重的调查显示，按照IOM 2009标准，我国妊娠期体重增长适宜率为36.2%，体重增长失衡比例高达63.8%，其中贫困农村体重增长不足者达40.9%，而大城市孕妇体重增长过多者达42.5%。临床研究发现，体重增长失衡容易导致各种妊娠并发症，如体重增长不足，易导致胎儿宫内发育受限、小于胎龄儿、早产等，而体重增长过快易导致巨大儿、妊娠期糖尿病、难产、剖宫产等不良妊娠结局。因此，很多妇幼保健机构设立了妊娠期体重管理门诊，通过对体重的系统化管理减少母婴并发症，改善妊娠结局。

体重管理应该从妊娠早期规划，妊娠早期是胎儿器官形成的重要时期，须保证合理营养，但能量供给应该与妊娠前持平。能量摄入过高者体重增长过快，将导致妊娠中晚期并发症明显增加；部分孕妇因食欲减退、妊娠剧吐引起摄入不足，进而出现饥饿性酮症，使体重明显减轻，也可引起母体内环境的急剧变化而影响胎儿发育。因此，营养门诊应在早期给予妊娠期各阶段体重增长的指导，由孕妇自我监测体重，并对体重波动过大的孕妇提供营养干预措施。

进入妊娠中期，妊娠反应逐渐减轻，孕妇食欲基本恢复，此阶段饮食与体重增长能较好地反映个体能量代谢状况。在妊娠中期之后，应指导孕妇每周称重，直至分娩。定期进行膳食（食物摄入频率及日常摄入量）及运动情况调查，可帮助评估个体体重增长及胎儿发育的能量需求，完成孕妇膳食模式及食物量的设定。

妊娠晚期是营养需求的高峰期，也是胎儿生长发育的快速期，此期能量需求与母体体重增长幅度较中期明显增加，应根据体重增长情况进行食物量的调整，以保证营养摄入与胎儿生长发育平衡。

（四）妊娠前消瘦及肥胖人群

我国育龄妇女存在体重失衡问题。据调查，由于食物极大丰富、活动量逐渐下降等，育龄妇女超重率和肥胖率逐年上升，1992年分别为16.8%和3.1%，到2002年分别上升为23.3%和6.9%，2010年已分别达到26.4%和9.0%；另外，2002年我国育龄妇女中BMI低于18.5kg/m^{2}者占8.0%，在某些农村地区高达9.7%。

妊娠前适宜体重可降低不良妊娠结局的风险。妊娠前超重和肥胖会使妊娠期糖尿病和妊娠期高血压、巨大儿、剖宫产的风险增加，且危险度随肥胖程度增加而增加；妊娠前患糖尿病和肥胖不仅会增加胎儿先天畸形的风险，还与子代成年后肥胖及代谢综合征相关。妊娠前消瘦可增加低出生体重儿或早产儿的风险，而胎儿生长发育迟缓又与成年期心血管疾病、糖尿病等慢性病有关。

由于妊娠前体重与不良妊娠结局有密切关系，营养门诊应系统管理肥胖或低体重的备孕妇女，对妊娠前肥胖女性，以限能量平衡饮食法为首选方案。在保证营养素供给基本充足的前提下，以患者安全为主要目标，将评估与筛查、随诊贯穿于整个流程中，调整体重至适宜水平；对妊娠前消瘦女性，首先排除疾病因素导致的消瘦，妊娠前积极治疗原发病。对食物摄入不足的消瘦者，结合中国备孕妇女平衡膳食宝塔，找出摄入不足的食物类别，进行相应的食物强化，并通过网络、电话或定期门诊随访，记录其饮食情况及生活方式，及时给予个性化指导，最终使体重达标。

儿童营养门诊应对低出生体重儿、早产儿、营养不良儿童、单纯性肥胖儿童建立档案专门管理，提供营养指导，并对重点人群进行追踪随访。

第十五章 妇幼营养门诊的基本要求

本章介绍营养门诊建设的硬件及软件需求，包括常规工作制度及各类人员的工作职责、人员培训要求，各类常见疾病的营养诊疗流程及转介流程；还介绍了特殊门诊如儿童营养门诊及妊娠期糖尿病一日门诊的管理流程。

一、门诊硬件要求

（一）设于医院门诊区域

为了方便妇幼人群就诊，营养门诊应设立于医院门诊区域，围产营养门诊最好设立于产科门诊区域内或附近，儿童营养门诊应设立于儿童保健门诊区域内或附近。诊室标识明显，妇幼保健机构在楼层指示牌上应有营养门诊的标识。

（二）有专用的房间

营养门诊应有固定场所及专用房间，面积可根据各妇幼保健机构年孕妇建卡量或新生儿分娩量设定。区县级妇幼保健机构使用面积建议不低于 $20m^2$，年分娩量 1 万人次以上的三级甲等医院使用面积建议不低于 $60m^2$；工作用房应满足候诊、门诊诊疗、营养测评、营养健康宣教等需求，如有条件，可设立各功能分区或分为多个功能诊室。

（三）配备门诊工作的设施用品

营养门诊应配备包括安装相应营养软件的计算机、身高体重计、握力器、皮褶厚度计、测量软尺、听诊器、血压计、代谢车、定量超声骨密度仪、人体成分分析仪、食物营养成分分析秤、用于宣教的电视机、微量血糖检测仪等，还可配备各类仿真食物模型、食品模型展柜、食物图谱、膳食宝塔挂图、营养宣教展板、营养宣教折页、控盐勺、控油勺、营养调查问卷、膳食日记表格等。

二、门诊软件要求

（一）人员配备

从全国妇幼保健机构及各级各类医疗机构的目前情况来看，开设妇幼营养门诊的主导科室不完全一致，分别由营养科、产科、妇女保健科、儿童保健科等科室主导。

以营养科为主导的营养门诊应由营养专职医生出诊，辅以营养技师或营养护士；以产科为主导的营养门诊应以产科医生为主，最好同时配备专职营养医生或经过营养培训的护士、助产士等；以妇女儿童保健科为主导的营养门诊应由经过营养培训的妇幼保健医生出诊，同时配备营养医生或营养技师。

《北京市孕期营养门诊建设标准（2020版）》中规定，营养专职人员至少按照年分娩量2000∶1进行配备，营养门诊负责人应具有医学专业中级及以上职称；妊娠期营养门诊示范单位应按照年分娩量1000∶1进行配备，应由营养专职医生出诊，至少一人具有高级职称。

（二）各类人员工作职责

1. 负责人职责

（1）在科主任领导下，负责门诊的医疗、教学、科研、预防和行政管理工作，是营养门诊诊疗质量和学科建设的第一责任人。

（2）负责制定门诊各种规章制度，包括各类人员工作职责、营养门诊工作制度、质量检查制度等。

（3）指导、检查营养医生、营养技师和（或）营养护士的工作。

（4）组织和参加营养治疗与营养咨询工作，参与疑难病例的营养会诊，参加营养查房。与各科医生保持密切联系，不断改进营养门诊诊疗工作。

（5）开展妇幼营养科学研究，带领门诊人员学习和应用新知识、新技术，提高业务水平。

（6）教学医院要承担教学、指导实习和进修带教的工作，组织在职人员的业务培训与技术考核。

2. 营养医生职责

（1）在负责人的领导下，负责门诊营养诊疗工作。

（2）对就诊患者进行营养咨询、营养测评及评价，拟定个体化营养治疗方案并具体指导。

（3）对患者进行营养教育，随访其营养治疗膳食的执行情况，观察营养治疗效果，并将相关资料和记录存档。

（4）参与营养查房与部分营养会诊工作，按照规范书写营养病历。

（5）在负责人领导下参加部分教学及科研工作，完成继续教育和专业培训。

3. 营养技师（营养护士）职责

（1）在营养医生的指导下，协助开展营养诊疗工作。

（2）负责对患者进行营养测评和评价的具体操作，包括体格测量、膳食调查、营养素摄入量的计算、营养食谱编制、微量血糖监测等工作。

（3）负责操作营养门诊的检测设备，并进行日常维护保养和消毒，建立使用、维修档案，定期进行质量控制。

（4）参与部分健康教育及营养宣教工作。

（5）参与进修带教及部分科研工作，完成继续教育和专业培训。

（三）制度规范及工作常规

包括妇女儿童营养保健相关的工作制度及工作常规（如妊娠期营养门诊工作制度、妊娠期营养门诊工作流程、营养门诊宣教工作制度等），各类技术操作规程（如妊娠期糖尿病、妊娠期缺铁性贫血、儿童喂养与营养指导、妊娠期饮食行为评估及干预、营养性疾病诊治等），以及营养性疾病转介转诊流程等。

1. 工作制度、工作常规

（1）妊娠期营养门诊工作制度

1）参考中国营养学会的膳食指南及膳食宝塔，制定妊娠前、孕产期、哺乳期均衡合理膳食标准。

2）制定营养门诊宣教制度，利用宣传展板、知识讲座、现场指导等形式在妇幼人群中开展围产期营养保健知识宣传并提供咨询指导。

3）为孕产妇提供体格评价，利用营养软件开展膳食调查、营养评价及制订个体化膳食计划和食谱。

4）为妊娠并发症、合并症及体重指数异常妇女提供详细的营养评估管理，开展临床营养治疗并进行定期随访追踪。

5）建立孕妇营养信息档案，做好围产期营养信息管理资料整理和信息上报工作。

6）定期统计分析本机构巨大儿、小于胎龄儿、妊娠期贫血等营养相关指标，持续改进工作。

（2）妊娠期营养门诊工作流程

1）就诊孕妇由产检医生转介至营养门诊。

2）营养门诊医生首先调查孕妇近期饮食状况、不适情况及疾病史、家族史等，同时宣教妊娠期营养管理的重要性、膳食分析的必要性、制订个体化食谱的好处，以及病理产科及BMI异常孕产妇的营养评估和治疗的重要性，建立孕妇营养信息档案。

3）输入信息档案，进行膳食调查、营养客观检查、营养评估，制订营养计划和食谱方案。

4）具体指导食谱制作及注意事项等细则，并打印营养处方。

5）预约下次就诊时间，整理高危孕妇营养信息，进行评估及随访，直至产后哺乳期结束。

（3）营养门诊宣教工作制度

1）制作营养知识宣教展板，摆放膳食金字塔和食物模型，播放孕产期营养保健视频，发放营养健康处方和宣传单。

2）定期开展营养知识讲座。每周有固定的孕妇课堂讲座，不定期预约小课堂专题讲座和操作。

3）做好人群及个体化营养指导和咨询，掌握良好的咨询沟通技巧。

4）利用全民营养周、世界母乳喂养周等开展大规模的院内外妇幼人群合理营养、科学饮食的宣传活动。

5）做好营养宣教人员信息登记。

2. 各类技术操作规程

（1）妊娠期缺铁性贫血技术操作规程

1）缺铁性贫血的预防和治疗：计划妊娠前须治疗失血性疾病，增加铁的储备；备孕期、妊娠期多进含铁丰富的食物，如动物肝脏、动物血等；产检时监测血红蛋白，做到早期诊断，及时治疗。

2）通过合理膳食补充铁，摄入含铁丰富的食物，如动物血、瘦肉类、动物肝脏、牛肉、羊肉等。同时注意补充维生素C，以促进人体对铁的吸收。

3）多吃高蛋白食物，高蛋白饮食可促进铁的吸收，也是合成血红蛋白的必需物质。

4）避免过度食用粗杂粮，全谷类食物不应超过主食量的50%，人体摄入过多膳食纤维会影响微量元素的吸收。

5）饮食中摄入的铁不足或铁缺乏严重而导致明显的贫血时，必须补充铁剂进行治疗。孕妇应在医生指导下正确选择和服用铁剂。

6）避免补铁剂和富含鞣酸的食物一起食用，浓茶、咖啡中的鞣酸极易与铁发生化学反应，生成不溶性的铁质沉淀，妨碍铁的吸收。

7）补铁剂的同时可补充复合维生素，如维生素A、叶酸、维生素B_{12}、维生素B_2、维生素C等，可促进铁的吸收，同时预防营养不良性贫血。

8）缺铁性贫血孕妇应定期到营养门诊随访，由营养医生调查膳食及营养素补充剂摄入状况，复查血常规及铁蛋白，直至贫血纠正。

（2）妊娠期饮食行为评估及干预技术操作规程

1）饮食行为评估

A. 评估孕妇的饮食习惯，包括三餐、加餐、零食、挑食、偏食等情况，以及家庭饮食口味等。

B. 采用24小时膳食调查或食物频率法调查孕妇的饮食结构，包括谷薯类、水果类、蔬菜类、鱼禽肉蛋类、大豆坚果类、奶类、调味品的摄入情况。

C. 参考《中国孕期妇女营养膳食指南》和《中国孕期妇女平衡膳食宝塔》对一般孕妇的饮食行为进行评估；参考不同妊娠合并症的饮食指导原则对重点孕妇进行评估。

2）饮食行为干预

A. 借助《中国孕期妇女营养膳食指南》和《中国孕期妇女平衡膳食宝塔》指导孕妇获得科学的妊娠期饮食行为知识。

B. 根据孕妇的具体情况，制订相应的干预食谱，并注意营养平衡、食物多样、定量适宜、饭菜适口和经济合理五大基本原则。

C. 针对重点孕妇建立随访制度，要求孕妇记膳食日记并于产检时随访。

3. 营养性疾病转介转诊流程

（1）妇女营养门诊转介服务工作要求

1）本院产科、内分泌科、妇女保健科等门诊及病房，如发现妊娠期体重增长过快，血糖、血压、血脂异常，大于胎龄儿或小于胎龄儿，青春期或更年期肥胖等情况，应及时转介营养门诊就诊。

2）妇女营养门诊应建立转介专用登记本，定期汇总，及时向相应科室反馈。

3）门诊普通营养医生发现就诊情况严重者，可将其转至营养科专家门诊。

4）若就诊患者存在更严重的合并症，且单纯饮食控制不能予以缓解，可考虑将其转至三级甲等综合性医院就诊。

（2）妇女营养门诊转介服务制度

1）本院产科、内分泌科、肿瘤科等门诊及病房，如发现存在营养相关疾病者，应及时转介妇女营养门诊，营养医生应及时予以营养干预并预约随访时间。

2）妇女营养门诊医生对转介患者的具体服务如下：①登记就诊者身份证号、电话号码、转介原因等相关信息；②营养医生根据患者情况进行营养指导及干预；③根据患者病情确定随诊日期，定期复查。

3）妇女营养门诊医生在诊治转介患者时，如发现患者还有其他疾病，有义务将其转介到本院相关科室就诊。

（四）人员培训

从事妇幼营养门诊的工作人员首先应积极加强理论学习，如原来为产科医生、妇幼保健医生、产科护士或助产士，应加强妇幼营养的理论学习，可参考《中国居民膳食指南（2022）》《中国妇幼人群膳食指南（2016）》《儿童营养及相关疾病》《中国营养科学全书》《中国居民膳食营养素参考摄入量（2013版）》等，可参加中国营养学会组织的注册营养师或注册营养技师资格证考试。

从事妇幼营养门诊的工作人员如原来是营养专业的医生或技师，应在考取注册营养师或注册营养技师资格证的同时，加强妇产科及妇幼保健专业知识的学习，熟悉产科及儿科常见营养相关疾病，熟悉妇产科、儿科术语及孕产妇、婴幼儿的生理变化，将营养专业知识与围产医学知识相衔接。

从事妇幼营养门诊的工作人员每年应参与各类妇幼营养研究与实践进展的学习，学习孕产期及婴幼儿相关营养生理知识，常见妊娠并发症及合并症的营养治疗方案，常见婴幼儿营养不良性疾病的诊疗进展，以及先进的妇幼营养门诊管理模式，为提高营养门诊的服务内涵提供新思路。

积极参加进修或短期的营养门诊实践，掌握营养门诊工作流程及管理方法；掌握孕产期、婴幼儿各阶段的营养生理特点、营养原则及营养补充特点；掌握营养状况调查、评估及干预方法；掌握体重管理的方法及原则；掌握妇幼人群常见营养并发症、合并症治疗原则；掌握门诊病例的问诊、病历书写、营养宣教、食谱编制等相关营养实践操作技能；掌握妇幼营养管理软件的使用，掌握骨密度仪、人体成分分析仪、微量血糖仪等常用仪器设备的使用方法等。

三、特殊门诊

（一）儿童营养门诊

1. 儿童营养门诊设置的必要性　《国家基本公共卫生服务规范（2011年版）》中"0～6岁

儿童健康管理服务规范"明确规定，对健康管理中发现的营养不良、贫血、单纯性肥胖等儿童，应分析其原因，提供指导或转诊建议。卫生主管部门关于市级及以上妇幼保健机构儿童保健门诊建设规范中规定，市级及以上妇幼保健机构儿童保健门诊应包括生长发育门诊、营养门诊、心理行为发育门诊、儿童康复门诊、眼保健门诊、耳保健门诊、口腔保健门诊、儿童早期发展中心等。

2. 儿童营养门诊设置参考依据 参考《全国儿童保健工作规范（试行）》《各级妇幼健康服务机构业务部门设置指南》《三级妇幼保健院评审标准实施细则（2016年版）》等标准，设置营养门诊。门诊内外标识规范，服务流程清楚，门诊区域的分区和布局合理，设施、设备符合要求，为各项服务和常见疾病建立标准化诊疗流程，开展规范化的儿童营养保健服务。

3. 儿童营养门诊房屋及设备要求

（1）诊室要求：《全国儿童保健工作规范（试行）》中规定，营养门诊应设置诊室1间，营养指导示教室1间，营养监测评估室1间，面积不少于30m²。

（2）基本设备：体格测量基本设备（体重计、卧式量床、身高计、压舌板、儿童诊查床、儿童血压计、皮褶计等）；膳食营养评价参考模具及图谱食物模型、食物量具、食物模具陈列柜；营养评估软件、骨密度检测仪。

（3）相关设备：血常规、血生化、骨密度、25-(OH)D、骨龄等相关检测设备。

4. 儿童营养门诊的工作制度

（1）开展儿童营养健康教育，提供儿童营养与喂养指导。

（2）开展儿童营养测评及干预。

（3）开展儿童饮食行为评估及干预。

（4）开展儿童营养性疾病筛查，接收基层转诊营养性疾病儿童。

（5）提供常见儿童营养性疾病诊断和干预。

（6）对营养性疾病儿童进行健康管理，建立健康档案并追踪随访。

（7）对儿童继发性营养疾病的诊断、治疗与转诊。

（8）建立工作登记，定期总结分析，提出对儿童营养工作的意见和建议。

5. 儿童营养门诊服务 以体格生长监测为核心，开展营养喂养评估与营养干预综合服务，具体内容见表15-0-1。

表15-0-1 营养喂养评估与营养干预综合服务

	重点服务内容	其他服务内容
营养监测与指导		
体格生长监测	身高、体重	骨龄
微量营养监测	—	血常规（铁营养）、25-(OH)D（维生素D营养）、骨密度（钙营养）
营养与喂养指导	母乳喂养、辅食添加和制备、膳食调查和简单营养计算、幼儿饮食指导（食物种类、进食量、进食行为、就餐安排、食谱设计、就餐环境）	常见食物过敏症状的识别和指导

续表

	重点服务内容	其他服务内容
营养与喂养评估		
体格生长状况	生长水平、匀称度、生长速度	骨龄、生长潜能
微量营养状况	—	铁营养、钙营养、维生素D营养
营养性疾病及风险	蛋白质-能量营养不良（生长迟缓、低体重、消瘦）、超重/肥胖	营养性缺铁性贫血、维生素D缺乏性佝偻病
饮食摄入	食物种类、进食量、食谱安排、就餐安排	营养素补充
饮食行为和喂养行为	食欲差、挑食偏食、害怕进食、不良饮食习惯、强迫型喂养、宠溺型喂养、忽视型喂养	—
其他问题	婴儿胃肠道问题（溢奶、过度哭闹、排便困难、大便干结、稀便）	食物过敏、性早熟、影响儿童生长发育的其他环境因素（睡眠、运动、情绪等）
营养与喂养干预	体格生长偏离、早产儿出院后管理、肥胖的诊疗和管理、不良饮食行为和喂养行为干预、婴儿胃肠道常见问题干预	微量营养素缺乏的干预、微量营养素缺乏相关疾病的治疗、环境干预

（二）妊娠期糖尿病一日门诊

1. 妊娠期糖尿病一日门诊开设的必要性

（1）糖尿病的患病率逐年上升，尤其是发展中国家，糖尿病已成为危害人类健康的主要非传染性慢性病之一。我国每年新增120万～140万妊娠期糖尿病患者，且这一数字仍在不断增加，与遗传因素、不合理的饮食结构、缺乏运动导致妊娠期营养过剩等因素有关。妊娠期糖尿病正严重威胁母儿健康。分娩量大的专科妇产医院相关方面的管理面临挑战。

（2）妊娠期糖尿病已成为糖尿病的一个独立分型，近期可对母儿造成诸多不良影响，远期对子代的影响也很大，母亲发展为2型糖尿病的比例逐年增加。对这类特殊人群更应重视。

（3）妊娠期糖尿病的管理与非妊娠期糖尿病的管理有很大不同，既要考虑对血糖、血脂的控制，又要考虑满足孕妇、胎儿双方的营养。对血糖控制不佳的糖尿病孕妇，要及时加用胰岛素治疗，而有些内分泌科医生对孕妇糖代谢的特点、妊娠期糖尿病诊断标准的更新、妊娠期血糖控制标准不是很了解，造成内分泌科医生对妊娠期糖尿病孕妇的管理出现一定的偏差。

因此，对妊娠期糖尿病患者有必要进行规范化管理，北京大学第一医院产科杨慧霞教授开创了"一日门诊"服务项目，妊娠期糖尿病一日门诊由产科内分泌医生、营养师、糖尿病专科护士等组成医疗团队，为糖尿病孕妇提供专业服务，通过一日门诊的群体式管理模式，充分发挥多学科团队合作及孕妇间同伴支持，有效提高患者的治疗依从性及自我管理水平，取得了满意的干预效果。使90%以上的妊娠期糖尿病孕妇无须住院即能平稳控制血糖，从而节省了医疗费用，改善了近远期母儿结局，减少及延缓了母亲产后2型糖尿病的发生。此后，这种妊娠期糖尿病一日门诊管理模式在全国妇幼保健机构逐渐开展。

2. 妊娠期糖尿病一日门诊服务项目 妊娠期营养与保健知识讲解、妊娠期糖尿病知识讲解（发病原理、高危人群、疾病对母婴危害、如何防治等）、制订个体化饮食计划、指导合理营养配餐（食物交换份、食物升糖指数等）、适宜运动指导、自我血糖监测、低血糖自救方法、心理疏导等。

3. 妊娠期糖尿病一日门诊设施和物品 电脑、电视机、胎心仪、血压计、身高体重计、电话、空气消毒机、手消液、食物模型、运动器材（弹力带、计步器、跑步器等）、微量血糖监测仪、血糖监测试纸、孕妇档案（包括孕妇基本信息、高危因素、OGTT结果，每次产检的体重、宫高、腹围、血压、血糖、血脂等，分娩信息、产后随访内容）、一日门诊报告单（包括孕妇基本信息、个性化饮食、运动指导方案、血糖日志、指导建议）、满意度评价表、各类登记本等。

4. 妊娠期糖尿病一日门诊岗位职责 见表15-0-2。

表 15-0-2 妊娠期糖尿病一日门诊岗位职责

负责人/部门	职责
产科内分泌医生	评估患者，开一日门诊医嘱。了解孕妇病情，实施个性化指导与建议，预约孕妇下次产检或住院治疗时间。参与一日门诊部分授课
糖尿病专科护士	预约一日门诊，告知注意事项。建立一日门诊孕妇档案血糖监测、教授孕妇自我血糖监测、运动指导、产后电话随访，督促内分泌科复诊
营养师	制订糖尿病一日门诊标准化示范食谱、指导膳食科制作、分析孕妇食谱、个性化饮食指导、开展营养与保健讲座，营养门诊随访
膳食科	参照食谱，负责相关食材的采购、加工，然后送至一日门诊

5. 糖尿病一日门诊流程（举例）

（1）早7：00：适当地点（着相对轻薄衣物）测空腹血糖、称体重。

（2）早7：30：进食早餐，并准确记录进食第一口食物的时间。

（3）进餐后稍事休息，散步30分钟。

（4）上午9：00：宣教后返回门诊由产科内分泌医生进行妊娠期糖尿病知识讲解；营养专业人员讲授有关妊娠期营养与保健等方面的知识，并准备检测早餐后2小时血糖。

（5）上午10：30：加餐。

（6）上午11：15：测午餐前血糖（告知孕妇测量血糖的意义）。

（7）上午11：30：进食午餐，并准确记录进食第一口食物的时间。

（8）午餐后稍事休息，散步30分钟后返回门诊，准备检测午餐后2小时血糖。

（9）下午2：00：糖尿病专科护士进行健康指导（包括血糖监测方法、食物合理搭配、个性化运动指导、低血糖处理等）。

（10）下午3：00：午加餐。

（11）下午3：30：营养师分析当日膳食特点，教授孕妇食物交换份方法及食物升糖指数的概念。

（12）下午4：30：测晚餐前血糖。

（13）下午5：00：进食晚餐，并准确记录进食第一口食物的时间。

（14）填写一日门诊反馈表。

（15）晚餐后测餐后2小时血糖，全天检测结束。

第十六章 妇幼营养门诊的诊治程序

本章讲述妇幼营养门诊的主要工作流程和方法，介绍妇幼营养门诊对备孕、妊娠早期、几种常见妊娠期合并症和并发症的诊治程序。

第一节 备孕女性诊治程序

在国家和大众越来越重视出生人口质量和女性健康维护的大背景下，孕产保健工作关口前移，对备孕女性进行健康管理是大势所趋，健康管理的核心内容之一是营养管理。有孕育需求的女性，特别是高龄、体型异常、有不良孕产史、合并基础疾病的备孕女性，应到妇幼保健机构或综合性医院的妇幼营养门诊接受个体化营养评估和干预，改善孕育条件，提高孕育成功率，降低风险。

一、营养筛查及评估

备孕女性通常没有特别的疾病主诉，诊治程序应与临床常规门诊有所不同。面向备孕女性的营养筛查更多的是围绕妊娠相关营养问题开展。

（一）营养筛查

1. 营养相关病史调查

（1）多囊卵巢综合征、高雄激素血症是影响正常排卵和受孕的常见问题。超重/肥胖、月经延迟、体毛增多等为相关临床表现。筛查时，除关注患者当前的状态，还应监测动态变化。

（2）糖、脂代谢异常会显著增加妊娠中晚期糖尿病、高脂血症的发生风险，是病史筛查的重点之一。可通过询问既往体检相关指标结果来明确是否具有临床前期表现，如体检发现空腹血糖超过 5.6mmol/L、脂肪肝合并肝酶异常、甘油三酯超标等，均说明该患者有罹患妊娠期营养相关疾病的风险。

（3）有高血压家族史或高血压病史，提示应进一步明确与同型半胱氨酸代谢相关的营养素失衡风险，包括叶酸、维生素 B_{12}、维生素 B_2、维生素 B_6 等，其也与胚胎发育密切相关。

（4）消化系统疾病，如溃疡性结肠炎、上消化道溃疡或消化道手术史，均提示营养素的消化、吸收能力不足，可能合并相关营养素的缺乏。如接受回盲部位手术，应注意评估维生素 B_{12} 是否缺乏。便秘则提示膳食结构不合理或膳食摄入不足，特别是膳食纤维摄入不足、肠道菌群异常。

（5）月经史，通过询问月经量、周期，可以识别是否存在失血性贫血、造血营养素缺乏、内分泌紊乱等风险。

（6）不良孕产史，同样具有营养提示作用。如有反复胚胎停育、中期引产或分娩出生缺陷儿等病史，应注意进行胚胎发育关键营养素水平的评估，包括叶酸、维生素 B_{12}、维生素 A 等。

2. 膳食和营养素补充情况调查 膳食摄入是营养评估不可或缺的重要环节，也是临床营养工作中具有专科特色的内容。针对备孕女性开展的膳食调查应侧重以下几点。

（1）膳食均衡性，是否经常在外就餐和食用加工食品，膳食结构具备高脂、高钠、高血糖负荷/高碳水化合物，或能量摄入过度的特征，抑或是相反的偏差。

（2）绿叶蔬菜摄入的频率和量，能否获得足够的膳食叶酸。

（3）海产品和藻类摄入量，是否使用碘盐，能否满足碘的需要。

（4）奶制品的摄入情况，能否满足钙的补充要求。

（5）是否素食，能否摄入足够的可吸收利用的铁质。

（6）是否有威胁胚胎安全的不良嗜好或饮食成分，如烟、酒、有毒或不洁食物等。

（7）是否有进食行为和心理问题，并有可能干扰妊娠期的营养供应。

可结合本机构所处区域的食物和语言特点，编制膳食调查简易问卷，用于接诊过程中调查（表16-1-1）。

表 16-1-1 膳食调查简易问卷举例

1. 您最近是否因食欲导致饮食摄入量明显改变?(单选)

□食量明显增加　　　□食量明显减少　　　□食量无明显变化

2. 您存在哪种膳食偏好?(单选)

□肉食　　　□偏肉食　　　□蛋奶素（单纯不吃肉）
□全素食　　　□无特殊膳食偏好

3. 您存在哪些不良日常膳食摄入问题?(多选)

□很少摄入主食　　　□很少摄入粗粮　　　□很少摄入水果
□很少摄入豆制品　　　□很少摄入坚果　　　□很少摄入鱼肉蛋
□平均每天蔬菜摄入量少于250g　　　□平均每天坚果摄入量大于20g
□平均每天鱼肉蛋摄入量大于250g　　　□平均每天水果摄入量大于500g
□平均每天主食摄入量大于300g（熟重约等于750g米饭）
□无此类不良日常膳食摄入问题

4. 您存在哪些不健康的食物每周摄入超过3次?(多选)

□无　　　□冷冻甜品类食物（冰淇淋、冰棒和各种雪糕）
□油炸、腌制、烧烤类食物　　　□加工类肉食（肉干、肉松、香肠等）

续表

□高糖饮料（尤其是碳酸类）　　　　□方便类食物（主要指方便面和膨化食物）

□罐头类食物（包括鱼肉类和水果类）　　□话梅蜜饯类食物（果脯）

□高糖高油的中西糕点（不含低温烘烤和全麦饼干）

5. 您存在哪些不良用餐习惯?（多选）

□用餐速度过快（平均每餐小于10分钟）　　□喜食过冷或过热的食物

□不吃早餐　　　　　　　　　　　　　□用餐时间不规律

□每周至少3天，每天至少一餐在餐馆、食堂或者外卖点餐

□无此类不良用餐习惯

鉴于我国大众普遍存在多种营养素缺乏的问题，特别是与生育密切相关的叶酸、铁、碘等缺乏，《中国妇幼人群膳食指南（2016）》中给出的关键推荐要求备孕或妊娠早期女性补充营养素，基层保健人员在为备孕或妊娠早期女性进行登记时免费派发叶酸补充剂，备孕和妊娠期女性进行营养素补充已经是深入人心的做法。这也导致相当比例的备孕女性会提早自行选择复合营养素制剂，这类制剂配方复杂多样，剂量也各不相同，对个体的多种营养素水平的影响是非常显著的，应纳入评估。一般可按膳食补充剂的大类依次进行询问——综合维生素、矿物质补充剂、维生素补充剂、配方粉的品名、摄入量和持续时间，以汇总计算每种营养素的平均日剂量。因为市面上消费者可以获得的膳食补充剂来源多样，建议妇幼营养门诊建立数据库或工作手册，收集本地区常见的膳食补充剂说明书，供被调查者确认，也方便进行汇总计算和评估。对膳食补充剂中所含营养素进行调查的重点之一是评估该种营养素是否存在重复补充、超可耐受量的情况，如钙、维生素D、叶酸等营养素，市场上可见到强化食品、孕妇奶粉或综合维生素等多种来源，叠加摄入时存在过量风险。

3. 体格检查　备孕女性在妇幼营养门诊应接受以下体格检查，以评估营养状况。

（1）体型：测量身高、体重、腹围、小腿围等，重点关注是否存在消瘦、超重/肥胖、脂肪异常分布、骨骼畸形等情况。

（2）人体成分分析：重点关注体脂率（应为20%～30%）、肌肉量、是否存在细胞外水分比例增高（水肿）或分布异常的情况（部位）等。

（3）皮肤、黏膜、毛发情况：重点关注是否存在贫血貌、黏膜溃疡、毛发分布异常等蛋白质和微量营养素缺乏体征，以及黄色瘤、黑棘皮征、体毛增多等内分泌代谢异常的体征。

（4）基本生命体征：血压、心率/心律、呼吸、握力等，也是体格检查时应采集的信息。握力可以反映机体肌肉素质和功能，鉴于当前尚缺乏备孕女性握力的正常值范围，更适合进行个体动态评估，故应在首诊时建立基础值。

4. 辅助检查　妇幼营养门诊可从常规临床检验检查项目中采集营养相关数据，如血常规、血浆白蛋白、尿素氮、血糖、血脂、甲状腺功能等，特别是有营养代谢性疾病或其他营养相关病史的患者，应接受相应的检测。如超重/肥胖，合并月经延迟，体格检查

发现黑棘皮征，应进行空腹血糖、血脂谱检测，必要时可进行口服糖耐量试验评估糖代谢能力。

（二）营养评估

除一般常规项目外，还应根据本机构的能力和患者需求增设与孕育密切相关的营养评价项目。

（1）血清叶酸/红细胞叶酸：用于评估是否存在叶酸缺乏或过量补充。

（2）血清维生素 B_{12}：用于评估是否存在维生素 B_{12} 缺乏。

（3）血清 25-(OH)D_3：用于评估机体维生素 D 水平。

（4）血清同型半胱氨酸：用于评估是否存在高同型半胱氨酸血症。

（5）血清碘：用于评估碘营养水平。

（6）尿碘/肌酐：与血清碘联合应用，用于评估碘营养水平。

（7）血清维生素 A：用于评估维生素 A 营养状态。

以上项目结果的判读，一般应依据不同实验方法给出的参考值范围，需要特别注意的是，备孕阶段既不能存在某种营养素极端缺乏的情况，也不能发生超量补充情况。应根据当地公共卫生部门的流调资料对特别容易发生偏差的营养素进行个体化评估或建立普筛的菜单，同时应结合问诊时了解的营养素摄入情况个体化确定进一步辅助检查的项目。

二、备孕期常见营养相关疾病的诊断

备孕女性常见的营养相关问题主要集中在体型异常、糖代谢异常、脂代谢异常、营养素失衡、贫血等其他营养相关疾病方面（表16-1-2）。

表 16-1-2　备孕女性常见营养相关疾病诊断

类别	常见诊断
体型异常	消瘦
	肌肉减少症
	超重（BMI 24～27.9kg/m²）
	肥胖（BMI＞28.0kg/m²）/重度肥胖（BMI＞37.0kg/m²）
	腹型肥胖（腹围＞85cm）
	水肿/下肢水肿
糖代谢异常	糖耐量异常
	各类型糖尿病
脂代谢异常	高脂血症（以 TG 升高为主）
	高胆固醇血症（以 LDL-C 升高为主）
	家族性高脂血症
	脂肪肝

续表

类别	常见诊断
其他营养相关疾病	骨质疏松
	甲状腺功能减退/甲状腺功能亢进/桥本甲状腺炎
	高血压
	高同型半胱氨酸血症
	高尿酸血症
	贫血（营养性贫血/缺铁性贫血/巨幼红细胞贫血/地中海贫血等）
	消化系统炎症性疾病
	便秘
	自身免疫性疾病累及重要脏器功能
营养素失衡	低蛋白性营养不良/低蛋白血症
	叶酸缺乏
	维生素B_{12}缺乏
	维生素D缺乏
	维生素A缺乏
	碘缺乏

三、备孕期常见营养相关疾病的营养评估要点及营养治疗

（一）体重异常

我国育龄女性消瘦、超重或肥胖等体型异常的总体发生率约为30%，而体型异常反映了机体营养摄入失衡状态，更是影响女性内分泌代谢继而影响受孕及妊娠期结局的主要危险因素之一，故体重异常属于备孕女性营养门诊的主要业务内容，应建立诊治流程。

1. 消瘦

（1）营养评估要点：是否合并体重快速变化、进食行为/心理异常，膳食模式中能量和蛋白质摄入情况，是否存在特殊饮食偏好，是否合并贫血、低甘油三酯血症、低蛋白血症等；是否合并消耗性疾病（如失血、消化道疾病、甲状腺疾病等）。消瘦女性更易合并微量营养素缺乏，特别是铁、维生素B_{12}、维生素A等主要来源于动物性食物的营养素，要注意评估。除体重外，可进行人体成分分析的动态观察，确保治疗过程中体成分的合理变化。

（2）营养治疗：对于消瘦患者，往往需要从心理和进食行为干预开始，鼓励患者建立正确的营养观念，学习食物选择方法，重视膳食调整，这是营养治疗的基础手段。通常可以实际消耗为基础，在此之上增加300～500kcal/d能量摄入，能量供给循序渐进，同时注意在此过程中补充蛋白质、电解质、矿物质和维生素，以免能量摄入过快导致过度喂养综合征。如果患者对饮食干预的依从性、执行力不佳，可辅以经口营养补充剂，一般采用整蛋白均衡配方即可。

2. 超重/肥胖

（1）营养评估要点：除了进食行为和膳食模式评估依然是重点外，还建议进行人体成分分析，有助于确定脂肪比例和分布情况，确定肌肉含量，并可获得基础代谢率，作为能量摄入水平的参考标准。另外，需评估是否合并糖/脂代谢异常、高血压、高尿酸血症、高同型半胱氨酸血症等。超重/肥胖是能量摄入超标状态，相较体型正常者，超重/肥胖者更容易合并微量营养素缺乏，特别是存在膳食模式特定问题的患者，往往合并特定营养素缺乏，应进行相应的评估，如蔬菜和海产品摄入不足，容易合并叶酸、碘、锌等缺乏。

（2）营养治疗：制订减重目标和计划，给出食物选择和制备的具体建议，注意控制进食的血糖负荷和脂肪含量。可考虑采用轻断食或相对低碳水化合物的限能量饮食方案，一般可依据基础代谢率上下浮动200～300kcal/d安排全日总能量摄入，具体的方案还应考虑患者的运动和身体活动消耗水平，进行动态调整。不建议备孕女性采用任何快速达到减重目的的方法，以免对机体的营养状态造成大的影响，干扰早期胚胎的发育。生活方式干预和运动与饮食调整具有同等重要的价值，应给出具体的方案，敦促患者执行。患者应记录饮食和运动情况，并建立对食物种类和重量的概念，掌握正确的食物选择方法。

（二）其他营养失衡

1. 维生素D缺乏 可干扰早期胎盘定植和发育，与妊娠中晚期发生的子痫、胎儿宫内发育迟缓等均有关，应积极预防和纠正。维生素D缺乏在我国不同地区人群中都有着很高的发生率（50%～90%）。维生素D缺乏主要与日照不足有关，行为纠正是基础治疗，户外活动、充分日照不仅能提高体内维生素D水平，还有助于改善机体的免疫和代谢功能，改善睡眠质量和情绪。维生素D制剂治疗是行为纠正的补充，可较快速提高体内维生素D水平。维生素D缺乏的患者在无法获得充足日照的季节，可考虑药物或制剂干预。维生素D的推荐摄入量是10μg/d，可耐受最高量是50μg/d。治疗后监测是必要的，当血清25-(OH)D水平上升到30ng/ml后，可坚持日照来维持营养水平，或辅以10μg/d维持剂量。

2. 高同型半胱氨酸血症 同型半胱氨酸的转化涉及维生素B_2、维生素B_6、维生素B_{12}、叶酸、甜菜碱、胆碱等，故当血清同型半胱氨酸水平升高时，反映的通常是系列B族维生素的缺乏或失衡，单一补充某种营养素未必有效，需要协同补充并监测。同型半胱氨酸升高不仅是高血压、高脂血症、动脉硬化的危险因素，也同样威胁胎盘和胎儿安全，备孕女性应积极治疗纠正。

3. 叶酸缺乏 在我国人群中，叶酸代谢关键酶基因（亚甲基四氢叶酸还原酶MTHFR677位点）多态性的杂合突变和纯合突变者占比较高，其对叶酸的需求又相对较高，故备孕女性应积极评估和管理叶酸营养状态，既要避免缺乏，又要避免长期超量强化。膳食叶酸主要来源于绿叶蔬菜和部分植物性食物，其容易受到烹饪加热破坏，同时又因为天然叶酸是多聚体，消化吸收效率不高，单纯靠膳食补充叶酸往往不够，因此要辅以制剂。然而备孕女性和妊娠期女性服用的常见复方营养素制剂中叶酸的含量都超过可耐受量（1000μg DFE/d），达到800～1500μg/d（即1360～2550μg DFE/d）。所以，对备孕群体常规开展叶酸水平评估、监测和补充指导是非常必要的。

4. 维生素 B$_{12}$ 缺乏　维生素 B$_{12}$ 是参与一碳单位转移的重要辅酶，缺乏会影响 DNA、RNA、蛋白质等生物大分子的合成和转化，对细胞分裂和胚胎发育有关键作用。维生素 B$_{12}$ 的吸收障碍或来源不足都可能造成机体缺乏维生素 B$_{12}$，这种情况在一般人群中并不少见。对于有疲乏主诉、素食、过度节制饮食，既往消化道手术或慢性炎症性肠病史、二甲双胍药物治疗史，合并高同型半胱氨酸血症、高血压或巨幼红细胞贫血者，应注意进行维生素 B$_{12}$ 营养状态评估。根据膳食评价的结果调整策略，如适当增加瘦肉、肝脏等动物性食物，以及豆类、坚果、菌类食物，改变偏食、素食习惯，适当扩大食物选择范围。必要时可补充维生素 B$_{12}$ 制剂，临床常用的活性维生素 B$_{12}$——甲钴胺，可用于纠正维生素 B$_{12}$ 缺乏。

5. 碘失衡（缺乏或过多）　我国大部分地区和人口受到碘缺乏的威胁，国家推行的碘盐强化措施是对大众碘缺乏的有效保障。临床评估中发现的碘缺乏个案通常是不选择碘盐[含碘（25±5）μg/g]且饮食结构中缺乏藻类和其他富碘海产品所致，而高碘状态则主要由医学干预造成。接触含碘造影剂、自然食物摄入所致的高碘状态，无论其程度还是对甲状腺功能的影响，通常都不会很严重。碘的食物来源相对单一，容易控制，对于碘缺乏或过多的患者实施干预并不复杂。对于合并甲状腺问题的患者，除了甲状腺功能亢进活动期或在某些疾病治疗的特定时期，在有明确的限碘医嘱前提下，一般都应按照碘推荐摄入量（120μg/d）保持体内碘水平正常，避免缺乏。整个妊娠期和哺乳阶段的碘需要量是平时的 2 倍左右，备孕阶段应明确碘营养状态，培养和保持良好的含碘食物摄入习惯。

（三）内分泌及代谢疾病

1. 糖耐量异常/糖尿病　机体糖代谢功能会随着胰岛素分泌功能和应答的下降逐渐衰退，如存在超重、肥胖、脂肪肝或其他导致胰岛素作用靶组织应答下降的因素，则会更早呈现糖耐量异常，甚至罹患糖尿病。我国育龄女性糖尿病的患病率为 5%～9%，在有生育需求的女性中，已出现糖耐量异常或糖尿病的比例并不低，必须对有高危因素的备孕女性进行必要的筛查、评估和管理，这对于避免出生缺陷、降低高危妊娠风险、改善母胎结局有很大益处。有妊娠期糖尿病史、糖尿病家族史、体型异常（特别是腰臀比超过 0.85 的腹型肥胖）、脂肪肝等者都是高危人群。如合并空腹静脉血糖升高（＞5.6mmol/L）、糖化血红蛋白升高（＞5.6%）或空腹胰岛素水平升高，应建议患者接受口服葡萄糖耐量试验。

（1）营养评估要点：膳食评价的重点是关注能量、碳水化合物供能比及血糖负荷、膳食纤维摄入量、饮酒史等，这些是造成糖代谢压力的主要因素。生活方式评估，重点关注是否存在身体活动不足、肌肉营养不良等情况。

（2）营养治疗：对糖代谢异常进行的营养治疗主要包括两个方面。①控制总能量摄入、增加活动，以增肌减脂或减轻体重。②改善碳水化合物选择，增加全谷物、整豆的摄入，增加膳食纤维，减轻食物血糖负荷，控制血糖水平，促进糖代谢功能的恢复或寻求合适的治疗方案，达到良好的血糖控制。接受具体饮食和行为干预的患者，必须养成记录饮食、运动和体重的习惯，如已出现血糖升高，还需同时监测血糖。定期随诊、进行干预效果评估和方案调整时，主要依据患者的院外管理记录。

2. 高脂血症　在高脂血症的饮食治疗中，单纯减少食物脂肪摄入、降低脂肪供能比是不够的,还要增加促进脂代谢功能恢复的协同营养素(如膳食纤维、植物固醇),此外对脂肪构成、碳水化合物质量和供能比的控制也十分重要。例如,相当一部分高甘油三酯血症患者的病因是精细谷物、甜食等构成的高血糖负荷、高碳水化合物膳食模式,而非膳食脂肪摄入过多。

(1)营养评估要点:对高脂血症患者进行的膳食评价应侧重能量摄入、脂肪种类及摄入量、碳水化合物来源及摄入量、膳食纤维来源及摄入量、烹饪方法、就餐环境等方面,寻找危险因素。

(2)营养治疗:具有家族聚集性、遗传背景的高脂血症患者,有可能需要更为严格的营养治疗及规律的管理和监测,甚至可能需要阶段性应用血脂调节药物,这部分患者一旦受孕,在妊娠期生理性血脂升高的基础上,会面临妊娠中晚期血脂异常升高,甚至增加乳糜血、胰腺炎的风险,故应早期识别和处理,防患于未然。对备孕的高脂血症患者而言,不能满足于依靠药物治疗实现的血脂控制,应通过饮食和生活方式管理来控制血脂,必须重视血脂异常。

四、营养治疗疗效观察及随访管理

接受体重管理的患者通常需要经历一定时间的门诊随诊,从而真正适应新的饮食方案和行为治疗。治疗方案能否奏效取决于随诊的质量。随诊时,患者应携带饮食和生活日记,重新评估人体成分、体重及重点营养代谢项目,根据评估结果对治疗方案进行调整。刚刚开始治疗的患者,应每1~2周安排一次随诊,其后可延长至2~4周或1~3个月。有条件的医疗单位还应建立院外管理平台,如微信群、小程序、健康管理APP等,保持医患沟通,帮助患者提高治疗依从性和成功率。

第二节　妊娠期诊治程序

我国有孕产保健工作体系,从社区妇幼专干到基层妇幼保健机构,可以完成妊娠风险因素的采集和初步筛查,低/高龄、体型异常、疾病史、不良孕产史等高危孕妇会被识别,并得到助产机构孕产保健科或产科在孕产检查中的进一步关注和处理,必要时转诊到相应的专科,其中就包括妇幼营养门诊。营养门诊的接诊对象如前述,下面重点介绍几种常见就诊情况的诊治程序。

一、妊娠早期诊治程序

(一)筛查和评估

随着"五色风险筛查"的推行,越来越多的助产机构重视妊娠早期高危因素筛查,以期及时发现和处理,妊娠早期成为重要的营养诊疗介入时机。

妊娠早期营养风险筛查的流程和内容与备孕期基本相同，包括：①营养相关病史调查；②膳食模式评估及营养素摄入量评估；③关键营养素水平及代谢功能检测和评价。

将人体成分分析和膳食评价集成应用于妊娠期营养评价的技术和设备在我国得到了广泛推广，为不具备营养专科经验的孕产保健人员提供了便利和智能化的方法，使得规模较大的专科医院也能面向所有就诊孕妇开展营养风险筛查和评估。但要注意，这些设备并不能替代营养专科医生的作用。

经筛选识别以下高危因素，导入营养诊疗。

（1）高龄（＞35岁）。

（2）体型异常（BMI＜18.5kg/m^{2}或＞23.9kg/m^2）或体重波动幅度大。

（3）妊娠合并症：血糖异常、血脂异常、高血压、贫血、便秘等。

（4）类固醇激素服用史＞3个月。

（5）有不良孕产史：①妊娠期糖尿病史；②生育畸形儿史；③巨大儿分娩史；④妊娠期高血压病史；⑤多次自然流产史。

（6）有糖尿病、高血压等家族史。

（二）健康宣教

助产机构一般都会设置孕妇学校，为产检孕妇提供系列健康课程，其中营养课程的设置应分为两大类——全员必修的基础课程和专病课程。可通过妊娠早期的基础营养宣教传递正确的饮食和营养策略，可通过翻转课堂的教学方式让孕妇成为课堂的参与者，从而提高宣教的效果。除了膳食宣教外，膳食补充剂的选择和体重管理也应作为妊娠早期营养宣教的内容之一。

（三）针对营养相关高危因素进行干预和管理

具有营养高危因素的孕妇妊娠早期即应在妇幼营养门诊至少接受一次一对一的评估、诊断和干预，视情况安排随诊。这就要求妇幼营养门诊具备开诊的人员和诊疗条件。妇幼营养门诊的主诊人员应具备内科基础，应是有一定临床经验的营养专科医生。

妊娠早期的营养干预内容包括：针对患者的营养状况和代谢功能，构建均衡良好的膳食模式，指导患者正确使用膳食补充剂，开具运动处方，纠正营养素缺乏，并进行随诊复查以确保效果。

二、以妊娠期糖尿病为主诉的诊治程序

（1）判断血糖情况，明确诊断。

（2）制定营养治疗原则（制定营养治疗方案之前应有膳食和运动情况的评估）。

（3）开具膳食处方。

（4）开具运动处方。

（5）进行自我管理和监测宣教。

（6）随诊要点：①重视患者膳食记录反映的营养摄入问题，评阅膳食日记是每次随诊的重点，结合血糖和体重变化进行解释和纠正，以提高干预效果。②重视自我监测的血糖情况，用糖化白蛋白水平作为参考指标，以判断血糖控制效果是否达标。③重视体重和体成分的变化，这是反映能量营养状况的主要指标，如增重过缓甚至减轻可能造成胎儿宫内发育迟缓。④重视是否出现酮体（血/尿），这是反映能量营养状况的指标。⑤重视胎儿发育评估情况，警惕因血糖管理所致的营养摄入不足。⑥随诊间隔2周，直至分娩，可视情况调整。产后6周复查糖耐量。

三、以妊娠反应为主诉的诊治程序

（一）评估妊娠反应程度

妊娠反应的发生比例高，大多随孕程进展可自然缓解，不需要特殊处理。需要警惕的是严重的妊娠反应，对照以下标准，如一项符合，应考虑进行肠内或肠外营养支持治疗。

（1）是否发生快速体重减轻（超过5%）。

（2）是否摄入不足（低于日常摄入量的50%）。

（3）是否出现严重的酮症（尿酮体阳性）或脱水征象。

（4）是否频发低血糖、极度疲乏或嗜睡。

（二）膳食干预

膳食干预的原则是适口的随意饮食，增加餐次，注意多摄入含钠和其他电解质的流质食物，如青菜粥、咸豆花、紫菜蛋汤、蔬果汁等，可以避免因呕吐造成的水和电解质缺失。富含碳水化合物的主食应不少于150g/d。小米、玉米糁、薯类、藜麦、红豆等杂粮不仅富含碳水化合物，还可以补充一定量的B族维生素，有助于缓解孕吐。

（三）B族维生素和锌的强化治疗

维生素B_1、维生素B_2、维生素B_6和锌元素的联合补充有利于改善妊娠反应，预防摄入不足。

（四）中医食疗

可经中医辨证后进行食疗，如采用生姜乌梅饮、甘蔗汁、龙眼紫苏汤等，具有一定的缓解妊娠反应作用。

（五）肠内和肠外营养支持治疗

严重的妊娠反应需要医学营养支持，可由肠内营养制剂的口服补充开始，选择营养成分齐全的均衡型配方，通常能量密度为1kcal/ml，由饮食摄入情况确定补充剂摄入量。如对此类制剂仍不能耐受，则要考虑经静脉的营养支持治疗，如由肠外营养提供全部的营养素，则必须留意处方中除包含糖盐水、氨基酸、脂肪乳等能量营养素以外，还需辅以必要的电解质、维生素和微量元素制剂，特别是B族维生素。如不具备静脉营养液配制条件，可选择全合一的制剂，安全性和疗效均优于多瓶串输。

经营养支持治疗后机体酮症改善，可促进症状缓解。

四、以贫血为主诉的诊治程序

妊娠期贫血指血红蛋白水平低于110g/L，在医疗机构发现的妊娠期贫血发病率通常为30%～40%，仍是一个常见的妊娠期营养合并症或并发症。妊娠期贫血对胎儿发育会产生不利影响，也有可能威胁孕妇的健康。

（一）评估和诊断

妊娠期贫血的主因是营养问题，也有部分是非营养原因导致的贫血，如地中海贫血，不过后者同样可能合并营养因素，导致贫血加剧。缺乏时能造成贫血的营养素有铁、叶酸、维生素B$_{12}$、锌、铜、蛋白质等，故对所有贫血孕妇都应评估相关营养素的摄入，明确其营养状态，即便缺乏相应的检测手段，也应尽可能从膳食评价中发现问题。

（二）膳食干预

富含造血相关营养素的食物是红肉、动物肝脏、动物血、绿叶蔬菜、菌藻类、海产品等，治疗贫血的膳食模式仍然是强调均衡和丰富多样。限制铁和矿物质吸收的草酸、植酸等存在于菠菜、茭白、较粗硬的粮谷中。过度加热和不合理烹饪也不可取。膳食干预是妊娠期贫血的基础治疗，不过单纯靠膳食干预往往起效慢，不能满足妊娠期胎儿发育所需。

（三）药物治疗

妊娠期贫血离不开药物治疗，由于妊娠期贫血多为缺铁性贫血，故铁剂治疗效果良好。当铁剂治疗效果不好时，要考虑协同补充维生素C、锌、叶酸、维生素B$_{12}$、维生素A、乳铁蛋白等，避免协同营养素的缺乏。

参考文献

安娜，韩彤妍，2019. 婴儿辅食添加研究新进展. 中国儿童保健杂志，27（7）：733-736.

北京市卫生健康委员会，2020. 北京市妊娠期营养门诊建设规范（2020）. 京卫妇幼[2020]8号.

陈宝昌，戴兰芬，王娜，等，2014. 糖尿病母儿脐血抵抗素及其相关因素研究. 实用医学杂志，30（16）：2693，2694.

陈辉，2005. 现代营养学. 北京：化学工业出版社：211，212.

陈丽娜，2001. 视黄酸与脑发育. 国外医学·卫生学分册，（4）：229-231.

陈露露，漆洪波，2018. 美国妇产科医师学会"妊娠期恶心呕吐诊治指南（2018版）"要点解读. 实用妇产科杂志，34（6）：421-426.

陈伟，江华，2017. 2016年中国超重/肥胖医学营养治疗专家共识解读. 中国实用内科杂志，37（5）：430-433.

陈沿东，应小燕，乐海燕，等，2000. 胎儿生长迟缓时体内维生素A水平改变对新生儿视力发育的影响. 江苏医药，（11）：857，858.

戴美珍，2004. 叶酸及其在产科的应用. 中国实用妇科与产科杂志，（4）：62，63.

丁钢强，高洁，2016. 中国居民营养的发展与挑战. 中国食品学报，16（7）：1-6.

董彦亮，2002. 胎儿宫内发育迟缓的病因. 中国实用妇科与产科杂志，（1）：8-10.

杜密兰，2020. 妇女宫颈癌及乳腺癌筛查结果及影响因素调查分析. 临床研究，28（5）：51，52.

房红芸，于冬梅，郭齐雅，等，2018. 2013年中国0～5岁儿童贫血现状. 中国公共卫生，34（12）：86-89.

高芹，2019. 妊娠中期蔬菜水果及其类胡萝卜素和多酚类化合物摄入与妊娠期糖尿病的关联研究. 武汉：华中科技大学.

谷玉凤，蒋德杰，2007. 微量元素锌、硒与胎儿发育异常的关系. 山东医药，（16）：92.

国家卫生健康委员会，2015. 中国居民营养与慢性病状况报告. 北京：人民卫生出版社.

韩思杨，秦欣然，薛春然，等，2019. 胎盘发育机制的研究进展. 国际妇产科学杂志，46（3）：283-288.

郝美伦，蔺新英，李文睿，2015. 山东省农村留守儿童膳食现状调查研究. 中国儿童保健杂志，23（7）：689-691.

何青，2016. 云南省少数民族贫困地区6～23月婴幼儿喂养方式及营养知识调查. 昆明：昆明医科大学.

何宇纳，房玥晖，夏娟，2018. 中国膳食平衡指数的修订：DBI-16. 营养学报，40（6）：526-530.

胡可佳，张继东，肖玉会，等，2017. 妊娠期糖尿病患者维生素D水平检测及其对胰岛素抵抗程度、脂肪细胞因子和TNF-α水平的影响. 海南医学院学报，23（2）：228-231，235.

胡翊群，王鸿利，1999. 现代血液学检验与临床实践. 上海：上海科学技术文献出版社.

胡卓杰，吕兰秋，2014. 宁波市120名6～24月龄婴幼儿喂养行为状况调查. 中国乡村医药，21（10）：50-52.

黄承钰，2003. 医学营养学. 北京：人民卫生出版社.

黄佳，2018. 学龄前儿童饮食蛋白质摄入量情况分析. 交通医学，32（3）：298，299.

黄思齐，庞文贞，韩劼，等，1986. 孕妇营养状况与胎儿生长发育关系的探讨——Ⅰ. 妊娠期各种主要营养素的摄入量与婴儿出生体重的关系. 营养学报，（1）：41-46.

黄珍茹，蔡美琴，2016. 精氨酸在人早期生长发育过程中的作用. 上海交通大学学报·医学版，36（3）：451-454.

姜珊，杨振宇，荫士安，2017. 中国孕妇贫血状况及影响因素. 卫生研究，46（5）：850-855.

金继英，方凤梅，吴以涔，2020. 孕妇血清维生素D水平与糖脂代谢的相关性研究. 浙江医学，42（13）：1415，1416，1423.

靳春雷，翁梅芬，2016. 妊娠期代谢性疾病个体化营养干预研究进展. 浙江预防医学，28（3）：252-255.

康心怡，崔佳文，张命金，等，2019. SREBP-1c与妊娠期糖尿病的相关研究进展. 医学综述，25（10）：2023-2028.

孔祥瑞，丁霆，孙衍庆，1981. 全部肠外营养（TPN）时微量元素、必需脂肪酸与镁的缺乏. 国外医学·外科学分册，（1）：1-4.

乐海燕，应小燕，陈沿东，2000. 妊娠期营养素缺乏与胎儿宫内生长迟缓的关系. 江苏医药，（11）：898.

雷娟，2007. 膳食评价方法的研究进展. 微量元素与健康研究，（2）：48-50.

黎海芪，2016. 实用儿童保健学. 北京：人民卫生出版社.

李春洪，2003. 妊娠合并缺铁性贫血. 实用妇产科杂志，（3）：130，131.

李光辉，罗金英，2019. 多囊卵巢综合征孕期代谢特点及其管理. 中国实用妇科与产科杂志，35（3）：278-283.

李继承，曾园山，2018. 组织学与胚胎学. 9版. 北京：人民卫生出版社.

李力，韩建，2013. 再谈胎盘功能. 中华产科急救电子杂志，2（1）：3，4.

李力易，2007. 妊娠期营养物质的吸收与代谢特点. 中国实用妇科与产科杂志，23（4）：261，262.

李莉平，肖小敏，王自能，2004. L-精氨酸治疗对胎儿宫内发育迟缓胎儿脐血流的影响. 南京医科大学学报·自然科学版，24（4）：396，397.

李群，2010. 医院临床营养科建设管理规范. 南京：东南大学出版社.

李艳华，陈小梅，陈水仙，2014. 围产期营养现状及干预措施. 海峡预防医学杂志，20（1）：92-94.

李竹，Berry R J，李松，等，2000. 中国妇女妊娠前后单纯服用叶酸对神经管畸形的预防效果. 中华医学杂志，（7）：9-14.

廖艳，黎海芪，2004. 小儿肥胖的病因学研究进展. 中国实用儿科杂志，（3）：132-134.

刘丹，2019. 营养、家庭经济因素与儿童期及成年后肥胖关系的研究. 北京：中国疾病预防控制中心.

刘海宁，陈玉琢，吴昊，等，2015. 肠道菌群与功能性便秘的研究进展. 复旦学报·医学版，42（4）：564-568.

刘精明，2019. 我国儿童营养不良状况分析. 江苏社会科学，（1）：59-68.

刘莉，叶鹏，Peters S A E，等，2017. 母乳喂养和孕产妇心血管病风险：30万中国妇女的前瞻性研究. 中华高血压杂志，25（8）：755.

鲁洁，夏浩业，朱一民，等，2017. 妊娠期体重变化对3个月龄内小婴儿喂养方式的影响. 中国妇产科临床杂志，18（3）：212-214.

陆青贵，2013. 妊娠期营养状况与脂联素水平的关系及脂联素水平对胎儿生长发育的影响. 广州：南方医科大学.

罗艳，2013. 家庭喂养行为对0～24月龄婴幼儿生长发育影响的队列研究. 合肥：安徽医科大学.

吕芳，王丽丽，贺斌，等，2012. 胎盘发育及功能评价的研究进展. 生殖医学杂志，21（1）：73-77.

毛萌，江帆，2020. 儿童保健学. 4版. 北京：人民卫生出版社.

牟岩，2011. 建立和完善妇幼卫生营养保障之初探. 北京：财政部财政科学研究所.

倪晓田，段涛，孙刚，2008. 成人疾病的胎儿起源与糖皮质激素胎盘屏障11β-羟基类固醇脱氢酶Ⅱ型. 中国产前诊断杂志（电子版），1（2）：55-57.

漆洪波，2006. 妊娠期营养对胎儿生长发育的影响. 实用妇产科杂志，22（5）：257，258.

邱丽倩，马袁英，吴巍巍，等，2014. 浙江省城镇婴儿喂养方式和幼儿健康情况. 中国妇幼保健，29（9）：

1353-1356.

仇小强，曾小云，黄栋，等，2004. 锌干预对妊娠结局和新生儿生长发育的影响. 中国临床康复，（36）：8298，8299.

全国儿童期单纯肥胖症研究协作组，2008. 全国 0～6 岁儿童单纯性肥胖流行病学研究. 中华儿科杂志，46（3）：179-184.

任海燕，2018. 新疆南部地区维吾尔族母乳喂养现状及影响因素研究. 石河子：石河子大学.

沈卫达，徐锦屏，于金玲，等，2015. 96 例早期乳腺癌诊治分析. 肿瘤基础与临床，28（5）：425-427.

沈晓明，王卫平，2010. 儿科学. 7 版. 北京：人民卫生出版社.

苏宜香，2016. 儿童营养及相关疾病. 北京：人民卫生出版社.

孙洁，高燕，王刚，2009. 灯盏花素注射液对怀孕大鼠胎儿生长发育的影响. 中国医院药学杂志，29（19）：1634-1636.

孙祎赢，2018. 饮食及运动干预预防妊娠期糖尿病. 中华围产医学杂志，21（1）：10，35.

孙长颢，凌文华，黄国伟，2018. 营养与食品卫生学. 8 版. 北京：人民卫生出版社.

唐仁红，2019. 母乳喂养影响因素分析. 南昌：南昌大学.

唐宇平，应豪，2014. 妊娠期贫血及其规范管理. 中国实用妇科与产科杂志，30（6）：431-434.

滕红，朱凤全，2002. 影响胎儿生长发育的因素. 中国实用妇科与产科杂志，18（10）：587-589.

涂飞容，林湛惠，巫美娟，2019. 个性化饮食指导联合自我效能干预在妊娠期糖尿病患者护理中的应用. 齐鲁护理杂志，25（15）：90-93.

汪之顼，2018. 妊娠期营养评估与干预. 实用妇产科杂志，34（4）：243-246.

汪之顼，苏宜香，2012. 中国妊娠期妇女的常见营养问题和对策 // 中国疾病预防控制中心达能营养中心. 营养健康新观察（第四十期）：妊娠期营养专题. 中国疾病预防控制中心达能营养中心：4.

王爱武，2011. 早产儿宫外发育迟缓与血清前清蛋白的关系研究. 重庆医学，40（210）：70，71.

王华伟，2015. 胎儿生长受限及其对脑发育的不良影响. 中国实用儿科杂志，30（10）：796-799.

王杰，段一凡，庞学红，等，2018. 2013 年中国足月单胎产妇妊娠期增重情况及适宜范围探讨. 中华预防医学杂志，52（1）：31-37.

王丽媛，宫照龙，霍军生，等，2020. 基于高通量测序技术分析营养包对婴幼儿肠道菌群的影响. 卫生研究，49（2）：233-237.

王利叶，黄然，李利娜，2020. 运动疗法结合医学营养方案对妊娠期糖尿病患者血糖及妊娠结局的影响. 临床医药实践，29（8）：629-631.

王林静，钟淑婷，宁艳辉，2007. 169 例孕妇的营养状况与新生儿出生体重的关系. 广东医学，28（9）：1499，1500.

王玲丽，张庆敏，2019. 探究个体化营养对妊娠期糖尿病高血压孕妇的自我管理能力的提升及其防治措施. 中国卫生产业，16（10）：59，60.

王宁荐，2016. 生命早期饥饿与糖脂代谢紊乱的流行病学及部分机制研究. 上海：上海交通大学.

王鸥，王丽娟，黄建，等，2019. 营养包覆盖地区 6～23 月龄婴幼儿贫血影响因素分析. 中国儿童保健杂志，27（11）：1211-1215.

王蓬春，王琨，王斌，等，2018. 妊娠期糖尿病母亲新生儿常见检测异常指标. 现代中西医结合杂志，27（5）：566-570.

王妍平，陈叙，2016. 宫内营养对胎儿心血管健康的远期影响. 国际妇产科学杂志，43（2）：226-229.

王雁玲，2017. 胎盘发育与母胎健康. 生命科学，29（1）：21-30.

王燕，2017. 武汉市某城区 0～6 月龄婴儿母乳喂养状况及影响因素分析. 武汉：华中科技大学.

王宇，2019. 宫外生长受限通过 Notch3 通路诱导肺血管平滑肌细胞功能失调引起肺动脉高压的机制研究. 杭州：浙江大学.

王悦，王勃，赵尧，等，2016. 生命早期营养对后续健康的影响机制及研究进展. 吉林医药学院学报，

37（2）：148-151.

魏玉梅，杨慧霞，2016.《国际妇产科联盟妊娠期糖尿病实用指南》带来的启示.糖尿病天地（临床），10（8）：358，359.

吴光驰，郭素怡，刘玉兰，等，1989.北京地区冬季先天性佝偻病的研究.新生儿科杂志，（2）：60-63.

吴国豪，2006.实用临床营养学.上海：复旦大学出版社.

吴晶，李佳，2020.母乳喂养与辅食添加对婴儿体格生长的影响.黑龙江科学，11（12）：60，61.

谢幸孔，段涛，2018.妇产科学.9版.北京：人民卫生出版社.

徐建雄，罗振，2016.胎盘氧化应激及营养调控研究进展.饲料工业，37（20）：1-7.

徐先明，2018.饮食及运动与妊娠期糖尿病管理.实用妇产科杂志，34（4）：249-251.

徐晓清，肖翔鹰，张伶俐，2020.婴幼儿膳食营养状况及与生长发育的相关性调查.中国妇幼保健，35（2）：321-324.

许桂杰，2017.胎儿生长受限的管理新进展.现代妇产科进展，26（4）：312-314.

杨慧霞，2013.妊娠合并糖尿病——临床实践指南.2版.北京：人民卫生出版社.

杨月欣，葛可佑，2019.中国营养科学全书.2版.北京：人民卫生出版社.

杨振宇，王烨，王杰，等，2019.中国妇幼营养改善与健康促进的发展状况.卫生研究，48（5）：693-699.

杨振宇，张环美，王烨，等，2020.中国5岁以下儿童营养改善策略与措施.食品科学技术学报，38（2）：8-13.

荫士安，2001.孕妇的微量营养素状况亟待关注.中华预防医学杂志，（6）：4，5.

殷广利，2016.妊娠期营养缺乏原因分析及防护措施.河南医学研究，25（11）：2044-2045.

尹秀梅，游娜，缪珩，等，2016.补充维生素D对肥胖或糖代谢异常患者胰岛素抵抗及血糖改善效果的分析.中华内分泌代谢杂志，32（8）：663-667.

于冬梅，房红芸，许晓丽，等，2019.中国2013年0～5岁学龄前儿童营养不良状况分析.中国公共卫生，35（10）：1339-1344.

曾果，2017.营养与疾病.成都：四川大学出版社.

张坤，樊赛男，吕安平，2020.生命早期肠道菌群建立的影响因素.临床与病理杂志，40（4）：1028-1032.

张利霞，2015.小儿厌食症发病相关因素的分析.临床医药文献电子杂志，2（23）：4812，4813.

张沛然，郭改会，2012.高脂血症的发病机制及分类.中国临床医生，40（3）：18-20.

张卫东，陈万生，王永红，等，2001.灯盏花中两个新化合物的分离和鉴定.中草药，（7）：3-5.

张亚光，2019.腹部脂肪分布与妊娠期糖尿病发生的关系.系统医学，4（21）：124-126.

张云波，李敬，刘俊启，等，2020.基于SEER数据库的宫颈癌预后回顾性研究.医学诊断，10（1）：26-37.

赵军，陈道桢，张建裕，2011.2213例孕妇血液钙、铁、锌元素调查分析.中国实验诊断学，15（4）：734.

赵娜，米阳，2020.妊娠期糖尿病性巨大儿的研究进展.基层医学论坛，24（1）：131-133.

中共中央国务院，2016."健康中国2030"规划纲要.[2021-12-21].http://www. Gov. cn/xinwen/2016-10/25/content_5124174. htm.

中国成人血脂异常防治指南修订联合委员会，2016.中国成人血脂异常防治指南.中国循环杂志，31（10）：937-953.

中国儿童、孕妇、育龄妇女铁缺乏症流行病学调查协作组，2004.中国孕妇、育龄妇女铁缺乏症患病率调查.中华血液学杂志，25（11）：16-20.

中国医师协会内分泌代谢科医师分会，2018.多囊卵巢综合征诊治内分泌专家共识.中华内分泌代谢杂志，34（1）：1-7.

中国营养学会，2014.中国居民膳食营养素参考摄入量（2013版）.北京：科学出版社.

中国营养学会，2014.中国居民膳食营养素参考摄入量速查手册.北京：中国标准出版社.

中国营养学会，2016.中国居民膳食营养素参考摄入量（2016版）.北京：科学出版社.

中国营养学会，2016. 中国居民膳食指南（2016）. 北京：人民卫生出版社.

中国营养学会膳食指南修订专家委员会妇幼人群指南修订专家工作组，2016. 6月龄内婴儿母乳喂养指南的科学依据. 临床儿科杂志，8（34）：637-640.

中华儿科杂志编辑委员会，中华医学会儿科学分会，2019. 儿童过敏性疾病诊断及治疗专家共识. 中华儿科杂志，57（3）：164-171.

中华人民共和国卫生部，2013. 中国0~6岁儿童营养发展报告（节录）. 营养学报，35（1）：1-4.

中华医学会儿科学分会儿童保健学组，中华儿科杂志编辑部，2010. 儿童微量营养素缺乏防治建议. 中华儿科杂志，48（7）：502-509.

中华医学会妇产科学分会，中华医学会妇产科学分会产科学组，中华医学会围产医学分会，等，2014. 妊娠合并糖尿病诊治指南（2014）. 中华妇产科杂志，17（8）：537-545.

中华医学会妇产科学分会产科学组，2015. 妊娠剧吐的诊断及临床处理专家共识（2015）. 中华妇产科杂志，50（11）：801-804.

中华医学会妇产科学分会妊娠期高血压学组，2015. 妊娠期高血压疾病诊治指南（2015）. 中华妇产科杂志，50（10）：721-728.

中华医学会内分泌学分会，中华医学会围产医学分会，2019. 妊娠和产后甲状腺疾病诊治指南（第2版）. 中华内分泌代谢杂志，35（8）：636-665.

中华医学会围产医学分会，2014. 中华医学会围产医学分会. 妊娠期铁缺乏和缺铁性贫血诊治指南. 中华围产医学杂志，17（7）：451-453.

中华预防医学会儿童保健分会，2019. 婴幼儿喂养与营养指南. 中国妇幼健康研究，30（4）：392-417.

周海仙，梁辉标，许群，2018. 维生素D对肥胖症孕妇妊娠期糖尿病的防治作用及妊娠结局的影响. 中国现代医生，56（6）：45-48，52.

周芸，2017. 临床营养学. 4版. 北京：人民卫生出版社.

朱晓霞，2017. 营养膳食指导用于妊娠期糖尿病患者临床效果的探讨. 南京：东南大学出版社.

Aagaard K，Ma J，Antony K M，et al，2014. The placenta harbors a unique microbiome. Sci Transl Med，6（237）：237-265.

Abrahamsson T R，Jakobsson H E，Andersson A F，et al，2014. Low gutmicrobiota diversity in early infancy precedes asthma at schoolage. Clin Exp Allergy，44（6）：842-850.

American Diabetes Association，2018. Management of diabetes in pregnancy：standards of medical care in diabetes-2018. Diabetes Care，41（1）：137-143.

Aplin J D，2010. Developmental cell biology of human villous trophoblast：current research problems. Int J Dev Biol，54（2-3）：323-329.

Arrieta M C，Stiemsma L T，Dimitriu P A，et al，2015. Early infancy microbial and metabolic alterations affect risk of childhood asthma. Sci Transl Med，7（307）：307.

Aubard Y，Darodes N，Cantaloube M，2000. Hyperhomocysteinemia and pregnancy — review of our present understanding and therapeutic implications. Eur J Obstet Gynecol Reprod Biol，93（2）：157-165.

Bahl R，Frost C，Kirkwood B R，et al，2005. Infant feeding patterns and risks of death and hospitalization in the first half of infancy：multicentre cohort study. Bull World Health Organ，83（6）：418-426.

Bahri K M，Boyle J A，Tay C T，et al，2018. Polycystic ovary syndrome and adverse pregnancy outcomes：current state of knowledge，challenges and potential implications for practice. Clin Endocrinol（Oxf），88（6）：761-769.

Balbus JM，Barouki R，Birnbaum L S，et al.，2013. Early-life prevention of non-communicable diseases. Lancet，381（9860）：3-4.

Barker D，Winter P D，Osmond C，et al，1989. Weight in infancy and death from ischemic heart disease. Lancet，148：577-580.

Barker D J, 1997. Fetal origins of coronary heart disease. British Medical Journal, 18(6): 883, 884.

Becker A B, Abrams E M, 2017. Asthma guidelines: the Global Initiative for Asthma in relation to national guidelines. Curr Opini Allergy Clin Immunol, 17(2): 99-103.

Been J V, Lugtenberg M J, Smets E, et al, 2014. Preterm birth and childhood wheezing disorders: a systematic review and meta-analysis. PLoS Med, 2014, 11(1): e1001596.

Bernard B, Gies S, Roberts S A, et al, 2019. Excess risk of preterm birth with periconceptional iron supplementation in a malaria endemic area: analysis of secondary data on birth outcomes in a double blind randomized controlled safety trial in Burkina Faso. Malar J, 18(1): 161.

Black M M, Baqui A H, Zaman K, et al, 2004. Iron and zinc supplementation promote motor development and exploratory behavior among Bangladeshi infants. Am J Clin Nutr, 80(4): 903-910.

Boomsma C M, Eijkemans M J, Hughes E G, et al, 2006. A meta-analysis of pregnancy outcomes in women with polycystic ovary syndrome. Hum Reprod Update, 12(6): 673-683.

Brostrom E B, Akre O, Magnus K, et al, 2013. Obstructive pulmonary disease in old age among individuals born preterm. Eur J Epidemiol, 28(1): 79-85.

Bunyavanich S, Shen N, Grishin A, et al, 2016. Early-life gut microbiome composition and milk allergy resolution. J Allergy Clin Immunol, 138(4): 1122-1130.

Burton G J, Fowden A L, Thornburg K L, 2016. Placental origins of chronic disease. Physiol Rev, 96(4): 1509-1565.

Butte N F, King J C, 2005. Energy requirements during pregnancy and lactation. Public Health Nutr, 8(7A): 1010-1027.

Cabrera-Rubio R, Collado M C, Laitinen K, et al, 2012. The human milk microbiome changes over lactation and is shaped by maternal weight and mode of delivery. Am J Clin Nutr, 96(3): 544-551.

Carter R C, Jacobson J L, Burden M J, et al, 2010. Iron deficiency anemia and cognitive function in infancy. Pediatrics, 126(2): 427-434.

Catherine S B, Colleen M K, Anne M T, et al, 2007. Constipation in pregnancy: prevalence, symptoms, and risk factors. Obstet Gynecol, 110(6): 1351-1357.

Chandrasekaran S, Levine L D, Durnwald C P, et al, 2014. Excessive weight gain and hypertensive disorders of pregnancy in the obese patient. J Matern Fetal Neonatal Med, 28(8): 964-968.

Chawes B L, Klaus B, Stokholm J, et al, 2016. Effect of vitamin D_3 supplementation during pregnancy on risk of persistent wheeze in the offspring: a randomized clinical trial. JAMA, 315(4): 353-361.

Chu D M, Antony K M, Ma J, et al, 2016. The early infant gut microbiomevaries in association with a maternal high-fat diet. Genome Med, 8(1): 77.

Chu D M, Ma J, Prince A L, et al, 2017. Maturation of the infant microbiome community structure and function across multiple body sites and inrelation to mode of delivery. Nat Med, 23(3): 314-326.

Costa M A, 2016. The endocrine function of human placenta: an overview. Reprod Biomed Online, 32(1): 14-43.

Crane J M, Murphy P, Burrage L, et al, 2013. Maternal and perinatal outcomes of extreme obesity in pregnancy. J Obstet Gynaecol Can, 35(7): 606-611.

Devereux G, Litonjua A A, Turner S W, et al, 2007. Maternal vitamin D intake during pregnancy and early childhood wheezing. Am J Clin Nutr, 85(3): 853-859.

DiGirolamo A M, Ochaeta L, Flores R M M, 2020. Early childhood nutrition and cognitive functioning in childhood and adolescence. Food Nutr Bull, 41(Suppl 1): S31-S40.

Ding G Q, Zhao W H, 2019. Report on the nutrition and health status of children under 5 in China in 2013. Beijing: Peking University Press.

Dogaru C M, Nyffenegger D, Pescatore A M, et al, 2014. Breastfeeding and childhood asthma: systematic review and meta-analysis. Am J Epidemiol, 179(10): 1153-1167.

Dominguez-Bello M G, De Jesus-Laboy K M, Shen N, et al, 2016. Partial restoration of the microbiota of cesarean-born infantsvia vaginal microbial transfer. Nat Med, 22(3): 250-253.

Donnelly L, Campling G, 2008. Functions of the placenta. Anaesthesia, 9(3): 124-127.

Doyle O, Harmon C P, Heckman J J, et al, 2009. Investing in early human development: timing and economic efficiency. Econ Hum Biol, 7(1): 1-6.

Duijts L, Reiss I K, Brusselle G, et al, 2014. Early origins of chronic obstructive lung diseases across the life course. European Journal of Epidemiology, 29(12): 871-885.

Duncan E J, Gluckman P D, Dearden P K, 2014. Epigenetics, plasticity, and evolution: how do we link epigenetic change to phenotype?. J Exp Zool B Mol Dev Evol, 322(4): 208-220.

Elias S L, Innis S M, 2001. Infant plasma trans, n-6, and n-3 fatty acids and conjugated linoleic acids are related to maternal plasma fatty acids, length of gestation, and birth weight and length. Am J Clin Nutr, 73(4): 807-814.

Fallah A, Mohammad-Hasani A, Colagar A H, 2018. Zinc is an essential element for male fertility: a review of Zn roles in men's health, germination, sperm quality, and fertilization. J Reprod Infertil, 19(2): 69-81.

FAO, IFAD, UNICEF, et al, 2019. The State of Food Security and Nutrition in the World 2019. Safeguarding Against Economic Slowdowns and Downturns. Rome: FAO.

FAO, UNICEF, WFP and WHO, 2019. Placing Nutrition at the Centre of Social Protection. Asia and the Pacific Regional Overview of Food Security and Nutrition. Bangkok: FAO.

Gao H, Stiller C, Scherbaum V, et al, 2013. Dietary intake and food habits of pregnant women residing in urban and rural areas of Deyang City, Sichuan Province, China. Nutrients, 5(8): 2933-2954.

Gao X, Li Y, Li J, et al, 2018. Gestational TSH and FT_4 reference intervals in Chinese women: a systematic review and meta-analysis. Front Endocrinol(Lausanne), 9: 432.

García-Mantrana I, Selma-Royo M, González S, 2020. Distinct maternal microbiota clusters are associ ociated with diet during pregnancy: impact on neonatal microbiota and infant growth during the first 18 months of life. Gut Microbes, 11(4): 962-978.

GBD 2015 DALYs and HALE Collaborators, 2016. global, regional, and national disability-adjusted life-years(DALYs) for 315 diseases and injuries and healthy life expectancy(HALE), 1990-2015: a systematic analysis for the Global Burden of Disease Study 2015. Lancet, 388(10053): 1603-1658.

Gerhart K D, Stern D A, Guerra S, et al, 2018. Protective effect of breastfeeding on recurrent cough in adulthood. Thorax, 73(9): 833-839.

Gibson D L, Gill S K, Brown K, et al, 2015. Maternal exposure to fishoil primes offspring to harbor intestinal pathobionts associatedwith altered immune cell balance. Gut Microbes, 6(1): 24-32.

Goldman A S, 2000. Modulation of the gastrointestinal tract of infants by human milk. Interfaces and interactions. An evolutionary perspective. J Nutr, 130(2): 426s-431s.

Gunderson E P, Lewis C E, Lin Y, et al, 2018. Lactation duration and progression to diabetes in women across the childbearing years: the 30-year CARDIA study. JAMA Internal Medicine, 178(3): 328-337.

Hay J W, Sparks J W, Wilkening R B, et al, 1984. Fetal glucose uptake and utilization as functions of maternal glucose concentration. Am J Physiol, 246(3pt 1): E237-242.

Hollingsworth J W, Maruoka S, Boon K, et al, 2008. In utero supplementation with methyl donors enhances allergic airway disease in mice. J Clin Invest, 118(10): 3462-3469.

Horan M K, McGowan C A, Gibney E R, et al, 2014. Maternal low glycaemic index diet, fat intake and postprandial glucose influences neonatal adiposity-secondary analysis from the ROLO study. Nutrition Journal,

13: 78.

Hulthén L, 2003. Iron deficiency and cognition. Scandinavian Journal of Nutrition, 2003, 47 (3): 152-156.

Huo X, Chu S, Hua L, et al, 2018. The effect of breastfeeding on the risk of asthma in high-risk children: a case-control study in Shanghai, China. BMC Pregnancy Childbirth, 18 (1): 341.

Institute of Medicine (US) and National Research Council (US) Committee to Reexamine IOM Pregnancy Weight Guidelines, 2009. Weight Gain During Pregnancy: Reexamining the Guidelines. Washington (DC): National Academies Press (US), 2-74.

Irani M, Amirian M, Sadeghi R, et al, 2017, The effect of folate and folate plus zinc supplementation on reproductive outcomes and imprinted gene methylation. Molecular Human Reproduction, 23 (7): 461-477.

Jankowski M A, Uriu-Hare J Y, Rucker R B, et al, 1995. Maternal zinc deficiency, but not copper deficiency or diabetes, results in increased embryonic cell death in the rat: implications for mechanisms underlying abnormal development. Teratology, 51 (2): 85-93.

Johnston J B, Daeninck P, Verburg L, et al, 1997. P53, MDM-2, BAX and BCL-2 and drug resistance in chronic lymphocytic leukemia. Leuk Lymphoma, 26 (5-6): 435-449.

Jones G, Steketee R W, Black R E, et al, 2003. How many child deaths can we prevent this year?. Lancet, 362 (9377): 65-71.

Joy E J, Ander E L, Young S D, et al, 2014. Dietary mineral supplies in Africa. Physiol Plant, 151 (3): 208-229.

Koletzko B, 2016. Human milk lipids. Ann Nutr Metab, 69 (Suppl 2): 28-40.

Koletzko B, Chourdakis M, Grote V, et al, 2014. Regulation of early human growth: impact on long-term health. Ann Nutr Metab, 65 (2-3): 101-109.

Kramer M S, Aboud F, Mironova E, et al, 2008. Breastfeeding and child cognitive development: new evidence from a large randomized trial. A Arch Gen Psychiatry, 65 (5): 578-584.

Larque E, Ruiz-Palacios M, Koletzko B, 2013. Placental regulation of fetal nutrient supply. Curr Opin Clin Nutr Metab Care, 16 (3): 292-297.

Legro R S, Castracane V D, Kauffman R P, 2004. Detecting insulin resistance in polycystic ovary syndrome: purposes and pitfalls. Obstet Gynecol Surv, 59 (2): 141-154.

Li Z, Li X, Sudfeld C R, et al, 2019. The effect of the Yingyangbao complementary food supplement on the nutritional status of infants and children: asystematic review and Meta-analysis. Nutrients, 11 (10): 2404.

Lillycrop K A, Burdge G C, 2012. Epigenetic mechanisms linking early nutrition to long term health. Best Pract Res Clin Endocrinol Metab, 26 (5): 667-676.

Lim E, Zhou Y, Zhao G, et al, 2015. Early life dynamics of the human gut virome and bacterial microbiome in infants. Nat Med, 21 (10): 1228-1234.

Lin L, Wei Y M, Zhu W W, et al, 2018. Prevalence, risk factors and associated adverse pregnancy outcomes of anaemia in Chinese pregnant women: a multicentre retrospective study. BMC Pregnancy Childbirth, 18 (1): 111-124.

Liu T, Liu Y, Bao X, et al, 2013. Overexpression of TROP2 predicts poor prognosis of patients with cervical cancer and promotes the proliferation and invasion of cervical cancer cells by regulating ERK signaling pathway. PLoS One, 8 (9): e75864.

Lo H C, Tsao L Y, Hsu W Y, et al, 2002. Relation of cord serum levels of growth hormone, insulin-like growth factors, insulin-like growth factor binding proteins, leptin, and interleukin-6 with birth weight, birth length, and head circumference in term and preterm neonates. Nutrition, 18 (7-8): 604-608.

Lukaszewski M A，Eberlé D，Vieau D，et al，2013. Nutritional manipulations in the perinatal period program adipose tissue in offspring. Am J Physiol Endocrinol Metab，305（10）：E1195-207.

Lyall F，2006. Mechanisms regulating cytotrophoblast invasion in normal pregnancy and pre - eclampsia. A Aust N Z J Obstet Gynaecol，46（4）：266-273.

Maktabi M，Jamilian M，Amirani E，et al，2018. The effects of magnesium and vitamin E co-supplementation on parameters of glucose homeostasis and lipid profiles in patients with gestational diabetes. Lipids Health Dis，17（1）：163.

Marconi A M，Buscaglia C P，Zerbe G，et al，1996. The impact of gestational age and fetal growth on the maternal-fetal glucose concentration difference. Obstet Gynecol，87（96）：937-942.

Martyn C N，Gale C R，Jespersen S，et al，1998. Impaired fetal growth and atherosclerosis of carotid and peripheral arteries. The Lancet，352（9123）：173-178.

McGuire M K，McGuire M A，2015. Human milk：mother nature's prototypical probiotic food? Adv Nutr，6（1）：112-123.

Moneta L G，2007. Trajectories of growth among children who have coronary events as adults. Yearbook of Vascular Surgery，35：12-14.

Moore V M，Davies M J，Willson K J，et al，2004. Dietary composition of pregnant women is related to size of the baby at birth. J Nutr，134（7）：1820-1826.

Most J，Amant M S，Hsia D S，et al，2019. Evidence-based recommendations for energy intake in pregnant women with obesity. J Clin Invest，129（11）：4682-4690.

Mridha M K，Matias S L，Chaparro C M，et al，2016. Lipid-based nutrient supplements for pregnant women reduce newborn stunting in a cluster-randomized controlled effectiveness trial in Bangladesh. Am J Clin Nutr，103（1）：236-249.

Nagpal R，Tsuji H，Takahashi T，et al，2016. Sensitive quantitative analysis of the meconium bacterial microbiota in healthy term infants born vaginally or by cesarean section. Front Microbiol，7：1997.

Najafipour R，Moghbelinejad S，Aleyasin A，et al，2017. Effect of B9 and B12 vitamin intake on semen parameters and fertility of men with MTHFR polymorphisms. Andrology，5（4）：704-710.

Neboh E E，Emeh J K，Aniebue U U，et al，2012. Relationship between lipid and lipoprotein metabolism in trimesters of pregnancy in Nigerian women：is pregnancy a risk factor? J Nat Sci Biol Med，3（1）：32-37.

Norman R J，Noakes M，Wu R，et al，2004. Improving reproductive performance in overweight /obese women with effective weight management. Hum Reprod Update，10（3）：267-280.

Ong K K，Ahmed M L，Emmett P M，2000. Association between postnatal catch-up growth and obesity in childhood：prospective cohort study. BMJ，320（7240）：967-971.

Pannaraj P S，Li F，Cerini C，et al，2017. Association between breastmilk bacterial communities and establishment and developmentof the infant gut microbiome. JAMA Pediatrics，171（7）：647-654.

Parr C L，Magnus M C，Karlstad，et al，2018. Vitamin A and D intake in pregnancy，infant supplementation，and asthma development：the Norwegian mother and child cohort. Am J Clin Nutr.，107（5）：789-798.

Pavord S，Myers B，Robinson S，et al，2012. UK guidelines on the management of iron deficiency in pregnancy. Br J Haematol，156：588-600.

Persson V，Hartini T N，Greiner T，et al，2002. Vitamin A intake is low among pregnant women in central Java，Indonesia. Int J Vitam Nutr Res，72（3）：124-132.

Pike K C，Inskip H M，Robinson S M，et al，2013. The relationship between maternal adiposity and infant weight gain，and childhood wheeze and atopy. Thorax，68（4）：372-379.

Plows J F，Reynolds C M，Vickers M H，et al，2019. Nutritional supplementation for the prevention and/or treatment of gestational diabetes mellitus. Curr Diab Rep, 19（9）: 73.

Pojda J, Kelley L, 2000. Low birth weight-nutrition policy discussion paper No. 18. Marrakesh: United Nations Administrative Committee on Coordination.

Powls A, Botting N, Cooke R W, et al, 1996. Growth impairment in very low birthweight children at 12 years: correlation with perinatal and outcome variables. Arch Dis Child Fetal Neonatal Ed, 75（3）: F152-157.

Qin J, Li R, Raes J, et al, 2010. A human gut microbial gene catalogueestablished by metagenomic sequencing. Nature, 464（7285）: 59-65.

Robertson W B, Khong T Y, Brosens I, et al, 1986. The placental bed biopsy: review from three European centers. Am J Obstet Gynecol, 155（2）: 401-412.

Rollins N C, Bhandari N, Hajeebhoy N, et al, 2016. Why invest, and what it will take to improve breastfeeding practices?. Lancet, 387（10017）: 491-504.

Sánchez A, 2017. The structural relationship between early nutrition, cognitive skills and non-cognitive skills in four developing countries. Econ Hum Biol, 27（Pt A）: 33-54.

Schoenaker D A, Soedamah-Muthu S S, Mishra G D, 2014. The association between dietary factors and gestational hypertension and pre-eclampsia: a systematic review and meta-analysis of observational studies. BMC Med, 22（12）: 157.

Scholl T O, Chen X, Stein T P, 2014. Maternal calcium metabolic stress and fetal growth. Am J Clin Nutr, 99（4）: 918-925.

Sherman P W, Flaxman S M, 2002. Nausea and vomiting of pregnancy in an evolutionary perspective. Am J Obstel Gynecol, 186（5）: 190-197.

Shi W, Xu X, Zhang Y, et al, 2015. Epidemiology and risk factors of functional constipation in pregnant women. PLoS One, 10（7）: e0133521.

Smedts H P, Van Uitert E M, Valkenburg O, et al, 2012. A derangement of the maternal lipid profile is associated with an elevated risk of congenital heart disease in the offspring. Nutr Metab Cardiovasc Dis, 22（6）: 477-485.

Sonnenschein-van der Voort A M, Jaddoe V W, van der Valk R J, et al, 2012. Duration and exclusiveness of breastfeeding and childhood asthma-related symptoms. Eur Respir J, 39（1）: 81-89.

Sonnenschein-van der Voort A M, Arends L R, de Jongste J C, et al, 2014. Preterm birth, infant weight gain, and childhood asthma risk: a meta-analysis of 147, 000 European children. J Allergy Clin Immunol, 133（5）: 1317-1329.

Stewart C J, Embleton N D, Marrs E C, et al, 2016. Temporalbacterial and metabolic development of the preterm gutreveals specific signatures in health and disease. Microbiome, 4（1）: 67.

Tanentsapf I, Heitmann B L, Adegboye A R, 2011. Systematic review of clinical trials on dietary interventions to prevent excessive weight gain during pregnancy among normal weight, overweight and obese women. BMC Pregnancy Childbirth, 11: 81.

Tanumihardjo S A, 2002. Vitamin A and iron status are improved by vitamin A and iron supplementation in pregnant Indonesian women. J Nutr, 132（7）: 1909-1912.

Tierney A L, Nelson C A, 2009. Brain development and the role of experience in the early years. Zero to Three, 30（2）: 9-13.

Titaley C R, Dibley M J, Roberts C L, et al, 2010. Iron and folic acid supplements and reduced early neonatal deaths in Indonesia. Bull World Health Organ, 88（7）: 500-508.

Tripathi R C, Tripathi B J, Raja S C, et al, 1993. Iatrogenic ocular complications in patients after jejunoileal bypass surgery. Int Surg, 78（1）: 68-72.

Turner S W, Campbell D, Smith N, et al, 2010. Associations between fetal size, maternal α -tocopherol and childhood asthma. Thorax, 65（5）: 391-397.

UNICEF, 2019. The state of the world's children 2019. Children, food and nutrition: growing well in a changing world. New York: UNICEF.

Viana L V, Gross J L, Azevedo M J, 2014. Dietary intervention in patients with gestational diabetes mellitus: a systematic review and meta-analysis of randomized clinical trials on maternal and newborn outcomes. Diabetes Care, 37（12）: 3345-3355.

Victora C G, Bahl R, Barros A J, et al, 2016. Breastfeeding in the 21st century: epidemiology, mechanisms, and lifelong effect. Lancet, 387（10017）: 475-490.

Victora C G, Horta B L, Loret M C, et al, 2015. Association between breastfeeding and intelligence, educational attainment, and income at 30 years of age: a prospective birth cohort study from Brazil. Lancet Glob Health, 3（4）: e199-205.

Villalpando S, Rivera-Dommarco R D, Shamah T, 2003. Nutrition of pregnant and lactating women. Forum Nutr, 56: 231-233.

Volker M, Michael Y C, Maria U, et al, 2011. Fecal microbiota inpremature infants prior to necrotizing enterocolitis. PLoS One, 6（6）: e20647.

Walker S P, Chang S M, Powell C A, et al, 2007. Early childhood stunting is associated with poor psychological functioning in late adolescence and effects are reduced by psychosocial stimulation. J Nutr, 137（11）: 2464-2469.

Walter T, 2003. Effect of iron-deficiency anemia on cognitive skills and neuromaturation in infancy and childhood. Food Nutr Bull, 24（4）: S104-110.

Wang P X, Wang J J, Lei Y X, et al, 2012. Impact of fetal and infant exposure to the chinese great famine on the risk of hypertension in adulthood. PLoS One, 7（11）: e49720.

Wang Y X, Wang P, Feng W, et al, 2017. Relationships between seminal plasma metals/metalloids and semen quality, spcrm apoptosis and DNA integrity. Environ Pollut, 224: 224-234.

Warner B B, Deych E, Zhou Y, et al, 2016. Gut bacteria dysbiosis and necrotizing enterocolitis in very low birthweight infants: aprospective case-control study. Lancet, 387（10031）: 1928-1936.

Watson E D, JamesC C, 2005. Development of structures and transport functions in the mouse placenta. Physiology, 20: 180-193.

Wong B, Ooi T C, Keely E, 2015. Severe gestational hypertriglyceridemia: a practical approach for clinicians. Obstet Med, 8（4）: 158-167.

World Health Organization, 2011. Haemoglobin concentrations for the diagnosis of anaemia and as-sessment of severity. Geneva: Wold Health Organization, 2011. Document No.: WHO/NMH/NHD/MNM/11. 1.

World Health Organization, 2012. Global nutrition targets 2025. [2021-07-21]. http: //apps. who. int/iris/bitstream/10665/149018/1/WHO_NMH_NHD_14. 2_eng. pdf?ua=1.

World Health Organization, 2011. Global status report on noncommunicable diseases 2010（WHO/NMH/CHP/11. 1）. Geneva: World Health Organization.

World Health Organization, 2014. Global nutrition targets 2025: policy brief series（WHO/NMH/NHD/14. 2）. Geneva: World Health Organization.

World Health Organization, 2014. WHO Global Nutrition Targets 2025: Breastfeeding Policy Brief. Geneva: World Health Organization.

World Health Organization, 2015. The Millennium Development Goals Report 2015. [2021-07-21]. https: //www. cn. undp. org/content/china/zh/home/library/mdg/mdg-report-2015. html.

World Health Organization, 2017. Ambition and Action in Nutrition 2016-2025. Geneva: World Health Organization.

World Health Organization, UNICEF, 2003. Global strategy for infant and young child feeding. Geneva: WHO UNICEF.

Yagi Y, Watanabe E, Watari E, et al, 2010. Inhibition of DC-SIGN-mediated transmission of human immunodeficiency virus type 1 by Toll-like receptor 3 signalling in breast milk macrophages. Immunology, 130(4): 597-607.

Zhang Z, Kris-Etherton P M, Hartman T J, 2014. Birth weight and risk factors for cardiovascular disease and type 2 diabetes in US children and adolescents: 10 year results from NHANES. Matern Child Health J, 18(6): 1423-1432.